区域临床检验与病理规范教程
女性生殖系统与乳腺疾病

总主编　郑铁生　　　　主　编　张葵　李洁

副主编　邱　玲　刘爱军

陈道桢　童华诚

U0207838

人民卫生出版社
·北京·

图书在版编目（CIP）数据

女性生殖系统与乳腺疾病 / 张葵，李洁主编 . —北京：人民卫生出版社，2020.9

区域临床检验与病理规范教程

ISBN 978-7-117-30213-5

I.①女… II.①张…②李… III.①女生殖器—疾病—诊疗—医学院校—教材②乳房疾病—诊疗—医学院校—教材 IV.①R711.7②R655.8

中国版本图书馆 CIP 数据核字（2020）第 123896 号

人卫智网	www.ipmph.com	医学教育、学术、考试、健康，购书智慧智能综合服务平台
人卫官网	www.pmph.com	人卫官方资讯发布平台

区域临床检验与病理规范教程
女性生殖系统与乳腺疾病
Quyu Linchuang Jianyan yu Bingli Guifanjiaocheng
Nüxing Shengzhi Xitong yu Ruxian Jibing

主　　编：张　葵　李　洁
出版发行：人民卫生出版社（中继线 010-59780011）
地　　址：北京市朝阳区潘家园南里 19 号
邮　　编：100021
E - mail：pmph @ pmph.com
购书热线：010-59787592　010-59787584　010-65264830
印　　刷：三河市宏达印刷有限公司（胜利）
经　　销：新华书店
开　　本：850×1168　1/16　　印张：19　　插页：4
字　　数：562 千字
版　　次：2020 年 9 月第 1 版
印　　次：2020 年 12 月第 1 次印刷
标准书号：ISBN 978-7-117-30213-5
定　　价：63.00 元

打击盗版举报电话：010-59787491　E-mail：WQ @ pmph.com
质量问题联系电话：010-59787234　E-mail：zhiliang @ pmph.com

编者（以姓氏笔画为序）

王　昀　中国人民解放军总医院
王文杰　山西省妇幼保健院
王爱春　北京市海淀区妇幼保健院
叶媛媛　东南大学附属中大医院
戎奇吉　宁波美康盛德医学检验所有限公司
朱旭慧　华中科技大学同济医学院附属同济医院
任　颖　河南省人民医院
任建枝　厦门大学附属成功医院
刘爱军　中国人民解放军总医院
芦慧霞　东南大学附属中大医院
李　洁　南京大学医学院附属鼓楼医院
吴焕文　北京协和医院
邱　玲　北京协和医院

宋　艳　中国医学科学院肿瘤医院
张　葵　南京大学医学院附属鼓楼医院
张　静　空军军医大学西京医院
陈道桢　南京医科大学附属无锡妇幼保健院
柳　华　南京大学医学院附属鼓楼医院
段红蕾　南京大学医学院附属鼓楼医院
顾晓琼　广州医科大学附属广州市妇女儿童
　　　　医疗中心
程歆琦　北京协和医院
童华诚　东南大学医学院附属南京同仁医院
薛德彬　粉蓝医疗科技（杭州）有限公司
魏红霞　南京大学医学院附属鼓楼医院

学术秘书

龙中萍　苏州润达汇昌生物科技有限公司

区域临床检验与病理规范教程系列教材
出版说明

近年来,国务院和国家卫生健康委员会陆续发布了《关于促进健康服务业发展的若干意见》《关于推进分级诊疗制度建设的指导意见》《关于印发医学检验实验室基本标准和管理规范(试行)的通知》和《关于推进医疗联合体建设和发展的指导意见》等一系列相关文件,在国家层面上给未来的医疗服务模式和要求提供了指导意见。这一重要举措,不仅能促进区域内医学检验检查质量的提升,为医学诊断提供更加科学的依据,还能方便广大群众享受高质量的医疗服务,切实帮助减轻就医负担,有效缓解看病难、看病贵的问题。

显然,目前医改的重点还是强基层,最近五年,每年都有 50 个以上的政策文件涉及基层医疗。而在众多的文件中,对基层影响最大的是分级诊疗制度。包括家庭医生签约制度和医联体制度是推进分级诊疗的重要"抓手",在这些政策的叠加下,基层医疗发展进入了新阶段。到 2020 年,家庭医生签约要全覆盖,医保支付方式改革全覆盖,医联体建设也要覆盖到所有公立医院。

为了实现患者能在区域(县域)内自由流动,首先要解决的就是资源共享问题。基层医院的医学检验能力薄弱,病理检查基本上是"空白",不能满足患者的需求,所以指导意见中提出要建立医学检验检查中心,为医联体内各医疗机构提供一体化服务。实现医联体内服务供给一体化、医疗质量质控同质化和检验检查结果互认,已成为每个医联体的硬性任务。检验、病理等资源从科室变为独立医疗机构,已经不是未来而是正在发生的事情。成立独立医疗机构主要靠两种途径:一种是医联体内将检验、病理等资源整合对外开放;一种是将社会资本融入自己开办的医学检验中心。这是医疗改革发展的大趋势。

目前,我国在医学检验与病理检查项目中,95% 的项目仍在医院检验科和病理科完成,仅有 5% 左右的项目由第三方独立机构承接。在美国和日本等国家,独立实验室已经占据医学检验检查市场的 1/3 以上。所以,我国检验与病理的发展从科室逐步转移到独立检验检查中心,还有很大的调整空间,也是医联体建设的需求。我国的独立医疗机构在检验与病理服务方面还存在严重不足,也是制约其发展的重要因素:①人力资源不足。全国大部分基层医疗机构缺乏具备专业水平的检验与病理的技术和管理人才,这已成为制约全民健康覆盖中的关键问题。②教育及培训不足。医学是门不断发展的学科,相关专业的继续教育十分重要。在检验与病理方面,我国在继续教育及能力提升方面均需加强。③基础设施不足。如专业的实验室设备及相关技术支持,以及供应链、信息系统、相关质控措施的整合等。④相关质量及能力认可不足。检验与病理高度专业化,因此需要依据一定的标准进行管理以确保其检测结果的可靠性。

检验与病理在疾病检出、确诊、治疗、预后及疾病管理等方面的关键作用及核心价值已不言而喻。为有效解决以上问题,我们自 2016 年 10 月开始进行调研与策划,并于 2017 年 2 月在宁波召开了专家论证会。会议认为,组织国内临床、检验、病理专家共同编写一套区域临床检验与病理规范教程系列培训教材,用于临床医生、检验检查人员的规范化培训,全面提升基层诊疗水平,对深化医药卫生体制改革,实施健康中国战略;对建立科学合理的分级诊疗制度,助力社会办医健康发展;对提高基层医疗卫生水平,促进临床、检验、病理等学科融合发展,都具有深远的历史意义和现实指导意义。

为编好这套培训规范教材,我们专门成立了评审专家委员会,遴选确定了总主编,召开了主编人会议。确定本系列教材共分为三个板块:①《区域临床检验与病理规范教程　机构与运行》主要讨论区域临床检验与病理诊断机构的建设与运行管理,包括相关政策、法规的解读,机构的规划、建设及其运行中的科学管理等。②《区域临床检验与病理规范教程　实验室标准化管理》主要讨论实验室的建设与标准化管理的各项要求,为机构中实验室的建设与管理提供标准、规范。③第三板块共有 10本教材,均以疾病系统命名,重点是评价各检验与病理检查项目在临床疾病中的应用价值,指导临床医生理解和筛选应用检验与病理的检查指标,以减少重复性检查,全面降低医疗费用,同时检验与病理专业人员也可以从中了解临床对检查指标的实际需求。

本套教材的编写,除坚持"三基、五性、三特定"外,更注重整套教材系统的科学性和学科的衔接性,注重学科的融合性和创新性。特点是:①与一般教科书不同,本套教材更强调临床指导和培训功能;②参加编写的作者来自 170 多家高校、医疗单位以及相关企业,包括临床医学、检验医学、病理诊断等专家教授 280 余人,具有较高的权威性、代表性和广泛性;③所有参编人员都具有较高的综合素质,大家协同编写、融合创新,力图做到人员融合、内容融合、检验与病理融合,临床与检验和病理融合;④本套教材既可作为培训教材,又可作为参考书,助力提高基层医疗水平,促进临床、检验、病理等学科融合发展。

编写本套高质量的教材,得到了相关专家的精心指导,以及全国有关院校、医疗机构领导和编者的大力支持,在此一并表示衷心感谢。希望本套教材的出版,能受到全国独立医疗机构、基层医务工作者和住院医师规范化培训生的欢迎,对提高医疗水平、助力国家分级诊疗政策和推进社会办医健康发展作出积极贡献。

由于编写如此庞大的"融合"教材尚属首次,编者对"融合"的理解存在差异,难免有疏漏和不足,恳请读者、专家提出宝贵意见,以便下一版修订完善。

区域临床检验与病理规范教程系列教材

目　录

总主编：郑铁生　　总秘书：尚冬燕

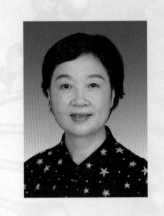

张葵，主任技师、主任医师、教授、硕士生导师。曾任南京大学医学院附属鼓楼医院检验科主任，现主要社会兼职有中国医师协会检验医师分会委员、中国老年医学学会检验医学分会委员、中国生物化学与分子生物学脂质与脂蛋白专业委员会委员、中国合格评定委员国家认可委员会医学实验室认可评审员、江苏省中西医结合学会实验医学专业委员会副主任委员、江苏省医院管理协会检验分会委员、南京卫生局检验质控委员会主任委员，《临床检验杂志》副主编。

先后从事病理生理学、生物化学、实验诊断学医教研工作，具有丰富的医学检验与临床沟通经验，主要从事糖脂代谢与疾病相关研究。参与国家自然科学基金、973 多项，主持省市科研课题 9 项，以第一作者、通讯作者发表 SCI 论著 10 余篇、核心期刊论著 60 余篇。获省市科技进步奖 3 项、省市新技术引进奖 13 项。

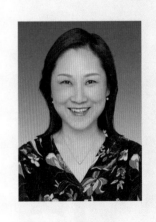

李洁，主任医师、副教授、硕士生导师。南京大学医学院附属鼓楼医院妇产科主任、妇产科教研室主任、妇产科住院医师规范化培训基地主任。中华医学会围产医学分会营养与代谢学组委员、中国医师协会医学遗传医师分会委员、中国医师协会临床遗传学组委员、中国医师协会出生缺陷防控学组委员、中国医师协会妇产科医师分会母胎医学学组委员、中国优生协会出生缺陷专业委员会常务委员、江苏省医师协会医学遗传学分会副会长、江苏省医学会围产医学分会委员和学术秘书、江苏省医学会医学遗传学分会委员、南京医学会围产医学分会副主任委员、南京医学会妇产科分会副主任委员。

从事围产医学 28 年，研究领域：母胎医学，包括高危妊娠管理、产前筛查与诊断、遗传咨询等。曾在西澳大利亚大学、新加坡 KK 妇产医院和美国约翰·霍普金斯大学医院访问学习。主持妇产科教学工作，多次被评为优秀教师、优秀教学管理者，妇产科多次被评为优秀教研室和优秀住培基地。近 3 年主持课题 7 项，发表论文 20 篇，研究成果获江苏省预防医学奖、江苏省卫生厅新技术引进奖等。

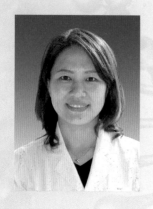

邱玲,研究员、教授、博士生导师、北京协和医学院临床检验诊断学系副主任、北京协和医院检验科副主任。中华医学会检验医学分会生化学组成员及北京检验分会常务委员、中国老年医学会检验医学分会副主任委员、第四届 CNAS 实验室技术委员会医学专业委员会委员、ISO15189 认可主任评审员、第八届国家卫生健康标准委员会临床检验标准专业委员会委员等 10 余项社会职务。

主持或子课题主持科技部重点支撑项目、863、973、首发基金等共 7 项。作为中国区 PI 承担 IFCC 全球参考区间研究项目一项。以第一作者、通讯作者发表 SCI 论著 40 余篇（IF>110 分）、核心期刊论著 60 余篇。分别获四川省科技进步三等奖、河南省科技进步二等奖各 1 项，发明专利 3 项。牵头体外诊断产品注册试验 30 余项。

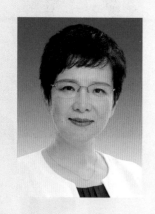

刘爱军,主任医师、教授、研究生导师、解放军总医院病理科副主任、解放军医学院病理学教研室主任（兼）。国际妇科病理协会（ISGyP）委员、中华医学会病理学分会女性生殖学组组长、中华医学会妇产科分会病理学组副组长兼秘书、中国医师协会妇产科医师分会 CCNC 副主委、中国优生科技协会 CSCCP 常委兼副秘书长、中国研究型医院学会分子诊断医学专委会常委及青委会主委、北京市临床病理住院医师规培委员会委员等多项学术任职。

从事临床病理教学及研究工作近 30 年，擅长女性生殖系统疾病的病理诊断。任 *Journal of Cancer* 和《中华病理学杂志》编委，《诊断病理学杂志》副主编。主编（审）或参与编写妇产科及病理学相关专著 15 部，包括 *WHO classification of female genital tract tumors*。

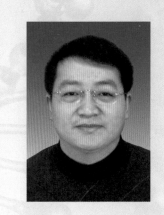

陈道桢,教授、主任技师、研究员、博士生导师、南京医科大学附属无锡妇幼保健院副院长、南京医科大学无锡临床医学院副院长。无锡市医学会检验学专业委员会主任委员、妇幼健康研究会检验学会常务委员、世界华人检验与病理医师协会委员、江苏省医学会第十届检验学分会委员、江苏省医院协会临床检验管理专业委员会等学会委员、国家自然科学基金及浙江省科学基金评委。

近5年主持12项课题、发表30余篇论文、获5项专利。获教育部科技进步一等奖1项、省自然科学奖三等奖1项、省医学科技三等奖1项、市科技进步奖7项、省新技术引进奖7项。获江苏省有突出贡献中青年专家、省333工程第二层次培养对象、省"六大人才高峰"培养对象、无锡援疆科教研先进工作者、南医大三育人先进个人等称号。

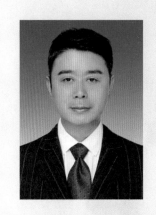

童华诚,主任技师、东南大学兼职硕士生导师、东南大学医学院附属南京同仁医院医学检验科主任。1990年毕业于镇江医学院医学检验专业,2004年12月取得南京医科大学临床检验诊断学专业硕士学位。中国中西医结合学会实验医学专业委员会委员、江苏省医学会输血医学分会委员、临床输血学组成员、南京医学会临床输血学专科分会委员、检验医学分会委员。

发表核心期刊论文20篇、曾参与国家自然科学基金项目2项、江苏省自然科学基金项目2项。研究方向:临床检验诊断学技术与应用。

前　言

　　《区域临床检验与病理规范教程　女性生殖系统与乳腺疾病》教材，是一本以女性生殖系统与乳腺疾病为主线，融合医学检验和病理检查等实验室检查指标及临床应用的教材，可帮助基层临床医生、检验和病理医生在疾病诊疗中规范运用相关的检验和病理检查，提高疾病诊治效率的培训教材。

　　本教材共14章，以女性生殖系统与乳腺疾病中的常见病、多发病为主，在简要介绍疾病的定义、临床症状与体征、病因与发病机制、诊断与鉴别诊断的基础上，重点评价检验与病理检查项目各项检查指标在疾病诊断、病情观察、疗效监测、预后判断、风险评估和疾病预防等方面的实际应用价值，有助于临床医生正确理解和合理应用检验与病理的检查指标。同时，有利于检验与病理专业人员了解临床对检验和病理检查的需求，充分发挥平台科室对临床医疗工作的支持与促进作用。教材的部分章节还增加了临床案例分析，有助于读者理解检验与病理检查在女性生殖系统与乳腺疾病诊治中的实际应用。

　　本教材主要供给"区域医联体"或"医联体"下的"区域检验中心"作为提高基层在职人员诊疗水平的培训教材，也可作为临床医生在疾病诊疗中的参考书，还可为临床检验医师和检验师提供学习参考。

　　本教材在编写过程中，主编除遵循教材的"三基""五性"外，在内容、编排和体例格式等方面都做了许多新的尝试。对内容的科学性和知识性的把控，则采用临床、检验和病理的专家协同编写，再通过互审、副主编初审把关的方法进行反复修订，最后由主编审定。但由于首版编写，缺乏经验与参考，又限于编者对临床、检验、病理如何融合理解不一致，书中难免会有不足，甚至错误，希望广大专家与读者给予指正，以便再版时修正。

　　本教材在编写过程中得到了各编者所在单位的大力支持，在此谨表诚挚谢意。对参与编写整理工作的南京大学医学院附属鼓楼医院彭利君、中国医学科学院北京协和医院李丹丹、中国人民解放军总医院第一医学中心李金航、南京医科大学附属无锡妇幼保健院陈钰一并表示感谢。

张葵　李洁

2020 年 2 月

目 录

第一章

总　论

第一节　女性生殖系统与乳腺疾病诊断概述

专门研究女性生殖系统生理、病理变化以及生育调控的临床医学学科即妇产科学（obstetrics and gynecology），由产科学（obstetrics）和妇科学（gynecology）组成；研究乳腺的生理和病理变化的学科归属普通外科（或乳腺外科）。

女性生殖系统与乳腺的病生理变化与整体密不可分。如月经周期和排卵需要依靠大脑皮质和下丘脑－腺垂体－卵巢轴等神经内分泌调节；妊娠对循环系统、呼吸系统等都有影响，也可促进乳腺腺管的生长发育；绝经是骨代谢和心血管疾病等发生的风险因素等。女性生殖系统与乳腺疾病是女性常见病，其诊断依赖病史、临床症状和体征。如豆渣样或乳凝块状阴道分泌物是念珠性阴道炎的主要症状；接触性阴道出血是宫颈癌就诊的常见主诉；子宫肌腺症患者有较严重的痛经；重度子痫前期孕妇可出现水肿、头痛；前置胎盘常有无痛性阴道出血，而胎盘早剥的主要症状是持续腹痛；导管内乳头状瘤和乳腺癌均可表现乳头异常溢液等。女性生殖系统与乳腺疾病的诊断还要考虑其既往史，包括月经史、生育史、家族史、性生活史、避孕史及哺乳史等。如当患者主诉有上消化道不适，恶心呕吐时，要询问末次月经、月经史、性生活和避孕情况以排除是早孕反应所致；阴道异常出血，要询问月经周期和性生活避孕等情况，以鉴别是妇科内分泌紊乱或是子宫内膜疾病、滋养细胞疾病等。故详细询问病史，了解其临床症状，检查相关体征是女性生殖系统与乳腺疾病诊断的核心内容。

女性生殖系统与乳腺疾病的诊断依赖一些辅助检查。影像检查可以评价生殖系统的结构和功能，如妇科超声能了解子宫和卵巢大小，评价是否存在占位，还能了解子宫内膜的厚度和是否有优势卵泡、是否有排卵；产科超声可行胎儿结构筛查，了解胎盘位置和评价成熟度；全数字化乳腺摄影（full-field digital mammography，FFDM）可评价乳房包块的形状、边界及血流情况。实验室检查结果有助于进行疾病的分类和评价其严重程度，如妇科内分泌疾病主要依赖实验室的性激素检测，依据卵泡刺激素（follicle-stimulating hormone，FSH）、黄体生成素（luteinizing hormone，LH）、雌激素、孕激素、雄激素以及泌乳素等检测数值的变化，可以诊断多囊卵巢综合征（polycystic ovarian syndrome，PCOS）、卵巢早衰、绝经等疾病，并可以作为用药指导。绒毛膜促性腺激素（human chorionic gonadotropin，hCG）升高可以诊断妊娠，也可以评价滋养细胞疾病的转归。故相关的辅助检查是女性生殖系统与乳腺疾病诊断和治疗的重要环节。

女性生殖系统与乳腺疾病的确诊还依赖于病理诊断。病理检查有助明确生殖器官与乳腺肿瘤的诊断、来源、性质及病理分期，尤其是卵巢肿瘤分类复杂，临床表现相近，超声影像相似，最终的确诊完全依赖病理诊断，同时也依据病理结果确定后续治疗方案，如不同化疗方案的选择。病理检查还可以鉴别异常阴道出血的内膜病变类型，如子宫内膜息肉、子宫内膜增殖症、子宫内膜癌等。胎盘病理检查可以评价胎盘功能如胎盘梗死，协助妊娠并发症的诊断如绒毛膜羊膜炎等。不同的免疫组织化学特征有助于乳腺恶性肿瘤的鉴别诊断。故病理检查是女性生殖系统与乳腺疾病诊断与治疗的关键步骤。

综上所述,女性生殖系统与乳腺疾病的诊断和治疗与临床检验、病理检查密切相关。熟悉与之相关的检验检查,掌握检验检查结果的正确判读有助于对这类疾病的正确诊治。

(李洁　张蔡　刘爱军)

第二节　妇产科疾病的标本采集与处理

临床医生在详细了解患者的基本病情后,根据病情需要开具相应的检查申请单。送检的各种临床检验与病理标本的质量对检查结果有着重要影响,医护人员需向患者告知检查目的、标本采集时的注意事项和采集时间,落实标本采集的患者准备。

一、血标本的采集与处理

适用于检验科及临床科室所需做血常规、生化、免疫、凝血功能等检验项目的血标本采集。

（一）血液标本采集前的准备

1. 告知患者静脉采血的时间　在采血的前一天晚间和采血当日早晨应避免剧烈运动,采血前应休息 10min。采血时,患者要保持相对安静和情绪稳定。冬季采血时应要求患者在室内休息 10min 后采血,以保证检验结果的准确性。多数试验,采血前应空腹 8~12h,避免某些饮食成分影响检测结果。某些用药患者根据具体情况,尽量避免药物干扰。

2. 患者准备　采血前应向患者做适当的解释,以消除患者的疑惑及恐慌,如血气分析采血前及采血时,患者应消除恐惧心理。因为通气过度是血气误差的一个主要原因,它可使 PCO_2 下降、PO_2 上升、pH 偏碱,故采血时患者安静是一个重要条件。体位影响血液循环,血液和组织间液因体位不同而产生平衡改变,其中细胞成分和大分子物质的改变较为明显,所以住院患者与门诊患者检查的结果会有所差别。故采集标本时要注意保持正确的体位和体位的一致性。静脉采血多采用卧位或坐位,门诊患者常采用坐位。

3. 口服葡萄糖耐量试验(oral glucose tolerance test,OGTT)、胰岛素释放试验、C- 肽释放试验等　WHO 推荐的标准化 OGTT 为:①试验前 3d,受试者每日食物中含糖量不低于 150g,且维持正常活动,停用影响试验的药物(如胰岛素)。空腹 10~16h 后,坐位抽取静脉血,测定血葡萄糖浓度为空腹血浆葡萄糖(fasting plasma glucose,FPG)。②将 75g 无水葡萄糖(或 82.5g 含 1 分子水的葡萄糖)溶于 250~300ml 水中,5min 之内饮完。服糖后,每隔 30min 取血 1 次,测定血浆葡萄糖浓度共 4 次,历时 2h(必要时可延长血标本的收集时间,可长达服糖后 6h)。整个试验过程中禁止吸烟、喝咖啡、喝茶、饮水及进食。

4. 血脂检测　应在禁食 12h 后抽血。因血脂检测易受饮食情况和年龄、性别等多种因素的影响,受检者最好于采血前 2 周尽量保持正常的生活习惯和饮食习惯。患者若服用降血脂类药,需在检查前 24h 内停止服用,以保证结果的准确性。

（二）血标本的采集与处理方法

1. 标本采集人员　正确掌握静脉血的各种检验标本的采集方法,以减少分析前因素对检验结果的影响,确保检验结果的准确性。

采血前应核对受检者姓名、性别、年龄、住院号 /ID 号及检验项目,明确标本要求。扎止血带采血时间宜在 1min 内完成,如超过 1min 可使检验结果升高或降低;严禁止血带结扎过紧、过久或血流不畅时过度挤压,以避免溶血。不能在输液的同侧采血。正确的方法是在输液的对侧采血,如两侧均在输液者应在远心端采血。禁止从输液管内直接放血,因输液成分可影响检测结果和导致血液稀释。

2. 真空管多管采血的顺序　按真空采血管盖颜色依次为蓝色、黑色、黄色、红色、浅绿色、绿色、紫色、珍珠白色、灰色;如有血培养则在蓝色管前采血;如用蝶翼针采血仅有蓝色管则应在蓝色管前加一无添加剂的白帽真空管。必须正确选用真空管采血管,例如用含乙二胺四乙酸(ethylene diamine tetraacetic acid,EDTA)抗凝剂真空管采集的血液不能用于电解质项目的检测。

3. 血标本采集后的处理 ①血常规、血凝、血沉等抗凝用血,在采血后应立即将试管轻轻颠倒混匀6~8次,使血液与抗凝剂充分混匀;②如进行葡萄糖耐量试验、胰岛素释放试验、C-肽释放试验等检查时,应用适当方式在真空采血管上注明采血时间及顺序。

采集完毕的标本按医院制定的标本采集运转要求及时达检验科。

二、尿液标本的采集与处理

适用于做尿液常规分析、尿液沉渣分析、尿液生化分析和尿液培养等项目的尿液标本采集。

(一) 尿标本采集前的准备

1. 物品准备 一次性清洁干燥尿杯、一次性带盖的塑料试管、一次性带盖的无菌尿培养杯。在一次专用塑料有盖尿杯或尿管粘贴上项目信息条形码。

2. 患者准备 应在采集前一天向受检者提供留取尿液的容器,告知留取尿液的方法、留尿时间、注意事项等。采尿前患者应先洗手,用消毒小布巾或清水清洁尿道口和周围处;患者开始排尿时将前段尿排入便盆或厕所,收集中段尿于清洁干燥的容器中,多余的尿排入便盆或厕所;如患者不能执行所推荐的方法,需要帮助时,帮助者应戴手套。需导尿留取标本的患者:由临床医护人员告知患者,其导尿操作术也由临床医护人员完成,从导出的尿液中留取部分尿液于清洁干燥的容器内。

(二) 尿液标本采集及处理方法

1. 标本留取时间

(1)首次晨尿:清晨起床后,在未进早餐和做其他运动之前排泄的尿液,较浓缩,条件恒定,易检出异常,便于对比。

(2)随机尿:无需患者做任何准备的尿液,称为随机尿。此类标本容易获得,但受饮食、饮水、输液、剧烈运动等多种因素影响,病理成分容易漏诊。仅适用于门诊、急诊患者的常规筛查检验。

(3)24h 尿:患者于早晨 8 点排空膀胱的尿液,再收集以后 24h 内所有尿液标本。从中留取送检尿液标本 10ml,并注明总尿量。

(4)特殊检查如尿妊娠试验、尿糖定性试验一般应留取空腹晨尿送检。

一般定性分析测定,可在任意时间留取标本。常规定性分析,多采用首次晨尿。许多定量分析需收集 24h 尿液。微生物检验的标本应取中段尿并立即送检。

2. 标本采集后处理 尿液标本采集后应尽快送检,最好 2h 内分析;12h 或 24h 尿液标本应置 2~8℃冰箱冷藏,在收集全部尿液标本后混匀,并测量尿液总量,取 10ml 尿液及时送检。

药物可影响检测结果,如静脉滴注大剂量先锋霉素会导致尿液白细胞结果假阴性。

三、粪便标本的采集与处理

适用于做粪便常规、粪便培养及其他检验项目所需的粪便标本采集。

(一) 患者准备

患者检查前宜食用清淡饮食,腹泻及发热患者做细菌培养应在使用抗生素前。

(二) 容器

使用一次性粪便有盖采集盒或采集杯。

(三) 粪便标本的采集与处理

在一次性粪便采集杯粘贴上项目信息条形码,发放给患者,并告知患者用采集杯中的采集棒挑取粪便标本留取粪便标本 3~10g 左右(指头大小),如为水样便,直接将粪便放入一次性粪便采集杯中,盖紧杯盖送检。

（四）注意事项

1. 粪便标本应留取新鲜粪便的病理成分,如黏液、血液(红色或黑色部分),若无病理成分,可多部位取材。

2. 细菌检查的粪便标本应收集于灭菌封口的容器内,勿混入消毒剂及其他化学药品。

3. 阿米巴滋养体检测应注意标本保温并立即送检,立即检测。

4. 送检粪便标本应留取新鲜粪便,不得混入尿液和其他成分,禁止从尿布或卫生纸上取粪便标本。

5. 要防止粪便的干燥、污染容器外壁及检验申请单等。

四、微生物标本的采集与处理

标本可来源于血、尿、便、胸腹水、骨髓、分泌物及伤口等,详见表1-1。

表 1-1   微生物标本的类型及采集方法

标本来源	操作方法	试管要求	保存条件
血培养	培养瓶口的消毒:用75%乙醇擦拭血培养瓶口橡皮塞,作用60s。用无菌棉签清除橡皮塞表面残余液体,然后注入血液 静脉穿刺点皮肤消毒: (1)用0.5%碘伏,从穿刺点向外画圈消毒,至消毒区域直径达6cm以上,涂擦穿刺皮肤2遍,作用60s待干燥后采血 (2)对碘过敏的患者,用75%乙醇消毒60s,待酒精挥发干燥后采血 静脉穿刺采血:血液培养须特别注意消毒,因许多微生物,尤其葡萄球菌属通常存在皮肤表面或近表层处,易污染血培养标本。血标本接种到培养瓶后,轻轻颠倒混匀以防止血液凝固	血培养瓶 成人:8~10ml/瓶 婴儿:2~4ml/瓶	2h内送至实验室,室温放置,禁止冷藏
骨髓	对穿刺一侧准备同外科切口	血培养瓶	2h内送至实验室,室温
脑脊液	用0.5%碘伏消毒采集部位 用带L3-L4、L4-L5或L5-S1通管丝的针头插入,进入蛛网膜腔下后,移去通司管,采集1~2ml液体,分别放入3个防漏无菌试管中	无菌试管	15~30min内送至实验室,室温放置
鼻	用被无菌生理盐水湿润的拭子插入对鼻孔约2cm,对鼻黏膜用力旋转 (1)用无菌拭子经鼻轻轻插入鼻咽后部 (2)慢慢旋转拭子5s以吸收分泌物	无菌采集管	≤2h,室温
脓肿及伤口	用无菌生理盐水或75%乙醇拭去表面渗出物;尽可能抽吸或将拭子深入伤口,紧贴伤口基底部或脓肿壁取样。分泌物较少时,用棉拭子蘸少许生理盐水采集	无菌采集管	≤2h,室温

续表

标本来源	操作方法	试管要求	保存条件
体液(包括胸、腹水)	(1)皮肤消毒参照血培养穿刺点皮肤消毒 (2)经皮肤穿刺抽吸获取标本 (3)立即转运实验室 (4)尽量多送液体;不要将拭子浸入体液转运	血培养瓶或肉汤管 ≥ 2~5ml	≤ 1h,室温
粪便常规培养	含血液或脓液样,置入带盖无菌杯	一次性无菌容器;≥ 2g	≤ 1h,室温
E.coilO157:H7	将体液或血便放入转运培养基	一次性无菌容器;≥ 2g	≤ 1h,室温
直肠拭子	(1)小心插入拭子超越肛门括约肌约 2~3cm (2)轻轻旋转拭子,在肛门隐窝取样 (3)用于检测病原的拭子应能见到粪便	无菌采集管	≤ 1h,室温
支气管 / 肺泡灌洗液	患者早晨未进食并卧床,采样 (1)用纤维支气管镜经口进入 (2)用 50~200ml 无菌的生理盐水灌洗 (3)灌洗液回收后放入到防漏无菌容器	一次性无菌容器	≤ 1h,室温
尿:女性,中段	(1)用肥皂清洗外阴区域,以清水冲洗尿道口周围 (2)分开大阴唇,开始排泄 (3)排泄前段后,不停止尿流,采集中段尿	一次性无菌容器,5~10ml	夏季≤ 1h 冬季 ≤ 2h,室温
尿:男性,中段	(1)用肥皂水清洗阴茎头,以清水冲洗 (2)翻上包皮,开始排泄 (3)排泄前段后,不停止尿流,采集中段尿	一次性无菌容器,5~10ml	夏季≤ 1h 冬季 ≤ 2h,室温
导管尿	(1)用肥皂水完全清洗尿道区域 (2)将导管无菌插入膀胱 (3)流过 15ml 尿后,采集尿入无菌容器内	一次性无菌容器,5~10ml	夏季≤ 1h 冬季 ≤ 2h,室温
阴道分泌物	(1)擦除过多的分泌物和排出液 (2)用无菌拭子从阴道穹窿部黏膜处获取分泌物	无菌采集管	≤ 2h,室温
静脉导管	(1)用 75% 乙醇消毒导管周围的皮肤 (2)将导管拔出,剪下末端约 5cm 无菌移入无菌管,防干燥	无菌试管	≤ 1h,室温

五、腹水标本的采集与处理

(一)腹腔穿刺术前准备

1. 物品准备　腹腔穿刺包(内有弯盘 1 个、止血钳 2 把、组织钳 1 把、消毒碗 1 个、腹腔穿刺针 1 个、无菌洞巾、无菌纱布 2~3 块、棉球、无菌试管数支、5ml、20ml 或 50ml 注射器各 1 个、引流袋 1 个)、口罩、帽子、无菌手套、碘伏、棉签、胶布、2% 利多卡因、记号笔。

2. 患者准备　向患者及家属解释操作目的,签署同意书。

3. 核对患者床号、姓名、性别、年龄,嘱排空尿液以防刺伤膀胱,测量血压、脉搏。

4. 穿刺点的选择　①左髂前上棘与脐连线中外 1/3 交界点(此处可避免损伤腹壁下动脉,肠管较游离不易损伤,放腹水时通常选用此处);②脐与耻骨联合连线中点上方 1cm 偏右或偏左 1~1.5cm(此处无重要器官且容易愈合,穿刺较安全);③侧卧位,脐水平线与腋前线或腋中线之延长线相交处

(多适用于腹水较少时诊断性穿刺);④腹水量少或有包裹性分隔时,须在超声引导下穿刺(可用记号笔在穿刺点皮肤上做标记)。

（二）操作程序及步骤

1. 操作者洗手,戴口罩、帽子。

2. 常规消毒,戴无菌手套,铺无菌单,5ml 注射器抽取 2% 利多卡因 2ml 自皮肤至腹膜壁层作局部麻醉(麻醉皮肤局部应有皮丘,注药前应回抽,观察无血液、腹水后,方可推注麻药)。

3. 左手固定穿刺部位皮肤,右手持穿刺针,经麻醉处垂直刺入腹壁,至阻力感突然消失时,示已进入腹腔,即可抽取和引流腹水(诊断性穿刺可直接用 20ml 或 50ml 无菌注射器和 7 号针头进行穿刺),留取腹水标本于无菌试管中送检(抽取的第一管液体应舍弃)。腹水常规需要 4ml 以上;腹水生化需要 2ml 以上;腹水细菌培养需要在无菌操作下将 5ml 腹水注入细菌培养瓶;腹水病理需收集 250ml 以上。注意:生化检测管应用肝素钠抗凝,否则纤维蛋白析出造成总蛋白结果偏低且有可能引起生化仪加样针的堵塞。

4. 抽液完毕拔针,盖纱布,以手按压数分钟,再用胶布固定;大量放液后,应束多头腹带加压,以防腹压骤降、内脏血管扩张引起血压降低或休克。

5. 术中、术后严密观察并做好记录。

6. 整理用物,填写检查单并送检。

（三）标本送检

标本采集后为防止细胞变性出现凝固或细菌破坏溶解等,必须立即送检。低温条件 2~8℃运输。但微生物检验标本室温保存,不应置于冰箱内(表 1-1),以免细菌死亡而导致假阴性结果。

六、阴道分泌物及脱落细胞学标本的采集与处理

（一）阴道分泌物标本的采集与处理

阴道分泌物标本采集前 24h 应禁止性生活、阴道灌洗及局部用药等。经期的女性患者不宜进行阴道分泌物检查。

取材所用消毒的刮板、吸管或棉拭子必须清洁干燥,不粘有任何化学药品或润滑剂。阴道窥器插入前必要时可用少许生理盐水湿润。根据不同的检查目的可自不同部位取材。一般采用盐水浸湿的棉拭子自阴道深部或阴道穹后部、宫颈管口等处取材。将分泌物使用无菌棉签采集,一个棉签放入试管内,另一个棉签涂制成薄片后送检。

阴道清洁度检查:标本采集时应防止污染,用新鲜标本涂片,如果怀疑患者有滴虫感染时,注意保温送检。

（二）阴道脱落细胞学标本的采集与处理

检查前 48h 内禁止性生活,避免阴道冲洗及局部用药。避开月经期。

1. 制备宫颈刮片的标本采集方法

(1)充分暴露宫颈,以宫颈外口为圆心,在宫颈外口鳞柱上皮交界处和宫颈管内,用特制刮板或宫颈刷轻轻刮取或刷取 1~2 周。

(2)阴道不规则流血或白带过多者,用无菌棉棒轻轻拭净出血或分泌物,再取材。

(3)将刮下的细胞立即一次性涂抹于干净载玻片上,顺同一方向轻轻均匀摊平于玻片,切忌来回涂抹。

(4)在玻片磨砂端写明患者姓名 / 编号。

(5)立即将涂片置于 95% 乙醇固定至少 15min。

(6)从 95% 酒精中取出玻片,晾干,放于自封袋或切片盒内送检。

2. 制备液基细胞学片的标本采集方法

(1)充分暴露宫颈,将采样器的毛刷中央部分轻轻插入宫颈管,按同一方向旋转 5~10 圈(切忌来

回转动)。

（2）阴道不规则流血或白带过多者,用无菌棉棒轻轻拭净出血或分泌物,再取材。

（3）将毛刷置于装有保存液的专用瓶内,漂洗采样器毛刷,上下反复的将采样器推入瓶底,迫使毛刷部分散开,共10次;最后在溶液中快速转动采样器以进一步将细胞样本保存下来,拧紧瓶盖。

（4）在标本瓶标签上写明患者姓名、年龄、取样日期,并和申请单核对无误送检。

七、活检病理标本的采集与处理

（一）标本采集与送检

妇科活检病理标本一般包括较小的活组织检查(如宫颈活检、子宫内膜诊刮等)、手术切除标本送检(如子宫全切、卵巢癌根治切除等)。

所有标本均应及时、完整地送至病理科,并标记标本离体时间。原则上,临床医师不应对送检组织标本进行剖检。如果是大标本,离体后在手术台旁剖检,应遵照剖检的改刀规范要求(不能随意切取),且能保证标本完整合拢或归位复原,不影响病理科规范检查和取材。

任何标本离体后均应快速或及时固定(不超过1h)、标记清楚,固定容器内加入5~10倍于标本体积的中性甲醛溶液,并注明固定时间。所有标本送检时,均应同时提供书写或打印清晰的、与标本吻合的检查申请单或电子申请单(附件1)。病理检查申请单应包括患者的主要临床信息(包括姓名、性别、种族、年龄、重要病史及检查结果、手术所见、病变部位、送检标本部位及数量)、临床诊断、特殊检查要求等。移送标本时,必须确保安全,防止标本容器倾覆、破损和标本丢失等。

病理科标本接收处设有专人检查核对送检标本及申请单。验收合格的申请单和标本,由病理科值班人员编号、登记。遇有下列情况,病理科将拒收:申请单与相应标本未同时送达;申请单内容与送检标本不符;标本或容器上缺乏必备标记(如患者姓名、ID等);申请单缺乏必备项目(如患者姓名、ID等);标本严重自溶、腐败、干涸等。

（二）标本的固定和预处理

标本验收人员对已验收的标本可酌情更换适当的容器,对于体积大的标本,由具备相应资质的病理工作人员在不影响主要病灶定位的情况下,及时、规范地予以剖开,以便充分固定。样本的固定时间应为6~48h,以保障固定液的充分渗透和固定。

（三）标本的大体检查、组织学取材和记录、标本留存

各种组织标本的检查、取材和记录,由具备相关资质的病理工作人员按相应规范进行。取材后剩余的标本,至少保留至病理报告签发后两周(小标本)~1个月(根治大标本)。

（四）手术中快速冰冻标本的送检

临床医师应知晓术中病理诊断的局限性:比如术中检查时间紧迫,仅能选取很少量组织检查,不能保证充分取样;术中标本冷冻过程可产生人工假象及导致组织损坏,致使诊断困难甚至无法诊断;术中病理诊断难以进行必要的特殊检查(如免疫组织化学)。手术前必须向患者或其授权人说明手术中病理会诊的意义和局限性等,患者或其授权人应在医院制定的相应《知情同意书》上签署理解和同意的意见,并签名。

择期手术者,妇产科应于术前一天向病理科递交术中冰冻病理申请单,填写患者的病史、影像检查结果、实验室检查结果和需要病理医师特别关注的问题等;应尽量避免临时申请冰冻/快速病理检查。所有手术中病理诊断均为急会诊,病理医师需按急会诊的原则,依次处理收到的术中病理标本。病理医师根据实际情况和适应证,确定采取大体检查、冷冻切片检查、涂片或印片检查、快速石蜡切片检查等方法中的一种或数种。

术中病理会诊以医疗安全和患者安全为首要原则,其适用范围应有严格限制:判断术中病理诊断必要性的核心标准为是否系术中进一步处理所必需。不应仅仅由于希望提早知道病理诊断等理由申

请术中病理检查。病理医师与手术医师宜交流沟通,以确定拟送标本是否适合行术中病理检查。不宜行术中病理检查的标本主要包括:术中病理检查可能导致无法获得永久石蜡切片病理诊断的标本,包括穿刺标本、过小的标本、脂肪组织和钙化组织标本;需要广泛取材,或依据核分裂象计数,或术前活检已提示需要详尽的伴随检查才能明确肿瘤类型和性质的标本;需根据生物学行为而不能依据组织形态判断良恶性的肿瘤;已知具有传染性的标本(如结核病、病毒性肝炎、HIV 等);超出术中冷冻切片检查时间和人力限制的标本。涉及截肢或其他毁损性根治手术者,其病变性质宜于手术前通过常规病理检查确定,不宜单纯根据术中病理诊断决定治疗方案。

病理医师应力争在最短时间内发出术中诊断报告,一般要求半小时内完成报告。对于难以诊断 / 无法诊断的病例,应及时通知手术医师。

八、临床病理联系

妇产病理诊断不是独立于临床之外的单纯形态学判断,必须密切联系临床,无论是常规活检病理诊断,还是术中快速冰冻诊断,做出正确诊断都应参考临床相关表现或特征,因此送检标本时,应提供主要临床信息,如患者年龄、月经及孕产史、临床症状体征及术中所见等。病理医师做出诊断前,应主动了解临床病史和 / 或术中所见。有关病理诊断的问题或病理诊断与临床诊断不吻合且临床医师有疑问时,应主动与签发报告的病理医师沟通,必要时提请相关专家或多学科会诊。对于临床就病理学诊断提出的询问,病理医师应给予专业的解释和答复。医院和病理科应制定临床 - 病理交流的制度并实施,如:定期举办 CPC 或 MDT 讨论会。通过讨论会,临床可以对患者病情进行集中、系统分析,结合患者的疾病分期、家庭经济状况及其身体状况和心理承受能力,在权衡利弊后确定科学、合理、规范的最佳治疗方案。这不仅能整合医疗资源,为患者提供最佳的个体化诊疗,还可以促进医院相关专业的协同发展。

附件 1:病理标本送检单模板

XX 医院病理标本检查申请单

申请号:

姓名:　　　　　　性别:　　　　　年龄:　　　　　门诊号:　　　　　住院号:

送检科室:　　　　　　　　　床号:　　　　　联系电话:

病史(包括症状、体征、重要病史及检查结果):

月经及孕产史(若为妇科标本):

手术所见(标本类型、病变部位、数量、病变形态等):

临床诊断:　　　　　　　　　　　　　　特殊检查要求:

标本离体时间:　　　　　　　　　　　　标本固定时间:

送检医师:　　　　　　　　　　　　　　送检时间:

(刘爱军　张葵　李洁)

小 结

妇产科疾病的诊断和治疗与临床检验、病理检查密切相关,熟悉与之相关的检验检查,正确判读检验检查结果有助于对妇产科疾病的正确诊治。送检的各种临床检验与病理标本质量对结果的有着重要影响,是能否获得准确检验检查结果的前提,应重视各类标本的采集与处理。

第二章

女性生殖内分泌疾病

女性生殖内分泌疾病是妇科常见病,通常是由于下丘脑-垂体-卵巢轴功能异常或者靶细胞效应异常导致,部分还涉及遗传因素、女性生殖器官发育异常等。

第一节 女性性早熟

女性性早熟(precocious puberty)指女孩在8岁前出现第二性征发育或10岁前月经初潮。发生率约为1/5 000,是儿科常见内分泌疾病。

一、女性性早熟概述

人体生殖系统的发育和功能维持受下丘脑-垂体-卵巢轴(hypothalamus-pituitary-ovary axis,HPG)控制。出生时,母体胎盘激素对胎儿下丘脑促性腺激素释放激素(gonadotrophin-releasing hormone,GnRH)影响的解除,使黄体生成素和卵泡刺激素分泌短暂地上升。出生后,由于受到中枢神经系统的控制及下丘脑对类固醇激素敏感性增高,整个儿童期,血清LH及FSH值均低下,FSH水平稍高于LH。到青春期前期,下丘脑GnRH脉冲分泌才激活,首先是睡眠时激活,以后慢慢扩展到全天,下丘脑-垂体-卵巢轴功能开始走向成熟。下丘脑以脉冲形式分泌GnRH,刺激垂体分泌促性腺激素(gonadotrophin,Gn),即LH与FSH,促进卵巢发育并分泌雌激素,青春期开始。

(一)正常青春期发育特点

青春期开始的年龄取决于下丘脑-垂体-卵巢轴功能的启动迟早,女孩通常在10~12岁开始。女孩青春期发育顺序:先乳房出现,随后阴毛、外生殖器发育,乳房发育2年后初潮呈现,月经来潮。第二性征出现时,儿童身高、体重增长加速,性发育过程分期见表2-1。一般性发育过程可持续3~4年,性发育的速度存在明显个体差异,每个Tanner分期进程历时约1年。

表2-1 性发育过程的分期(Tanner)

Tanner分期	乳房	阴毛
1期(青春期前)	幼女型,仅乳头隆起	没有阴毛
2期	乳房和乳头隆起形成小丘,乳晕直径增大着色,乳核直径不超过乳晕	阴唇部长出稀疏细长的浅黑色毛,直或稍卷曲
3期	乳房和乳晕进一步增大,侧面呈半圆形	阴毛颜色更深、变粗、卷曲,少量阴毛延伸到耻骨联合
4期	乳晕和乳头增大突起,形成乳房上面的第二个突起	阴毛分布成倒三角形,但范围较成人小,但未达大腿内侧
5期(成熟期)	成人型	成人型

（二）性早熟的分类

根据是否有下丘脑 - 垂体 - 卵巢轴发动,分为中枢性性早熟、外周性性早熟和不完全性性早熟,不完全性性早熟为性早熟的变异。

1. 中枢性性早熟(central precocious puberty,CPP)(真性性早熟)　因下丘脑 - 垂体 - 卵巢轴提前激活所致,下丘脑提前分泌和释放 GnRH,激活垂体分泌 Gn,使性腺发育并分泌性激素,内、外生殖器发育和第二性征呈现。中枢性性早熟患儿体内发生的激素变化过程实际上是一个过早发生的完整的正常青春期发育过程。

2. 外周性性早熟(peripheral precocious puberty,PPP)(假性性早熟)　因各种原因引起的体内性甾体激素升高至青春期水平,第二性征早现。由于下丘脑 - 垂体 - 卵巢轴并未激活,无性腺发育,故不具有完整的性发育过程。根据发育性征与本身性别是否一致分为同性性早熟和异性性早熟。

3. 不完全性性早熟(incomplete isosexual precocity)(部分性性早熟)　是中枢性性早熟的特殊类型。患儿有第二性征的早现,其控制机制也是下丘脑 - 垂体 - 卵巢轴的发动,但它的性征发育呈自限性。包括单纯性乳房早发育、单纯性阴毛早现、单纯性早初潮、肾上腺功能早现。其中最常见的类型为单纯性乳房早发育,表现为只有乳房早发育而不呈现其他第二性征,乳晕无着色,呈非进行性自限性病程,乳房多在数月后自然消退。

（三）性早熟的病因

1. 中枢性性早熟　中枢性性早熟分为:特发性中枢性性早熟和继发性中枢性性早熟(表 2-2)。根据病情行头颅 MRI 检查、肾上腺功能、甲状腺功能等检测,对中枢性性早熟的做病因诊断。

表 2-2　CPP 的分类及病因

分类	病因
特发性 CPP	原因不明
继发性 CPP	
中枢神经系统异常	肿瘤或占位性病变:下丘脑错构瘤、囊肿、肉芽肿
	中枢神经系统感染
	获得性损伤:外伤、术后、放疗或化疗
	先天发育异常:脑积水、视中隔发育不全等
其他疾病	少数未经治疗的原发性甲状腺功能减低症

2. 外周性性早熟

(1)同性性早熟:具有女性第二性征。见分泌雌激素的卵巢肿瘤,如:颗粒细胞 - 泡膜细胞瘤、性母细胞瘤等;分泌雌激素的肾上腺肿瘤;外源性雌激素摄入以及 McCune-Albright 综合征。

(2)异性性早熟:为男性第二性征。见于先天性肾上腺皮质增生症、分泌雄激素的肾上腺皮质肿瘤或卵巢肿瘤,以及外源性雄激素摄入等。

（四）性早熟的临床表现

提前出现性征发育,临床表现差异较大,症状发育快慢不一,有些可在性发育至一定程度后停顿一段时间再发育,也可表现为有的症状消退后再发育。在性发育过程中,身高和体重生长加速,骨成熟加速,早期患儿身高高于同龄儿童,但由于骨骼过快增长致骨骺过早融合,成年后最终身高低于一般群体。如伴有颅内肿瘤等中枢神经系统病变时,可有头痛、呕吐、视力改变或其他神经系统症状、体征。

（五）性早熟的诊断与鉴别诊断

1. 诊断　根据患儿出现第二性征的时间、症状、体征及实验室检查,以确定性早熟是中枢性性早熟还是外周性性早熟;性早熟是特发性还是病理性;性早熟是一过性还是永久性,只有经过详细了解病史、体格检查及相关检查才可做出诊断。

(1)病史:仔细了解性征出现的年龄、进展速度、有无阴道分泌物或流血、身高增长速度,出生时有无产伤,有无脑外伤史,了解有无误服内分泌药物或接触含激素的物品或食品。

(2)体格检查:身高、体重、包括眼底检查在内的神经系统检查、检查有无痤疮、腋臭、咖啡斑及阴毛腋毛的情况,甲状腺触诊,乳房大小及发育情况,检查外生殖器有无小阴唇增大、阴道黏膜增厚、分泌物增多等雌激素作用的表现。

(3)影像学检查:选择经直肠或会阴超声,单侧卵巢容积(长 × 宽 × 厚 ×0.5)≥ 1~3ml,见多个直径 ≥ 4mm 的卵泡,子宫长度 >3.4~4cm,定为卵巢与子宫已进入青春发育状态,见子宫内膜影提示雌激素呈有意义的升高。外周性性早熟儿童 B 超常看不到卵巢。手腕 X 线估计计骨成熟度,骨龄超过年龄 1 年或 1 年以上,骨龄是预测成年身高的重要依据,对鉴别中枢性性早熟还是外周性性早熟无特异性。年龄小于 6 岁的中枢性性早熟女孩、有神经系统表现或快速进展型性早熟患儿均应常规行头颅 MRI 检查。

(4)实验室检查:见临床检验指标与评估。

(5)病理检查:见病理检查指标与评估。

2. 鉴别诊断

(1)McCune-Albright 综合征:又称多发性骨纤维发育不良,多见于女性,是由于 *Gs* 基因缺陷所致。本综合征以性早熟、皮肤咖啡斑、多发性骨纤维发育不良三联症为特点。多数患儿仅表现有一种或两种体征,可伴有垂体、甲状腺和肾上腺等内分泌异常,还可出现卵巢单侧囊肿。但其性发育过程与中枢性性早熟不同,常先有阴道出血发生;乳头、乳晕着色深;血雌激素水平增高而促性腺激素水平低下;GnRH 激发试验呈外周性性早熟。随病程进展,部分可转化为中枢性性早熟。

(2)原发性甲状腺功能减低症:垂体分泌促甲状腺激素(thyroid stimulating hormone,TSH)的细胞与分泌催乳素(prolactin,PRL)、LH、FSH 的细胞具有同源性,甲状腺功能减低时,下丘脑分泌促甲状腺激素释放激素(thyrotropin-releasing hormone,TR)增加,TRH 不仅促进垂体分泌 TSH 增多,同时也促进 PRL 和 LH、FSH 分泌。患儿临床出现性早熟的表现,但不伴有线性生长加速及骨龄增长加快,长期未经治疗的严重者可转变为中枢性性早熟。

二、临床检验指标与评估

1. 性激素相关指标

(1)雌二醇(estradiol,E_2):E_2 是生物活性最强的一种雌激素,主要由卵巢分泌。E_2 主要促进女性生殖上皮、乳腺、子宫、长骨的生长及第二性征发育等。在女性性早熟时,E_2 水平可升高至青春期值。

(2)LH 和 FSH:在中枢型性早熟时,LH 和 FSH 可增高至青春期水平。另外,青春早期 LH/FSH 比值较小,中期 LH 分泌增多,LH/FSH 比值增大。

2. 其他实验室指标

(1)当怀疑有甲状腺功能减退时,应检测甲状腺素水平,首选游离甲状腺素(free thyroxine,FT_4)和 TSH,此时 FT_4 下降,而 TSH 显著升高。

(2)当怀疑存在卵巢肿瘤时,应检测 CA125、hCG、乳酸脱氢酶(lactate dehydrogenase,LD)、血沉(erythrocyte sedimentation rate,ESR)等与肿瘤有关的指标。

(3)雄激素水平及肾上腺功能可帮助诊断肾上腺功能提早出现或有分泌雄激素的卵巢肿瘤和肾上腺肿瘤。

3. 相关实验室指标应用评估

(1)GnRH 兴奋试验:GnRH 兴奋试验是诊断 GnRH 依赖性性早熟的金标准。当性腺轴已启动而促性腺激素基础值不升高时,GnRH 兴奋试验是重要的诊断手段,GnRH 兴奋试验峰值显著升高是真性性早熟的重要特征。GnRH 对垂体促性腺激素有兴奋作用,给受试者注射外源性 GnRH 后在不同时相抽取外周血,测定 LH 和 FSH 含量,以了解垂体功能。具体方法:皮下或静脉注射 2.5~3.0μg/kg 的 GnRH(最大剂量 100μg),于注射的 0min、30min、60min、90min 分别测定血清 LH 和 FSH 水平。但是不同实验室使用的检测系统存在差别,因此青春期的反应标准在不同的实验室之间是不同的,真正的切点或判断标准可能在临床实践中是不同的。一般来说,化学发光免疫学方法测定的 LH 峰值 >5.0U/L 时,可诊断真性性早熟。FSH 的激发峰值一般无规律,青春期前也可以被激发而升高,因此 GnRH 兴奋试验后仅 FSH 升高对真性性早熟的诊断意义不大。当 GnRH 兴奋试验呈阴性结果时,不能完全排除真性性早熟,需要结合 E_2 水平判断。必要时可以 3~6 个月后复查 GnRH 兴奋试验。

(2)LH 和 FSH:LH 基础值可作为初筛,如 LH>5.0U/L,即可确定其性腺轴已发动,不必再进行 GnRH 兴奋试验。女孩在真性性早熟早期,E_2 水平升高伴有 LH 水平升高,但是 FSH 水平升高不是必须的。如果血清 E_2 水平是升高的,但是促性腺激素水平是低的,可能有分泌雌激素的囊肿或肿瘤或外源性雌激素发挥的作用。

(3)相关指标的影响因素:临床医生应始终保持临床观察与实验室检测相一致。国外曾有报道一个孩子因为异嗜性抗体干扰了 LH 的测定出现了青春期血清 LH 水平在基础和刺激状态下都升高而被误诊。因此,必须结合患者病史,临床表现和体征以及其他临床资料来综合评估实验室检测结果。

(4)不同女性性早熟的相关实验室指标变化比较(表 2-3)。

表 2-3 不同女性性早熟的相关实验室指标变化比较

疾病	促性腺激素	LH 对 GnRH 的反应	E_2 水平	其他
真性性早熟	显著的 LH 脉冲,在睡眠中开始	青春期的 LH 反应	青春期的水平	
颗粒细胞瘤	抑制	青春期前的 LH 反应	非常高	
滤泡囊肿	抑制	青春期前的 LH 反应	青春期前水平至非常高	
乳房过早发育	青春期前水平	青春期前的 LH 反应	青春期前水平	
原发性甲状腺功能减退	抑制或青春期前水平	青春期的 LH 反应	升高	FT_4 下降 TSH 升高

三、病理检查指标与评估

一些能够分泌类固醇激素的卵巢肿瘤常可导致假性性早熟,最多见的是卵巢性索间质肿瘤,如粒层细胞瘤、支持细胞瘤、环状小管性索瘤等。

综上所述,女性性早熟指女孩在 8 岁前出现第二性征发育或 10 岁前月经初潮。根据发病机制不同,分为中枢性性早熟、外周性性早熟。在中枢型性早熟时,LH、FSH 及 E_2 水平可升高至青春期值,GnRH 兴奋试验是诊断中枢性性早熟的金标准。还应进行 FT_4、TSH 及肾上腺功能检测帮助诊断。GnRHa 是治疗中枢性性早熟的首选药物。

四、案例 2-1

【病史摘要】

患儿,女性,9 岁。

主诉:双侧乳房增大 1 年多,阴道出血 2 次,要求检查。

现病史：于 2017 年初洗澡时家长发现患儿双侧乳房增大隆起，无局部红肿及分泌物，触碰乳房无疼痛。食欲较前增大，1 年身高增长约 8cm，因无其他不适，未介意，未就诊。2018 年 5 月 12 日家长发现患儿内裤有少量褐色分泌物，持续约 3~4d 自行消失。2018 年 6 月 10 日患儿阴道流血、量多，同月经量，要求检查来院就诊。

个人史：患儿足月顺产，出生过程顺利，无产伤，母乳喂养至 8 个月。无脑外伤史，无手术史，预防接种按时进行。无药物、食物过敏史，无服内分泌药物、无接触含激素的物品或食品。

家族史：父母健在，均体健，否认有家族遗传倾向疾病和遗传性疾病。

体格检查：体温 36.2℃，脉搏 86 次 /min，呼吸 22 次 /min，血压 110/70mmHg。身高 136cm，体重 36kg。发育正常，营养中等，精神好，自动体位，查体合作。全身皮肤黏膜无黄染及出血点，浅表淋巴结未及肿大。心肺听诊阴性。腹平软，无压痛、反跳痛，未触及包块，肝脾肋下未及，肝区无叩击痛，Murphy 征阴性，无移动性浊音，肠鸣音正常。双下肢无水肿，病理征未引出。

专科检查：胸部皮肤完好，无异常，双侧乳房发育，双乳对称，乳房大小超过乳晕，乳头发育正常，无内陷，侧面观察乳房呈半圆形，触之乳房柔软，有弹性，无压痛，无包块，无分泌。外阴见浅黑色阴毛，卷曲，少量阴毛延伸到耻骨联合，大、小阴唇增大，阴道口少许白色分泌物。

【问题 1】

根据以上病例资料及初步检查，该患者的可能诊断是什么？需要与哪些疾病进行鉴别诊断？

女性患儿 9 岁，双侧乳房增大 1 年多，阴道出血 2 次，1 年身高增长 8cm。目前身高 136cm，体重 36kg。乳房和乳晕增大，乳房大小超过乳晕，侧面呈半圆形。外阴见浅黑色阴毛，卷曲，少量阴毛延伸到耻骨联合，大小、阴唇增大，阴道口少许白色分泌物。可以初步诊断为：中枢性性早熟。鉴别诊断有外周性性早熟、单纯性乳房早发育等。

【问题 2】

为明确诊断，还需要进行哪些检查？

主要做生殖激素、甲状腺功能、子宫附件、肾上腺、甲状腺彩超、骨龄检查。

本例生殖激素：E_2 59.5pg/ml、FSH 3.8mIU/ml、LH 5.6mIU/ml、T 0.7ng/ml、PRL 17.1ng/ml。甲状腺功能测定正常。彩超：子宫大小 3.0 × 2.6 × 1.8cm，内膜 0.5cm，左卵巢大小 2.0 × 1.8 × 1.5cm，右卵巢大小 2.1 × 1.6 × 1.4cm，双侧卵巢内均见卵泡，最大卵泡直径为 0.7cm，肾上腺、甲状腺未见异常。骨龄 11.5 岁。诊断：中枢性性早熟，给予达菲林治疗。

（任建枝　程歆琦　王　昀）

第二节　排卵障碍性子宫出血

异常子宫出血（abnormal uterine bleeding，AUB）是一种常见病。2011 年国际妇产科联盟（International Federation of Gynecology and Obstetrics，FIGO）将异常子宫出血的病因分为九大类，以每个疾病的首字母缩写命名为 PALM-COEIN，即子宫内膜息肉（polyp）、子宫腺肌病（adenomyosis）、子宫肌瘤（leiomyoma）、恶变和癌前病变（malignancy and hyperplasia）、凝血障碍（coagulopathy）、排卵障碍（ovulatory disorders）、子宫内膜原因（endometrium）、医源性因素（iatrogenic）、未分类（not classified），排卵障碍性子宫出血（ovulatory disorders uterine bleeding）为其中之一。

从月经的规律性、频率、月经量和出血持续时间等参数评估月经是否正常，FIGO 推荐的育龄女性正常月经、月经周期参数见表 2-4。

一、排卵障碍性子宫出血概述

排卵障碍性子宫出血是由于生殖内分泌轴功能紊乱造成排卵障碍引起的异常子宫出血，分为无排卵性和有排卵性两大类。

表 2-4　育龄女性正常月经参数（FIGO）

临床术语	正常的界值 /5%~95%
月经频率 /d	
频发	<24
正常	24~38
稀发	38
12 个月内月经规律性 /d	
缺如	无
规律	变化在 2~20
不规律	变化 >20
月经期持续时间 /d	
延长	>8.0
正常	4.5~8.0
缩短	<4.5
月经量 /ml	
多	>80
正常	5~80
少	<5

（一）无排卵性子宫出血

1. 发病机制　子宫内膜功能层受卵巢雌、孕激素的影响呈周期性变化,卵泡期在雌激素的作用下,子宫内膜呈增生期改变,排卵后,在孕激素作用下,子宫内膜由增生期转变为分泌期,如果排出的卵子未受精,黄体生命期结束,雌、孕激素撤退,子宫内膜坏死脱落而出血,月经发生。正常月经表现为明显的规律性与自限性。当机体在内、外各种因素影响下,可通过大脑皮质和中枢神经系统,引起下丘脑-垂体-卵巢轴功能调节或靶器官效应异常而导致月经失调。

无排卵性子宫出血主要发生于青春期和围绝经期妇女,少数发生在育龄期。在青春期,下丘脑-垂体-卵巢轴调节功能尚未成熟,大脑中枢对雌激素的正反馈作用存在缺陷,垂体分泌 FSH 呈持续低水平,无 LH 峰形成而不能诱发排卵,卵泡发育到一定程度即发生退行性变,形成闭锁卵泡。在围绝经期,由于卵巢功能衰退,剩余卵泡对垂体促性腺激素的反应性低下,卵泡发育受阻而不能排卵。生育年龄妇女有时因为精神过度紧张、恐惧、忧伤、环境和气候骤变等应激因素,可发生短暂性无排卵。肥胖、多囊卵巢综合征、高泌乳素血症等也可引起持续性无排卵。

在无排卵周期中,子宫内膜受单一雌激素刺激无黄体酮对抗,引起雌激素撤退出血或雌激素突破出血。雌激素撤退出血是指在单一雌激素的持久刺激下,子宫内膜增生过长,若此时雌激素水平突然下降,内膜因失去激素支持而剥脱出血。雌激素突破出血有两种类型,一类是低水平雌激素维持在阈值水平,可发生间断性少量出血,内膜修复慢,出血时间延长;另一类是高水平雌激素维持在有效浓度,可引起长时间闭经,因无孕激素参与,内膜增厚而不牢固,易发生急性突破出血,血量汹涌。

无排卵性子宫出血还与子宫内膜出血自限机制缺陷有关,主要表现为以下四个方面。①子宫内膜组织脆弱性增加:子宫内膜受单一雌激素持续刺激作用,缺乏孕激素对抗,子宫内膜不受限制地增生,因无致密坚固的间质支持,致使此种组织脆弱,易自发溃破出血。②子宫内膜不能同步脱落:由于缺乏孕激素作用,子宫内膜中的血管缺乏螺旋化,不发生节段性收缩和松弛。子宫内膜不能同步脱落,部分区域发生内膜脱落与出血,而另一部分区域又在雌激素作用下修复。③血管结构与功能异常:不规则的组织破损和多处血管断裂,小动脉的螺形收缩不力,造成流血时间长、流血量多且不易自止。④凝血与纤溶异常:多次组织的破损激活纤维蛋白溶酶,引起更多的纤维蛋白裂解,子宫内膜纤溶亢进,凝血功能缺陷,血凝块不易形成,进一步加重了出血。

2. 临床表现　无排卵性子宫出血患者可有各种不同的临床表现。临床上最常见的症状是子宫不规则出血,月经周期紊乱,经期长短不一,出血量时多时少,不易自止,出血频繁或出血多者可引起贫血甚至休克。出血的类型取决于血清雌激素的水平及下降的速度、雌激素对子宫内膜持续作用时间及内膜的厚度。一般无下腹疼痛或其他不适。妇科检查子宫大小在正常范围,出血时子宫较软。

3. 诊断　主要依据病史、体格检查、辅助检查及病理组织学综合得出,必须排除生殖道局部病变或全身性疾病所致的生殖道出血。

(1)病史:包括患者的年龄、月经史、婚育史及避孕措施,是否存在引起月经失调的内分泌疾病或凝血功能障碍性疾病病史,近期有无服用干扰排卵的药物或抗凝药物,有无精神紧张、情绪打击等因素,已做过的检查和治疗情况。

(2)体格检查:包括全身检查、妇科检查等。检查有无贫血、甲状腺功能减退、甲状腺功能亢进、多囊卵巢综合征及出血性疾病的阳性体征。妇科检查应排除阴道、宫颈及子宫病变。

(3)实验室检查:见临床检验指标与评估。

(4)其他辅助检查:根据需要酌情选择以下检查。①盆腔超声,明确有无宫腔占位病变及其他生殖道器质性病变等。②基础体温测定判断有无排卵、黄体功能不全、黄体萎缩不全。③诊断性刮宫或宫腔镜下刮宫,可明确诊断并达到止血治疗目的。诊刮时必须进行全面刮宫,搔刮整个宫腔,注意宫腔大小、形态,宫壁是否平滑,刮出物的性质和量。为了确定排卵或黄体功能,应在经前期或月经来潮6h内刮宫;不规则流血者可随时进行刮宫。④宫腔镜检查,直视下观察子宫内膜情况,选择病变区进行活检,较盲取内膜的诊断价值高,尤其可提高早期宫腔病变如子宫内膜息肉、子宫黏膜下肌瘤、子宫内膜癌的诊断率。

(5)病理检查:见病理检查指标与评估。

(6)应排除以下疾病:①全身性疾病,如血液病、肝肾功能障碍、甲状腺功能亢进或减退、自身免疫性疾病等。②妊娠相关疾病,如异位妊娠、流产、滋养细胞疾病、子宫复旧不良、胎盘残留、胎盘息肉等。③生殖道感染,如急性或慢性子宫内膜炎、子宫肌炎等。④子宫内膜良性疾病,如子宫内膜息肉、子宫内膜增生等。⑤生殖道肿瘤,如子宫内膜癌、宫颈癌、绒毛膜癌、子宫肌瘤、卵巢肿瘤等。⑥性激素类药物使用不当。

(二) 排卵性子宫出血

排卵性子宫出血较无排卵性子宫出血少见,多发生于生育年龄妇女,可能由于卵泡发育、排卵或黄体功能不同程度不健全所致。常见有黄体功能不全和黄体萎缩不全两类。

1. 黄体功能不全

(1)发病机制:黄体的发育健全有赖于体内有足够水平的 FSH 和 LH、卵巢对 LH 有良好的反应并分泌足量甾体激素。目前认为黄体功能不足因多种因素所致:①神经内分泌调节功能紊乱,导致卵泡期 FSH 缺乏,卵泡发育缓慢,雌激素分泌减少;② LH 脉冲峰值不高及排卵后 LH 分泌不足使排卵后黄体发育不全,孕激素分泌减少;③ LH/FSH 比率异常也可造成性腺轴功能紊乱,使卵泡发育不良,排卵后黄体发育不全。此外,在月经初潮、分娩后、绝经前及高催乳激素血症患者中也可导致黄体功能不足。

(2)临床表现:月经周期缩短,月经频发,经量可稍增多,常合并不孕或者早期流产。

(3)实验室检查:见临床检验指标与评估。

(4)病理检查:见病理检查指标与评估。

(5)诊断:根据月经周期缩短、不孕或早期流产病史;妇科检查生殖器官在正常范围内;基础体温双相型,但排卵后体温上升缓慢,上升幅度偏低,高温相时间 <11d;子宫内膜显示分泌反应不良即可做出诊断。

(6)治疗:诱导排卵,促使卵泡发育和排卵,以利于正常黄体的形成,并使用孕激素或绒促性素支持黄体功能。

2. 黄体萎缩不全　患者有排卵,黄体发育良好,但萎缩过程延长,导致子宫内膜不规则脱落。

(1)发病机制:无妊娠时,黄体一般生存 14d 后萎缩,子宫内膜缺乏雌、孕激素的支持而脱落行经。由于下丘脑 - 垂体 - 卵巢轴调节功能紊乱引起黄体萎缩不全,内膜持续受孕激素影响,以致不能如期规则完整脱落。

(2)临床表现:月经间隔时间正常,但经期延长,长达 9~10d,且出血量多。

(3)实验室检查:见临床检验指标与评估。

(4)病理检查:见病理检查指标与评估。

(5)诊断:除典型的临床表现外,基础体温双相型,但下降缓慢。在月经期第 5~6d 进行诊断性刮宫,内膜切片检查仍能见到呈分泌反应的内膜,且与出血期及增生期内膜并存。

(6)治疗:使用孕激素治疗,使黄体及时萎缩,内膜及时完整脱落。

二、临床检验指标与评估

(一) 性激素相关指标

1. E_2　在排卵障碍性子宫出血时,血清 E_2 水平多相当于中、晚卵泡期水平,失去正常的周期性变化。

2. 黄体酮(progesterone,P)　P 是一种重要的孕激素,主要由黄体细胞和妊娠期胎盘合成。正常女性产生的 P 水平很低,其水平和黄体的发育和萎缩有关。一般在排卵前一天可观察到 P 水平升高,黄体期 P 合成显著增加。在月经周期中,P 的主要作用是促进子宫内膜增厚,使其中的血管和腺体增生。检测 P 可用于监测排卵和黄体期的评估,排卵障碍性子宫出血时黄体酮浓度常低于 3ng/ml。

3. LH 和 FSH　单次 LH 和 FSH 水平正常或 LH/FSH 比值过高,周期性高峰消失。

4. 睾酮(testosterone,T)　女性卵巢可少量分泌 T,对于维持女性青春期正常生长发育及某些代谢的调节有重要作用。T 水平可上升可导致卵巢功能障碍。

(二) 其他实验室指标

1. 血常规　血常规检测有助于了解有无贫血并确定贫血的类型和严重程度,初步筛查是否存在血液系统疾病。排卵障碍性子宫出血时,血常规中的红细胞参数多表现为小细胞低色素性贫血(如缺铁性贫血)。

2. 凝血指标　凝血酶原时间(prothrombin time,PT)、活化部分凝血活酶时间(activated partial thromboplastin time,APTT)、纤维蛋白原(fibrinogen,FIB)、凝血酶原时间(thrombin time,TT)、血小板计数(platelet count,PLT)等检查有助于排除凝血功能障碍引起的出血。

(三) 相关实验室指标应用评估

临床医生应始终保持临床观察与实验室检测相一致。对于使用基于抗原抗体反应的免疫学测定项目而言,人类血浆中的异嗜性抗体、某些未知药物、类风湿因子等能够与试剂免疫球蛋白发生反应,从而妨碍了体外的免疫测定,并可能测出反常或者错误的结果。因此,必须结合患者病史,临床表现和体征以及其他临床资料来综合评估实验室检测结果。

三、病理检查指标与评估

(一) 雌激素撤退性与突破性出血

无排卵性子宫内膜在雌激素撤退性或突破性出血时表现为腺体与间质的崩解,但内膜组织的形态混杂,内膜组织崩解的背景上同时可见未崩解的内膜和增生的内膜,与月经期的子宫内膜整体崩解坏死不同,后者内膜腺体为分泌期改变,且为整体性崩解。

(二)萎缩与绝经后出血

卵巢功能衰竭,雌激素水平低下,临床表现为闭经或少量出血。镜下所见送检组织常很少,内膜腺体小而稀疏,或萎缩性扩张,腺上皮萎缩,间质因纤维性成分增加而致密。

(三)增生不足

内膜腺体与间质发育不良,腺腔小,腺上皮单层立方,明显滞后于月经周期。

(四)不规则增殖

子宫内膜在雌激素作用下表现为增生状态,可能表现为增殖期子宫内膜,腺体与间质比例略高于正常增殖期,但尚未达到子宫内膜增生症的比例。

(五)子宫内膜增生症

如果卵巢长时间无排卵,子宫内膜在雌激素的作用或者在外源性雌激素的持续刺激下,达到一定程度时发展为子宫内膜增生症。2014 版 WHO 新分类中,根据有无非典型增生,将子宫内膜增生症分为无非典型性子宫内膜增生和非典型子宫内膜增生。

但目前临床常用的仍是 2003 版 WHO 的四分类法,即根据腺体与间质的比例,腺腔的形态及结构,及有无非典型增生,将子宫内膜增生症分为以下四个方面。①无非典型性单纯性子宫内膜增生:腺体与间质比例 >1∶1,腺体不规则或囊性扩张,可见轻度的出芽及分支,无复杂结构和非典型性;②无非典型性复杂性子宫内膜增生:腺体与间质比例 >3∶1,腺体密集,伴有复杂分支、乳头或出芽结构,无非典型性;③非典型性单纯性增生:此类情况临床少见,在单纯性增生的背景上,细胞核出现深染、卵圆、不规则及极向紊乱等不典型增生的特点;④非典型性复杂性性增生:表现为细胞及结构的非典型性,腺体密集,腺腔结构紊乱、复杂,细胞核深染、复层、极向紊乱,核仁明显、染色质粗,分裂象不定。

综上所述,诊断首先排除其他异常子宫出血,行生殖激素及其他实验室相关指标检测,子宫内膜活检有助孕诊断。无排卵性子宫出血以周期性性激素治疗为主,而有排卵性子宫出血以促排卵或补充孕激素为主。刮宫术或宫腔镜下刮宫,既可明确诊断又可达到迅速止血治疗目的,适用于绝经过渡期及病程长的育龄期患者。药物治疗无效、无生育要求患者可行子宫内膜去除术或宫内放置含左炔诺黄体酮宫内节育器。

四、案例 2-2

【病史摘要】

患者,女性,38 岁。

主诉:反复不规则阴道出血 4 个月。

现病史:患者既往月经不规律,周期 25~45d,经期 5~7d,无痛经。患者于 2017 年 12 月开始出现无明显诱因的月经量明显增多,较既往月经量增加 1 倍,色鲜红,含有血块,经期延长至 20 余天,就诊当地医院,口服止血药后血止。之后仍有反复不规则阴道出血,量时多时少,时有时无,在当地治疗效果欠佳。2018 年 4 月 5 日再次阴道出血 20d 未净来院就诊,经量较前增加 2 倍,有血块,伴头晕乏力,活动后心悸、气喘等不适,收住院治疗。

既往史:平素体健,否认血液病、肝肾功能障碍、甲状腺疾病,否认有性激素类药物史。

月经史:初潮 14 岁,既往月经不规律,周期 25~45d,经期 5~7d,无痛经。近半年经期明显延长,末次月经为 2018-4-5。

婚育史:20 岁结婚,G_2P_2,顺产 2 男,2008 年结扎,2 子及配偶均健康。

家族史:父母健在,均体健,否认有家族遗传倾向疾病和遗传性疾病,无肿瘤家族史。

体格检查:体温 36.2℃,脉搏 82 次/min,呼吸 18 次/min,血压 110/70mmHg。身高 159cm,体重 63kg,BMI 为 24.9,发育正常,贫血貌,精神尚可,自动体位,步入病区,查体合作。全身皮肤黏膜无黄染及出血点,浅表淋巴结未及肿大。心肺听诊阴性。腹平软,无压痛、反跳痛,未触及包块,肝脾肋下未及,肝区无叩击痛,Murphy 征阴性,无移动性浊音,肠鸣音正常。双下肢无水肿,病理征未引出。

专科情况:外阴已婚已产式,有血迹;阴道通畅,内有血块;宫颈中度糜烂,宫颈口有血液流出;子宫平位,稍大,质地中,活动度尚可,无压痛;双侧附件未及明显增厚、无压痛及包块。

【辅助检查】

心电图:窦性心律,正常心电图。

子宫附件彩超:子宫附件未见异常。

【问题 1】

根据以上病例资料及初步检查,该患者的可能诊断是什么?需要与哪些疾病进行鉴别诊断?

患者既往月经不规律,反复阴道不规则出血 4 个月,量多,伴有头晕乏力明显,活动后出现心悸、气喘等不适。专科检查子宫稍大,无压痛,双侧附件未及明显增厚及包块。子宫附件彩超未见异常。初步诊断:①异常子宫出血,原因待查;②贫血,鉴别诊断有血液病、子宫内膜息肉及子宫内膜癌等。

【问题 2】

为明确诊断,还需要进行哪些检查?

主要做血清 hCG、生殖激素、血常规、凝血指标、血型检查。

本例血清 hCG 阴性。生殖激素:FSH 8.74mIU/ml、LH 7.43mIU/ml、E$_2$ 12pg/ml、P 0.95ng/ml、T 0.70ng/ml、PRL 17.09ng/ml。血常规:WBC 9.44 × 10^9/L、RBC 3.1 × 10^{12}/L、PL 159 × 10^9/L、Hb 64.0g/L、HCT 21.6%。凝血指标:PT 11.9s、APTT 25.4s、TT 13.5s、FIB 2.7g/L、D- 二聚体 0.26μg/ml。ABO 血型为 B 型、Rh(D)阳性。入院后宫腔镜检查及分段诊断性刮宫刮术,术后病理诊断:单纯性增生,局灶呈复杂性增生,灶区伴分泌性改变(见图 2-1/ 文末彩图 2-1、图 2-2/ 文末彩图 2-2)。

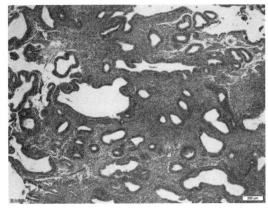 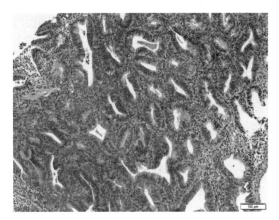

图 2-1 子宫内膜增生症(1)
腺体与间质比明显增加,腺腔大小不一(低倍视野)
(HE 染色)。

图 2-2 子宫内膜增生症(2)
部分区域腺体密集,呈复杂性增生,但细胞极向好,
无异型性(高倍视野)(HE 染色)。

(任建枝 程歆琦 王 昀)

第三节 闭 经

闭经(amenorrhea)是妇科临床中常见症状,表现为无月经或月经停止。根据既往有无月经来潮,分为原发性闭经和继发性闭经两类。原发性闭经(primary amenorrhea)系指年龄超过 15 岁,第二性征已发育,月经还未来潮者或年龄超过 13 岁,第二性征尚未发育。继发性闭经(secondary amenorrhea)指正常月经建立后月经停止 6 个月,或按自身原有月经周期停止 3 个周期以上者。由于生殖系统的

局部病变和全身性疾病引起的闭经,称为病理性闭经。青春期前、妊娠期、哺乳期以及绝经期后的月经不来潮均属生理现象,不属本章讨论范畴。

一、闭经的概述

(一)闭经的病因分类

正常月经的建立和维持有赖于下丘脑-垂体-卵巢轴的神经内分泌调节、子宫内膜对性激素的周期性反应及下生殖道的通畅,其中任何一个环节发生障碍就会出现月经失调,甚至导致闭经。按生殖轴病变和功能失调的部位分类,闭经可分为:下丘脑性闭经、垂体性闭经、卵巢性闭经、子宫性闭经、下生殖道发育异常性闭经。世界卫生组织(World Health Organization,WHO)将闭经分为三种类型,Ⅰ型:无内源性雌激素产生,卵泡刺激素(FSH)水平正常或低下,催乳素(PRL)正常,无下丘脑-垂体器质性病变的证据;Ⅱ型:有内源性雌激素产生、FSH及PRL水平正常;Ⅲ型:FSH升高的卵巢功能衰竭。

1. 原发性闭经　较为少见,往往由于遗传学原因或先天发育缺陷引起。根据第二性征发育情况,分为第二性征存在和第二性征缺乏两类。

(1)第二性征存在的原发性闭经

1)苗勒管发育不全综合征(Müllerian agenesis syndrome):早期苗勒管发育正常,进入中期后停止发育或发育不同步而形成苗勒管发育不全综合征。通常在青春期被发现,表现为原发性闭经伴有子宫阴道发育不全,如始基子宫或无子宫、无阴道,但女性第二性征、外生殖器、输卵管、卵巢发育正常,促性腺激素正常,有排卵。部分患者合并有泌尿道畸形及骨骼畸形。患者染色体核型正常,为46,XX。

2)对抗性卵巢综合征(savage syndrome):又称卵巢不敏感综合征。由于卵巢的促性腺激素(Gn)受体缺陷,不能对Gn产生反应,不能分泌卵巢激素及负反馈抑制垂体。临床表现为原发性闭经,第二性征存在,卵巢大小正常,卵巢内有始基卵泡及少数初级卵泡,对内源性和外源性Gn刺激均无反应,内分泌激素测定显示卵巢激素水平低,FSH水平明显升高。

3)雄激素不敏感综合征(androgen insensitivity syndrome)又称睾丸女性化完全型。为X连锁隐性遗传,染色体核型为46,XY。属于男性假两性畸形,体内性腺为睾丸,位于腹腔内或腹股沟,睾酮水平为正常男性值。由于靶细胞缺乏雄激素受体,雄激素不发挥生物学效应,雄激素通过芳香化酶转化为雌激素,故表型为女型,致青春期乳房隆起丰满,但乳头发育不良,乳晕苍白,阴毛、腋毛稀少,外阴女性化,阴道为盲端呈凹陷状,子宫及输卵管缺如。

4)生殖道闭锁:任何生殖道闭锁,均可导致闭经,如无孔处女膜、阴道横隔、宫颈闭锁等。

5)真两性畸形:同时存在男性和女性性腺,染色体核型为XX,XY或嵌合体。

(2)第二性征缺乏的原发性闭经

1)特纳综合征(Turner's syndrome):因性染色体异常引起,可能是生殖细胞减数分裂时,性染色体不分离,致合子形成时缺失一条X染色体。核型为X染色体单体(45,X0)或嵌合体(45,X0/46,XX,或45,X0/47,XXX)。表现为原发性闭经、身材矮小、第二性征不发育、子宫发育不良、卵巢不发育,常有蹼颈、后发际低、双眼间距宽、斜视、耳轮大而低、鼻塌陷、鱼样嘴、盾形胸、肘外翻等临床特征,部分患者有主动脉缩窄、肾脏畸形等。

2)低促性腺激素性腺功能减退(hypogonadotropic hypogonadism,HH):由于下丘脑GnRH分泌缺乏或垂体分泌促性腺激素不足所致。以低促性腺激素、低性激素为特征,临床表现为青春期延迟,无月经来潮,无性征发育,而女性内生殖器分化正常。如伴有嗅觉障碍为Kallmann综合征。

3)46,XX单纯性腺发育不全(pure gonadal dysgenesis):染色体为46,XX。体格发育无异常,卵巢呈条索状,无功能实体,内无生殖细胞和卵泡,子宫发育不良,第二性征发育差,但外生殖器为女型,人工周期治疗可有撤药性出血。性腺很少发生肿瘤。

4)46,XY单纯性腺发育不全:又称Swyer综合征。染色体核型以46,XY为主,为X连锁隐性或常染色体显性遗传。主要表现为条索状性腺及原发性闭经,具有女性生殖系统,但无青春期性发育,第二性征发育不良。青春期后易发生性腺母细胞瘤或无性细胞瘤,确诊后应切除条索状性腺。

2. 继发性闭经　发生率明显高于原发性闭经,其病因复杂,根据控制正常月经周期的 5 个主要环节,分为下丘脑、垂体、卵巢、子宫及下生殖道发育异常闭经。

(1)下丘脑性闭经:最常见。由中枢神经系统、下丘脑各种功能异常或器质性疾病引起的闭经。下丘脑合成和分泌 GnRH 异常致垂体促性腺激素(FSH、LH)的分泌功能下降,从而导致低促性腺激素性闭经。

1)应激性闭经:精神打击、环境改变等应激可引起内源性阿片类物质、多巴胺和促肾上腺皮质激素释放激素升高等应激反应,抑制下丘脑 GnRH 的分泌。多见于年轻未婚妇女,从事紧张脑力劳动者。

2)神经性厌食和营养相关性闭经:体重减轻 10%~15%,或体脂丢失 30% 时出现闭经。过度节食,体重急剧下降,导致下丘脑多种神经激素分泌降低,垂体前叶分泌的 FSH、LH、促肾上腺皮质激素(adrenocorticotropic hormore,ACTH)等下降,雌激素水平低下而发生闭经。临床表现为厌食、极度消瘦、闭经、皮肤干燥、低体温、低血压、低促性腺激素、各种血细胞计数及血浆蛋白低下,重症可危及生命。

3)运动性闭经:运动员在持续剧烈运动后可出现闭经,与患者的心理背景、应激反应程度及体脂下降有关。

4)药物性闭经:长期使用一些抑制中枢或下丘脑的药物,如抗精神病、抗抑郁药物、口服避孕药、鸦片等药物,通过抑制下丘脑催乳素抑制因子或多巴胺的释放,使催乳素升高而导致溢乳。药物性闭经常是可逆的,一般在停药后 3~6 个月月经自然恢复。

(2)垂体性闭经:病变在垂体。腺垂体功能失调或器质性病变可影响促性腺激素的分泌,继而影响卵巢功能而引起闭经。

1)垂体肿瘤:位于蝶鞍内的腺垂体的各种腺细胞发生肿瘤,如催乳素腺瘤、生长激素腺瘤、促甲状腺激素腺瘤、促肾上腺皮质激素腺瘤以及无功能的垂体腺瘤。不同类型的肿瘤可出现不同症状,但都有闭经表现,这是因为肿瘤压迫分泌细胞,使促性腺激素分泌减少所致。最常见的是分泌 PRL 的腺瘤,临床表现为闭经或月经不调、泌乳,如垂体肿瘤较大可引起头痛和视力障碍。

2)空蝶鞍综合征(empty sella syndrome,ESS):由于蝶鞍隔因先天性发育不全、肿瘤或手术破坏,使充满脑脊液的蛛网膜下腔向蝶鞍延伸,使蝶鞍扩大,压迫腺垂体,使下丘脑与垂体间门脉循环受阻,从而导致闭经,可伴 PRL 升高和溢乳。CT 或 MRI 显示扩大的垂体窝中见萎缩的垂体和低密度的脑脊液。

3)垂体功能衰竭:常见为希恩综合征(Sheehan syndrome),由于产后大出血和休克导致腺垂体急性梗塞和坏死,可累及促性腺激素、促甲状腺激素、促肾上腺皮质激素分泌细胞。临床表现为低促性腺激素性闭经、无乳、性欲减退、毛发脱落等症状,第二性征衰退,生殖器官萎缩,还可出现甲状腺、肾上腺皮质功能减退的畏寒、嗜睡、低血压及基础代谢率降低等。

(3)卵巢性闭经:闭经的原因在卵巢。卵巢分泌的性激素水平低下,子宫内膜不发生周期性变化而导致闭经。

1)卵巢早衰(premature ovarian failure,POF):40 岁前绝经者称卵巢早衰。卵巢内无卵母细胞或仅有极少原始卵泡。临床表现为继发性闭经,常伴更年期症状,高促性腺激素及低雌激素,FSH>40U/L。

2)卵巢切除或组织破坏:双侧卵巢手术切除或经放疗破坏卵巢组织,导致闭经。严重的卵巢炎也可破坏卵巢组织而闭经。

3)多囊卵巢综合征:以慢性无排卵及高雄激素血症为特征,临床表现为月经稀发、闭经、不孕、多毛和痤疮,常伴有肥胖。

(4)子宫性闭经:闭经的原因在子宫。月经调节功能正常,第二性征发育正常,因子宫内膜受到破坏而引起闭经。

1)Asherman 综合征:是子宫性闭经中最常见原因,常发生在人工流产或刮宫、宫腔感染或放射治疗后宫腔粘连。

2）子宫内膜炎：子宫内膜结核可使宫腔粘连变形、缩小，形成瘢痕组织引起闭经。

（5）下生殖道发育异常闭经：包括宫颈闭锁、阴道横隔、阴道闭锁及处女膜闭锁等。

（6）其他内分泌功能异常：甲状腺、肾上腺等功能紊乱也可引起闭经，常见的疾病为甲状腺功能减退或亢进、肾上腺皮质功能亢进或皮质肿瘤等。

（二）闭经的诊断

闭经只是一种症状，诊断时首先必须寻找引起闭经的原因，发生在哪一环节，再确定是何种疾病所引起。

1. 病史采集　详细询问月经史，包括初潮年龄、第二性征发育、月经周期、经期、经量、闭经期限及伴随症状。发病前有无精神因素、环境改变、体重变化、剧烈运动、各种疾病及服药史等。既往有无先天性缺陷疾病、手术史、有无头痛及溢乳，生育史及产后并发症，家族中是否有类似病史。

2. 体格检查　检查全身发育状况、有无畸形、身高、体重、四肢与躯干比例、五官生长特征、精神状态、智力发育、营养和健康情况。检查第二性征如乳房发育，有无乳汁分泌等。妇科检查内、外生殖器的发育，有无缺陷，畸形及腹股沟区有无肿块等。原发性闭经性征幼稚者还应检查嗅觉有无缺失。

3. 辅助诊断方法　生育年龄妇女闭经首先要排除妊娠。通过病史及体格检查，对闭经病因及病变部位有初步了解，再有选择的进行辅助检查明确诊断。

（1）药物撤退试验：用于评估内源性雌激素水平，诊断是否为子宫性闭经。

1）孕激素试验：黄体酮注射液，肌注 20mg/d，连续 5d；地屈黄体酮，10~20mg/d，连续 10d；微粒化黄体酮，200~300mg/d，连续 10d；醋酸甲羟黄体酮，6~10mg/d，连续 7~10d。停药后 3~7d 出现撤退出血（阳性反应），提示下生殖道通畅及子宫内膜有功能，可排除子宫性闭经。若孕激素试验无撤退出血（阴性反应），提示有以下几种可能：一是卵巢功能低下，没有适当的雌激素作用于子宫内膜；二是卵巢功能正常，但子宫内膜缺陷或受损，不能对雌激素发生反应，即不排除子宫性闭经，应进一步作雌、孕激素序贯试验。

2）雌、孕激素序贯试验：戊酸雌二醇或 17β 雌二醇 2~4mg/d 或结合型雌激素 0.625~1.25mg/d 连续 20d，最后 10d 再加用孕激素；芬吗通 1 片/d，连续 28d。停药后 3~7d 发生撤退出血为阳性，提示子宫内膜功能正常，对甾体激素有反应，闭经是由于患者体内雌激素水平低落所致，闭经的原因应在卵巢或更高部位。无撤退出血为阴性，应重复一次试验，若仍无出血，提示子宫内膜有缺陷或被破坏，可诊断为子宫性闭经。

（2）垂体兴奋试验也称 GnRH 刺激试验：当 FSH，LH 水平均低下时，垂体兴奋试验可进一步区别病变在垂体还是在下丘脑。方法：上午 8 时静脉注射 100μg 的黄体生成素释放激素（luteinizing hormone releasing hormone，LHRH）（溶于生理盐水 5ml 中，30s 内注完），于注射前和注射后 15min、30min、60min、120min 取血测 LH，若注射后 30~60min，LH 值升至注射前 3 倍以上，提示垂体功能良好，对下丘脑激素 LHRH 反应正常，闭经的原因在丘脑下部或更高部位，若注射后，LH 值上升倍数小于 3，表明垂体功能低下，闭经的原因可能在垂体。

（3）实验室检查：见临床检验指标与评估。

（4）影像学检查

1）B 超检查：盆腔 B 超内了解盆腔有无占位性病变、有无子宫，子宫大小、子宫内膜厚度、卵巢大小、窦卵泡数目及有无卵巢肿瘤。怀疑肾上腺皮质增生或肿瘤时也需行 B 超检查。

2）子宫输卵管碘油造影：诊断生殖系统发育不良、畸形、结核及宫腔粘连等。

3）CT 或 MRI：头痛、溢乳或高 PRL 血症者应行头颅蝶鞍的 MRI 或 CT 检查，以确定是否存在颅内肿瘤及空蝶鞍综合征等；有明显男性化体征患者还应行卵巢和肾上腺超声或 MRI 检查以排除肿瘤。

（5）宫腔镜检查：排除宫腔粘连等。

（6）基础体温测定：了解卵巢排卵功能。

二、临床检验指标与评估

（一）性激素相关指标

1. E_2　卵巢功能不全、卵巢早衰、垂体疾病、下丘脑疾病引起的闭经 E_2 水平下降。

2. P　孕激素浓度与黄体的发育及退化相关，在黄体期测定 P 可判断卵巢有无排卵及黄体功能状态。无排卵者孕激素水平增高常反映肾上腺功能障碍。

3. T 和硫酸脱氢表雄酮（dehydroepiandrosterone sulfate，DHEAS）　DHEAS 是一种由肾上腺皮质网状带和阔筋膜内的胆固醇前体物质产生的类固醇激素。DHEAS 在硫酸酯酶作用下可转化为游离的 DHEA，DHEA 部分代谢可生成活性雄激素和雌激素。DHEA 仅表现出微弱的雄激素活性，但其代谢产物，如雄烯二酮和睾酮的雄激素活性较强。DHEAS 是诊断肾上腺皮质激素相关疾病的良好指标，也可辅助诊断各种因雄激素分泌异常而导致的疾病。闭经时测定 T 和 DHEAS 可以帮助排除分泌雄激素的肾上腺或卵巢肿瘤。

4. FSH、LH　FSH>40U/L（相隔一月，两次以上测定），雌激素低，提示卵巢功能衰竭；FSH>20U/L，提示卵巢功能减退；LH<5U/L 或者正常范围提示病变环节在下丘脑或者垂体。若 FSH，LH 低下，病因可能在垂体或下丘脑；FSH、LH 相当于正常卵泡期水平，闭经是由于下丘脑分泌功能失调所致；若 LH 升高而 FSH 相对不足，考虑多囊性卵巢综合征。

5. 抗苗勒管激素（anti-Müllerian hormone，AMH）　AMH 是转化生长因子 -β 超家族中的一种糖蛋白，男性睾丸形成后其间质细胞开始表达，可引起苗勒氏管的退化。而女性在孕 36 周开始由卵巢的颗粒细胞表达，在窦前卵泡和小窦卵泡的颗粒细胞中表达量最高，以旁分泌作用抑制原始卵泡启动，抑制窦卵泡 FSH 依赖性增长，防止卵泡池过快耗竭。卵巢功能不全、卵巢早衰引起的闭经时AMH 水平下降。

6. 催乳素 / 泌乳素（PRL）　PRL 由腺垂体细胞分泌，能促进其靶器官乳腺组织的生长发育和分化，是乳房正常发育和妇女哺乳期的必需条件。妊娠后 PRL 逐渐增加，至分娩前达高峰。在雌激素、孕激素等的参与下，PRL 能促进乳腺小泡成熟和乳汁的分泌，在哺乳期起到维持乳汁分泌的作用。在睾酮的存在下，PRL 能促进男性前列腺及精囊的发育。此外，PRL 还具有调节肾上腺生成雄激素、参与应激反应等作用。颅内肿瘤或空蝶鞍综合征引起的闭经时，PRL 可增高。

（二）其他实验室指标

1. 肾上腺皮质、甲状腺及胰岛疾病或功能异常均可引起闭经，对可疑患者应选择相应的实验室检查。

2. 染色体检查　原发性闭经、高促性腺激素性闭经及性分化异常者应做染色体检查。

3. 垂体疾病引起的闭经时，除性激素的变化外，ACTH、PRL、生长激素（growth hormone，GH）、TSH 等垂体激素均可下降。另外，空腹血糖下降、糖耐量试验反应低平，并可有不同程度的贫血。

4. 胰岛素、口服葡萄糖耐量试验（OGTT）、17 羟黄体酮、尿 17 酮等检查，以确定是否存在胰岛素抵抗、先天性 21 羟化酶缺陷等疾病。

（三）相关实验室指标应用评估

1. PRL、TSH 均升高，常提示甲状腺功能减退引起的闭经。而 TSH 正常的高 PRL 血症，应行头颅 / 蝶鞍的影像学检查，以排除或确定是否存在颅内肿瘤或空蝶鞍综合征。

2. 肥胖或临床上存在多毛、痤疮等高雄激素体征时需测定胰岛素、雄激素（T、DHEAS）和 17- 羟黄体酮，以确定是否存在胰岛素抵抗、高雄激素血症或先天性 21- 羟化酶缺乏引起的青春期延迟或者闭经。

综上所述，病理性闭经是妇科常见疾病，分为原发性闭经和继发性闭经两类。诊断时应收集病史和体征，并结合实验室、影像等检查结果，先寻找引起闭经的原因，再确定是何种疾病引起。治疗包括病因治疗、激素治疗、辅助生殖技术治疗和手术治疗等方式。

（程歆琦　任建枝　王昀）

第四节　多囊卵巢综合征

多囊卵巢综合征（polycystic ovarian syndrome，PCOS）是常见的生殖内分泌代谢性疾病，育龄期女性的患病率为 5%~10%。本病由 Stein 和 Leventhal 于 1935 年首先报道，故又称为 Stein-Leventhal 综合征。临床上以持续性无排卵、雄激素过高、卵巢多囊样表现为特征，可伴有胰岛素抵抗、肥胖、血脂异常等代谢异常，成为 2 型糖尿病、心脑血管病和子宫内膜癌发病的高危因素。

一、PCOS 的概述

（一）PCOS 的内分泌特征与发病机制

PCOS 内分泌特征：雄激素过多、雌酮过多、黄体生成素 / 卵泡刺激素（LH/FSH）增高、高胰岛素血症。可能的发病机制包括以下三个方面。

1. 下丘脑 - 垂体 - 卵巢轴调节功能异常　由于垂体对促性腺激素释放激素（GnRH）敏感性增加，使垂体 LH 分泌增多，过多的 LH 促进卵泡膜细胞增生及雄激素分泌增加。雄激素主要是雄烯二酮和睾酮，雄烯二酮在周围组织（主要是脂肪组织）的芳香化酶作用下转化雌酮（estrone，E_1）。高雄激素水平可抑制卵泡成熟，引起发育中卵泡闭锁，不能形成优势卵泡，但卵巢内的小卵泡仍能分泌雌二醇（E_2），雌二醇处于早卵泡期水平。持续升高的雌酮和一定水平的雌二醇作用于下丘脑及垂体，对 LH 分泌呈正反馈，LH 脉冲分泌的幅度和频率增加，促进 LH 的分泌呈持续性高水平，LH 分泌无周期性，也不形成月经中期 LH 峰，故无排卵。同时，增高的雌激素对 FSH 分泌呈负反馈，FSH 水平相对降低，从而使 LH/FSH 的比值增大。低水平 FSH 持续刺激又使卵巢内的小卵泡停止发育，无优势卵泡形成。从而形成雄激素↑ - 雌激素↑ -LH↑ - 雄激素↑恶性循环，雄激素过多、持续无排卵导致卵巢多囊样改变。

2. 胰岛素抵抗和高胰岛素血症　外周组织对胰岛素的敏感性下降，胰岛素的生物学效能低于正常，称为胰岛素抵抗（insulin resistance，IR）。大多数 PCOS 患者都伴有不同程度的胰岛素抵抗，胰岛 β 细胞对抵抗的代偿反应就是分泌过多的胰岛素，从而出现代偿性高胰岛素血症（hyperinsulinemia）。胰岛素除了对卵巢合成雄激素的酶具有促进作用外，还对卵巢内卵泡膜细胞的 LH 受体和胰岛素样生长因子 I（insulin-like growth factors I，IGF-I）受体有上调作用，从而增强 LH 和 IGF-I 促进卵巢产生雄激素的作用，又通过减少肝脏中性激素结合球蛋白（sex hormone-binding globulin，SHBG）的合成，使游离睾酮增加，成为 PCOS 雄激素过多另一重要因素。胰岛素抵抗和代偿性高胰岛素血症与肥胖相关，肥胖型 PCOS 患者胰岛素抵抗程度比卵巢功能正常和月经周期规律的女性重。

3. 肾上腺内分泌功能异常　肾上腺雄激素生成分泌过多。50%~60% PCOS 患者血清脱氢表雄酮（DHEA）及硫酸脱氢表雄酮（DHEAS）升高，可能与肾上腺皮质网状带细胞色素 P450c17α 酶活性增加，肾上腺细胞对促肾上腺皮质激素（ACTH）敏感性增加和功能亢进有关。

（二）PCOS 的临床表现

呈现高度异质性、多样性。

1. 月经失调与无排卵　多表现为月经稀发（周期为 35 天 ~6 月）、闭经，也可表现为不规则子宫出血，月经周期、经期或经量无规律性。绝大多数患者无排卵，少数可稀发排卵或黄体功能不全。

2. 高雄激素症状　可出现不同程度的多毛，亚洲妇女多毛不及欧美患者显著。体毛丰盛，多毛分布于乳晕周围、脐下正中线、耻骨上、阴毛，性状粗硬而长，着色深。油脂性皮肤及痤疮也常见。

3. 不孕　主要由于月经失调和无排卵所致。

4. 肥胖　50% 以上患者有肥胖（体重指数 ≥ 25kg/m²），常呈腹部肥胖型（腰围 / 臀围 ≥ 0.80）。肥胖与胰岛素抵抗、雄激素过多、游离睾酮比例增加有关，亦与雌激素的长期刺激及瘦素抵抗有关。

5. 黑棘皮症　颈背部、腋下、乳房下、阴唇和腹股沟等处皮肤皱褶处出现灰褐色色素沉着，片状、角化过度,皮肤增厚,柔软如天鹅绒样。

（三）PCOS 的辅助检查

1. 基础体温测定　表现为单相,月经周期后半期体温无升高。

2. B 型超声检查　盆腔超声检查见双侧卵巢均匀性增大,卵巢体积 ≥ 10cm³(卵巢体积按 0.5 × 长径 × 横径 × 前后径计算),包膜回声增强,轮廓较光滑,一侧或双侧卵巢内有直径 2~9mm 的无回声的卵泡数 ≥ 12 个,围绕在卵巢边缘,呈车轮状排列,称为"项链征"。连续监测未见优势卵泡发育及排卵迹象。无性生活者,可选择经直肠超声检查或腹部超声检查,其他患者应选择经阴道超声检查。

3. 实验室检查　见临床检验指标与评估。

（四）PCOS 的诊断

PCOS 的诊断为排除性诊断。

1. 育龄期及围绝经期 PCOS 的诊断

(1) 疑似 PCOS:月经稀发或闭经或不规则子宫出血是诊断必要条件,下列两项中的符合一项,①高雄激素的临床表现或高雄激素血症;②超声表现为多囊样改变,即一侧或双侧卵巢内有直径 2~9mm 的无回声的卵泡数 ≥ 12 个,和 / 或卵巢体积 ≥ 10cm³。

(2) 确诊 PCOS:具备上述疑似 PCOS 诊断条件后,还必须逐一排除其他可能引起高雄激素的疾病和引起排卵异常的疾病才能确定诊断。

2. 青春期 PCOS 的诊断　对于青春期 PCOS 的诊断必须同时符合以下 3 个指标,包括:①初潮后月经稀发持续至少两年或闭经;②高雄激素临床表现或高雄激素血症;③超声下多囊样改变。同时应排除其他疾病。

3. 排除以下类似的疾病

(1) 高雄激素血症或高雄激素症状的鉴别诊断

1) 库欣综合征:以皮质醇增多为特征的临床综合征。大多数患者会出现月经周期紊乱,多毛体征。根据测定血皮质醇水平的昼夜节律、24h 尿游离皮质醇、小剂量地塞米松抑制试验可确诊库欣综合征。

2) 先天性肾上腺皮质增生:以 21 羟化酶缺乏型最常见。患者血清 17- 羟黄体酮基础值或 ACTH 刺激后反应值升高。

3) 卵巢或肾上腺分泌雄激素的肿瘤:患者快速出现男性化体征,血清睾酮或 DHEA 水平显著升高,通过超声、MRI 等影像学检查协助鉴别诊断。

4) 其他:药物性高雄激素血症须有服药史。特发性多毛有阳性家族史,血睾酮水平及卵巢超声检查均正常。

(2) PCOS 月经失调的鉴别诊断

1) 下丘脑性闭经:血清 FSH、LH 水平低或正常,雌二醇相当于或低于早卵泡期水平,无高雄激素血症,在闭经前常有快速体重减轻或精神心理障碍、压力大等诱因。

2) 甲状腺疾病:根据甲状腺功能和抗甲状腺抗体测定可诊断。疑似 PCOS 的患者常规检测血清促甲状腺素(TSH)水平及抗甲状腺抗体。

3) 高 PRL 血症:血清 PRL 水平升高较明显,而 LH、FSH 水平偏低,有雌激素水平下降或缺乏的表现,垂体 MRI 检查可能显示垂体占位性病变。

4) 早发性卵巢功能不全:主要表现为 40 岁之前出现月经异常(闭经或月经稀发)、促性腺激素水平升高(FSH>25U/L)、雌激素缺乏。

二、临床检验指标与评估

（一）性激素相关指标

1. 雌二醇(E₂)　E₂ 无周期性变化,有助于协助诊断多囊卵巢综合征无排卵的情况。

2. 黄体酮（P）　正常情况下，黄体期血 P>15.6nmol/L（5ng/ml）提示有排卵，若 P 水平持续低于黄体期参考值，可协助诊断多囊卵巢综合征。

3. LH 和 FSH　LH/FSH>2~3 表明 LH 呈高值，在无优势卵泡情况下，FSH 处在低水平，LH 高值有助于判断多囊卵巢综合征。

4. 雄激素　血清总睾酮水平正常或轻度升高，通常不超过正常范围上限的 2 倍；可伴有雄烯二酮水平升高，脱氢表雄酮（DHEA）、硫酸脱氢表雄酮水平正常或轻度升高。

5. AMH　PCOS 患者的血清 AMH 水平较正常明显增高。

6. 性激素结合球蛋白（SHBG）　血液中 60% 的睾酮与 SHBG 结合，这部分睾酮无生物活性，因此 SHBG 水平与游离的有生物活性的睾酮浓度密切相关。当 SHBG 水平下降时，游离睾酮水平可升高，并作为评价多囊卵巢综合征高雄激素血症的指标。

7. 血清催乳素（PRL）　20%~35% 的 PCOS 患者可伴有血清 PRL 水平轻度增高。

（二）其他实验室指标

1. 甲状腺功能亢进或减退时，均会引起排卵功能障碍或低下，因此可检测游离甲状腺素（free thyroxine，FT_4）、游离三碘甲状腺原氨酸（free 3,5,3'-triiodothyronine，FT_3）和促甲状腺激素（TSH）来评价甲状腺功能。

2. 口服葡萄糖耐量试验（OGTT）　PCOS 患者空腹血糖水平往往并不显著增高，但 OGTT 试验中各个时间点的血糖水平表现为 PCOS 患者高于有排卵的高雄激素血症患者和健康对照人群。

3. 胰岛素释放试验　PCOS 患者往往存在胰岛素抵抗，表现为胰岛素水平增高。

（三）相关实验室指标应用评估

1. 游离睾酮　PCOS 患者游离睾酮水平增高，但游离睾酮测定比较困难，可以使用 SHBG 计算游离睾酮指数表示游离睾酮的水平。计算方法为总睾酮（nmol/L）×100/SHBG（nmol/L）。

2. PCOS 患者是发生胰岛素抵抗和糖代谢异常的高危人群，因此无论是否肥胖（无论 BMI 如何），均应进行 OGTT 试验和胰岛素释放试验。糖耐量正常的 PCOS 患者应至少每 2 年复查 1 次，存在高危因素的患者应缩短间隔周期。糖耐量减低的患者应每年监测。

综上所述，多囊卵巢综合征临床上以持续性无排卵、雄激素过高、卵巢多囊样表现为特征，可伴有代谢异常。PCOS 病因不明，以对症治疗为主，需要长期的健康管理，重视预防远期并发症。

三、案例 2-3

【病史摘要】

患者，女性，32 岁。

主诉：月经不规律 12 年，停经 4 个月。

现病史：患者多年来月经不规律，每 3~5 个月行经 1 次，每次持续 5~7d，量中，无痛经。现停经 4 个月，自测尿 hCG 阴性，无自觉不适。结婚 5 年，婚后一直同居且性生活正常，未避孕未孕。

既往史：无肝炎、结核等传染病史，无高血压病史，无外伤史，无手术史，无输血史，无药物、食物过敏史。无烟酒嗜好。

月经史：月经初潮 14 岁，月经不规律 12 年，无痛经。末次月经为 2018-8-5。

婚育史：27 岁结婚，无孕产史。

家族史：父母健在，均体健，否认有家族遗传倾向疾病和遗传性疾病。

体格检查：体温 36.4℃，脉搏 78 次 /min，呼吸 20 次 /min，血压 125/75mmHg。身高 161cm，体重 75kg，腰围 89cm，臀围 99cm。发育正常，精神尚可，面部可见痤疮，上唇可见胡须。双侧乳房发育正常，无挤压溢乳。其余检查未见异常。

妇科检查：外阴（-），阴毛分布呈男性型，阴道畅。宫颈光，子宫前位，正常大小，质中。双附件未及明显增厚、无压痛及肿物。

【辅助检查】

（1）生化检查：

1）性激素水平：FSH 7mIU/ml，LH 11.7mIU/ml，E_2 70.5pg/ml，PRL 10.8ng/ml，T 2.08ng/ml，hCG<0.1mIU/ml。

2）空腹血糖：5.1mmol/L。

（2）超声检查：双侧卵巢均匀性增大，左卵巢 36mm×24mm×19mm，右卵巢 38mm×20mm×17mm，双侧卵巢 2~9mm 窦卵泡数均≥ 12 个，未见优势卵泡。包膜回声增强，轮廓较光滑。

【问题 1】

根据以上病例资料及初步检查，该患者最可能的诊断是什么？诊断依据是什么？需要与哪些疾病进行鉴别诊断？

该患者最可能的诊断为多囊卵巢综合征。

诊断依据包括患者月经不规律，5~7d 或 3~5 个月，体格检查发现有高雄激素的临床表现，实验室检查 T 明显升高。超声检查双侧卵巢体积≥ $10cm^3$，双侧卵巢内有直径 2~9mm 的无回声的卵泡数≥ 12 个，未见优势卵泡。

应该与其他可能引起高性激素血症的疾病和其他引起排卵障碍的疾病相鉴别。

【问题 2】

除性激素外，还需要进行哪些实验室检查？目的是什么？

除性激素外，还需要进行甲状腺功能、口服葡萄糖耐量实验（OGTT）和胰岛素释放实验。用以评估患者的甲状腺功能和是否存在胰岛素抵抗。

（程歆琦　任建枝　王　昀）

第五节　高催乳素血症

各种原因引起的外周血催乳素（prolactin，PRL）水平持续增高，血清 PRL 水平高于 30ng/ml（1.36nmol/L）视为高催乳素血症（hyperprolactinemia）。临床表现为闭经或月经稀发、溢乳、不孕、性功能减退和肿瘤压迫等症状。

一、高催乳素血症的概述

（一）催乳素生理

催乳素是垂体前叶嗜酸细胞分泌的一种蛋白激素，由 198 个氨基酸组成的单肽，分子量为 22kD，氨基酸序列中 16% 与生长激素一致，13% 与胎盘 PRL 相同。正常生理情况下，PRL 细胞占腺垂体细胞总数的 1/3~1/2，妊娠期 PRL 细胞增多使垂体体积增大近 1 倍。垂体 PRL 分泌有脉冲波动，频率约 90min/ 次。PRL 合成与分泌受下丘脑 PRL 抑制因子（prolaction inhibitory factor，PIF）与 PRL 释放因子（PRF）的调控，PIF 的调节作用占优势。多巴胺及 γ- 氨基丁酸等 PIF 作用于 PRL 细胞表面的多巴胺受体，抑制 PRL 的生成。促甲状腺素释放激素、血管活性肠肽、血管紧张素Ⅱ、5- 羟色胺、组织胺等 PRF 可促进 PRL 释放增加。任何干扰下丘脑多巴胺合成、多巴胺向垂体运送或多巴胺在泌乳细胞中与多巴胺受体结合，均可导致血清 PRL 水平升高。过高的 PRL 直接作用于乳腺细胞 PRL 受体，刺激乳汁生成及分泌，同时过多的 PRL 反馈作用于下丘脑相应的受体，增加多巴胺等的分泌，抑制垂体促性腺激素（Gn）的分泌而引起不排卵及闭经。

（二）高催乳素血症的病因

病因很多，可归纳为生理性、药理性、病理性和特发性四类。

1. **生理性高催乳素血症**　很多生理因素会影响患者血清 PRL 水平，血清 PRL 水平在不同的生理时期有所改变。PRL 的分泌方式为脉冲式，每天血 PRL 水平有 14~18 个峰。入睡后血 PRL 水平逐渐升高,早晨醒来前 1h 左右达到峰值,峰值较全天平均水平高约 1 倍,醒后开始快速下降,上午 9~11 时左右达低谷。任何年龄段的女性血 PRL 水平均较男性高,青春期后女性 PRL 水平均较青春期前高,女性月经周期中 PRL 会有少量变化,绝经期后 PRL 水平下降。此外,妊娠后从 11 周起 PRL 水平呈线性升高,产前达高峰,阴道分娩者直到分娩前 2h 才暂时下降。

在精神紧张或体格应激下,如手术、体力运动、精神创伤、低血糖、夜间、睡眠、进食、应急刺激、性交、卵泡晚期、黄体期、妊娠、哺乳、产褥期等,均可导致 PRL 暂时性升高,但升高幅度不会太大,持续时间不会太长,也不会引起有关病理症状。

2. 药理性高催乳素血症　任何影响多巴胺代谢的药物都可通过拮抗 PIF 与增强 PRF,促进 PRL 分泌导致高 PRL 血症,但一般都 <100ng/ml(4.55nmol/L)。常见药物有:多巴胺受体拮抗剂如氯丙嗪、奋乃静等,抗高血压药物如利血平、维拉帕米等,H 受体拮抗剂如西咪替丁、雷尼替丁等,阿片制剂及雌激素、避孕药等。

3. 病理性高催乳素血症　常见的病因为下丘脑、垂体疾病或肿瘤。

(1)下丘脑或邻近部位疾病:肿瘤如颅咽管瘤、神经胶质瘤等;头部外伤引起垂体柄切断;脑膜炎、结核、组织细胞增多症或头部放疗等影响多巴胺的分泌或运送,而引起 PRL 分泌增高。

(2)垂体疾病:①垂体腺瘤,高 PRL 血症中 20%~30% 有垂体瘤,是引起高 PRL 血症最常见的原因。按瘤体积分为微腺瘤及大腺瘤,微腺瘤直径 ≤ 10mm,肿瘤仅位于蝶鞍内;大腺瘤直径 >10mm,以无功能的嫌色细胞瘤多见。②空蝶鞍综合征,分原发性和继发性两类。原发性是由于蝶鞍隔先天性解剖缺陷所致。继发性是由于蝶鞍内肿瘤经放疗、手术或自发梗死后,或妊娠时垂体增大产后复旧缩小等情况,使蝶鞍内空间增大,加上某些颅压升高的因素引起脑脊液及蛛网膜下腔进入蝶鞍内,腺垂体受压所致。空蝶鞍可发生在任何年龄,但以多产妇和中年肥胖妇女多见。

(3)其他:原发性甲状腺功能低下、慢性肾功能不全、胸壁疾病或乳腺慢性刺激、支气管癌及肾癌异位 PRL 分泌、多囊卵巢综合征(PCOS)等。

4. 特发性高催乳素血症　可能由于下丘脑 - 垂体功能紊乱,导致 PRL 分泌增加,其中大多数 PRL 轻度升高,病程较长,但可恢复正常。

(三)高催乳素血症的临床表现

1. 月经异常　约 85% 以上患者有月经紊乱,主要表现为月经量少、月经稀发或无排卵月经,继发或原发性闭经约占 15.1%。

2. 异常泌乳　是本病特征之一,非妊娠或产后停止哺乳 >6 个月仍有乳汁分泌,发生率约 70%~98%。泌乳量多少不等,很多患者自己并未察觉,查体挤压乳房后才发现,PRL 水平与泌乳量不成正比。

3. 不孕　约占 33.5%,患者因无排卵或黄体功能不足导致不孕不育。

4. 肿瘤压迫症状　①致其他垂体激素分泌减低:生长激素(GH)分泌减低引起儿童期生长迟缓;促性腺激素分泌减低引起闭经、青春期延;抗利尿激素分泌减低引起尿崩症;促甲状腺激素(TSH)或促肾上腺皮质激素分泌减低继发甲状腺或肾上腺皮质功能降低等。②神经压迫症状:头痛、双颞侧视野缺损、肥胖、嗜睡、食欲异常和脑神经压迫症状等。

5. 低雌激素状态　由于垂体促性腺激素分泌减低,出现低雌激素状态,导致生殖器官萎缩,阴道干燥,性交困难,性欲降低,还可出现进行性的骨痛、骨密度减低、骨质疏松。

6. 其他症状　40% 患者多毛,由于 PRL 刺激肾上腺皮质产生脱氢表雄酮及硫酸盐增多所致,个别出现心脏疾患,血糖升高,体重增加。

(四)高催乳素血症的诊断与鉴别诊断

1. 诊断

(1)临床症状及查体:详细询问月经情况、泌乳量、婚育史、分娩哺乳史,发病前手术、放疗、应激、服药史,有无肥胖、头痛、视力改变,既往甲状腺、肝肾、胸壁、乳房疾病、脑炎、脑外伤史,采血时有无应激,查体时注意生殖器官萎缩程度、泌乳量、有无面貌异常、肥胖、高血压、多毛等。

(2)实验室检查:见临床检验指标与评估。

(3)影像学检查:磁共振(MRI)检查对软组织分辨率高,在垂体柄、垂体 PRL 微腺瘤及空蝶鞍等鞍区病变的定性、定位诊断等方面有明显优势,是首选的影像学检查手段。不需造影剂、无放射线损伤,妊娠期可选用。CT 增强检查对诊断微腺瘤敏感性较差,只用于无 MRI 检查条件时。

(4)其他:疑为大腺瘤或有压迫症状的患者应常规筛查视野,较大垂体肿瘤可压迫视神经、视交叉和视束而产生视野缩小偏盲。

2. 鉴别诊断

(1)PCOS:PCOS 以高雄激素血症、高胰岛素血症、月经稀发最多见。血 PRL 水平轻度升高。超声检查显示一侧或双侧卵巢内窦卵泡数 ≥ 12 个或卵巢体积 ≥ 10cm³,鞍区影像学检查未见异常。应按 PCOS 处理,一般不需使用溴隐亭。

(2)其他垂体肿瘤:生长激素瘤可用生长激素功能试验鉴别。垂体无功能瘤用 MRI 检查有助于鉴别。

(3)空蝶鞍综合征:临床表现与垂体瘤相仿,但程度较轻。2/3 的患者内分泌检查正常。鞍区 MRI 检查可识别。

(4)子宫内膜异位症:需腹腔镜检查确诊。

(5)特发性泌乳:有异常泌乳,但其月经周期、排卵及血 PRL 水平均正常。

二、临床检验指标与评估

(一) 性激素相关指标

1. 催乳素(PRL) PRL>50ng/ml 时,20% 患有 PRL 瘤;PRL 达 100ng/ml 时,50% 患有 PRL 瘤;PRL>200ng/ml 时,几乎 100% 存在微腺瘤。通常血 PRL 水平高低与 PRL 瘤体积大小相平行。若血 PRL 水平持续高于 100ng/ml,有临床症状者应行鞍区 MRI 平扫加增强检查明确有无占位性病变。如血 PRL 水平在 31~100ng/ml(即 1.41~4.55nmol/L)伴有症状,各种检查均未找到原因,可归为"特发性高 PRL 血症"。

2. 无排卵的高催乳素患者还需进行 FSH、LH、E_2、P、T 等检查。

(二) 其他实验室指标

1. 妊娠实验 若闭经、月经量减少或者少量阴道出血时,可检查血或尿 hCG,以排除是否妊娠。

2. 甲状腺功能亢进或减退时,均会引起月经失调,因此可检测游离甲状腺素(FT_4)、游离三碘甲腺原氨酸(FT_3)和促甲状腺激素(TSH)来评价甲状腺功能。

3. 肾功检查 PRL 需要通过肾脏降解,当出现肾功能异常(如慢性肾功能不全时),可使 PRL 水平升高。

(三) 相关实验室指标应用评估

1. PRL PRL 显著升高者,一次检查即可确定;PRL 轻度升高者,应进行第二次检查,才可以判断为高催乳素血症,不可轻易诊断而滥用溴隐停治疗。

2. 若血 PRL<100ng/ml(即 4.55nmol/L),应先排除诸多生理性或药理性因素、甲状腺及肝肾病变等引起的高 PRL 血症。

3. PRL 的昼夜节律变化 PRL 的分泌具有昼夜节律,表现为入睡后逐渐升高,晨起前达峰值,醒后又逐渐下降,约在下午 2 点下降至一天中的谷值。因此抽血时间宜选择在上午 9 点至 11 点之间。

4. 应激 应激时 PRL 可升高 2~3 倍,大概持续不到 1h。

5. PRL 水平升高与临床表现不一致 当 PRL 升高与临床表现不一致时,有以下可能:①"大分子"PRL:以二聚体、三聚体或多聚体的形式存在,或者以免疫复合物的形式存在,几乎没有生物学活性,因此患者并没有相应的临床表现;②PRL 自身抗体、异嗜性抗体等干扰测定。

综上所述,垂体疾病是最常见的原因,临床表现为闭经或月经稀发、溢乳、不孕及头痛等。具体患者具体情况选择药物治疗、手术治疗或放射治疗。

(邱玲 任建枝 王昀)

第六节 绝经综合征

绝经综合征(menopause syndrome)是指妇女绝经前后因性激素波动或减少所致的一系列躯体及精神心理症状。绝经分为自然绝经和人工绝经。自然绝经指卵巢内卵泡生理性耗竭所致的绝经;人工绝经指两侧卵巢经手术切除或放射治疗等医源性终止卵巢功能受所致的绝经。人工绝经患者更易发生绝经综合征。

一、绝经综合征的概述

(一)围绝经期的内分泌变化

绝经前后最明显变化是卵巢形态老化、卵巢内卵泡数量的减少及卵巢功能衰退,下丘脑-垂体功能退化及内分泌激素变化。

1. 卵巢功能衰退的最早征象是卵泡对 FSH 敏感性降低,FSH 水平升高,月经周期明显缩短。绝经过渡期 FSH 水平升高,呈波动型,LH 仍在正常范围,FSH/LH>1。绝经 5 年左右 FSH 水平达峰值,可能在绝经 10 年后轻度下降。

2. 性激素 ①雌激素:绝经过渡早期雌激素水平波动很大,甚至高于正常卵泡期水平,系因 FSH 升高对卵泡提前发育引起雌二醇(E_2)过多分泌所致。整个绝经过渡期雌激素水平并非逐渐下降,只是在卵泡停止生长发育时,雌激素水平才急速下降。绝经后卵巢不再分泌雌激素,循环中的低水平雌激素,主要来自肾上腺皮质和卵巢的雄烯二酮经周围组织芳香化酶转化的雌酮(E_1)。绝经期妇女循环中 E_1 高于 E_2。②孕激素:绝经过渡期卵巢尚有排卵功能,仍有孕激素分泌。但因卵泡期延长,黄体功能不良,导致孕激素分泌减少。绝经后无孕激素分泌。③雄激素:绝经后雄激素来源于卵巢间质细胞及肾上腺,总体雄激素水平下降。

3. 抑制素 围绝经期妇女血中抑制素水平下降,较 E_2 下降早且明显,是反映卵巢功能衰退较早且敏感的指标。绝经后抑制素很低,难以测得。

(二)绝经综合征的临床表现

1. 近期症状

(1)月经紊乱:月经紊乱是绝经过渡期的常见症状。由于无排卵或稀发排卵,月经周期不规则、月经频发或稀发或闭经、不规律子宫出血,经量增多或减少,在不同时间先后或交替出现,取决于卵巢功能状态的波动变化。

(2)血管舒缩症状:主要表现为潮热及出汗,是雌激素减低的特征性症状。其特点是反复出现短暂的面部、颈部及胸部上半身皮肤阵阵发红,温度升高,伴有轰热,继之出汗,一般持续 1~3min,症状轻者每日发作数次,严重者十余次或更多,夜间影响睡眠,是绝经后期妇女需要性激素治疗的主要原因。以绝经前 1~2 年最重,有时长达 5 年或更长。

(3)自主神经失调症状:常出现心悸、眩晕、头痛、失眠、耳鸣、皮肤异常等症状。

(4)精神神经症状:围绝经期妇女往往表现为激动、易怒、焦虑不安或情绪低落、抑郁、不能自我控制等情绪症状,注意力不集中、记忆力减退也较常见。

2. 远期症状

(1)心血管病变:绝经后妇女动脉硬化、冠心病较绝经前明显增加,可能与雌激素低下和雄激素活性增强有关。

(2)泌尿生殖道症状:主要表现为泌尿生殖道萎缩症状,出现阴道干燥、性交困难及反复阴道感染,盆底肌肉张力下降而溢尿,排尿困难、尿痛、尿急等反复发生的尿路感染。

(3)骨质疏松:绝经后妇女雌激素缺乏使骨质吸收增加,导致骨量快速丢失而出现骨质疏松,由骨折引起的疼痛、骨骼变形。50岁以上妇女半数以上会发生绝经后骨质疏松,一般发生在绝经后5~10年内。

(4)阿尔茨海默病:是老年性痴呆的主要类型。绝经后期妇女比老年男性患病率高,可能与绝经后内源性雌激素水平降低有关。

(三)绝经综合征的诊断与鉴别诊断

1. 诊断

(1)根据病史及临床表现不难诊断。需排除有相关症状的器质性病变、甲状腺疾病及精神疾病。

(2)实验室检查:见临床检验指标与评估。

2. 鉴别诊断　妇女在围绝经期容易发生高血压、冠心病、肿瘤等。因此,必须排除外心血管疾病、泌尿生殖器官的器质性病变,也要与神经衰弱、精神病、甲亢等鉴别。

二、临床检验指标与评估

(一)性激素相关指标

1. 促卵泡激素(FSH)　早卵泡期血清FSH>10IU/L,提示卵巢储备功能下降。如果FSH>10IU/L但低于30IU/L,提示卵巢内尚有卵泡存在,而当FSH>40IU/L时提示卵巢中的卵泡已耗竭。

2. 促黄体素(LH)　围绝经期LH仍可以在正常范围,绝经后LH可升高,但升高的幅度不及FSH。

3. 雌二醇(E_2)　绝经后女性E_2水平常低于40pg/ml。

4. 黄体酮(P)　绝经后黄体酮可下降至比较低的水平。

5. 睾酮(T)　绝经后女性T水平逐渐下降。

(二)其他实验室指标

1. 如患者有月经稀发、闭经等绝经前或围绝经期症状时,应与甲状腺疾病相鉴别,此时应检测甲状腺素水平,包括游离甲状腺素(FT_4)、游离三碘甲腺原氨酸(FT_3)和促甲状腺激素(TSH)。

2. 血液生化指标　应每年检测一次肝功、肾功、血糖、血脂等生化指标,有助于预防冠心病、糖尿病等与代谢有关的疾病。

(三)相关实验室指标应用评估

1. FSH升高同时LH升高,则卵巢功能衰竭比较肯定。卵巢功能衰竭的另一种表现是卵泡期缩短,LH峰值提前。绝经后FSH值较绝经前升高数十倍,可高达150~200IU/L,特别是绝经前两年,之后会有所下降,维持在50~100IU/L。

2. FSH、LH最佳检测时间　仍有月经来潮者通常在月经周期的第2~5d抽血检查,如已经闭经或者绝经,则可以在任何时间抽血检查。

3. E_2最佳检测时间　仍有月经来潮者通常在月经周期的第2~5d抽血检查,了解基础情况,也可以选择任意时间抽血检查,根据月经周期做出相应的判断,如已经闭经或者绝经,则可以在任何时间抽血检查。

4. P最佳检测时间　仍有月经来潮者通常在月经周期的第17~21d(需要根据月经周期的长短计算)抽血检查,如已经闭经或者绝经,通常无需检查。

综上所述,绝经综合征是绝经前后出现一系列躯体及精神心理症状。近期症状有月经紊乱、血管舒缩功能不稳定及精神神经症状,远期有心血管病变、泌尿生殖道异常及骨质疏松等病变。治疗可选择对症治疗及激素补充治疗。

(邱　玲　任建枝　王　昀)

小　结

　　女性生殖内分泌疾病是女性常见疾病,主要表现为下丘脑-垂体-卵巢内分泌轴所引起的病状。依据临床症状体征,结合相关激素水平的变化特点进行临床诊断与治疗;临床实验室应做好各类检查指标的正确解读,以利于临床合理应用。

第三章

女性生殖系统炎症

女性生殖系统的解剖特点为两侧大阴唇自然合拢、阴道前后壁紧贴、宫颈内口紧闭;其生理变化的特点为宫颈分泌大量富含乳铁蛋白及溶菌酶的黏液栓,子宫内膜周期性剥脱。宫颈和子宫黏膜聚集大量淋巴细胞,如 T 细胞、B 细胞等免疫细胞及其分泌的细胞因子具有比较完善的自然防御功能。当这种自然防御功能遭到破坏,内源性菌群发生变化或外源性致病菌侵入,均可导致炎症发生。生殖系统炎症包括下生殖道的外阴炎、阴道炎、宫颈炎,上生殖道的子宫内膜炎、输卵管炎、输卵管卵巢炎、盆腔腹膜炎及盆腔结缔组织炎,还有生殖器结核。引起炎症的病原体包括细菌、病毒和真菌等多种微生物。炎症可局限于一个部位,也可多个部位并发,病情轻者可无明显症状,重者可危及生命。故对生殖系统炎症应积极防治。

第一节 外阴及阴道炎症

外阴及阴道炎症是妇科常见疾病,因其与尿道、肛门毗邻易受污染;且是分娩、宫腔操作的通路,易受损伤;绝经后局部抵抗力下降,也易发生感染。

一、外阴及阴道炎症概述

(一) 外阴及阴道炎症的分类

1. 非特异性外阴炎因物理、化学因素所致外阴皮肤或黏膜的炎症。
2. 前庭大腺炎病原体侵入前庭大腺所致炎症。
3. 前庭大腺囊肿各种原因所致前庭大腺管开口阻塞,分泌物聚集于囊内。
4. 滴虫性阴道炎由阴道毛滴虫所致阴道炎症。
5. 外阴阴道假丝酵母菌病由假丝酵母菌引起的外阴阴道炎症。
6. 细菌性阴道病阴道内正常菌群失调所致的混合感染。
7. 萎缩性阴道炎因体内雌激素水平降低,阴道黏膜变薄,其他病原体入侵所致炎症。

(二) 外阴及阴道炎症的临床表现

1. 非特异性外阴炎
(1)症状:外阴瘙痒、不适、灼热感,于同房、排尿排便时加重。
(2)妇科检查:外阴充血肿胀或局部皮肤粗糙、皲裂,严重者形成溃疡、湿疹或苔藓样变。

2. 前庭大腺炎
(1)症状:局部肿胀疼痛、灼热感,活动不便,可伴排尿排便困难。
(2)妇科检查:局部红肿、压痛。脓肿形成后可扪及波动感,若自行溃破,则有脓液流出。

3. 前庭大腺囊肿
(1)症状:囊肿小时无症状,当慢慢增大后,外阴可有坠胀感伴同房不适。
(2)妇科检查:囊肿多为单侧,继发感染后可形成脓肿。

4. 滴虫性阴道炎

(1) 症状:阴道分泌物增多,外阴瘙痒伴疼痛、灼热感。若合并尿路感染,可有尿频尿急。

(2) 妇科检查:阴道黏膜充血、散在出血点、宫颈有出血点,分泌物灰黄色稀薄或黄绿色脓性,泡沫状,有异味。

5. 外阴阴道假丝酵母菌病

(1) 症状:外阴瘙痒严重,灼痛及尿痛,分泌物白色稠厚呈豆腐渣状。

(2) 妇科检查:外阴潮红水肿,皮肤皲裂,小阴唇内侧及阴道黏膜附着白色分泌物,擦除后阴道黏膜面红肿。

6. 细菌性阴道病

(1) 症状:部分患者可无临床症状,有症状者表现为阴道分泌物增多,鱼腥味,伴轻度外阴瘙痒。

(2) 妇科检查:均匀一致的灰白色分泌物附着于阴道壁,阴道黏膜无充血。

7. 萎缩性阴道炎

(1) 症状:分泌物淡黄色,稀薄,外阴灼热感,伴瘙痒。

(2) 妇科检查:阴道萎缩,黏膜菲薄,充血,可见小出血点。

二、临床检验指标与评估

(一) 一般实验室检验

阴道分泌物是女性生殖系统分泌的液体,主要由阴道黏膜、宫颈腺体、前庭大腺,以及子宫内膜的分泌物混合而成,俗称"白带"。正常阴道分泌物为白色稀糊状、无气味、量多少不等,其性状与雌激素水平及生殖器充血情况有关。

1. 大量无色透明白带常见于应用雌激素及卵巢颗粒细胞肿瘤。

2. 脓性白带

(1) 黄色或黄绿色,味臭,见于滴虫或化脓性感染。

(2) 泡沫状脓性白带,见于滴虫性阴道炎。

(3) 其他:慢性宫颈炎、老年宫颈炎、阿米巴性宫颈炎、子宫内膜炎、宫腔积脓及阴道异物引发的感染。

3. 豆腐渣样白带凝乳状碎块,常伴外阴瘙痒,见于真菌性阴道炎。

4. 血性

(1) 带血:见于宫颈息肉、子宫黏膜下肌瘤、老年性阴道炎、重度慢性宫颈炎、宫内节育器副反应等。

(2) 血性:有特殊臭味,见于宫颈癌、宫体癌等恶性肿瘤。

5. 黄色水样由病变组织坏死导致,见于子宫黏膜下肌瘤、宫颈癌、宫体癌、输卵管癌等引起的组织变性坏死。

6. 灰白色奶油样稀薄均匀、黏稠度低,见于细菌性阴道病(bacterial vaginosis,BV),如阴道加德纳菌感染。

(二) 阴道微生态检验

1. pH 值检测阴道菌群,以乳杆菌为主要寄生菌,其产生的过氧化氢、乳酸、细菌素及其他微生物因子可抑制或杀灭其他致病菌,维持正常阴道为酸性环境(pH ≤ 4.5,多在 3.8~4.4)。阴道分泌物的 pH 值可以用窄范围的 pH 纸来测定,pH 值升高,见于雌激素降低、阴道灌洗、滴虫性阴道炎、BV、应用广谱抗生素等。

2. 过氧化氢反映阴道分泌物中有益菌的数量。阴性表明乳酸杆菌多,阳性表明引导环境可能处于病理或亚健康状态。

3. 胺试验(whiff test) 0.9% 生理盐水 1~2 滴加入待测阴道分泌物中,再加入 10% 氢氧化钾 1~2 滴,由于胺遇碱释放氨,产生一种烂鱼腥臭气味,可用于确诊 BV。

4. 白细胞酯酶（leukocyte esterase，LE） 白细胞内一种特异性酶，发生炎症反应时，白细胞尤其是多核白细胞因趋化性向炎症周围浸润聚集释放 LE。LE 作为炎性标志物，反映阴道黏膜损伤程度，阳性表明白细胞 >15/ 高倍视野，可见于阴道炎。

5. 唾液酸苷酶（neuraminidase，NA） 由阴道加特纳菌和一些厌氧菌分泌产生。当正常阴道微生态遭到破坏，致病菌过量繁殖并分泌大量 NA，同时 NA 能增加致病菌吸附能力，加速细胞膜组织的破坏，提高致病菌的致病性。唾液酸苷酶阳性表明阴道微生态失衡，与 BV、生殖道肿瘤或其他炎症等疾病有关；NA 阴性，说明阴道微生态正常或修复完成。

6. β-N- 乙酰氨基葡萄糖苷酶（β-N-acetyl glucosaminidase，NAG） 假丝酵母菌能分泌 NAG，检测 NAG 阳性，提示有感染，可能患外阴阴道假丝酵母菌病。

7. 脯氨酸氨基肽酶 由阴道加特纳菌、动弯杆菌、拟杆菌属等菌产生，是 BV 的特异性标志酶。检测为阳性即可诊断 BV。

8. β- 葡萄糖醛酸苷酶（β-glucuronidase，β-GD） 阴道乳酸杆菌减少，需氧菌感染，在其生长繁殖过程中生成的一类酶，大量研究表明，检测分泌物 β-GD 对需氧菌阴道炎（aerobic vaginosis，AV）诊断具有重要价值。

9. B 族链球菌（group B streptococus，GBS） 又称无乳链球菌，兼性厌氧，寄殖于阴道、肠道和尿道，正常妇女带菌率为 30%，为条件致病菌。成人中 GBS 感染少见，孕妇可感染并通过产道传染给新生儿，引起新生儿菌血症、肺炎、脑膜炎等。通过聚合酶链式扩增的方法检测 GBS 核酸，阳性提示有GBS 感染。

10. 淋病奈瑟氏菌为革兰氏阴性双球菌，形似双肾或卵圆形，凹面相对排列。主要通过性接触直接感染泌尿生殖道，是性传播疾病 - 淋病的病原菌。

（1）革兰氏染色法：病情较轻者，涂片中奈瑟菌少，革兰氏染色后呈红色，形态不典型，需与其他革兰氏阴性双球菌鉴别。该方法敏感性、特异性均较差，不推荐用于女性淋病诊断。

（2）聚合酶链式反应（polymerase chain reaction，PCR）法：核酸扩增方法用于诊断淋病奈瑟菌感染的灵敏度高、特异性好，可检测微量淋病奈瑟菌 DNA。同时操作精度要求高，要防止检验前、中阶段污染。

（3）培养法：是诊断淋病的标准方法，对于涂片检查阴性的可疑者，可进行淋病奈瑟菌培养。

（4）其他：核酸杂交、荧光抗体染色法、淋病奈瑟菌探针、非放射性标记检测等。

（三）清洁度检查

阴道分泌物检查方法：标本加入生理盐水 1 滴，涂片高倍镜检，根据上皮细胞、白细胞（脓细胞）、阴道杆菌与杂菌的数量判断，划分清洁度：Ⅰ、Ⅱ度为正常；Ⅲ度提示阴道炎、宫颈炎等；Ⅳ度提示炎症加重，如细菌性阴道病、滴虫性阴道炎、淋病奈瑟菌性阴道炎等。镜检结果判断见表 3-1。

表 3-1 阴道清洁度判断标准

清洁度	阴道杆菌	球菌	上皮细胞	脓细胞或白细胞
Ⅰ	++++	–	++++	0~5 个 /HP
Ⅱ	++	–	++	5~15 个 /HP
Ⅲ	–	++	–	15~30 个 /HP
Ⅳ	–	++++	–	>30 个 /HP

（四）滴虫检查

阴道毛滴虫是引起滴虫性阴道炎的病原体。滴虫感染后，其消耗氧、吞噬阴道上皮细胞内的糖原和乳杆菌，使阴道 pH 值升高，同时易致厌氧菌感染，pH 值达到 5.2~6.6。检查方法包括如下五个方面。

1. 临床常用生理盐水悬滴法检测毛滴虫，显微镜下见白细胞的 2~3 倍大小、呈波状运动、有鞭毛的倒置梨形，即可判断为阴道毛滴虫。

2. Wright 或革兰氏染色,油镜下观察。

3. 若多次悬滴未检出滴虫时,可进行培养检测。

4. 免疫学检测法,如 ELISA、荧光抗体、单克隆抗体检测等,临床检测使用较少。

5. 核酸扩增试验　该方法敏感性 95.3%~100%,特异性 95.2%~100%,优于湿片法,可作为诊断滴虫感染的标准方法。

（五）真菌检查

1. 真菌性阴道炎的病原体是假丝酵母菌。临床采用加 10%KOH 湿片法,显微镜下观察分泌物中的孢子和菌丝。

2. 革兰氏染色法　真菌细胞壁主要成分为几丁质,壁厚且不易着色,分泌物经革兰氏染色后不脱色,油镜下可见紫色菌丝和孢子。

3. 培养法　真菌培养是真菌鉴定的金标准方法。大多数真菌培养温度为 28℃,这部分真菌呈菌丝相(霉菌型),而深部真菌的培养温度为 37℃,这部分真菌呈组织相(酵母型)。观察菌落生长形态初步鉴别真菌类型,同时结合药敏培养鉴定真菌类型。

（六）线索细胞检查

线索细胞即阴道脱落的表皮细胞,黏附大量的加特纳菌和厌氧菌,呈锯齿状。革兰氏染色显示,黏附于上皮细胞表面、革兰氏阴性或染色不定的球杆菌。检出 ≥ 20% 线索细胞,即可诊断 BV。

三、病理检查指标与评估

（一）前庭大腺囊肿及脓肿

未感染的前庭大腺囊肿内容物为黏液样、清澈的半透明液体,培养后无细菌生长。分泌物呈黏液卡红、淀粉酶消化前后的过碘酸 -Schif 试剂(periodic acid-schiff,PAS)以及 pH 2.5 时的阿辛蓝染色,符合涎黏蛋白。衬覆于囊肿内壁的上皮可以是鳞状上皮、移行上皮或矮立方形黏液上皮。如果邻近组织有炎症反应,一般轻微。囊肿上皮呈癌胚抗原(carcino-embryonic antigen,CEA)免疫反应阳性。绝经后女性在囊肿排空后复发或仍有可触及的肿块,应行腺体切除术,因为可能伴发前庭大腺癌。显微镜下,前庭大腺导管脓肿为导管周围间质的显著急性炎症反应。脓肿壁腔内侧可见脓性渗出物。由于慢性炎症或瘢痕形成导致腺管远端阻塞而形成的前庭大腺囊肿,可能是慢性感染的晚期结局。

（二）滴虫性阴道炎

约 70% 巴氏染色阴道涂片中也可查到毛滴虫,与悬液诊断的敏感性相似。滴虫培养阳性妇女的阴道活检标本检测不到病原体,但可见不同程度的炎症反应,包括间质血管扩张伴大量浆细胞和淋巴细胞浸润。宫颈阴道部及阴道常见棘层水肿。鳞状细胞内可见大量中性粒细胞,有时形成上皮内脓肿。上皮棘层不规则肥厚,伴假上皮瘤样增生。溃疡的纤维素性浓性渗出物中有坏死碎片、中性粒细胞和淋巴细胞。

（三）外阴阴道假丝酵母菌病

很少有患者进行活检,活检标本可见间质血管增生、以单核细胞为主的炎性浸润、伴被覆上皮细胞内的中性粒细胞浸润。镜下一般不能识别念珠菌,除非分泌物仍有黏附性,可见酵母菌或假菌丝缠绕在脱落鳞状细胞中。大多数念珠菌的镜下形态相似,但光滑念珠菌只产生酵母(芽生孢子),这种酵母比白色念珠菌的酵母更小。

（四）细菌性阴道病

在宫颈阴道细胞学标本中识别大量球杆菌覆盖的鳞状上皮可作为中等敏感性和高度特异性的筛查细菌性阴道病的方法。尚无描述其特异性组织学特征。

（五）萎缩性阴道炎

阴道萎缩表现为黏膜苍白,瘀斑及皱襞消失。镜下可见表层及中间层细胞不同程度的减少或缺失。伴急性炎症和肉芽组织构成的小溃疡散布在完好上皮中。也可见黏膜下层淋巴细胞及浆细胞浸润。虽然组织学改变相对直观,但有时萎缩可能与高级别鳞状上皮内瘤变混淆。

综上所述,孕龄妇女常见的 BV、外阴阴道假丝酵母菌病及滴虫性阴道炎均表现为:阴道分泌物多、异味及外阴瘙痒等,但三者间的分泌物性状、显微镜下表现及阴道黏膜变化不同,其治疗药物也是不同的,可结合阴道微生态相关指标、滴虫、真菌、线索细胞的检查判断阴道感染的致病菌或病原体。萎缩性阴道炎因雌激素缺乏所致,治疗时需去除病因,补充雌激素。

(柳　华　魏红霞　薛德彬)

第二节　宫颈炎症

宫颈炎症是妇科常见疾病之一,包括宫颈阴道部及宫颈管黏膜炎症。临床多见的是宫颈管黏膜炎,尤其是黏液脓性宫颈炎(mucopurulent cervicitis,MPC),若得不到及时治疗,可引起盆腔炎症。

一、宫颈炎症概述

(一)宫颈炎症的病因及病原体

1. 性传播疾病病原体沙眼衣原体、淋病奈瑟菌、单纯疱疹病毒和生殖支原体。

2. 内源性病原体加德纳菌、动弯杆菌、类杆菌、消化链球菌等。

3. 其他因素阴道菌群持续异常,阴道冲洗,转化区原发感染等。

(二)宫颈炎症的临床表现

1. 症状

(1)多数患者无明显症状。

(2)有症状者可表现阴道分泌物增多,黏液脓性,外阴瘙痒或灼热感。月经间期出血、同房后出血等。若合并尿路感染,可伴尿频、尿急、尿痛。

2. 妇科检查

(1)宫颈糜烂样改变可能是生理性的,即宫颈管的柱状上皮取代宫颈阴道部的鳞状上皮;也可能是病理性的,即炎症时的宫颈柱状上皮充血水肿,需排除宫颈上皮内瘤变或早期宫颈癌。

(2)宫颈息肉常有蒂自基底部向宫颈外口突出,色红,舌形,质软。目前多认为与炎症的长期刺激相关。

(3)宫颈腺囊肿表现为宫颈表面多个青白色小囊泡,内为黏液。并非炎症,而是宫颈转化区的生理性改变。

(4)宫颈肥大可能与炎症长期刺激致腺体及间质增生有关,或因为腺体深部有黏液囊肿致宫颈肥大、硬度增加。需除外宫颈管病变,尤其是宫颈腺癌。

(三)宫颈炎症的诊断

1. 具备一个或以上

(1)宫颈管流出或宫颈棉拭子见脓性分泌物;

(2)棉拭子擦拭易诱发宫颈出血。

2. 实验室检测　见第三章第二节"临床检验指标与评估"内容。

(四)随访

对于持续性宫颈炎症,需了解有无重复感染性传播疾病,阴道菌群失调是否持续存在。感染衣原体,淋病奈瑟球菌或滴虫的患者,因再感染率高,均建议治疗后 3 个月随访。

二、临床检验指标与评估

(一)临床检验指标

1. 白细胞检测　通过显微镜涂片检测白细胞,初步判断急性宫颈炎。

（1）可检测宫颈管内分泌物中的白细胞，若检测阴道分泌物需排除其他引起白细胞增多的阴道炎。子宫颈管脓性分泌物涂片经革兰氏染色，油镜 1 : 1 000 倍下计数 5 个不相邻显微镜视野中，中性粒细胞 >30。

（2）阴道分泌物湿片检查，白细胞 >10/ 高倍视野。

2. 病原体

（1）淋病奈瑟菌（neisseria gonorrhoeae，NG）：NG 为革兰氏阴性双球菌，是性传播疾病——淋病的病原菌，主要通过性接触传播。80% 的女性感染 NG 表现为无症状，只有伴发宫颈炎、阴道分泌物增多、排尿困难以及盆腔炎等症状发生时才会引起重视。

（2）沙眼衣原体（chlamydia trachomatis，CT）：革兰氏染色呈阴性，是严格细胞内寄生的病原体。泌尿生殖道感染主要由沙眼生物型变种 D~K 血清型引起。通过性接触传播，其中 50%~60% 非淋菌性泌尿生殖道感染由 CT 引起，是性传播疾病的主要病原体。高达 80% 受 CT 感染的女性是无症状的，易发展为持续感染，除了引起宫颈炎、尿道炎和非淋菌性尿道炎等，CT 持续上行感染还会导致严重后遗症，包括 PID 和不孕症。

（3）单纯疱疹病毒（herpes simplex virus，HSV）：人类是唯一的宿主，通过破损的皮肤或黏膜进入体内引起感染，根据其生物学特性和所致疾病分为两个血清型，即 HSV-1 和 HSV-2。人群中 HSV-1 感染从儿童期开始随着年龄增长逐渐升高，成人感染率可达 70%~80%，最常见感染部位为口腔和唇，也可侵犯其他器官。HSV-2 感染主要通过性接触传播，典型症状为生殖器疱疹，感染率从青少年至成年不断升高，成年人中 15%~50% 以上的人感染 HSV-2，有症状的生殖器 HSV 感染只有 15% 是由 HSV-1 引起，约 85% 由 HSV-2 引起，且引起复发性感染。

（4）巨细胞病毒（cytomegalovirus，CMV）：属于疱疹病毒亚科的双链 DNA 病毒，人类是 CMV 的唯一宿主。CMV 感染后，大多数情况下是无症状的。初次感染 CMV，持续潜伏在体内，免疫功能低下时，可再活化引起复发感染，并通过显性或隐形感染者的宫颈分泌物、血液、尿液等排除体外，直接或间接接触感染他人。

（5）生殖支原体（mycoplasma genitalium，MG）：支原体是一类缺乏细胞壁，能在无生命培养基上生长繁殖的最小原核细胞型微生物。20 世纪 80 年代初期首次发现了 MG，其主要寄居生殖道，通过性接触传播，引起约占 15%~20% 非淋病奈瑟菌性尿道炎，还可引起阴道炎、盆腔炎、输卵管炎等疾病。临床诊断为宫颈炎的女性中，有 10%~30% 子宫颈或阴道分泌物可检出 MG。MG 在普通人群中的存在率介于 CT 和 NG 之间，且与 CT 和 NG 感染一样，女性 MG 感染通常是无症状的。酶联免疫吸附试验、补体结合、凝集反应等均可以检测血清 MG。因与肺炎支原体有交叉反应的抗原决定簇，影响检测结果，临床血清学检测应用较少。临床首选核酸扩增检测（nucleic acid amplification test，NAAT）检测 MG，还可以区分解脲脲原体（ureaplasma urealyticum，Uu）和人型支原体（mycoplasma hominis，MH）。

（6）内源性病原体包括需氧菌、厌氧菌，尤其是引起 BV 的病原体。BV 的发病率在 10%~30% 之间。

（二）临床检验指标评估

1. 淋病奈瑟菌　NG 主要定居在泌尿生殖系统与受感染个体性接触后的生殖道，可感染宫颈管、前庭大腺、阴道等组织，最常见的临床表现为宫颈炎。典型症状是脓性分泌物，显微镜下可见大量多形核白细胞，是由于 NG 黏附侵入黏膜释放促炎细胞因子 IL-6 和 TNF-α 以及趋化因子，导致大量中性粒细胞的募集。每个 NG 都可以差异表达不同的抗原，能够自我调节进化以促进自身适应和改造人宿主细胞环境，进而致病。因此，及时准确诊断 NG 感染是治疗淋病的关键。宫颈分泌物培养是确诊 NG 感染的重要手段，培养法特异性 >99%，灵敏度 >95%，阳性率达 80%~90%。FDA 推荐 NAAT 用于泌尿生殖道感染淋病奈瑟菌的检测。

2. 沙眼衣原体　大规模流行病学调查研究发现，宫颈沙眼衣原体感染的平均患病率为 5.2%，宫颈黏液脓性分泌物、阴道湿涂片中多形核细胞多于上皮细胞均与沙眼衣原体检测阳性相关。因此,怀疑 CT 感染的女性,正确采集其宫颈和阴道分泌物涂片,并及时准确检测对于 CT 感染的早期诊断是非常重要的。

3. 单纯疱疹病毒　快速准确地诊断 HSV 感染及分型对临床诊断、疗效评价及流行病学调查具有重要的意义。HSV 血清学检测是基于 HSV 特异性糖蛋白,HSV-2 感染后,机体会产生 IgM 和 IgG 特异性抗体。研究认为,IgM 特异性抗体是 HSV-2 原发早期感染的标志,IgM 抗体于感染后 2~3d 出现,一周达到峰值,在感染 2 周后下降至检测不到;检测 IgG 特异性抗体是发现无临床症状的 HSV 感染和复发人群的有效可行的方法,因 IgG 特异性抗体于初次感染 HSV-2 后 7d 产生,2 周左右达峰值,至愈合期维持平衡,当 HSV 再次感染时,血清 IgG 特异性抗体迅速升高,一周内达峰值。ELISA 法检测 HSV-2 特异性抗体的敏感性从 80% 到 98% 不等,特异性为 >96%,在感染早期,已出现假阴性的结果。病毒培养的敏感性较低,特别是对于复发的病变,并且随着病变开始愈合迅速下降,在怀疑有生殖器疱疹且 HSV 感染较低的患者,需重复或采用 NAAT 确认测试排除假阳性的结果。当病毒表达量低未能检出,不代表没有 HSV 感染。

4. 巨细胞病毒　一项研究显示,宫颈分泌物显微镜检查 CMV 感染检出率仅为 5.2%,非校正患病比率为 1.36,校正宫颈特征性体征、显微镜检查白细胞数目 /HP 及前两者后,CMV 患病比率为 1.16。女性生殖器 CMV 感染的文献报道较少,PCR 检出宫颈分泌物中 CMV 的 DNA,即可以证实诊断。常用 ELISA 检测 CMV 特异性 IgG 和 IgM 抗体,CMV 特异性 IgG 抗体用于感染率的调查,CMV 特异性 IgM 抗体用于判断近期感染和活动期感染,CMV 加重免疫损害,有些宫颈炎的患者会出现严重的全身症状。

5. 内源性病原体　BV 是 15%~30% 育龄妇女最常见的阴道综合征。这种综合征的病因和发病机制尚不清楚,其特征是阴道生态系统发生显著变化,细菌附着在脱落的上皮细胞上,有明显的线索细胞。有研究结果显示,423 名 BV 妇女中有 15% 同时患有宫颈炎,其中 87% 的研究对象没有检测到 BV 常规病原体。细菌性阴道病患者血清 IL-1 和乳铁蛋白均显著升高,IL-1 和乳铁蛋白是性传播疾病的生物标记物,有助于研究黏膜部位的免疫反应和发病机制。而在另一项同类研究中发现,对患有 BV 和宫颈炎的妇女进行甲硝唑阴道凝胶治疗,提高了宫颈炎的治愈率。这些研究表明,一些 BV 相关细菌可能导致宫颈炎。可以利用定量聚合酶链式反应(quantitative polymerase chain reaction,qPCR)、16S rRNA 基因 PCR、焦磷酸测序等技术明确 BV 病原体。

三、病理检查指标与评估

宫颈炎症应常规做宫颈细胞学检查,以鉴别宫颈癌前病变、宫颈癌、宫颈结核等疾病。取宫颈糜烂溃疡较明显处或病变较深处的组织进行病理学检查,为最准确的检查方法。外阴阴道有急性炎症,月经期,妊娠期应暂缓进行。

子宫颈炎的病理学分类可根据病因分为两类:感染性和非感染性。在各种炎症性疾病中,需要注意角化过度、角化不全和修复导致的非典型增生。长期慢性炎症刺激可能导致子宫颈管息肉。

（一）感染性子宫颈炎

感染性子宫颈炎可能成为流行性疾病,并且在盆腔炎症性疾病及子宫内膜感染中起的关键作用。子宫颈也是包括产后和流产后子宫内膜炎在内的相关综合征的最初感染灶。自发性流产、早产、绒毛膜羊膜炎、死产、新生儿肺炎、败血病与同时发生在子宫颈的细菌感染直接相关。即使没有任何症状,感染性子宫颈炎也有临床意义,因为可以通过性传播感染男性伴侣,也可引起女性生殖道的上行性感染,并在妊娠期垂直传染。

感染性子宫颈炎可以表现为子宫颈管柱状上皮感染导致子宫颈管炎(黏液脓性子宫颈炎),或表现为外子宫颈的复层鳞状上皮感染导致外子宫颈炎。引起子宫颈管和外子宫颈感染的病原往往不一样,但某些病原可以同时导致子宫颈管炎和外子宫颈炎。

（二）非感染性子宫颈炎

大部分非感染性子宫颈炎从本质上来说是化学性或机械性的，炎症反应也是非特异性的。常见原因包括冲洗引起的化学刺激或异物（卫生棉条、子宫帽、子宫托和宫内节育器等）所导致的局部损伤。外科器械和治疗是导致子宫颈组织损伤与炎症的常见医源性因素。急性子宫颈炎的特征是间质水肿，血管充血，间质和上皮内中性粒细胞浸润。在临床上，子宫颈红肿且质脆，子宫颈管可能排出脓性分泌物。长时间或重度急性炎症最终导致上皮表面退变，子宫颈管失去分泌功能，溃疡形成。

慢性子宫颈炎的炎症细胞浸润主要包括淋巴细胞、浆细胞和组织细胞，并且伴有多少不等的肉芽组织及间质纤维化。慢性子宫颈炎的诊断应限于临床和组织学上有确凿的明显慢性炎症证据的病例。仅仅在镜下见到散在的淋巴细胞就诊断慢性子宫颈炎是没有临床意义的。偶尔，非感染性子宫颈炎中可见上皮下出现有生发中心的淋巴滤泡。子宫颈上皮下出现淋巴滤泡常称为滤泡性子宫颈炎。有些情况下，淋巴性炎症反应可能产生淋巴瘤样病变，以至于怀疑为淋巴瘤。

（三）修复性非典型增生

重度、急性、长期的慢性炎症，或感染伴任何类型的上皮损伤（例如真性糜烂、活检或锥切），导致鳞状上皮和子宫颈管上皮出现上皮排列混乱和细胞核非典型性等反应性改变。这些改变在组织学和细胞学上常与高级别鳞状上皮内病变（high grade squamous intraepithelial lesion，HSIL）混淆。反应性鳞状上皮非典型增生的细胞膜边界清楚，细胞核形态和大小一致，染色质聚集成明显的颗粒或团块。炎症细胞常常浸润上皮。核分裂象正常，并且局限于增生的基底和旁基底层细胞。其特征还包括上皮上半部分的细胞正常，并可见规则有序的成熟现象。

（四）角化过度和角化不全

在所有进行常规细胞学巴氏涂片筛查的女性中，多达 8% 女性可检出角化过度和角化不全。大体检查，角化过度和角化不全都表现为上皮局灶或弥漫的白色增厚。当改变为弥漫性时，整个子宫颈被覆白色增厚的上皮，表面起皱。当改变为局灶性时，呈轻微隆起的白色斑块。子宫颈角化过度的病因还不清楚，部分病例似乎与慢性刺激有关。例如，大部分弥漫性角化过度的患者患有子宫脱垂。局灶角化过度可能和局部的慢性刺激有关，如佩戴子宫帽或子宫托的妇女和患有子宫颈肿瘤的妇女。但大多数病例病因不明。

角化不全并非子宫颈肿瘤的前驱病变，但是，角化过度和角化不全可伴有 HSIL 和浸润性子宫颈癌。一些专家据此建议所有其他方面阴性而只出现角化过度和 / 或角化不全的细胞学巴氏涂片病例都要做阴道镜检查。然而，一些研究报道，宫颈细胞学检查发现角化过度或角化不全而没有细胞核非典型性的妇女，仅有不到 4% 为鳞状上皮内病变，而且均为低级别，因此没有必要进行常规阴道镜检查。然而，需要强调的是，由于 HSIL 和浸润性癌偶尔可出现角化过度，所有出现大体可见的白色斑块的子宫颈阴道部或阴道上皮都要进行活检。

（五）子宫颈管息肉

子宫颈管息肉是最常见的子宫颈新生物，临床应做宫颈活检送病理检查。子宫颈管息肉是子宫颈管皱襞的局灶增生隆起，包括上皮和固有层。最常见于 40~60 多岁的妇女和经产妇。可能由于子宫颈管上皮炎症引起黏液过多分泌，导致白带过多，或者由于表面上皮溃疡导致异常出血。子宫颈管息肉呈圆形或长条形，表面光滑或分叶状，常常因为血管增生而呈红色。大多数息肉是单发的，大小从几个毫米至 2.3cm 不等。一些少见的病例中息肉体积巨大，突出于阴道口，看起来像癌。临床上，多种病变的外观呈息肉状，需要与宫颈息肉相鉴别（表 3-2）。

（六）子宫颈囊肿

囊肿（nabothian）是子宫颈囊肿最常见的类型，发生于子宫颈移行区，继发于鳞状上皮化生、覆盖并阻塞子宫颈管腺体。大体上，这些病变呈黄白色囊肿，常常多发，直径可达 1.5cm。镜下，囊肿被覆较扁平的、分泌黏液的单层子宫颈管上皮。有些病例被覆上皮发生鳞状上皮化生。

表 3-2　子宫颈管息肉样病变的临床鉴别诊断

鉴别诊断
息肉
子宫颈管微腺体增生
蜕膜
肉芽组织
平滑肌瘤
腺肌瘤
纤维腺瘤
鳞状上皮乳头状瘤
尖锐湿疣
乳头状腺纤维瘤
鳞状细胞癌
腺癌
原发性肉瘤
继发性肉瘤

　　综上所述,宫颈炎症可根据临床表现和实验室检查作出诊断,21岁以上有性生活史的妇女应定期做宫颈细胞学检查。诊断后主要采取抗生素药物治疗,对于持续性宫颈炎症、感染衣原体、淋病奈瑟球菌或滴虫的患者均需随访。

（薛德彬　柳　华　魏红霞）

第三节　盆腔炎性疾病

　　盆腔炎性疾病(pelvic inflammatory disease,PID)指女性上生殖道及周围组织的感染性疾病,包括子宫内膜炎、输卵管炎、输卵管卵巢脓肿、盆腔腹膜炎,多发生在性活跃期。严重的盆腔炎可引起弥漫性腹膜炎、败血症、感染性休克,甚至危及生命。

一、盆腔炎性疾病概述

（一）盆腔炎性疾病分类

1. 子宫内膜炎及子宫肌炎子宫内膜充血、水肿,甚至坏死。

2. 输卵管炎、输卵管积脓、输卵管卵巢脓肿。

3. 盆腔腹膜炎感染严重时可蔓延至盆腔腹膜,伴有炎性渗出。若脓性渗出液积聚于子宫直肠陷凹处则形成盆腔脓肿。

4. 盆腔结缔组织炎病原体经淋巴管进入盆腔结缔组织,表现为局部增厚,边界不清,向盆壁呈扇形浸润。

（二）盆腔炎性疾病的临床表现

1. 症状持续性下腹痛、发热、阴道分泌物增多。可伴寒战、高热、头痛、食欲缺乏。若经期发病可出现月经量增多、经期延长。若出现腹膜炎,可出现恶心、呕吐、腹泻等。若形成脓肿,可出现排尿困难、尿频或里急后重感和排便困难。

2. 体征病情重者体温升高、心率加快,下腹部压痛、反跳痛阳性。

3. 妇科检查阴道可见脓性异味分泌物;宫颈充血水肿,举痛明显;宫体压痛、活动受限;附件区压痛明显。若有低位盆腔脓肿形成,则后穹窿或侧穹窿可扪及肿块。

（三）盆腔炎性疾病的后遗症

盆腔炎性疾病若未得到及时治疗,可导致以下症状。

1. 不孕急性盆腔炎后不孕发生率为 20%~30%。

2. 异位妊娠　PID 后异位妊娠发生率是正常人群的 8~10 倍。

3. 慢性盆腔痛下腹部坠胀、疼痛、腰骶部酸痛。20% 急性盆腔炎会遗留慢性盆腔痛,常在 PID 急性发作后的 4~8 周出现。

4. 盆腔炎反复发作若高危因素反复存在或局部防御机能减退,则 PID 可反复发作,其复发率为 25%。

（四）盆腔炎性疾病的高危因素

1. 年龄高发年龄为 15~25 岁,尤其在性活跃、有多个性伴侣、其性伴侣有性传播性疾病时。

2. 下生殖道感染淋病奈瑟菌性宫颈炎、衣原体性宫颈炎及细菌性阴道病上行感染致 PID。

3. 宫腔内手术操作如刮宫术、输卵管通液术、子宫输卵管造影术、宫腔镜检查等,操作致生殖道黏膜损伤,易致上行感染。

4. 性卫生不良、经期性交、使用不洁月经垫、阴道冲洗。

5. PID 再次急性发作　PID 可致盆腔粘连、输卵管损伤,易致再次感染。

（五）盆腔炎性疾病的感染途径

1. 沿生殖道黏膜向上蔓延多发生于非妊娠期、非产褥期,淋病奈瑟菌、衣原体及葡萄球菌常沿此途径扩散。

2. 经淋巴系统蔓延多发生于产褥感染、流产后感染。

3. 经血循环传播为结核分枝杆菌感染的主要途径。

4. 直接蔓延周围脏器的炎症如阑尾炎,可引起右侧输卵管炎。

（六）盆腔炎性疾病的诊断与鉴别诊断

1. 诊断

（1）临床表现:PID 临床表现差异大,临床诊断准确性不高。目前多采用美国疾病控制和预防中心（Centers for Disease Control and Prevention,CDC）诊断标准（表 3-3）。

表 3-3　PID 的诊断标准(2006 年美国 CDC 诊断标准)

最低标准	宫颈举痛或子宫压痛或附近区压痛
附加标准	体温超过 38.3℃（口表） 宫颈或阴道异常黏液脓性分泌物 阴道分泌物 0.9% 氯化钠涂片见大量白细胞 红细胞沉降率升高 血 C- 反应蛋白升高 实验室证实宫颈淋病奈瑟菌或衣原体感染
特异标准	子宫内膜活检证实子宫内膜炎 阴道超声或 MRI 显示输卵管增粗、积水,伴或不伴盆腔积液、输卵管卵巢肿块 腹腔镜发现 PID 征象

最低诊断标准:性活跃或具有性传播疾病的高危人群,出现下腹痛,且可排除其他引起下腹痛的原因。

附加标准:可增加诊断的特异性,若宫颈分泌物正常,PID 诊断需慎重。

特异标准:基本可诊断,但对轻度输卵管炎或单独存在的子宫内膜炎诊断价值低。

(2)明确病原体:见第三章第三节临床检验内容。

2. 鉴别诊断

(1)急性阑尾炎:初始为脐周痛,后转移至右下腹,伴发热、呕吐、血象升高。体检麦氏点压痛、反跳痛阳性。需与右侧附件炎鉴别,体检、妇科检查可初步排除,若合并附件炎性包块,行超声鉴别。

(2)输卵管妊娠流产或破裂:有停经后阴道出血史,伴腹痛及内出血征象。血 hCG 及超声检查可予以鉴别。

(3)卵巢囊肿:多为圆或椭圆形,与周围无粘连。输卵管积水或输卵管卵巢囊肿有 PID 史,肿块腊肠形,壁薄,活动度欠佳。超声可行鉴别。

(4)子宫内膜异位症:呈继发性、进行性加重,可触及触痛结节,经期加重。体温及血象无异常。盆腔炎多于抵抗力低时复发或加重,鉴别困难时需行腹腔镜检查。

(七)随访

72h 内应随诊以明确有无临床症状的改善,如体温下降、腹部疼痛减轻、宫颈举痛、子宫压痛减轻。若无改善,需行进一步检查,必要时手术探查。对沙眼衣原体及淋病奈瑟菌感染者,在 4~6 周后复查病原体。

二、临床检验指标与评估

(一)临床检验指标

1. 外源性病原体

(1)淋病奈瑟菌(neisseria gonorrhoeae,NG):NG 是性传播疾病淋病的病原体。在 PID 的早期研究中,NG 是最常见的独立病原体,比其他病原体更可能引起严重症状。NG 感染导致机体免疫力受限,易反复感染。10%~30%NG 感染的女性患有亚临床 PID。

(2)沙眼衣原体(chlamydia trachomatis,CT):CT 唯一的天然宿主是人类,主要寄生在女性生殖道。在部分女性中,CT 能够避免宿主先天性和适应性免疫系统的破坏,以及抑制宿主细胞自噬引起的破坏并持续在宿主上皮细胞内繁殖。当免疫攻击消退时,CT 迁移到上生殖道并建立慢性感染。CT 感染仍然是引起盆腔炎,输卵管因素不孕和异位妊娠等疾病的一个重要病原体。

(3)解脲脲原体(ureaplasma urealyticum,Uu):Uu 是引起各种非淋菌性炎症的主要病原体。性生活活跃期,Uu 最常引起下生殖道感染上行性扩散,感染后机体免疫反应不强,易形成隐匿性感染,无明显症状,阴道 Uu 分离率随性伴侣数增加可由 30% 升至 77.5%。反复感染可引起严重阴道炎、宫颈炎和盆腔炎。

(4)生殖支原体(mycoplasma genitalium,MG):MG 也是我国 PID 的常见病原体。自 MG 发现以来,大量研究结果证实 MG 在 PID 的发生发展中起重要作用。与沙眼衣原体及淋病奈瑟菌相比,MG 引起的症状比较温和,往往因为症状轻微而被患者忽略,但是如果不治疗任其发展,则会产生较为严重的后果。

(5)人型支原体(mycoplasma hominis,MH):主要寄居于生殖道,21%~53% 性成熟女性子宫颈或阴道内可分离处 MH,通过性接触引起盆腔炎、急性输卵管炎、产后发热等。

2. 内源性病原体 PID 是由大量微生物感染引起的,现已明确 CT 和 NG 持续感染可导致 PID 的发生,仍有高达 70% 的病例原因不明。当阴道微生态平衡遭到破坏或子宫内操作时,阴道内病原体如厌氧菌属、葡萄球菌属、肠杆菌、链球菌属、阴道加特纳菌、假丝酵母菌等大量致病菌上行感染引起 PID。BV 病原体也是引起 PID 的病原体。不同病原体因致病特点不同,传播途径和临床表现也不同。如厌氧菌感染引起 PID 易形成盆腔脓肿,70%~80% 脓肿可培养出厌氧菌。

3. 其他病原体引起 PID 的其他微生物还包括滴虫、2 型单纯疱疹病毒、巨细胞病毒,人乳头瘤病毒等。

（二）临床检验指标评估

1. 性传播疾病病原体

（1）淋病奈瑟菌：女性 NG 感染者 80% 为无症状，其中 10%~15% 的感染者可发展为 PID。NG 致病物质包括菌毛、外膜蛋白、IgA Ⅰ、蛋白酶、脂多糖和铁调节蛋白、菌毛蛋白、外膜蛋白和脂多糖。NG产生的脂多糖毒素能侵袭泌尿生殖道的柱状上皮细胞，造成输卵管内膜纤毛破坏，失去正常结构。易反复感染。NG 培养仍然是最可靠的诊断方法，敏感性和特异性均高，但检测结果受临床采样、运输、接种等因素的影响。推荐使用核酸扩增试验检测包括宫颈拭子、阴道拭子，以及尿液等类型的临床样本 NG 核酸。

（2）沙眼衣原体：CT 是最常见的 PID 致病微生物，常和 NG 合并感染。CT 感染位列性传播疾病的第一位，80%~90% 的女性生殖器感染 CT 并无症状，约 10%~20%CT 感染者如不治疗，可能会发展成 PID。患有 PID 的妇女有 20% 因输卵管瘢痕而导致不孕，9% 发生异位妊娠，18% 发生慢性盆腔疼痛。近年来，我国由 CT 感染引起的 PID 发病率也在升高，与隐匿性感染，忽视治疗有关。CT 可破坏宿主细胞防御系统，并通过线粒体家庭成员提高活性氧（reactive oxygen species，ROS）的产量，CT 利用 ROS 来完成自身在宿主细胞内的生长和复制，导致感染持续进行。同时这也容易导致宿主细胞基因组不稳定，凋亡抑制，与癌症的发生有关。

（3）生殖道支原体：Uu 的致病作用与其侵袭性酶和毒性产物有关，Uu 黏附宿主细胞后，产生磷脂酶分解细胞膜中的磷脂，影响宿主细胞生物合成，产生 IgA 蛋白酶破坏泌尿生殖道黏膜表面的 IgA 的局部抗感染作用，有利于 Uu 黏附于泌尿生殖道黏膜表面。MH、MG 的致病机制与 Uu 类似。2%~22%的 PID 病例中可检测到 MG，常见于 PID 妇女的子宫颈和 / 或子宫内膜中。生殖道支原体正常寄居在人泌尿生殖道，微生态处于平衡状态不会引起感染，一旦机体免疫力下降或黏膜损伤时，生殖道支原体就会侵入黏膜细胞上行感染。临床检测推荐使用 NAAT 检测阴道分泌物或宫颈分泌物生殖道支原体。

2. 细菌性阴道病　BV 是一种阴道菌群的复杂变化的临床综合征，研究认为 BV 是 PID 发病的环境基础，为相关病原体创造了致病条件。有研究发现 BV 与宫颈炎、子宫内膜炎和输卵管炎存在有关，引起 BV 的相关病原体也与 PID 相关，但 BV 相关的病原体与 PID 存在独立相关的研究很少，常与其他 PID 的病原体合并感染。

三、病理检查指标与评估

（一）子宫内膜炎

急性子宫内膜炎的主要炎细胞是中性粒细胞，它们可在腺腔内聚集形成微脓肿，也可在腺体周围浸润。根据传统，出现浆细胞明确诊断为子宫内膜炎。但是，急性子宫内膜炎可以没有或仅有少许浆细胞。浆细胞通常最多见于子宫内膜腺体周围和子宫内膜表面下方。

除浆细胞外，慢性子宫内膜炎中淋巴细胞数量也增多，呈较大的淋巴聚集灶，偶有淋巴滤泡形成。其他炎细胞包括嗜酸性粒细胞和组织细胞，也可能是子宫内膜炎的构成成分。组织细胞与其他炎细胞混在一起，通常不明显，但偶尔会有大量的组织细胞出现，有时胞质丰富并呈泡沫状，称为黄色肉芽肿性子宫内膜炎。

以下描述几种特殊类型子宫内膜炎。结核性子宫内膜炎见第三章第四节病理。

1. 沙眼衣原体所致子宫内膜炎　无特异性组织学特征，但炎细胞浸润可能比较严重，也能看到淋巴滤泡和大的淋巴母细胞。还可出现间质坏死和子宫内膜上皮的反应性非典型性。

2. 巨细胞病毒所致子宫内膜炎罕见　在免疫抑制的患者中比较多见。可见典型的核内和胞质巨细胞病毒包涵体，主要位于上皮细胞内，间质细胞和内皮细胞中偶尔也能见到。个别病例中可见到肉芽肿形成。

3. 单纯疱疹病毒罕见引发子宫内膜炎　典型的单纯疱疹病毒包涵体出现在腺上皮细胞内，细胞核多个,呈镶嵌状毛玻璃样。可以出现子宫内膜腺体和间质的片状坏死并伴有炎细胞浸润。

4. 支原体致子宫内膜炎 罕见病原体类型一般为解脲支原体。典型的炎细胞浸润常呈灶性,称为"亚急性局灶性子宫内膜炎"。炎细胞主要由淋巴细胞和组织细胞组成,并有少量中性粒细胞和浆细胞。炎细胞主要集中在表面上皮下方,邻近腺体旁边或围绕螺旋动脉。肉芽肿也偶有报导。

5. 放线菌是革兰氏染色阳性厌氧菌 可导致子宫内膜炎,常与长期放置宫内节育器有关。其菌落形成所谓的放线菌颗粒,即硫磺颗粒,因大体呈棕褐色或黄色而得名。

(二) 输卵管炎

1. 急性输卵管炎 输卵管水肿,扩张。浆膜红肿,可被覆脓性纤维素性渗出物,管腔内也充满脓液。镜下输卵管腔、黏膜和管壁中含有中性粒细胞、纤维蛋白性碎片及溃疡形成。

2. 慢性输卵管炎 表面纤维素沉积,黏膜皱襞常彼此互相粘连。如果炎症非常严重,伞端根部可在中央与向外放射状排列的伞毛融合,或者伞毛顶部可粘连堵塞输卵管腔,造成伞端变钝,管腔充满浆液性液体,管壁肌层或变薄萎缩或由纤维组织取代。大多数内衬上皮由矮立方细胞构成,但偶尔皱襞可含有组织学正常的纤毛和柱状分泌细胞。

3. 肉芽肿性/组织细胞性输卵管炎和异物 由一些不同微生物感染或为多种非感染性疾病所诱导。

(三) 输卵管卵巢脓肿

脓肿细菌培养结果通常为厌氧菌为主的混合菌群。感染治愈后的后遗症可能是输卵管卵巢纤维性粘连,但偶尔治愈的脓肿可变成囊肿。盆腔炎症性疾病引起较轻的慢性或者复发性卵巢病变,可以表现为卵巢周围慢性炎,伴卵巢周围和输卵管卵巢粘连,也可伴有卵巢硬化性囊性改变。

(四) 盆腔腹膜炎

1. 急性腹膜炎 以浆膜化脓性纤维素渗出为特征,最常见于内脏穿孔,通常由细菌感染或化学物质(胆汁、胃液或胰液)引起,罕见感染因素包括念珠菌、放线菌和阿米巴。

2. 肉芽肿性腹膜炎 术中见腹膜表面布满结节,可能类似播散的肿瘤。疾病确诊有赖于组织学检查,某些病例需通过病原学检测致病菌。

(1)感染性肉芽肿:罕见情况下为真菌和寄生虫感染的并发症,前者包括组织胞质病、球孢子菌病、隐球菌病,后者则有血吸虫病、蛲虫病、包虫病、蛔虫病及类圆线虫病等。

(2)非感染性肉芽肿:异物能够引起腹膜的肉芽肿反应,组织学检查一般可以确认异物。外科手套的淀粉颗粒、灌注液和润滑剂通常引起肉芽肿性腹膜炎和纤维性腹膜炎,偶尔炎症反应可能呈结核样伴干酪样坏死。皮样囊肿破裂释放的皮脂腺和角化物通常会引起强烈的肉芽肿性、脂质肉芽肿性和纤维化腹膜炎反应。子宫内膜异位症中的坏死性假黄色瘤样结节,可能类似于坏死性肉芽肿。

综上所述,PID 的病原体包括外源性的性传播疾病(sexually transmittied diseases,STD)病原体及内源性病原体,常为混合感染。PID 的临床表现及体征差异较大,临床诊断的敏感性及特异性差,其治疗的延迟又可导致不孕、异位妊娠、慢性盆腔痛等。推荐使用核酸扩增试验检测性传播疾病病原体核酸。其治疗以抗生素治疗为主,遵循广谱、及时、个体化原则,效果不佳时,考虑手术治疗。

(柳 华 薛德彬 魏红霞)

第四节 生殖器结核

生殖器结核(genital tuberculosis,GTB)指结核分枝杆菌引起的女性生殖器炎症。多见于 20~40 岁女性,也可见于绝经后妇女。近年生殖器结核发病率有升高趋势。

一、生殖器结核概述

(一) 生殖器结核的分类

1. 输卵管结核占女性生殖器结核的 90%~100%,双侧居多。主要表现为输卵管增粗,伞端外翻如烟斗嘴状;或伞端闭锁,管腔内为干酪样物质;或输卵管僵直变粗,浆膜面布满粟粒结节,可并发腹水型结核性腹膜炎。

2. 子宫内膜结核占 50%~80%,常由输卵管结核蔓延而来,后期子宫内膜被破坏,代以瘢痕组织,导致宫腔粘连变形。

3. 卵巢结核占 20%~30%,若由输卵管结核蔓延而来,则仅有卵巢周围炎;若由血循环传播,则可在卵巢深部形成干酪样结节或坏死。

4. 宫颈结核占 5%~15%,多由子宫内膜结核蔓延而来或经淋巴、血循环传播。表现为宫颈乳头状增生或溃疡。

5. 盆腔腹膜结核渗出型特点为腹膜及脏器浆膜面布满灰黄色结节,浆液性澄清液体积聚于盆腔,可形成包裹性囊肿。粘连型特点为腹膜增厚,与脏器致密粘连,易形成瘘管。

(二)生殖器结核的临床表现

1. 症状

(1)不孕:由于输卵管黏膜被破坏、粘连,或输卵管周围粘连,输卵管僵硬、蠕动受限;子宫内膜受损,妨碍受精卵着床,均可导致不孕。

(2)月经失调:早期因子宫内膜充血、溃疡,经量过多;晚期因子宫内膜受损,月经稀发或闭经。

(3)下腹坠痛:盆腔粘连和炎症可致不同程度的下腹坠痛,经期加重。

(4)全身症状:活动期可出现发热、盗汗、乏力、食欲缺乏、体重减轻等。经期发热是生殖器结核典型的临床表现之一。

2. 体征若伴有腹膜结核,腹部有柔韧感或移动性浊音阳性。若形成包裹性积液,可触及边界不清囊性肿块,因有肠管粘连,叩诊鼓音。

3. 妇科检查宫颈结核可见乳头状增生及溃疡,或子宫发育较差,活动受限。双侧输卵管增粗,变硬如条索状。或宫旁可触及边界不清的囊性肿物,或质硬肿块,表面不平。

(三)生殖器结核的传染途径

生殖器结核是全身结核的表现之一,可继发于肺结核、肠结核、腹膜结核、淋巴结核、骨结核或泌尿系统结核,约 10% 肺结核同时伴有生殖器结核。生殖器结核潜伏期为 1~10 年。

1. 血行传播最主要的传播途径。青春期生殖器血供丰富,结核分枝杆菌易借血行传播,首先侵犯输卵管,再依次播散到子宫内膜、卵巢,侵犯宫颈、阴道、外阴者少。

2. 直接蔓延起源为腹膜、肠的结核。

3. 淋巴传播较少见,消化道结核可通过淋巴管逆行传播。

(四)生殖器结核的诊断与鉴别诊断

1. 诊断

(1)多数患者无典型症状,需详细询问病史,尤其患者原发不孕、月经稀少、闭经;无性生活史但有盆腔炎,且盆腔炎久治不愈。若有病原学或组织学证据即可确诊。

(2)子宫内膜病理检查:见第三章第四节病理学部分。

(3)X 线检查:行胸部,必要时行消化道或泌尿道 X 线检查,以发现原发灶。若盆腔 X 线发现孤立钙化点,提示有盆腔淋巴结结核病灶。子宫输卵管碘油造影可见:宫腔狭窄或变形,边缘锯齿状,输卵管管腔串珠状或细小而僵直,盆腔淋巴结、输卵管、卵巢处有钙化灶,伴有子宫内膜结核则可见碘油进入子宫静脉丛。造影前后需肌注链霉素及口服异烟肼以防止结核分枝杆菌进入腹腔。

(4)腹腔镜检查:可直接观察子宫、输卵管浆膜面有无粟粒样结节,可同时行组织活检。

(5)结核菌素试验:见临床检验指标与评估。

2. 鉴别诊断

(1)子宫内膜异位症:虽然也可出现低热、痛经、盆腔粘连、增厚、结节等,但主要表现为进行性加重性痛经,可伴随经量较多。诊断性刮宫、子宫输卵管碘油造影或腹腔镜可行鉴别。

(2)卵巢肿瘤:根据结核病史、超声检查将结核性包裹性积液与卵巢囊肿,结核性炎性附件包块与卵巢癌相鉴别。

(3)盆腔炎后遗症:多有急性盆腔炎病史,通常经量较多,而生殖器结核多为经量减少甚至闭经。

(4)宫颈癌:宫颈细胞学及宫颈或组织检查可以鉴别。

二、临床检验指标与评估

(一)临床检验指标

1. 结核菌素试验(tuberculin skin test,TST)　世界卫生组织(WHO)推荐使用纯蛋白衍生物(purified protein derivative,PPD)和PPD-RT23用于检出结核分枝杆菌(mycobacterium tuberculosis,MTB)感染,而非检出结核病。结核菌素皮试者优先在有家庭接触史,存在潜伏性结核感染可能的5岁以下儿童。活动性疾病应该在开始治疗之前被排除在外。

2. 结核分枝杆菌　MTB是一类细长略带弯曲的杆菌,有时呈分枝状,具有抗酸性,又称抗酸杆菌。尚未发现其产生内毒素、外毒素及侵袭性酶,主要的致病物质是荚膜、脂质和蛋白质,致病性可能与细菌在组织细胞内大量繁殖引起的炎症、代谢物质的毒性以及菌体成分引起的免疫损伤有关。MTB分离培养是确诊结核感染的标准方法,特异性100%。

3. 结核抗原(tuberculosis antigen,TB-Ag)　MTB蛋白抗原分为分泌蛋白、胞质蛋白和膜蛋白。用ELISA方法检测血清中的MTB抗原主要是分泌蛋白,分泌蛋白是在MTB感染的早、中期释放到菌体外,能够渗透至体液中的一组蛋白,检测并定量分析结核菌外特异性分泌蛋白抗原的浓度,可辅助判断是否有感染MTB,准确度达90%以上。

4. 结核抗体(tuberculosis antibody,TB-Ab)　MTB入侵感染机体,蛋白抗原诱导B淋巴细胞产生特异性IgG、IgM、IgA抗体,患者血清IgG抗体水平明显高于IgM、IgA抗体,占总血清的70%~75%。这类抗体对机体没有保护性,只是MTB感染机体伴随产生的体液免疫反应。目前临床常用的抗结核抗体检测主要为38KD和16KD IgG抗体,用于结核感染早期或高危人群的筛查,但也存在部分IgG抗体检测阴性的结果,需联合多种抗体检测,提高检测敏感性。

5. 细胞因子检测

(1)γ干扰素释放试验(interferon-gamma release assay,IGRAs)包括结核感染T细胞免疫斑点试验(T cell spot test for tuberculosis infection,T-SPOT.TB)和QuantiFERON-TB Gold In-Tube(QFT-GIT),分别采用酶联免疫斑点技术和ELISA检测γ干扰素。用来排除潜伏性MTB感染、结核疫苗接种后或高危个体筛查,敏感性和特异性均高于结核抗体检测。

(2)肿瘤坏死因子α(tumor necrosis factor alpha,TNF-α)作为促炎细胞因子,MTB感染机体时TNF-α促进机体产生细胞免疫应答,释放细胞因子。

(3)白细胞介素(interleukin,IL)由多种细胞产生,具有调节作用的一类细胞因子。研究发现,在MTB感染时,IL-2促进自然杀伤细胞(natural killer cell,NK)的生长,提高单核-巨噬细胞的杀菌作用,从而导致细胞内MTB死亡。IL-37具有抗MTB感染的能力,可能抑制包括促炎因子IL-6和粒-巨噬细胞集落刺激因子的释放,减少有害炎症和调节细胞反应。其他细胞因子如IL-1、IL-4、IL-10、IL-15、IL-17、IL-22、IL-27等多种细胞因子也参与MTB感染后的细胞免疫和体液免疫反应。

6. 其他　白细胞计数不高,分类中淋巴细胞增多,活动期红细胞沉降率增快,但这些指标均非特异性,仅作参考。

(二)临床检验指标评估

1. 结核抗体　TB-Ab是具有免疫活性的免疫球蛋白,中起预防感染的作用,随着疾病严重性和持续时间的增加而增加。抗体存在于血清、尿液、脑脊液、腹水、胸腔积液和关节积液。WHO在结核病血清学诊断的政策申明中指出,由于检测血清IgG抗体的试剂灵敏度和特异性分别为81%﹝95%

置信区间（confidence interval CI），49%~97%]和85%（95%CI，77%~92%），来自个体研究检测结果的变化很大，不能用于 TB 感染的诊断。检测 TB-Ab 对涂片 TB 菌阴性的肺结核、肺外结核、儿童结核的辅助诊断具有一定的参考价值。

2. γ干扰素释放试验　WHO 推荐 IGRAs 和 T-SPOT.TB 用于评价潜伏性 TB 感染（latent tuberculosis infection，LTBI）和活动性 TB 感染。女性生殖器结核（female genital tuberculosis，FGTB）是第二常见的肺外结核，以广泛的组织破坏、渗出纤维化为特点，早期诊断可以防止器官功能的损失。可能感染部位的体液标本、脓液、坏死分泌物均需检查 TB。IGRAs 使用酶联免疫吸附试验检测两种结核分枝杆菌抗原（ESAT6，CFP10）刺激患者 T 淋巴细胞分泌的 γ 干扰素。IGRAs 诊断结核感染较 TST 具有更高的特异性。当把 IGRAs 与 TST 联合使用时，增加了筛选 TB 感染患者的灵敏度。T-SPOT.TB 检测技术可以早期特异地检测致病性结核分枝杆菌特异 T 淋巴细胞，需要分离培养外周血单核细胞（peripheral blood monocytes，PBMC），但对于免疫力低下，或者合并 HIV 感染及 T 淋巴细胞减少等，T-SPOT.TB 无法给予准确诊断且无法区分活动性结核病和 LTBI，也不能预测 LTBI 发展为活动性肺结核的风险。有研究报道，T-SPOT.TB 在肺外结核患者的诊断阳性率为81.3%~100%。T-SPOT.TB 检测是判断是否有 TB 感染的非常有效辅助诊断方法。

三、病理检查指标与评估

1. 输卵管结核　输卵管结核最常见的感染途径是从原发性肺结核通过血道播散。影像学上原发性肺部病变可能不明显，但肺外如腹膜、肾脏或其他部位的累及可能较为明显。也可由原发性肠结核淋巴道蔓延或由膀胱或胃肠道结核直接蔓延而来。输卵管结核通常是双侧性的。尽管最早期的病理改变仅为镜下所见，但随着病情的进展，输卵管管径增粗，可变成结节状，类似于结节性峡部输卵管炎。在较常见的增殖型结核中，输卵管和卵巢之间可形成多个致密粘连，伞端与输卵管开口可被堵塞。当该病以渗出为主要表现时，输卵管渐进性膨胀可类似于细菌性输卵管积脓。输卵管积血、输卵管积水、输卵管卵巢脓肿或所谓的冰冻骨盆均可见于该病的晚期。无论哪种类型，都可能出现浆膜结节。

病变早期，镜下黏膜层内出现典型的由上皮样组织细胞和淋巴细胞组成的肉芽肿反应，排列呈结节状，常见多核巨细胞，可见局灶或大片的中央干酪样坏死。免疫抑制可能会改变细胞对微生物的免疫反应，导致肉芽肿不能形成，结合临床情况，仅发现急性和慢性炎症细胞就应考虑行抗酸染色。结核可从黏膜层扩散到肌层和浆膜层。随着结节的增大和融合，它们可侵蚀穿破黏膜，将结核性液体排入输卵管腔内，导致输卵管也可随之扩大。黏膜炎症反应可导致渐进性瘢痕形成、皱襞变形和粘连。在纤维化区可发生钙化。某一具体病例中可能不会出现结核结节，因此输卵管内存在干酪样坏死、纤维化或钙化可能是唯一的组织学表现，提示需要更进一步的检查。显著的黏膜变形可导致类似于癌的增生。

结核性输卵管炎可有几种并发症。除了功能改变外，因病变都是双侧性的，不孕症几乎是最普遍的并发症。由于来自输卵管的感染反复在子宫内膜种植，所以分枝杆菌培养和子宫内膜诊刮进行组织学检查对诊断结核具有重要意义。

2. 子宫内膜结核　子宫内膜结核通常发生在绝经前妇女，绝经后罕见。干酪样坏死是结核性肉芽肿的特征性病变，但由于持续地随月经流出，结核性子宫内膜肉芽肿常呈非干酪样。抗酸染色很少能查到结核分枝杆菌，当组织学怀疑有结核的可能时，所有病例都应该进行细菌培养。其他可致肉芽肿性子宫内膜炎的病原体包括各种真菌、血吸虫、蛲虫以及鼠弓形虫。

子宫内膜肉芽肿，尤其是边界清楚时，也要考虑结节病的可能，文献有结节病累及子宫内膜的罕见报道。对角化物的肉芽肿反应可见于具有鳞状分化的子宫内膜样腺癌或者非典型息肉样腺肌瘤。有时，这些角化物肉芽肿也可见于卵巢表面、输卵管、网膜或腹膜，这是由于角蛋白通过输卵管播散出去的缘故，如果不出现相关的肿瘤细胞，不能归为肿瘤扩散。子宫内膜异物性肉芽肿可继发于滑石粉或其他物质,并且和宫内节育器有关。其形态为伴有纤维素样物质的栅状肉芽肿,周围可见组织细胞和巨细胞反应,类似于类风湿结节,可继发于子宫内膜切除术。通常全部或大部分子宫内膜均受累,一般很难见到边界清楚的肉芽肿。罕见情况下,找不到子宫内膜肉芽肿的明确病因,此时称特发性肉芽肿性子宫内膜炎。

3. 卵巢结核 卵巢结核不常见,通常继发于结核性输卵管炎。女性生殖道结核病几乎总是累及输卵管,但是只有 10% 的病例累及卵巢实质。结核性卵巢炎临床表现为单侧或双侧附件肿块,部分病例伴 CA-125 升高,临床上可能为怀疑卵巢肿瘤。大体检查时卵巢通常与输卵管壶腹部粘连,只有少数病例肉眼检查可见干酪样的坏死物。组织学检查,结核通常局限于卵巢皮质。对于卵巢增大的病例,附近的腹膜上出现的肉芽肿在术中检查时可疑似转移性卵巢癌。

4. 子宫颈结核 子宫颈结核几乎总是继发于结核性输卵管炎和结核性子宫内膜炎,且通常伴有肺结核。患有生殖道结核的人群中,子宫颈结核的患病率为 2%~82%。大体上,子宫颈可以正常,或红肿发炎,或者像浸润性癌。镜下,子宫颈结核感染出现多个以中心干酪样坏死、上皮样组织细胞和多核 Langhans 巨细胞为特征的肉芽肿或结节。有效的抗结核治疗后,肉芽肿通常会消失。结核性子宫颈炎也可以表现为非干酪样肉芽肿性病变。由于子宫颈可以出现性病淋巴肉芽肿或结节病引起非结核性的干酪样肉芽肿,结核性子宫颈炎的确切诊断必须通过抗酸染色或者培养证实存在结核分枝杆菌。

5. 盆腔腹膜结核 结核性腹膜炎的发病率正在逐渐上升,尤其是免疫抑制患者。该病可继发于盆腹腔结核病灶的扩散,或是粟粒性结核病的一个表现。结核性肉芽肿的组织学特征为干酪样坏死和 Langhans 巨细胞,结核分枝杆菌可通过抗酸染色和免疫荧光证实。罕见情况下,肉芽肿性腹膜炎可为真菌和寄生虫感染的并发症,前者包括组织胞质病、球孢子菌病、隐球菌病,后者则有血吸虫病、蛲虫病、包虫病、蛔虫病及类圆线虫病等。

综上所述,女性生殖器结核是一种慢性炎症疾病。MTB 主要通过血行传播和从生殖器外的病灶传播到达生殖器。输卵管在几乎所有的生殖道结核病例中都受到影响,易蔓延至子宫内膜导致瘢痕形成、宫腔粘连缩小,导致不孕。许多妇女出现了与其他妇科疾病相似的非典型症状,临床表现因病情轻重、病程长短而异,主要表现为月经失调、下腹坠痛、不孕等,以及轻微结核中毒症状。妇科检查可以发现盆腔肿块以及结节等,由于缺乏特异性表现,临床诊断相对困难,需结合临床指标等辅助检查如结核抗体、结核抗原以及 γ 干扰素释放试验来协助诊断,必要时可行腹腔镜检查病理确诊。治疗以抗结核药物治疗为主,对于药物治疗效果差或盆腔肿块较大者行手术治疗。

四、案例 3-1

【病史摘要】

患者,女性,26 岁。

主诉:超声检查发现附件包块 10 年。

现病史:患者于 2006 年前因"肺结核"在外院住院治疗,并检查发现盆腔囊性包块。定期复查发现包块呈增大趋势,于 2014 年 5 月至我院就诊,要求手术治疗。行腹腔镜下盆腔粘连松解 + 盆腔结核病灶清除术。术后诊断:盆腔结核。2017 年我院复查彩超提示:右附件囊肿(91mm×57mm),子宫、左附件未见明显点位病变。门诊以"盆腔包裹性积液"收入院。

既往史和个人史:既往肺结核病史,规律治疗 1 年。2014 年在我院行盆腔粘连松解 + 盆腔结核病灶清除术。生于原籍,否认疫水疫区涉足史,无烟酒嗜好,无药物过敏史。

月经史:初潮 14 岁,周期 30d,经期 6~7d,末次月经 2017 年 12 月 2 日,量中,无痛经史。

婚育史:23 岁结婚,否认孕产史。

家族史:否认家族中传染病及遗传病史。

体格检查:体温 37.1℃,脉搏 76 次/min,心率 18 次/min,血压 115/78mmHg,发育正常,营养中等,精神尚可,呼吸平衡,自动体位,步入病区,查体合作。全身皮肤黏膜无黄染及出血点,浅表淋巴结未及肿大。心肺听诊阴性。腹平软,无压痛、反跳痛,未触及包块,肝脾肋下未及,肝区无叩痛,Murphy征阴性,无移动性浊音,肠鸣音正常。双下肢无水肿,病理征未引出。

专科情况:外阴已婚式,阴道畅,白色分泌物,量中;宫颈直径约 2.0cm,光滑,质中;宫体前位,大小约 6cm×5cm×4cm,质中,活动,无压痛。右侧附件区触及一大小约 10cm×6cm 包块,囊性,无压痛,左侧附件区未触及明显包块,无压痛。

【实验室检查】

血常规检查示:白细胞(white blood cell, WBC)(6.4×10^9/L),红细胞(red blood cell, RBC)(3.74×10^{12}/L),血红蛋白(haemoglobin, Hb)(90g/L),PLT(182×10^9/L)。

【问题 1】根据以上病例资料及初步检查,该患者的可能诊断是什么?需要与哪些疾病进行鉴别诊断?

患者有结核病史和盆腔结核史,此次发现右侧附件区包块,应首先考虑结核。并且,在女性生殖器结核中以输卵管结构最为常见,约占 90%~100%,双侧居多。因此本例可能诊断为右侧输卵管结核。鉴别诊断包括其他盆腔炎症性疾病和妇科肿瘤。

【问题 2】为明确诊断,还需要进行哪些辅助检查?

主要做结核菌素试验、TB-Ab、T-SPOT.TB 和 IGRAs,以及肿瘤标记物检查。

本例结核菌素试验(+++),TB-Ab(+),T-SPOT.TB(+),IGRAs 52 SFC/10^6 PBMC,AFP(2.41ng/ml),CEA(1.00ng/ml),CA125(8.56U/ml),CA199(11.21U/ml),术后病理诊断:右侧输卵管结核,抗酸染色阳性(见图 3-1/ 文末彩图 3-1、图 3-2/ 文末彩图 3-2、图 3-3/ 文末彩图 3-3)。

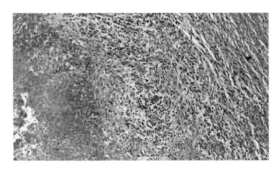

图 3-1 输卵管结核

输卵管壁查见干酪样坏死、慢性炎症细胞浸润（HE 染色）。

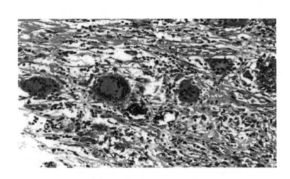

图 3-2 输卵管结核

输卵管壁查见典型的郎罕巨细胞,背景为慢性炎症和钙化（HE 染色）。

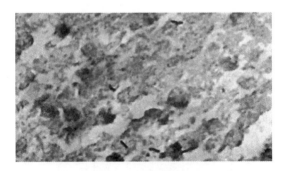

图 3-3 输卵管结核

抗酸染色查见阳性杆菌。

（魏红霞 柳 华 薛德彬）

小　结

　　女性生殖系统因其解剖特点与生理变化特点,导致女性生殖系统炎症是妇女常见疾病,诊断依据临床症状体征与相关的临床检验与病理检查,各类标本特别是病原学检查标本的正确采集、处理是获得准确检验检查结果的前提;临床实验室应做好各类检查指标的正确解读,以利于临床合理应用。

第四章

性传播疾病

性传播疾病是指主要通过性接触、类似性行为及间接接触传播的一组传染病。可在泌尿生殖道发病，也可侵犯局部区域淋巴结，甚至通过血行播散侵犯全身器官。可引起不孕、生殖道畸形，孕妇发生感染可经胎盘感染胚胎和胎儿导致流产、早产甚至死胎并发症等，严重者可危及生命。对性传播疾病高危人群进行健康教育、筛查、预防和治疗是公共健康问题。

第一节 淋 病

淋病（gonorrhea，Gono）是由淋病奈瑟菌（neisseria gonorrhoeae，NG）引起的泌尿生殖系统化脓性感染，成人主要通过性接触传染，潜伏期 1~10d，平均 3~5d。

一、淋病概述

（一）临床表现

50%~70% 妇女感染淋病奈瑟菌后无临床症状。淋病奈瑟菌感染最初好发于宫颈、尿道、前庭大腺等下泌尿生殖道，若未经有效治疗，可发生上行性感染，导致淋菌性盆腔炎。

（二）诊断依据

1. 有不良性接触史。

2. 有淋病相关临床表现。

3. 淋病奈瑟菌检测阳性。

（三）妊娠期淋病对母儿的影响

1. 妊娠期淋病可能导致胎儿窘迫、死胎、早产及低出生体重儿。

2. 孕妇感染淋病可引起流产、胎膜早破、绒毛膜羊膜炎等。

3. 新生儿可能在阴道分娩过程中接触到阴道分泌物而感染淋病奈瑟菌，导致淋菌性眼炎。

4. 产褥期淋病奈瑟菌易扩散，引起产后子宫内膜炎、输卵管炎等，严重者可导致播散性淋病。

二、临床检验指标与评估

（一）临床检验指标

1. 显微镜检查　尿道分泌物革兰氏染色观察到多形核白细胞内存在革兰氏阴性双球菌，可初步诊断为男性淋菌性尿道炎。男性尿道标本涂片敏感性最高，可达 89%。但宫颈涂片和男同性恋的直肠涂片，敏感性只大约 50%。上述标本显微镜检查的特异性达 90% 以上。然而此法不能用于咽部淋病奈瑟氏菌感染的诊断。女性阴道内杂菌较多，难以区分，WHO 不推荐用于此病的实验室诊断。

2. 核酸检测　由于传统检测方法受标本的储存、运输条件以及细菌在培养基中生长状况的限制，常导致结果出现假阴性。目前 PCR 等相关方法已陆续应用于该菌感染的诊断。方法主要包括杂交试验和核酸扩增试验两类方法。核酸检测比细菌培养敏感性更高，但易出现假阳性结果。对淋病奈瑟氏菌培养阴性、病史及体征怀疑淋病者，可用 PCR 法协助诊断。

3. 分离培养　取材时应避免使用含毒性的海藻酸钙拭子采集标本,同时棉签和油性润滑剂会抑制淋病奈瑟氏菌。若不能直接床旁接种,应使用半固体运送培养基 6h 内送检。标本应保持在室温下,不可冷藏。淋病奈瑟氏菌营养要求较高,培养需要巧克力琼脂。从黏膜和其他有菌部位分离此菌时,需使用含有抑菌剂的选择性培养基,如改良的 Thayer-Martin 培养基。接种后应置于 35℃ ~37℃、3%~7% 的二氧化碳以及湿润的环境中培养。此法具有很高的特异性,为诊断的"金标准"。

4. 免疫学方法　用淋病奈瑟氏菌的主要抗原位点外膜蛋白 Por Ⅰ 的单克隆抗体,进行荧光标记或者利用外膜蛋白单克隆抗体进行凝集试验或免疫渗滤技术鉴定淋病奈瑟氏菌。此法在准确、简便和费用方面并不明显优于显微镜检查和分离培养。对无症状或培养阴性患者可采用此法,但需结合其他方法加以证实。

(二) 临床检验指标评估

1. 显微镜检查简便快捷,成本低。对男性淋病的诊断具有一定的价值。但对女性患者,应注意与生殖道中形态类似于淋病奈瑟菌的其他细菌相区别。直接涂片检查为了明确诊断最好同时做细菌培养。

2. 培养法具有很高的特异性,为诊断的"金标准"。但对标本的采集和运送要求较高,费用也相对较高。

3. 核酸检测操作简单、快速、敏感性高,适用于淋病的快速诊断和流行病学调查。但核酸扩增试验具有不同的特异性,结果必须结合当地疾病流行率和临床症状,不推荐在低流行地区应用。而且费用高、需要配套设备。

三、病理检查指标与评估

对淋病的病理诊断需要综合患者的性生活史(性接触史、配偶感染史、是否与淋病患者共用物品等)、临床表现和细菌学检查。女性淋病患者病变主要累及外阴和阴道的腺体(前庭大腺、尿道旁腺)、子宫颈、子宫和输卵管黏膜、卵巢以及尿道,其并发症包括淋病奈瑟菌性盆腔炎,包括急性输卵管炎、子宫内膜炎、继发性输卵管和 / 或卵巢脓肿,以及因脓肿破裂后所导致的盆腔脓肿和腹膜炎等。

病理改变缺乏特异性,病变期表现为急性化脓性炎,血管扩张、充血,间质水肿,大量中性粒细胞伴多少不等淋巴细胞及浆细胞浸润,出现不同程度坏死和脓液形成。病变后期因受损部位大量组织纤维组织增生、硬化,瘢痕形成,可导致尿道狭窄、输卵管闭锁、盆腔器官粘连等。

综上所述,淋病是由淋病奈瑟菌引起的泌尿生殖系统化脓性感染,淋病奈瑟氏菌核酸检测是主要检测方法,淋病奈瑟氏菌分离培养是诊断的"金标准"。淋病奈瑟菌感染缺乏特异性的病理改变。

(段红蕾　朱旭慧　张　静)

第二节　梅　毒

梅毒(syphilis)是由梅毒螺旋体(treponema pallidum,TP)感染导致,可累及多种组织器官,临床表型复杂。

一、梅毒概述

(一) 临床表现

一期梅毒主要表现为硬下疳及硬化性淋巴结炎,一般无全身症状。二期梅毒主要表现为皮肤梅毒疹等皮肤黏膜损害。三期梅毒主要表现为永久性皮肤黏膜损害(结节性梅毒疹、梅毒性树胶肿),并可侵犯多种组织器官(骨梅毒、眼梅毒、心血管梅毒、神经梅毒),可危及生命。

(二) 诊断依据

1. 接触史。

2. 有梅毒相关临床表现。

3. 梅毒螺旋体检测阳性。

（三）妊娠期梅毒对母儿的影响

梅毒螺旋体可以通过胎盘传染给胎儿，引起流产死胎、死产、早产、低出生体重儿、先天梅毒等。

二、临床检验指标与评估

（一）临床检验指标

根据病程分期不同，可分为梅毒螺旋体（treponema pallidum，TP）直接检查、梅毒血清试验和脑脊液检查。

1. **暗视野显微镜检查** 对于早期梅毒硬下疳等皮肤黏膜损害部位的渗液或肿大淋巴结穿刺液，采用暗视野显微镜检查是诊断早期梅毒的简便快速方法。新生儿梅毒的确诊应在脐带、胎盘、鼻分泌物或皮肤病损区分泌物直接镜检梅毒螺旋体。

2. **梅毒血清学试验** 诊断梅毒常要依靠血清学检查，潜伏期梅毒血清学诊断尤为重要。

（1）非密螺旋体试验：非密螺旋体抗体试验使用包括心磷脂、卵磷脂和胆固醇的复合抗原，如性病研究所试验（venereal disease research laboratory，VDRL）、快速血浆反应素试验（rapid plasma reagin，RPR）和甲苯胺红不加热血清试验（toluidine red unheated serum test，TRUST）。可以同时检测异嗜性的 IgG 和 IgM。手工操作非自动化。由于其滴度与疾病的活动性有关，结果定量报告可以用来监测疾病的活动性和治疗效果。

（2）密螺旋体试验：密螺旋体试验如化学发光免疫分析（chemiluminescence immunoassay，CLIA）、酶免方法（enzyme immunoassay，EIA）、荧光螺旋体抗体吸收试验（fluorescent treponemal antibody absorption test，FTA-ABS）和梅毒特异性抗体明胶颗粒凝集实验（treponema pallidum particle agglutination，TPPA）。FTA-ABS 由于其耗时、昂贵和难以判读等，正在被淘汰已不再作为检测密螺旋体的"金标准"。TPPA 对各阶段梅毒的诊断敏感度和特异性已被证实与目前市售的任一密螺旋体试验相当，包括使用重组抗原的 EIA。EIA 具有高通量自动化的特点。近年来，许多实验室从传统策略（密螺旋体试验用于先前非密螺旋体试验的确证）转向其反向策略，即采用密螺旋体试验，如 EIA 或 CLIA 进行筛查，结果阳性时，采用非密螺旋体试验检测其活动性。

3. **脑脊液检查** 对神经梅毒，尤其是无症状性神经梅毒的诊断、治疗及预后均有意义。脑脊液检查主要用于神经梅毒的诊断，包括白细胞计数、蛋白定量、VDRL 和 PCR。脑脊液白细胞计数和蛋白量的增加属非特异性变化，脑脊液 VDRL 试验是神经梅毒的可靠诊断依据。病情活动时脑脊液白细胞计数常增高，因此脑脊液白细胞计数也常作为判断疗效的敏感指标。

4. **聚合酶链式反应（polymerase chain reaction，PCR）** PCR 在用于检测生殖器溃疡和其他渗出性标本时最为有效，这些标本通常含有大量密螺旋体且可以通过无创技术获得。PCR 法最常见的检测基因为 *tp0105* 和 *tpn0574*。

（二）临床检验指标评估

暗视野显微镜检查是诊断早期梅毒唯一快速、可靠的方法，尤其对已出现硬下疳而梅毒血清反应仍呈阴性者意义更大。

二期和三期梅毒常用血清抗体检测方法，二期梅毒时，各种密螺旋抗体试验均为阳性。传统密螺旋体试验（如 FTA-ABS 和 TPPA）和大多数新兴商品化密螺旋体试验既检测 IgG 又检测 IgM 型抗体，故不能区分参与反应的抗体类型。这一特性使其对各阶段梅毒感染均高度敏感，但无法区分疾病的活动期和非活动期。密螺旋体试验通常作为确认试验。非梅毒螺旋体试验由于其检测的是心磷脂、卵磷脂和胆固醇的复合抗原不具有特异性，其他能引起这些物质升高的疾病可产生生物学假阳性反应，表现为非密螺旋体试验阳性而密螺旋体试验阴性。EIA 梅毒血清学试验结果存在一定比例的假阳性，尤其在低流行率人群中假阳性率较高，非梅毒螺旋体抗原血清试验由于检测的是抗类脂抗原的抗体,如 RPR 存在生物学假阳性。因此对阳性反应应结合临床进行鉴别,或进行梅毒螺旋体抗原血清试验以进一步证实。

PCR 没有常规应用于梅毒检测,且没有商业化试剂。因此选择严格的验证方法和适当的质量控制非常重要。

三、病理检查指标与评估

1. 基本病理变化

(1)闭塞性动脉内膜炎和小血管周围炎:闭塞性动脉内膜炎是指小动脉内皮细胞及纤维细胞增生,使管壁增厚、管腔狭窄、甚至闭塞。小动脉周围炎是指小血管周围单核细胞、淋巴细胞和浆细胞浸润。血管炎的病变可见于各期梅毒。

(2)树胶样肿:又称梅毒瘤,属于特殊类型的肉芽肿性炎,发生于后天性梅毒第三期(晚期)梅毒。组织学改变类似结核性肉芽肿,表现为较为广泛的凝固性坏死,周围围绕上皮样细胞和多核巨细胞,较多浆细胞和淋巴细胞浸润;后期可出现纤维化和瘢痕形成,极少见钙化。

2. 先天性梅毒　分为胎儿期、早期(不超过 2 岁有症状者)、晚期(超过 2 岁有症状者),其中胎儿期出现胎盘病变,早期可出现外阴病变。

(1)胎儿期:大体改变可见胎盘增大、变硬,色苍白,绒毛面呈棉絮状。镜下可见绒毛膜炎、绒毛血管内膜炎或周围血管炎改变,绒毛间质水肿,纤维结缔组织增生,纤维蛋白样物质沉积,血管壁淋巴细胞和巨噬细胞浸润,常见血栓形成,小动脉壁变硬。脐带可表现为坏死性脐带炎,出现动脉管腔狭窄,静脉扩张淤血。

(2)早期:皮肤损害表现为斑丘疹、梅毒性天疱疮、硬红斑、糜烂或溃疡和斑块状扁平湿疣等,女性患者多发生于外阴等潮湿部位。镜下溃疡边缘部表面棘层肥厚,中央部表皮变簿,全层大量炎性细胞浸润,可见闭塞性动脉内膜炎和小血管周围炎;扁平湿疣表现为表皮棘层肥厚,上皮脚延长变宽,表皮细胞内及细胞间水肿,大量中性粒细胞外渗,微脓肿形成,真皮内淋巴细胞、浆细胞浸润,以血管周围浸润较为致密。

3. 后天性梅毒

(1)第一期(早期)梅毒:又称下疳。女性患者病变多见于外阴和子宫颈,外阴以阴唇最多见,偶见于阴道口、阴唇系带,呈单发或多发。病变初期为丘疹或结节,表面可糜烂形成溃疡,溃疡呈圆形或卵圆形,质硬,直径常约1cm,底部干净,边缘隆起,故又称硬性下疳。镜下可见皮肤和黏膜坏死、溃疡形成,溃疡底部与周围组织大量浆细胞、淋巴细胞和单核细胞浸润,伴有闭塞性动脉内膜炎和小血管周围炎。

(2)第二期(中期)梅毒:全身皮肤黏膜发生梅毒疹,病变多位于阴唇、会阴等部位,很少累及宫颈。外阴主要出现梅毒湿疣或扁平湿疣,常见糜烂及浅表坏死。组织学表现为皮肤黏膜浅层坏死,表皮棘层肥厚,上皮脚延长变宽,淋巴细胞和浆细胞浸润、闭塞性动脉内膜炎和血管周围炎。

(3)第三期(晚期)梅毒:可累及全身各器官,以心血管病变最常见,累及外阴极少见。大体表现为皮肤溃疡,组织学改变为树胶样肿、闭塞性动脉内膜炎,溃疡边缘表皮明显增厚。

综上所述,梅毒的诊断主要依据血清学检测,EIA 梅毒血清学试验结果存在一定比例的假阳性,尤其在低流行率人群中假阳性率较高,非梅毒螺旋体抗原血清试验由于检测的是抗类脂抗原的抗体(反应素——人体迅速对被梅毒螺旋体损害的宿主细胞以及梅毒螺旋体细胞表面所释放的类脂物质产生的抗体),故存在生物学假阳性。因此对阳性反应应结合临床进行鉴别,或进行梅毒螺旋体抗原血清试验以进一步证实。RPR 等滴度变化可用于病情监测和疗效的评估。

四、案例 4-1

【病史摘要】

患者,36 岁,女,已婚。

主诉:体检发现梅毒血清学试验(EIA 法)阳性 1 周。

现病史:患者于 1 周前体检发现梅毒血清学试验阳性,遂至皮肤科门诊检查。全身状况良好,无发热,全身未见红斑、丘疹、斑丘疹,外阴无溃疡。

既往史及个人史:既往无特殊病史,平素健康情况一般,否认高血压糖尿病史;否认食物药物过敏史;否认外伤手术史,否认家族遗传病史。

体格检查:体温 36.8℃,血压 142/81mmHg,神清,步入病房,查体合作,全身皮肤黏膜无黄染,浅表淋巴结无肿大,咽不红,扁桃体无肿大,心肺腹无异常,生理反射存在,病理反射未引出。

【实验室检查】

TPPA+,RPR+(1:16)

【问题 1】

根据以上病例资料及初步检查,该患者的可能诊断是什么? 需要与哪些疾病进行鉴别诊断?

该患者梅毒血清学试验抗体阳性,应首先考虑梅毒。但该患者未见红斑、丘疹、斑丘疹,外阴无溃疡等梅毒临床症状和体征,仅体检时梅毒血清学试验(EIA 法)阳性。考虑到 EIA 法结果存在一定比例的假阳性,尤其在低流行率人群中假阳性率较高,因此应详细询问患者有无接触史。此外,还应进行 TPPA 试验,以及 RPR 或 TRUST 或者 VDRL 等非梅毒螺旋体抗原血清试验。经仔细询问患者示:该患者的配偶于 6 个月前确诊为梅毒,正进行驱梅治疗(具体治疗不详)。梅毒的诊断应根据流行病学史、临床表现及实验室检查等进行综合分析。实验室检测结果有很好的辅助诊断意义,但也有一定的局限性。反应素是人体迅速对被梅毒螺旋体损害的宿主细胞,以及梅毒螺旋体细胞表面所释放的类脂物质产生的抗体,故快速血浆反应素试验(RPR)存在生物学假阳性。可在某些传染病或自身免疫性疾病时出现阳性反应,还可见于老年人或吸毒人群中。因此对阳性反应结合临床进行鉴别,或进行梅毒螺旋体抗原血清试验以进一步证实。此患者 TPPA(一种梅毒螺旋体抗体确认试验)亦为阳性。综合下列诊断依据:①患者配偶有梅毒感染史;②患者无任何梅毒临床症状及体征;③实验室检测:TPPA 阳性,RPR 阳性(滴度 1:16)。初步诊断为隐形梅毒。鉴别诊断包括其他性传播疾病和其他妇科疾病。

【问题 2】

治疗过程中该如何进行疗效监测和预后判断?

疗效监测和预后判断主要基于非密螺旋体抗体试验,如 RPR 滴度的变化,若滴度明显降低,反应治疗效果良好。

(朱旭慧　段红蕾　张　静)

第三节　尖 锐 湿 疣

尖锐湿疣(condyloma acuminata,CA)是由人类乳头瘤病毒(human papilloma virus,HPV)感染引起的鳞状上皮增生性疣状病变,常与淋病、滴虫、梅毒、生殖道衣原体感染并存。低危型 HPV 中的 HPV6、HPV11 是导致生殖道尖锐湿疣最常见的亚型。患者感染 HPV 后,机体的免疫系统通常能够清除病毒,只有少部分患者发生尖锐湿疣以及下生殖道低级别鳞状上皮内病变。多个性伴侣、免疫力低下、高性激素水平、吸烟等是 HPV 感染的高危因素。

一、尖锐湿疣概述

(一) 临床表现

1. 发病部位　尖锐湿疣多见于性交时易受损部位,如舟状窝附近、大小阴唇、肛门周围、阴道前庭、尿道口、阴道及子宫颈。

2. 临床症状　患者常伴有搔痒感、异物感、压迫感或疼痛,常发生出血。

3. 妇科检查　病变潜伏期常为 3 个月，初起为淡红色小丘疹，随着疾病发展，病灶增大、增多，呈粉红、灰白或灰褐色丘疹，可相互融合形成乳头状、鸡冠状或菜花状赘生物。

（二）诊断依据

1. 典型临床表现及体征。

2. 实验室及病理学检查　组织学检查、醋酸白试验（acetowhite test）、HPV 核酸检测。

（三）对孕妇、胎儿和新生儿的影响

1. 孕妇　因免疫功能下降，可使尖锐湿疣生长迅速、数目增多、体积增大，感染面积增加，形态多样。

2. 胎儿和新生儿　可引发胎儿宫内 HPV 感染和 / 或新生儿感染。

二、临床检验指标与评估

（一）临床检验指标

目前已知 HPV 类型有 100 余种，生殖道 HPV 感染中，最常见类型是 HPV6、HPV11、HPV16 与 HPV18 型等。

1. 醋酸白试验　于皮损处涂 3%~5% 醋酸液，观察 3~4min，变成乳白色为阳性。该试验敏感性很高，对诊断和指导治疗尖锐湿疣有很大价值，特别是对亚临床感染很有帮助。

2. 血清学检测　用带有过氧化物的抗体检查 HPV 抗原，此法具有对病原进行组织定位的优点，但 HPV 抗体血清学检测仅能够反映 HPV 的累积暴露，不能确定感染部位或感染时间，此外，目前尚缺乏简单且敏感的血清学检测方法用于 HPV 的分型，仅 60% 以下的 HPV DNA 阳性女性能检测到同一基因型的抗体。因此，HPV 血清学检测在临床中的应用极为有限。

3. HPV 核酸检测　由于 HPV 不能体外培养也无法进行动物实验，因此目前诊断 HPV 感染主要依赖于以 HPV DNA 或 mRNA 为靶点的分子生物学方法，包括核酸杂交以及聚合酶链式反应（polymerase chain reaction，PCR）技术等。

（1）核酸杂交（nucleotide hybridization）　是在 PCR 方法建立以前较早使用的分子检测技术，具体方法主要包括 Southern Blot 杂交、原位杂交、斑点杂交（Dot blot）、杂交捕获方法等，其中第 2 代杂交捕获法系统（second generation hybrid capture system）是美国食品与药物管理局（FDA）批准能够在临床使用的 HPV DNA 检测技术，该法检测效能高，可对 HPV 进行高危型（探针检测 13 种类型，即 16、18、31、33、35、39、45、51、52、56、58、59 和 68）和低危型（探针检测 5 种类型，即 6、11、42、43 和 44）分析，为临床 HPV（特别是高危型）感染的早期诊断和监测提供了新方法，缺点是不能检测出具体的病毒型别，敏感性不如 PCR。

（2）PCR 检测　包括 PCR 分型和实时 PCR（real-time PCR）等，灵敏度高。应用特异型的 PCR 引物结合探针，进行实时 PCR 可以检测 HPV DNA，但是应用通用型 PCR 引物时，进行 HPV DNA 的定量检测效果不佳。

（二）临床检验指标评估

与细胞学检测相比，基于 HPV 的筛查能增加 60%~70% 预防宫颈癌作用。此外，筛查间隔时间可以适当延长至 3 年。但 HPV 检测能否取代细胞学检查仍然存在争论。

用 PCR 方法检测 HPV 比核酸杂交方法优越，敏感性高。鉴于 PCR 技术的高敏感性，以生殖道脱落细胞为检材足以满足试验要求，避免了活检取材、研磨组织等繁杂操作。PCR 技术简便快速，实验周期短，但相对费用较高。

三、病理检查指标与评估

病理诊断需参考患者病史（性接触史、配偶感染史或间接接触史等）、临床表现和实验室检查（醋酸白试验、HPV 分子生物学检测）结果。

组织学表现为鳞状上皮呈较尖锐的乳头状瘤样增生,表层上皮过度角化及角化不全,上皮脚延伸、增宽,棘层细胞显著增生、肥厚,其中上部查见挖空细胞有助于该病的诊断。典型的挖空细胞出现细胞及细胞核体积增大,核深染,核膜凹凸不平,可见双核或多核,核周胞浆呈空晕状,空晕内有丝状、带状物。真皮层或黏膜固有层毛细血管及淋巴管扩张,大量慢性炎细胞浸润。免疫组织化学染色及原位杂交检测有助于确定有无 HPV 感染。

综上所述,女性生殖道尖锐湿疣是由 HPV 感染引起的鳞状上皮增生性疣状病变,主要通过性接触传播。低危型 HPV6、HPV11 是导致尖锐湿疣最常见的亚型。主要临床表现为发病部位具有搔痒和/或异物感并常发生出血。妇科检查发现病灶呈粉红、灰白或灰褐色丘疹,或者呈乳头状、鸡冠状或菜花状赘生物。组织学表现为鳞状上皮乳头状瘤样增生并伴有挖空细胞存在,HPV 核酸检测在证实患者是否具有 HPV 感染,以及确定感染的 HPV 亚型方面具有决定性作用。

(张 静 朱旭慧 段红蕾)

第四节 生殖道衣原体感染

生殖道衣原体(chlamydia)感染主要由沙眼衣原体(chlamydia trachomatis,CT)导致。

一、生殖道衣原体感染概述

(一) 临床表现

感染初期通常无症状或症状轻微,患者不易察觉,病程迁延,常并发上生殖道感染,可表现为宫颈黏膜炎、子宫内膜炎、盆腔炎性疾病,如发生输卵管炎症、粘连及瘢痕形成可导致不孕或输卵管妊娠。

(二) 诊断依据

主要依靠实验室检查:核酸扩增试验,沙眼衣体培养,抗原检测。

(三) 妊娠期沙眼衣原体感染对母儿的影响

1. 阴道分娩时胎儿如经产道感染衣原体病毒,可能导致新生儿眼结膜炎、沙眼衣原体肺炎。

2. 妊娠期沙眼衣原体感染可引起流产、早产、胎膜早破、低体重儿以及产后子宫内膜炎。

二、临床检验指标与评估

(一) 临床检验指标

1. 显微镜细胞学检查　采集感染部位的标本,涂片,进行碘染色或吉姆萨染色,油镜下见到上皮细胞内的包涵体为阳性,结合临床可诊断为沙眼衣原体感染。此法操作简便,快速、敏感性和特异性均较高。但更敏感的免疫荧光检测方法在很大程度上取代了该方法。

2. 衣原体抗原检测

(1)直接荧光抗体试验:采用单克隆荧光抗体与沙眼衣原体外膜蛋白特异性表位结合,主要检测涂片标本中的原生小体,但如果能收集到完整的被感染的宿主细胞,则也可通过包涵体染色进行检测。该试验仅需 30min,可用于快速诊断,非常适合标本量较少的实验室。但此法对显微镜操作者的要求高,需要有丰富的经验,否则易造成误判。阳性结果应结合临床进行判断,阴性时不能完全排除。

(2)酶免疫试验:以培养法作为参考标准,此法检测宫颈内拭子的敏感性为62%~72%。不推荐应用该试验对无创性标本如尿液和阴道分泌物进行检测。目前,美国疾病预防控制中心认为此法不符合标准,不推荐作为衣原体的诊断方法。

(3)床旁检测:原理与酶免疫试验相似。目前,其敏感性和特异性均较低,质量控制不严格、成本较高,不推荐用于实验室检测。

3. 血清学试验　血清学试验可能有助于性病肉芽肿的诊断,但不推荐用于无症状的沙眼衣原体感染的初筛、非复杂性泌尿生殖道感染或下生殖道感染的诊断。

4. 核酸扩增试验　采用核酸探针分子杂交或核酸扩增方法检测衣原体的特异性 DNA 片段,因其高度的敏感性和特异性已成为诊断生殖道沙眼衣原体感染的常规方法。可检测非侵入性标本如阴道分泌物或尿液。此法快速、敏感,但应注意假阳性。

5. 分离培养　衣原体只能在鸡胚卵黄囊或各种传代细胞中培养。虽然细胞培养敏感性和特异性接近 100%,是诊断和鉴定沙眼衣原体感染的金标准,但因培养时间长又繁琐,技术条件要求高,大多数实验室不进行此项试验。

(二) 临床检验指标评估

1. 直接荧光抗体试验与培养法相比,敏感性为 75%~85%,特异性为 98%~99%。与核酸扩增试验相比,敏感性稍低。当经济条件不允许或实验室不具备核酸扩增试验条件时,可选择直接荧光抗体试验检测女性宫颈分泌物。

2. 衣原体抗原检测法不能区分病原携带者与感染者,也不能区分病原体是否存活;如果提取液中抗原量低于检测的灵敏度,可能出现假阴性;另外,标本采集不当也可能产生假阴性。

3. 核酸扩增试验已成为诊断生殖道沙眼衣原体感染的常规方法。使用核酸扩增试验来检测沙眼衣原体是一项简单、准确且经济的检测手段。此外,女性患者初感染时缺乏特异性症状,但可导致不孕,可应用此法进行检测。但对于反复治疗失败的患者,应考虑进行分离培养,并送参考实验室进行检测。

三、病理检查指标与评估

病理诊断需参考患者病史(性接触史、配偶感染史或间接接触史等)、临床表现和实验室检查结果。

沙眼衣原体可引起生殖道感染及性病性淋巴肉芽肿。病变初期女性患者主要在阴阜、小阴唇出现小丘疹,可破溃,宫颈移行区呈点状或镶嵌状,超过半数的患者出现外生性滤泡性宫颈炎改变;此后病变波及腹股沟淋巴结,出现淋巴结肿大、变硬、化脓及融合,可与皮肤粘连,严重者甚至破溃,形成经久不愈的窦道;如病变进一步发展,可波及阴道、会阴等部位及所属淋巴结,造成深部脓肿甚至破溃形成瘘管。

病变初期生殖道病变缺乏特异性,表现为上皮细胞坏死,溃疡形成,上皮细胞内可见包涵体,间质致密的淋巴细胞、浆细胞浸润,甚至可见次级淋巴滤泡、微脓肿;淋巴结可出现肉芽肿性炎和肉芽肿结节,肉芽肿性炎表现为上皮样细胞聚集以及中性粒细胞、单核细胞、嗜酸性粒细胞浸润,常伴随巨细胞存在;肉芽肿结节中央为星状脓肿,周围上皮样细胞呈栅栏状排列;病变晚期,肉芽组织增生、显著纤维化,可导致阴道狭窄,外阴增生肥大。

综上所述,生殖道衣原体感染主要由沙眼衣原体导致。核酸扩增试验是诊断生殖道沙眼衣原体感染的常规方法,细胞培养是诊断和鉴定沙眼衣原体感染的金标准。

(段红蕾　张　静　朱旭慧)

第五节　生殖器疱疹

生殖器疱疹(genital herpes)是由单纯疱疹病毒(herpes simplex virus,HSV)感染生殖器黏膜及肛周皮肤而引发的一种慢性、复发性、难治愈的性传播疾病,90% 的病例由 2 型单纯疱疹病毒(herpes simplex virus 2,HSV-2)引起,少数由 1 型单纯疱疹病毒(herpes simplex virus 1,HSV-1)引起。生殖器疱疹患者、亚临床或无表现排毒者以及不典型生殖器疱疹患者是主要传染源,有皮损表现者传染性强。HSV 存在于皮损渗液、精液、前列腺液、宫颈及阴道的分泌物中,主要通过性接触传播。

生殖器疱疹能够增加患者感染人类免疫缺陷病毒(human immunodeficiency virus,HIV)的风险,较正常人群较比,具有 HSV-2 感染的人群发生 HIV 感染的几率高达 3 倍;而 HIV 感染也可以改变生殖器疱疹的流行病学和临床特征,同时携带 HIV 和 HSV 感染的人群更容易将 HIV 传染给他人。此外,女性生殖器疱疹还与子宫颈癌的发生密切相关。

一、生殖器疱疹概述

(一)临床表现

1. 临床症状 生殖器疱疹发病分为原发性感染和复发性感染。原发性感染潜伏期为 2~12d,平均 6d,发病前有发热、全身不适、头痛、腹股沟淋巴结肿痛等症状;复发性感染较原发性感染症状轻,病程短,一般无腹股沟淋巴结肿痛,首次复发多出现在原发性生殖器疱疹皮损消退后 1~4 个月内。主要临床症状是皮损伴有疼痛,病灶可结痂自愈,但易复发。此外,生殖器疱疹还可以引发播散性 HSV 感染、病毒性脑膜炎、盆腔炎等一系列并发症。

2. 妇科检查 生殖器黏膜及肛周皮肤可见散在或簇集的小水疱,水疱破溃后可形成糜烂或溃疡。

(二)诊断依据

1. 性接触史。

2. 临床表现及体征。

3. 实验室及病理学检查 HSV 分离、HSV 抗原、抗体或核酸检测、细胞及组织学检查。

(三)对孕妇、胎儿和新生儿的影响

1. 孕妇 因免疫力降低,生殖器疱疹易复发,复发性感染可导致患者产生抗体并通过胎盘输送至胎儿,对胎儿具有一定保护作用。

2. 胎儿 妊娠早期及中期 HSV 感染可造成流产、胎儿畸形、胎儿宫内发育迟缓、死胎,妊娠晚期则可引起早产甚至死产。

3. 新生儿 阴道分娩可增加新生儿感染 HSV 风险。被 HSV 感染的新生儿可出现眼部或口腔疱疹以及脑膜炎、脊髓灰质炎等中枢神经系统疾病,重者可出现多个器官损害甚至死亡。

二、临床检验指标与评估

(一)临床检验指标

1. HSV 分离 从皮损处取标本置病毒运输培养基,低温冷藏运输,不宜冷冻,48h 以后检测的标本需置于 −70℃保存。将标本接种于敏感细胞(如水貂肺细胞等)进行培养。95% 的 HSV 感染 5d 内即可出现细胞病变效应,但少数需要 5~14d。HSV 感染引发的细胞病变效应可能与其他病毒或毒力因子相似,需要采用抗原检测法或核酸检测法对细胞病变效应阳性培养物进行病毒鉴定。

2. HSV 抗原检测 标本涂片后用直接荧光抗体法或酶免方法(enzyme immunoassay,EIA)检测 HSV 特异性抗原。直接荧光抗体法检测敏感性远低于 PCR 法,为病毒培养法的 10%~87%,对水疱性病变的组织标本检测敏感性较高,对愈合性病变的组织标本检测敏感性偏低。EIA 检测快速且适合自动化,敏感性接近培养法,但无症状患者敏感性很低(低至 35%)。

3. HSV 抗体检测 包括免疫蛋白印迹法和 ELISA 法,主要检测抗 HSV IgG 和 IgM 两种抗体。基于型特异性 HSV 糖蛋白 IgG 检测能准确区分 HSV-1 和 HSV-2 抗原,但目前尚缺乏 HSV-1 和 HSV-2 特异性 IgM 抗体检测。IgM 抗体检测法主要用于检测 HSV 原发性感染的血清转变,但不易区分原发性感染和既往感染,有假阳性可能,因此应该用其他方法进行确定。

4. HSV 核酸检测 主要包括 PCR 法和原位探针杂交法。原位杂交法是运用特异性的 DNA 或 RNA 片段作为探针,探针上标记的分子基团作为检测信号,其敏感性有限,基本被 PCR 法取代。PCR 法是最灵敏的直接检测技术,根据引物和检测程序,能够同时检测 HSV-1 和 HSV-2,也可以特异性区分 HSV-1 和 HSV-2。

(二)临床检验指标评估

HSV 分离的特异性极高,是病毒检测的重要标准,但硬件和技术水平要求较高,耗时且价格昂贵。

在临床检测中很少采用。

当无 HSV 分离或其他检测手段或者未能采集到合适的样本时,型特异性血清学检测具有辅助诊断价值。

PCR 法是最为敏感的直接检测方法,甚至能够检测 HSV 无症状感染者,且特异性非常高,快速简便,已成为许多实验室广泛选择的方法。但在没有活动性的排毒或标本中存在抑制剂时,PCR 结果可能出现假阴性。

三、病理检查指标与评估

病理诊断需参考患者病史(性接触史等)、临床表现和实验室检查(HSV 分离、HSV 抗原、抗体或核酸检测)结果。

1. 细胞学检查　无菌条件下抽取疱疹液或穿破疱疹后用无菌拭子取材,操作过程应注意避免细菌和真菌污染。标本经固定、染色后镜检,部分病例可见细胞增大或退变、合胞体形成,细胞质呈毛玻璃样,细胞核内出现包涵体。这些细胞改变有助于识别包括 HSV 在内的病毒感染,但敏感性和特异性较低。

2. 外生殖器疱疹病毒性炎　组织学表现为表皮内水疱形成,水疱下方的表皮显著气球样变性,水疱顶部及两侧表皮网状变性,真皮乳头层轻度水肿伴不同程度的炎细胞浸润,水疱破溃后可形成糜烂或溃疡。

3. 疱疹病毒性宫颈炎　组织学表现为宫颈鳞状上皮内含有浆液成分的水疱形成,病灶内可见多核巨细胞,被感染的上皮细胞因细胞核内病毒颗粒和染色质聚集在核膜下,核膜增厚,细胞核呈毛玻璃样外观,也可见致密的嗜伊红核内病毒包涵体,包涵体周围有透明空晕,间质内常见中性粒细胞浸润。

综上所述,女性生殖器疱疹是由 HSV 感染引起的生殖器黏膜及肛周皮肤的一种慢性复发性病变,主要通过性接触传播,绝大多数病例由 HSV-2 引起。可分为原发性感染和复发性感染,原发性感染发病前可有发热、全身不适、头痛、腹股沟淋巴结肿痛等症状;复发性感染较原发性感染症状轻,且病程短。主要临床症状是皮损伴有疼痛,病灶可结痂自愈,但易复发。妇科检查可见发病部位具有水疱、糜烂或溃疡。组织学表现为表皮或宫颈鳞状上皮内含有浆液成分的水疱形成,病灶内可见多核巨细胞、毛玻璃样核和核内病毒包涵体。PCR 法是最为敏感的直接检测方法,甚至能够检测 HSV 无症状感染者,且特异性强、快速简便,已成为较多实验室广泛选择的方法。

(张　静　段红蕾　朱旭慧)

第六节　获得性免疫缺陷综合征

获得性免疫缺陷综合征(acquired immunodeficiency syndrome,AIDS)又称艾滋病,是由人类免疫缺陷病毒(human immunodeficiency virus,HIV)感染引起。从感染 HIV 到发展为艾滋病的潜伏期长短不一,短至几个月,长达 17 年,平均 8 年。

一、获得性免疫缺陷综合征概述

(一) 临床表现

获得性免疫缺陷综合征根据临床表现分为三个阶段。急性期:临床症状轻微,主要表现为发热、咽痛等上呼吸道感染症状,检查可见颈、枕及腋部淋巴结肿大及肝脾大。无症状期:临床上一般无特殊表现,但部分患者可出现持续性淋巴结肿大。艾滋病期:主要表现为 HIV 相关症状、各种机会性感染及肿瘤。

(二) 诊断依据

1. 接触史。

2. 临床表现。

3. 实验室检查　HIV 抗体、病毒载量、CD4$^+$T 淋巴细胞、P24 抗原检测、HIV 基因型耐药检测等。

（三）妊娠期 HIV 感染对母儿的影响

1. 孕妇免疫功能下降，可从无症状阶段发展为 AIDS，也可加重 AIDS 及其相关综合征的病情。

2. HIV 可通过胎盘、产道、产后母乳喂养等途径传染给胎儿或新生儿。

二、临床检验指标与评估

（一）临床检验指标

1. 直接检测

（1）HIV 核心蛋白 p24 抗原测定：HIV 核心蛋白 p24 抗原常出现于 HIV 抗体产生之前，血清或血浆标本中的 p24 抗原可用抗原捕获的酶联免疫吸附实验（enzyme linked immunosorbent assay，ELISA）测定。HIV 感染两周后开始出现病毒血症时可检测到病毒抗原，阳性提示病毒复制活跃，HIV 感染的急性期和晚期 p24 抗原均为阳性；但在感染后的最初两周通常检测不到 p24 抗原。另外，由于干扰物质和免疫复合物的存在，p24 抗原检测可能产生假阳性结果，因此阳性标本需要经过中和实验确认。

（2）HIV RNA 和 DNA 检测：用核酸杂交法或 PCR 法检测 HIV 的 RNA，对诊断 HIV 感染有重要价值。DNA 检测是确定婴儿 HIV-1 感染的优选方法。

（3）HIV 病毒载量试验：用定量 PCR 技术可以定量检测标本中 HIV 的载量，对监测 HIV 感染者病情的进展和评价抗 HIV 药物治疗效果有意义。

2. 病毒培养　大多数 HIV 感染者的血液中可分离出病毒，作为诊断或预后的标志物，或用来评价抗病毒治疗的效果，但 HIV 培养程序复杂且耗时，主要应用于实验室研究而不是常规诊断。

3. 血清学试验　HIV 感染 6~8 周后，血清中可检测到 HIV 抗体。HIV 感染的诊断通常首先采用敏感的免疫试验初筛 HIV 抗体，再用补充试验进行确证。常用酶联免疫吸附试验（enzyme linked immunosorbent assay，ELISA）、斑点免疫渗滤法（胶体金试纸条法）作为筛查试验，免疫印迹法（western blot，WB）作为确诊试验。当筛查试验重复两次阳性时，需做确诊试验。

（1）初筛实验：常用的初筛试验包括 ELISA、EIA 和化学发光免疫分析（chemiluminescent immunoassay，CLIA）等。自动化的 EIAs 试验使得 HIV 检测更加简单快捷，从而被广泛接受。初筛试验敏感性很高，但特异性不强。

（2）快速初筛试验：采用免疫渗滤或者免疫层析方法，操作简便，为适用于护理地点和临床实验室的快速诊断试剂。但若经验不足，容易误判。此法主要适用于少量标本检测。

（3）HIV 补充实验：初筛试验阳性，必须进行一个或多个补充试验进行确证。补充试验特异性强，但敏感性欠佳。因此，HIV 诊断试验依靠一系列试验的联合应用来提高实验室诊断的准确性。最常用的确证试验是免疫印迹法（western blot，WB），其他的确证试验有间接免疫荧光试验（indirect immunofluorescent assay，IFA）和线性免疫实验（line immunoassay，LIA）等。

4. 其他实验室检查

（1）CD4 细胞计数：应用流式细胞术结合单克隆抗体的多色免疫分析技术，可以准确计数血液中的 CD4$^+$T 淋巴细胞。CD4$^+$T 淋巴细胞 <200 个 /μl 或百分比低于 14% 是诊断 AIDS 的一项重要指标。

（2）其他机会性感染病原体病原或抗体的检测：监测有无并发结核病、梅毒等。HIV 感染者 CD4$^+$T 淋巴细胞 <500 个 /μl 时，极易因免疫功能低下发生弓形虫、肺孢子虫、隐孢子虫等感染；CMV 感染在晚期 AIDS 患者，尤其是在 CD4$^+$T 淋巴细胞 <50 个 /μl 时常见。

（二）临床检验指标评估

HIV 抗体的血清学试验快速且经济，敏感性和特异性高。分为筛查试验和确诊试验，当普通人群的筛查试验阴性时，可排除 HIV 感染的可能性。对 HIV 易感的高危人群，需多次复查呈阴性并结合其他有关检查无阳性指征时，方可除外 HIV 感染。确诊试验在 HIV 感染早期、HIV-2 感染、某些自身免疫病、新近注射破伤风类毒素时,结果也可受到影响。因此,阳性结果也应结合临床及其他检查,如血液 CD4$^+$T 淋巴细胞计数等综合分析。

血清学试验主要的不足之处在于存在窗口期,即从发生感染到能检测到抗体表达的时间。在窗口期内,病毒活跃复制,存在高水平病毒血症。不同类型的抗体免疫学检测窗口期不同,但所有基于抗体检测的试验都会漏掉早期感染者。另外,HIV 感染母亲的抗体可在婴儿体内存在 18 个月,因此,血清学检测不适用于婴儿 HIV 感染的诊断。这些都推动了初始感染后能更早检出 HIV 病毒的技术的应用。美国食品药物管理局(Food and Drug Administration,FDA)已批准 HIV 抗原抗体结合免疫试验和 HIV-1 核酸检测方法用于 HIV 感染的早期诊断,这些方法在 HIV 诊断中的作用越来越重要。

核酸检测主要用于诊断急性感染和婴儿 HIV 感染的诊断,病毒载量检测广泛应用于监测抗病毒治疗效果。核酸检测费用高、技术要求复杂。

三、病理检查指标与评估

HIV 感染最常引发艾滋病相关淋巴结病、继发机会性感染以及恶性肿瘤。其中继发机会性感染以及恶性肿瘤可累及女性生殖系统。

1. 继发机会性感染　感染的病原体种类繁多,常为两种以上,包括疱疹病毒、念珠菌及巨细胞病毒感染等。女性患者外阴可出现 HIV 相关性斑块及溃疡,溃疡常为多发性,仅 40% 的外阴溃疡查明与疱疹病毒、巨细胞病毒、沙眼衣原体、阴道加德纳菌感染有关,其余约 60% 患者病因不明。阴道及胎盘缺乏对 HIV 感染的特异性大体和组织学改变。在 HIV 感染的患者中出现 HPV 阳性、进展到高级别上皮内病变、浸润性宫颈癌的几率显著增高,且浸润癌生物学行为更具有侵袭性,对常规治疗反应差。

2. 恶性肿瘤　约 30% 的 AIDS 患者发生 Kaposi 肉瘤,肿瘤源于血管内皮细胞,广泛累及皮肤和 / 或黏膜,也可累及内脏。大体呈暗蓝或紫棕色结节,镜下可见梭形肿瘤细胞构成毛细血管样裂隙,其间可见数量不等红细胞。少数患者可发生淋巴瘤,罕见发生于女性生殖道,有个案报道外阴 T 细胞淋巴瘤、卵巢非霍奇金淋巴瘤。此外,AIDS 患者也可发生恶性黑色素瘤,以中老年人多见,常发生早期转移。

综上所述,AIDS 是由 HIV 感染引起的免疫缺陷性疾病。目前主要用血清学检测进行 HIV 感染的诊断,分为筛查试验和确诊试验。CD4$^+$ T 淋巴细胞 <200 个 /μl 或比例低于 14% 是诊断 AIDS 的一项重要指标。HIV 感染最常引发艾滋病相关淋巴结病、继发机会性感染以及恶性肿瘤。

(朱旭慧　段红蕾　张　静)

小　结

本章性传播疾病介绍淋病、梅毒、尖锐湿疣、生殖道衣原体感染、生殖器疱疹、获得性免疫缺陷综合征的临床特征及相关的实验室检查,各类标本特别是病原学检查标本的正确采集、处理是获得准确检验检查结果的前提;临床实验室应做好各类检查指标的正确解读,以利于临床合理应用。

第五章

外阴非肿瘤性病变

外阴非肿瘤性病变是最常见的妇科疾病之一,病种多样,病因复杂。诊断主要依靠病史、临床表现,确诊需要病理组织学检查。

第一节　外阴慢性单纯性苔藓

一、慢性单纯性苔藓概述

慢性单纯性苔藓(lichen simplex chronicus,LS),以前称为增生性营养不良,目前国际外阴阴道疾病研究学会(International Society for the Study of Vulvovaginal Diseease,ISSVD)及皮肤病理学家均认为等同于鳞状上皮增生(squamous cell hyperplasia),外阴病变灰白或变红,可局限,也常累及大阴唇,通常呈对称分布,因皮内水肿及慢性摩擦可形成皮肤斑纹,因强烈瘙痒常致裂痕与抓伤。

临床表现:主要表现为外阴瘙痒,可累及大阴唇、阴唇间沟、阴蒂包皮及阴唇后联合等处。病灶可呈孤立性、局灶性分布,也可多发或对称性。早期皮肤暗红或粉红色,如发生棘层细胞增生和表层细胞的过度角化,可呈白色。后期随着真皮浅层的纤维化,皮肤增厚、色素沉着、皮肤纹理明显,而表现为苔藓样改变。

二、临床检验指标与评估

根据临床症状和体征可初步诊断,确诊依靠组织学检查。缺乏有诊断价值的临床检验方法。

三、病理检查指标与评估

(一) 组织学特征

具有诊断意义的组织病理学特征为棘层肥厚,浅表真皮内以淋巴细胞为主的炎细胞浸润,可伴浅表真皮纤维化。

典型的增生区域可出现角化不全,提示应仔细观察细胞是否具有异型,以除外分化型外阴上皮内瘤变(vulvar intraepithelial neoplasia,VIN)。如果没有异型性,则没有进展为癌的风险。

(二) 鉴别诊断

需要明确的一点是,慢性单纯性苔藓是排除性诊断,因为上述组织学特征是非特异性表现,也就是排除其他皮肤病后才能做出诊断,需要鉴别的包括:

1. 外阴慢性念珠菌病或真菌感染　可以采用银染或 PAS 染色寻找病原体,慢性单纯性苔藓是非感染性病变。

2. 退化或早期的 HPV 感染　可以使用 PCR 或原位杂交方法鉴别。

3. 扁平苔藓　发病年龄广泛,病变随早期、进展期及晚期均有不同,组织学特征是真皮内以淋巴细胞为主的带状慢性炎细胞浸润,表皮基底层液化坏死的角化细胞形成胶样小体(civatte 小体)。

综上所述,慢性单纯性苔藓以前称为增生性营养不良,等同于鳞状上皮增生,缺乏有诊断价值的临床检验方法。根据临床症状和体征可初步诊断,确诊依靠组织学检查,棘层肥厚,浅表真皮内以淋巴细胞为主的炎细胞浸润是具有诊断意义的组织病理学特征。

(段红蕾　顾晓琼　王文杰)

第二节　外阴硬化性苔藓

一、外阴硬化性苔藓概述

外阴硬化性苔藓(lichen sclerosus,LS),以前也称为萎缩性硬化性苔藓(lichen sclerosis atrophicus)。自 1892 年 Darier 第一次正式提出硬化性苔藓的组织学特征以来,各学科的学者进行了许多观察和讨论,因硬化性苔藓患者的上皮新陈代谢活跃,鳞状上皮基底层出现早期分化,所以弃用"上皮萎缩"一词。硬化性苔藓的真正病因仍然未知,其发病与焦虑、营养、自身免疫或遗传易感相关。

在成年女性表现为对称分布的白色菲薄上皮,可累及小阴唇、阴蒂、会阴体和前庭。晚期可出现上述解剖结构的粘连,出现阴道口狭窄。儿童患者可再现为排尿困难、排便疼痛,因导致肛裂、溃疡可误诊为儿童性侵犯。

临床表现:主要表现为病损区瘙痒、性交痛及外阴烧灼感,其程度较慢性单纯性苔藓患者轻,晚期可出现性交困难。幼女患者瘙痒症状多不明显,可能在排尿或排便后感外阴或肛周不适。体征病损区常位于大阴唇、小阴唇、阴蒂包皮、阴唇后联合和肛周,多呈对称性。一般不累及阴道黏膜(见图 5-1/ 文末彩图 5-1)。

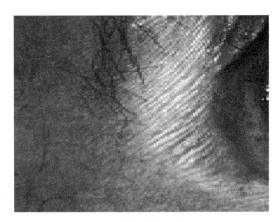

图 5-1　硬化性苔藓的临床表现

二、临床检验指标与评估

根据临床症状和体征可初步诊断,确诊依靠组织学检查。缺乏有诊断价值的检验方法。

三、病理检查指标与评估

(一)组织学特征

具有诊断意义的组织病理学特征为表皮下均质胶原带及下方的淋巴细胞浸润带。因表皮色素缺失及皮下水肿,外观表现为白色病变。随病变持续时间、有无抓伤、是否治疗,镜下表现差异很大。早期病变真皮浅层水肿,下方有炎细胞浸润,晚期真皮萎缩,形成下玻璃样变的硬化带,带下以淋巴单核细胞为主的慢性炎细胞浸润,真皮毛细血管透明样变、硬化。特殊染色显示弹性纤维缺失(见图 5-2/ 文末彩图 5-2)。

超微结构显示胶原代谢异常活跃,成纤维细胞中的弹性蛋白酶出现或胶原酶抑制剂浓度上升导致弹力组织消失。有多种证据提示,此病可能与自身免疫机制相关。最近发现硬化性苔藓的和增生的鳞状上

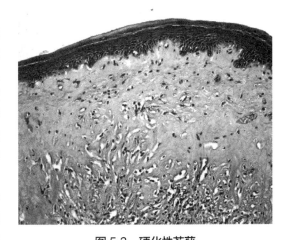

图 5-2　硬化性苔藓
表皮下可见均质胶原带,下方的淋巴细胞浸润(HE 染色)。

皮中维 A 酸受体 α 减少,分布也发生变化。

外阴硬化性苔藓患者应持续治疗及随访,因为某些持续的病变,有发展为分化型 VIN 或鳞状细胞癌的风险。硬化性苔藓与恶性病变的关系是学界讨论的焦点之一,有报告提示,有症状的硬化性苔藓患者,9% 发展为 VIN 病变,21% 发展为浸润性鳞状细胞癌。而外阴鳞状细胞癌的报告称,61% 可伴硬化性苔藓。有学者认为,外阴硬化性苔藓的癌变率约 1%~5%。

(二)鉴别诊断

1. 扁平苔藓　可发生于黏膜部分,如外阴阴道齿龈综合征,也常见胶样小体,参见第一节单纯性苔藓的鉴别诊断。

2. 硬斑病 / 硬皮病　炎细胞浸润带特征性地分布于深层真皮血管周围或皮肤附件周围,常伴浆细胞浸润,真皮与表皮交界处无液化改变,随病程发展导致真皮增厚,皮肤附件及脂肪消失,病变常累及躯干。硬化性苔藓与局限性硬皮病两者的关系仍有争论。

3. 分化型 VIN　分化程度相当高,不易识别,可借助免疫组织化学染色 p53、p16 及 Ki-67 帮助鉴别。

综上所述,硬化性苔藓和慢性单纯性苔藓可以共同存在于同一人身体的不同区域,两种病变都可以形成黏膜白斑。但其他各种良性皮肤病(例如银屑病和扁平苔藓)或外阴恶性病变中(例如原位鳞状细胞癌和浸润性鳞状细胞癌)也可以看到类似的斑点或斑块。因此,需要依靠病史、临床表现,及病理组织学检查进行鉴别诊断及确诊。

(王文杰　段红蕾　顾晓琼)

第六章

下生殖道上皮内病变

下生殖道上皮内病变主要是指在鳞状上皮内形成的具有相应临床和病理学表现的上皮内病损，多数发生在 HPV 感染后。病变范围可涉及外阴、阴道及宫颈，常三者或二者同时并存。

第一节 外阴鳞状上皮内病变

外阴鳞状上皮内病变（vulvar squamous intraepithelial lesion），也称外阴上皮内瘤变（vulvar intraepithelial neoplasia，VIN），指局限于外阴表皮内，未发生间质浸润的癌前病变，包括鳞状上皮内病变和分化型外阴上皮内肿瘤。鳞状上皮内病变常发生在年轻女性，与人乳头状瘤病毒（human papilloma virus，HPV）感染相关，最常见的是 HPV16 感染，通常与基底细胞样鳞状细胞癌和疣状鳞状细胞癌的发生有关；分化型外阴上皮内肿瘤常见于老年女性，与 HPV 感染无明确相关性，常与扁平苔藓和分化型的鳞状细胞癌相关。

一、外阴鳞状上皮内病变概述

（一）临床表现

多表现为外阴痛痒、皮肤破损及溃疡，无特异性临床表现，部分患者无症状。病变可发生于外阴任何部位，最常见外阴病变为丘疹、斑点、斑块或乳头状赘疣、黑色素沉着等，严重者可呈弥漫状覆盖整个外阴。

（二）诊断依据

主要依靠病理组织学检查。

二、临床检验指标与评估

根据临床症状和体征可初步诊断，确诊依靠组织学检查。缺乏有诊断价值的检验方法。

三、病理检查指标与评估

外阴因其解剖学位置特殊，细胞标本很少，多为活检及手术标本；细胞学的分级和报告体系与宫颈、阴道细胞学完全相同，请参阅相关章节，本节不再赘述。

（一）标本类型及送验要求

1. 标本类型　主要包括活检标本及手术切除标本。

2. 送验要求　活检标本及手术标本应及时、完整送验，送验患者的基本信息要完整、全面，尤其是 HPV 检测结果。常规送验标本在离体后应用 10% 中性缓冲甲醛溶液固定液进行固定，要求及时（<30min）、足量（固定液与标本体积比应 >5∶1）。冰冻标本必须及时送验，不可接触大量的生理盐水及固定液，亦不可覆盖纱布使标本干燥。冰冻标本的送验单必须标明送验目的。

（二）外阴鳞状上皮内病变活检及手术标本采集

1. 切除标本的大体检查　由病理医师在取材前进行测量及描述，重点描述大小、颜色、质地、是否光滑、有无糜烂、溃疡,有无外生性肿物。

2. 术中快速冰冻病理组织检查 术中快速冰冻病理组织检查在外阴鳞状上皮内病变的应用中有限,适应证包括了解病变有无浸润情况,决定手术方式,判断切缘是否干净。术中快速冰冻病理组织检查有一定的局限性,由于受时间、取材、组织处理、制片技术的影响,因此,临床医师送验目的越明确,标本标注得越清楚,获益越大。术中快速冰冻病理组织检查的准确率一般为 80% 左右。

(三)外阴鳞状上皮内病变组织病理学

1. 外阴鳞状上皮内病变分类 2014 年 WHO 女性生殖系统肿瘤分类(第四版)外阴鳞状上皮内病变包括鳞状上皮内病变和分化型外阴上皮内肿瘤。外阴鳞状上皮内病变同宫颈、阴道上皮内病变相似,又略有不同,其包括病变范围及类型更加广泛(表 6-1)。

表 6-1 外阴鳞状上皮内病变分类(2014 版)及同义词

分类	同义词
低级别上皮内病变(LSIL) 8077/0	轻度非典型增生,外阴上皮内病变 I(VIN I) 扁平湿疣,尖锐湿疣
高级别上皮内病变(HSIL) 8077/2	中度非典型增生,外阴上皮内病变 II(VIN II) 重度非典型增生,外阴上皮内病变 III(VIN III) 原位癌,鲍温病,鲍温样异型增生
分化型外阴上皮内病变 8071/2	外阴上皮内瘤变,分化型 单纯性原位癌

注:ICD-O 编码中"/0"表示生物学良性;"/2"表示原位癌(非浸润性)。

2. 常用外阴鳞状上皮内病变组织学诊断术语

(1)VIN I 级 即轻度非典型增生。与 HPV 感染相关,上皮下 1/3 层细胞核增大、轻 - 中度异型。可以出现核染色质变化及核分裂象,基底细胞失去栅栏状排列。

(2)VIN II 级 即中度非典型增生。上皮下 1/3~2/3 层细胞核增大、轻 - 中度异型。核深染,核分裂象较多。

(3)VIN III 级 包括重度非典型增生和原位癌。病变占据 2/3 层以上或全部上皮层,细胞核异常增大,核染色质深,核分裂象多,细胞拥挤,排列紊乱,无极性。

(4)LSIL 基底细胞增生和挖空细胞形成,上 2/3 层面为分化成熟细胞,细胞轻度异型,并主要位于下 1/3 层面,核分裂也出现在这一层面。

(5)HSIL 分化成熟细胞减少,仅见于 1/2~1/3 层面或完全缺如,细胞异型性明显,核分裂象增多,出现在中层或表层,异常核分裂象常见。

(6)分化型外阴上皮内瘤变 HPV 阴性的鳞状上皮内增生,伴有异常鳞状上皮分化和基底细胞非典型增生,常伴有 P53 基因突变。

(四)外阴鳞状上皮内病变常用免疫组化及分子标记物及意义

1. P16 基因 是一种重要的抑癌基因。是一种细胞周期蛋白依赖性激酶抑制剂,参与细胞周期的调控。HPV 感染后,E7 阻止了 Rb(Retinoblastoma gene,视网膜母细胞瘤基因,一种抑癌基因)的活性,阻止了细胞周期循环,导致 P16 的过表达。病变的鳞状上皮细胞核、细胞浆连续强阳性(深褐色)染色。局灶及斑片状的核阳性染色可能为非特异染色,可见于反应性增生及化生的鳞状上皮、低级别病变。

2. Ki-67 是一种增殖细胞相关的核抗原,其功能与有丝分裂密切相关,在细胞的增殖中不可缺少,Ki-67 免疫组化染色可将大部分 G0 期以外的细胞标记,被称为细胞增殖指数。阳性的细胞,细胞核染色。Ki-67 的阳性率越高,说明处于增殖周期的细胞比例越高。p16 与 Ki-67 联合检测在 SIL 的分类中具有重要意义。

3. *TP53* 基因　是一种抑癌基因,有野生型和突变型两种亚型。免疫组化所检测的主要为突变型 *P53*,主要用于各种恶性肿瘤的研究,可作为一种预后指标。阳性细胞细胞核着色,*P53* 阳性说明预后不良,同时可作为细胞凋亡中的一个调控因子。分化型外阴上皮内瘤变常伴有 *P53* 基因的突变。

4. HPV16　是指人乳头瘤病毒 16 型。目前已知 HPV 共有 120 多个型别。不同类型的 HPV 感染可导致不同临床病变。根据生物学特征和致癌潜能,HPV 被分为高危型和低危型。HPV16 属于高危型 HPV 病毒,高危型 HPV16 基因编码的原癌蛋白是导致外阴鳞状上皮内病变的重要因子。结合原位杂交技术应用组织或细胞在病理切片上和分子探针进行 HPV DNA 杂交是检测 HPV16 较理想的病理学检测方法。

综上所述,外阴鳞状上皮内病变与 HPV 染相关,一般无特异性临床表现,缺乏有诊断价值的检验方法,主要依靠组织病理诊断。

（段红蕾　顾晓琼　任　颖）

第二节　阴道鳞状上皮内病变

阴道鳞状上皮内病变(vaginal squamous intraepithelial lesion),也称阴道上皮内瘤变(vaginal intraepithelial neoplasia,VaIN),指 HPV 感染导致的鳞状上皮内病损。

一、阴道鳞状上皮内病变概述

(一) 临床表现
无典型症状,可伴有分泌物增多、分泌物恶臭、性交后出血。病灶位于阴道上段,单个或多个存在,呈红色或白色。

(二) 诊断依据
主要依靠病理组织学检查。

二、临床检验指标与评估

根据临床症状和体征可初步诊断,确诊依靠组织学检查。缺乏有诊断价值的检验方法。

三、病理检查指标与评估

(一) 标本类型及送检要求
标本类型主要包括:阴道涂片标本、阴道液基细胞学标本、活检标本及手术切除标本。

取样后要及时送验,收集样本后要尽量立即制片,完成涂片后要及时固定,如果不能做到标本的及时处理,要对样本进行恰当的预处理。样本在室温下保存 4h 或冰箱 4℃冷藏 8~24h,其细胞退变不明显。目前最常用的方法是湿固定法,最常用的固定液是 95% 乙醇。

活检标本及手术标本应及时、完整送验,送验患者的基本信息要完整、全面,尤其是 HPV 检测结果。常规送验标本在离体后应用 10% 中性缓冲甲醛溶液进行固定,要求及时(<30min)、足量(固定液与标本体积比应 >5 : 1)。

冰冻标本必须及时送验,不可接触大量的生理盐水及固定液,亦不可覆盖纱布使标本干燥。冰冻标本的送验单必须标明送验目的。

(二) 细胞学及手术标本采集
1. 有序检查　阴道上皮内病变的检查同宫颈癌筛查(见本章第三节),采用三阶梯管理:一般遵循先细胞学筛查,可结合 HPV 检测,发现异常转诊阴道镜检查,必要时进行组织病理检查。

2. 细胞学的采集　同宫颈癌筛查(见本章第三节)。

3. 阴道活检及手术切除标本的大体检查　由病理医师在取材前进行测量及描述,重点描述病变的数量、大小、颜色、质地、有无糜烂、溃疡,有无外生性肿物,切缘的干净与否直接影响患者的预后。

4. 术中快速冰冻病理组织检查　术中快速冰冻病理组织检查在阴道上皮内病变中的应用很有限,适应证包括:活检可疑浸润,了解病变的浸润情况,确定手术方式,判断切缘是否干净。术中快速冰冻病理组织检查有一定的局限性,由于受时间、取材、组织处理、制片技术的影响,临床医师送验目的越明确,标本标注的越清楚,获益越大。术中快速冰冻病理组织检查的准确率一般为80%左右。

（三）阴道鳞状上皮内病变病理学

1. 阴道涂片细胞病理学

(1)阴道涂片细胞病理学报告及细胞学诊断术语:与子宫颈细胞学检查的报告形式相同,主要有巴氏5级分类法和TBS(the bethesda system,TBS)分类系统。推荐使用TBS分类系统,该分类能较好的结合细胞学、组织学与临床处理方案(表6-2)。

表6-2　TBS报告系统诊断术语

TBS分级
未见上皮内病变及瘤变
意义未明的非典型鳞状细胞(包括ASC-US和ASC-H)
低度鳞状上皮内病变(LSIL)
高度鳞状上皮内病变(HSIL)
鳞状细胞癌

(2)常用阴道鳞状上皮内病变细胞学诊断术语

1)非典型鳞状上皮细胞(atypical squamous cells,ASC):指鳞状上皮细胞的异形改变可能为LSIL或是不能确定级别的SIL,但无论从质量还是数量均不足以做出明确诊断。ASC包括与致瘤型HPV感染无关的改变或瘤变,也包括可能潜在的阴道上皮内病变(VaIN)以及极少数的癌。TBS(2001版)的ASC包括无明确诊断意义的非典型鳞状上皮(atypicai squamous cells of undetermined significance,ASC-US)和不除外高度鳞状上皮内病变(high-grade squamous intraepithelial lesion,HSIL)的非典型鳞状上皮细胞(atypical squamous cells-cannot exclude,ASC-H)。

2)LSIL:由各种高危型或低危型HPV感染所致,包括HPV感染引起的细胞形态改变和轻度非典型增生细胞或VaIN Ⅰ级。

3)高度鳞状上皮内病变:通常为不成熟的鳞状上皮细胞病变,包括中、重度非典型增生细胞,原位癌(或)VaIN Ⅱ和VaIN Ⅲ级。

2. 阴道的组织病理学

(1)阴道上皮内病变命名变化:阴道上皮内病变可原发于阴道,或者为宫颈原发性病变蔓延至阴道。阴道上皮内病变的组织学表现和宫颈的上皮内病变相同。2003年WHO女性生殖器官肿瘤分类将鳞状上皮肿瘤癌前病变统一命名为阴道上皮内肿瘤(VaIN),并根据病变的程度分为3级:VaIN Ⅰ、Ⅱ、Ⅲ级。2014年WHO女性生殖系统肿瘤分类(第四版)将鳞状上皮前期病变统一命名为SIL分为2级:LSIL和HSIL(表6-3)。

表6-3　阴道上皮内病变的命名

第四版WHO分类(2014)	同义词	
LSIL 8077/0	轻度非典型增生	VaIN Ⅰ
HSIL 8077/2	中度非典型增生	VaIN Ⅱ
HSIL 8077/2	重度非典型增生和原位癌	VaIN Ⅲ

注:ICD-O编码中"/0"表示生物学良性;"/2"表示原位癌(非浸润性)。

（2）常用阴道上皮内病变组织学诊断术语

1）VaIN Ⅰ级：包括外生性湿疣和扁平湿疣。外生性湿疣的特点为疣状乳头状生长，棘层肥厚，表层可见挖空细胞非典型性。病变与HPV6和HPV11高度相关。扁平湿疣的浅表上皮内可见挖空细胞，但无外生生长。

2）VaIN Ⅱ级：浅表鳞状上皮细胞成熟，鳞状上皮具有中度异型性，特别是下2/3部分，有核分裂象。

3）VaIN Ⅲ级：几乎没有成熟细胞，上皮大部分或全层的上皮均有明显的核异型，核分裂象出现于上皮全层。

（3）SIL中常用免疫组化标记物及意义

p16，Ki-67参考第一节（四）。

（4）HPV相关的分子病理检测：HPV有多种基因型，其中约30种涉及生殖道感染。不同类型的HPV感染可导致不同临床病变。根据生物学特征和致癌潜能，HPV被分为高危型和低危型。高危型如HPV16、18、31、33、35、39、45、51、52、56、58、59、66、68等与癌及癌前病变相关，在本节中VaIN Ⅱ级、VaIN Ⅲ级及HSIL与HPV高危型密切相关。低危型如HPV6、11、42、43、44等主要与轻度鳞状上皮损伤相关，在本节中VaIN Ⅰ级及LSIL与HPV6/11密切相关。阴道上皮内病变的HPV检测与宫颈上皮内病变的HPV检测相似，涉及病理学的检测方法有两种：传统检测方法中的巴氏涂片细胞学检测和病理组织学检查（结合原位杂交技术应用组织或细胞在病理切片上和分子探针进行HPV DNA杂交），巴氏涂片细胞学检测HPV特异性和敏感性差，存在较高的假阴性率和假阳性率，且不利于对HPV进行分型，目前已很少应用。而利用病理组织学原位杂交方法检测HPV DNA既可观察组织学形态变化，也可对HPV进行分型检测，是目前常用的病理学检测方法。

综上所述，阴道鳞状上皮内病变，一般无典型症状，缺乏有诊断价值的检验方法，主要依靠通过阴道涂片细胞学检查、阴道的组织病理进行诊断。

（段红蕾 任 颖 顾晓琼）

第三节 宫颈上皮内病变

宫颈上皮内病变是与宫颈癌密切相关的一组子宫颈病变，包括鳞状上皮内病变（squamous intraepithelial lesion，SIL）和腺上皮内病变。常发生于25~35岁妇女。其发病的原因主要是HPV感染，通过筛查发现宫颈上皮内瘤变（cervical intraepithelial neoplasia，CIN），积极的处理癌前病变，是预防宫颈癌的主要措施。

一、宫颈上皮内病变概述

宫颈SIL也称为宫颈上皮内瘤变，分为低级别鳞状上皮内病变［LSIL（CIN1）］、高级别鳞状上皮内病变［HSIL（CIN2，CIN3）］；宫颈腺上皮内病变主要指的是原位腺癌（adenocarcinoma in situ，AIS）。大部分LSIL常自然消退，HSIL和AIS具有很高的恶性转化风险。

（一）临床表现

宫颈上皮内病变一般无特殊症状。阴道镜检查可表现为醋酸白试验阳性，碘试验阴性以及点状血管、镶嵌、异型血管等血管改变。

（二）诊断依据

主要依靠病理组织学检查。

二、临床检验指标与评估

（一）HPV检测

1. HPV生理特性　流行病学及实验室数据表明超过99%的宫颈癌是由HPV持续感染引起的。

HPV属于乳头多瘤空泡病毒科(papovaviridae)乳头瘤病毒属,目前已有120余种基因型被确定,其中约30种与生殖道感染相关,不同类型的HPV感染可导致不同临床病变。根据生物学特征和致癌潜能的差异,可将HPV分为高危型和低危型。高危型如HPV16、18、31、33、35、39、45、51、52、56、58、59、66、68等与癌及癌前病变相关,低危型如HPV6、11、42、43、44等主要与轻度鳞状上皮损伤和泌尿生殖系统疣、复发性呼吸道息肉相关。HPV具有高度的宿主特异性,适于在温暖、潮湿的环境中生长,主要感染人体特异部位皮肤和黏膜的复层鳞状上皮。性接触为其主要的传播途径,病程在3个月左右时HPV的传染性最强,其他如接触传播或母婴垂直传播等传染途径不能排除。

　　HPV感染率主要取决于人群的年龄和性行为习惯。性活跃女性的HPV感染率最高,其感染年龄的峰值在18~28岁。大部分女性的HPV感染期比较短,一般在2~3年,多数在8~10个月便可自行消失,只有大约10%~15%的35岁以上的女性呈持续感染状态,这种持续感染HPV的女性,具有更高的罹患子宫颈癌的风险。在女性的一生中,可反复感染不同型别的HPV,也可同时感染多种不同型别的HPV。HPV感染后通常没有明显的临床症状,因此很难估计影响HPV感染的危险因素,除性行为习惯外,其他可能危险因素包括口服避孕药、妊娠以及细胞介导的免疫功能损害等。

　　2. HPV感染与子宫颈癌及其癌前病变的发生　几乎所有流行病学资料结合实验室的数据,都强有力地支持高危型HPV持续感染,是子宫颈癌发生的必要条件:①99.7%的子宫颈癌中都能发现高危型HPV感染,高度病变(high grade squamous intraepithelial lision,HSL)中约97%为阳性,低度病变(low grade squamous intraepithelial lision,ISL)中的阳性率亦达61.4%;②实验动物和组织标本研究还表明HPV DNA检测的滴度与子宫颈癌病变程度成正相关;③HPV感染与子宫颈癌的发生有时序关系,从感染开始至发展为子宫颈癌的时间间隔10~15年,符合生物学致病机制。

　　在高危型HPV引起的相关病变中,HPV DNA在宫颈上皮细胞的细胞质中以游离形式存在。在一定环境下,HPV DNA发生线性化并整合于宿主细胞染色体中。高危型HPV E6、E7基因编码的原癌蛋白是导致子宫颈上皮癌变的重要因子。来自世界范围的大样本子宫颈癌组织标本的研究发现:在检出的所有型别中,HPV16占50%,HPV18占14%,HPV45占8%,HPV31占5%,其他型别HPV占23%。HPV16、18型感染很普遍,没有明显的地区差异。但其他HPV型别的感染存在地区差异,如HPV45型多见于非洲部,HPV39、59型只在美洲中、南部出现,而HPV52、58在中国及东亚女性中检出率较高。HPV的型别还与子宫颈癌的病理类型相关:子宫颈鳞癌中HPV16感染率约为56%,而子宫颈腺癌中HPV18感染率约为56%。

　　3. HPV检测　临床上用于检测HPV的方法包括细胞学方法、免疫组化、原位杂交、斑点杂交、核酸印迹和PCR等,其中HPV DNA检测方法敏感性高,特异性较低,与细胞学检查联合应用于宫颈病变的筛查与诊断,可弥补细胞学检查敏感性低的缺点。

　　(1)HPV抗体:在HPV感染早期,体内可产生抗HPV抗体,该抗体的持续存在及抗体滴度高低与HPV感染数量及机体免疫状态密切相关。检测抗HPV抗体有助于早期发现并预警相关癌症的发生。HPV血清转化发生于HPV感染后的数个月内,许多新近感染HPV患者因尚未发生血清转化而抗体检测呈阴性。大多数HPV DNA检测阴性的患者因为曾经有过HPV感染而血清学抗体检测阳性。故HPV血清学阳性既可代表现症HPV感染,也可表示既往HPV感染。

　　(2)HPV PCR法检测DNA:应用PCR技术检测核酸杂交阳性标本中的HPV DNA片段,灵敏度高。包括常规PCR、实时荧光定量PCR(FQ-PCR)、PCR-ELISA检测及PCR结合反向点杂交技术等。不仅可以对HPV阳性感染进行确诊,还可以进行HPV的分型。操作简单,标本来源不受限制。其缺陷在于灵敏度高,易因样品的交叉污染而导致假阳性结果。可提供HPV16型、18型和其他12型共14种高危HPV型别(HPV31、33、35、39、45、51、52、56、58、59、66和68)汇总的结果,该方法将HPV16型、18型这两种最高危型别单列,将有助于初筛过程中的分层分析和进一步筛查及处理。

（3）HPV 杂交捕获 DNA 检测:此类方法有较好的特异度和敏感度,可以进行 HPV DNA 分型,各种核酸杂交检测方法有一定的优缺点,简述如下:

1）核酸印迹原位杂交:适用于 HPV 分型和 HPV DNA 鉴定,虽然灵敏度高,但因操作复杂,需要新鲜组织标本,不便在临床大规模使用。

2）斑点印迹:其敏感度和特异度均低于核酸印迹原位杂交法,虽然经济实用,但实验过程存在有放射性污染,为环保所不能轻视的问题。

3）原位杂交:通过非放射性探针对石蜡组织进行检测,能作定位检测,假阳性率低,但灵敏度不高,大大降低了临床使用价值。

4）杂交捕获法（hybrid capture）:是目前临床使用的一种检测 HPV DNA 的非放射性技术。基本原理是应用高效的液相 RNA-DNA 杂交方法捕获样品中的 HPV DNA。采用碱性磷酸酶标记抗 RNA:DNA 抗体化学发光信号显示系统。目前美国 FDA 已批准 HPV DNA 检测方法有三种:Hybrid Capture 2（HC$_2$,USA,2003）、Cervista HPV HR（USA,2009）、Cobas HPV（USA,2011）。第二代杂交捕获法（HC$_2$）可同时检测 13 种高危型 HPV（16、18、31、33、35、39、45、51、52、56、58、59 和 68）,研究显示 HPV DNA 捕获法检测的灵敏度和特异度分别为 95% 和 85%,目前广泛地应用于子宫颈癌的筛查和复查。HC$_2$ 检测宫颈 CIN Ⅱ 以上病变的效能已被文献充分验证,通常其敏感性大于 95%,特异性小于 30%,其阴性预测值为 99% 以及阳性预测值为 15%~25%。

（二）HPV 检测的临床应用评估

高危型 HPV 感染的检测对于预防和早期发现子宫颈癌及其癌前病变有非常重要的意义。HPV 检测在子宫颈癌筛查中的临床价值主要有以下几个方面。

1. 与细胞学检查联合或单独使用进行子宫颈癌的初筛,有效减少细胞学检查的假阴性结果,适用于大面积普查,初筛并聚焦高风险人群。根据 WHO 的推荐,30~65 岁之间的女性均应进行高危型 HPV 筛查,HIV 感染、器官移植、长期应用皮质激素的高危人群起始年龄应相应提前。虽然 30 岁以下女性患子宫颈癌的危险性较低,但具有高危因素和己烯雌酚暴露史或细胞学结果 ≥ ASC-US 的年轻女性应进行 HPV DNA 检测,同时建议 HPV DNA 初筛检测应从 25~30 岁开始。细胞学和高危型 HPV DNA 检测均为阴性者可将筛查间隔延长到 3~5 年。细胞学阴性而高危型 HPV DNA 阳性者发病风险增高,可 1 年后复查细胞学和高危型 HPV DNA 检测,若 HPV16/18 DNA 检测阳性,即使细胞学阴性也应该进一步完成阴道镜检查,若为阴性,则 1 年后复查。近年来国内外学者发现检测宫颈脱落细胞中人端粒酶 RNA 基因、P16 等标志物有助于细胞学阴性而高危型 HPV 阳性者的分流。2012 年 3 月美国国立综合癌症网络（National Comprehensive Cancer Network,NCCN）公布了新版的《子宫颈癌筛查临床实践指南》,指南中指出高危型 HPV 检测已经作为子宫颈癌的初筛（如与细胞学检查联合成联合筛查）及异常细胞学结果处理的组成部分。宫颈细胞学筛查,尤其是传统的宫颈巴氏涂片检查,存在相当比例的假阴性结果。高危型 HPV 检测对宫颈上皮病变的阴性预测值高达 99.7%,可减低或消除由于细胞学筛查假阴性所造成的漏诊。研究显示将细胞学和 HPV 检测联合使用可达到极高的灵敏度和几乎 100% 的阴性预测值,细胞学和 HPV DNA 均阴性者,发病风险较低,可适当延长其筛查间隔时间,降低检测费用。在医疗不发达地区,女性至少应在性活跃及生育年龄期进行 1 或 2 次 HPV 检测,且检测结果阳性的女性进一步完成细胞学检查。而在医疗发达地区,HPV 检测联合细胞学检查的筛查策略则更为推荐。

2. 对未明确诊断意义的 ASC-US,应用 HPV 检测可进行有效的分流。仅高危型 HPV 检测阳性者需要进一步进行阴道镜及活检,对 HPV DNA 检测为阴性患者则进行严密随诊,从而减少阴道镜的使用频率,避免因过度诊断和治疗给患者及医生造成负担。

3. 可根据 HPV 感染基因型预测受检者患子宫颈癌的风险。HPV 感染型别与宫颈病变的级别存在一定关系,各型别对宫颈上皮的致病力亦不相同。如 HPV16 型或 HPV18 型阳性患者其 ASC-US 或 LSL 转变为 CIN Ⅲ 的概率远高于其他 HPV 型别阳性或未检测出 HPV 者,而细胞学阴性的高危型

HPV 阳性者,一般不作处理,但其发病风险较高,应定期严密随访。

4. 对宫颈高度病变手术治疗后的患者,HPV 检测可作为其疗效判断和随访监测的手段,预测其病变恶化或术后复发的风险。各级 CIN 保守治疗方法的总有效率为 90%~95%,治疗失败包括残存病灶、复发甚至进展至癌。研究表明,宫颈锥切术后应用 HPV DNA 检测可预测残余 CIN,并有很高的灵敏度和阴性预测值。手术后 6~12 个月检测 HPV 阴性,提示病灶切除干净。若术后 HPV 检测阳性,提示有残余病灶及有复发可能,需严密随访。

三、病理检查指标与评估

病理学检查是宫颈上皮内病变诊断的主要途径和治疗方案制定的依据。宫颈上皮内病变反映了宫颈癌发生发展中的连续过程,半个世纪的医学实践证明:通过宫颈细胞学筛查发现宫颈上皮内病变,及时治疗高级别病变,是预防子宫颈癌行之有效的措施。宫颈上皮内病变包括鳞状上皮内病变和腺上皮内病变,2014 版的 WHO 分类没有将腺体异型增生或是腺上皮低级别上皮内病变列入腺上皮肿瘤的前驱病变命名和分类中,因其诊断可重复性低,对其临床意义不太明确,没有临床处理规范。仅保留的原位腺癌或高级别腺上皮内病变,相对于 SIL,比较少见。

(一) 标本类型及送验要求

1. 标本类型 主要包括:宫颈涂片标本、液基细胞学标本、活检标本、锥切标本及手术切除标本。

2. 送验要求 取样后要及时送验,收集样本后要尽量立即制片,完成涂片后要及时固定,如果不能做到标本的及时处理,要对样本进行恰当的预处理。样本在室温下保存 4h 或冰箱 4℃冷藏 8~24h,其细胞退变不明显。目前最常用的方法是湿固定法,最常用的固定液是 95% 乙醇。

活检标本及手术标本应及时、完整送验,锥切标本要系线标识宫颈 12 点,送验患者的基本信息要完整、全面,尤其是 HPV 检测结果。常规送验标本在离体后应用 10% 中性缓冲甲醛溶液进行固定,要求及时(<30min)、足量(固定液与标本体积比 >5:1)。

冰冻标本必须及时送验,不可接触大量的生理盐水及固定液,亦不可覆盖纱布使标本干燥。冰冻标本的送验单必须标明送验目的。

(二) 细胞学及手术标本采集

1. 有序检查 一般遵循先细胞学筛查,若细胞学检查为 ASC-US 并 HPV DNA 检测阳性,或 LSIL 及以上者,应做阴道镜检查,必要时进行组织病理检查。

(1)细胞学的采集:细胞学样本的正确诊断,依赖于样本的收集、保存和制备等各个环节所采用的方法、试剂和操作,宫颈细胞学取样要充分、到位,注意取到颈体交界处,涂片要均匀一致,避免厚薄不一。

(2)宫颈锥切及手术切除标本的大体检查:由病理医师在取材前进行测量及描述,重点描述大小、颜色、质地、是否光滑、有无糜烂、溃疡,有无外生性肿物,锥切标本锥顶及锥底切缘涂墨处理,按照手术医师标记的十二点,进行十二点全部取材,切缘的干净与否直接影响患者的预后。

2. 术中快速冰冻病理组织检查 术中快速冰冻病理组织检查在宫颈病变的应用中非常有限,适应证包括:①活检可疑浸润,了解病变的浸润情况;②判断切缘是否干净。

术中快速冰冻病理组织检查有一定的局限性,由于受时间、取材、组织处理、制片技术的影响,因此,临床医师送验目的越明确,标本标注的越清楚,获益越大。术中快速冰冻病理组织检查的准确率一般为 80% 左右。

(三) 宫颈 SIL/CIN 病理学

1. 宫颈细胞病理学

(1)宫颈细胞病理学两种报告系统:子宫颈细胞学检查的报告形式主要有巴氏 5 级分类法和 TBS 分类系统。巴氏分类法简单,但其各级之间的区别无严格客观标准,也不能很好地反映组织学病变程度。推荐使用 TBS 分类系统,该分类分级详细、诊断标准明确、报告内容丰富。能较好的结合细胞学、组织学与临床处理方案(表 6-4)。

表 6-4　两种报告系统的比较

	巴氏分级		TBS 分级
Ⅰ级	未见异型性细胞或不正常细胞		未见上皮内病变及瘤变
Ⅱ级	细胞有异型性,但无恶性特征		意义未明的非典型鳞状细胞
Ⅲ级	怀疑恶性,但证据不足		低度鳞状上皮内病变(LSIL)
Ⅳ级	高度提示恶性		高度鳞状上皮内病变(HSIL)
Ⅴ级	肯定恶性		鳞状细胞癌

(2)常用宫颈上皮内病变细胞学诊断术语

1)非典型鳞状细胞(atypical squamous cells,ASC)指鳞状上皮细胞的异型改变可能为 LSIL 或是不能确定级别的 SIL,但无论从质量还是数量均不足以做出明确诊断。ASC 包括与致瘤型 HPV 感染无关的改变或瘤变,也包括可能潜在的宫颈上皮内病变(Cervical intraepithelial neoplasia,CIN),以及极少数的癌。TBS2001 中的 ASC 包括无明确诊断意义的 ASC-US 和 ASC-H。

2)LSIL 由各种高危型或低危型 HPV 感染所致,包括 HPV 感染引起的细胞形态改变和轻度非典型增生细胞或 CIN 1。

3)HSIL 通常为不成熟的鳞状上皮细胞病变,包括中、重度非典型增生细胞,原位癌(或)CIN 2 和 CIN 3,以及疑侵袭癌的高度鳞状细胞病变。

2. 宫颈的组织病理学

(1)宫颈上皮内病变命名变化:2003 年 WHO 女性生殖器官肿瘤分类将鳞状上皮前期病变统一命名为鳞状上皮内瘤变(CIN),并根据病变的程度分为 3 级:CIN 1、2、3 级。 该命名的优点:①将传统的非典型增生视为一种肿瘤性病变过程;②将重度非典型增生与原位癌为同一种病变:CIN 3 级。但是该命名也存在着缺点:①将轻度非典型增生(CIN 1)也视为肿瘤性病变可能导致过度治疗;②CIN 2 级病理诊断的一致性低。鉴于 2003 年命名的缺点并与细胞学命名相对应,2014 年 WHO 女性生殖系统肿瘤分类(第四版)将鳞状上皮前期病变统一命名为 SIL 分为 2 级:LSIL 和 HSIL(表 6-5)。

表 6-5　宫颈鳞状上皮内病变的命名

传统分类	第三版 WHO 分类	第四版 WHO 分类	ICD-O 码
轻度非典型增生	CIN 1	LSIL	8077/0
中度非典型增生	CIN 2	HSIL	8077/2
重度非典型增生	CIN 3	HSIL	8077/2
原位癌	CIN 3	HSIL	8077/2

注:ICD-O 编码中"/0"表示生物学良性;"/2"表示原位癌(非浸润性)。

(2)常用宫颈上皮内病变组织学诊断术语

1)CIN 1 级:即轻度非典型增生。上皮下 1/3 层细胞核增大、轻 - 中度异型。可以出现核染色质变化及核分裂象,基底细胞失去栅栏状排列。

2）CIN 2 级：即中度非典型增生。上皮下 1/3~2/3 层细胞核增大、轻 - 中度异型。核深染,核分裂象较多。

3）CIN 3 级：包括重度非典型增生和原位癌。病变占据 2/3 层以上或全部上皮层,细胞核异常增大,核染色质深,核分裂象多,细胞拥挤,排列紊乱,无极性。

（3）SIL/CIN 中常用免疫组化标记物及意义

P16 及 Ki-67 的意义见本章第一节（四）。

综上所述,宫颈上皮内病变是与 HPV 感染相关的一组子宫颈病变,与宫颈的浸润癌密切相关,分为低级别 CIN 和高级别的 CIN。大部分低级别 CIN 可自然消退,但高级别 CIN 具有癌变潜能,被视为癌前病变。因 CIN 临床无特殊症状,因此,加强预防宫颈癌科普宣传很重要,让广大的妇女群众了解患癌风险,积极的参与宫颈癌的筛查,早期的发现宫颈的 CIN 病变,积极的治疗和处理 CIN 病变,可以阻断病程,是预防宫颈癌行之有效的措施。

宫颈上皮内病变的诊断依靠病理诊断,遵循三阶梯筛查方案即细胞学单独或联合 HPV 检测 - 阴道镜活检 - 病理诊断,首先进行细胞学筛查或联合 HPV 检测,若细胞学检查为阳性,再进行阴道镜宫颈活检,治疗包括宫颈锥切及宫颈切除,由于受时间和诊断准确率的影响,术中快速冰冻组织病理检查在宫颈上皮内病变的诊断中有一定的局限性,大多数情况宫颈活检即可确诊,因此多数情况下不建议术中快速冰冻切片诊断。

四、案例 6-1

【病史摘要】

患者,女性,43 岁。

主诉：不规则阴道出血 1 月余

现病史：1 月余前无明显诱因出现阴道不规则出血,量较多,无腹痛,无恶心、呕吐,无心悸,轻微头晕,在当地给予药物治疗"慈航胶囊""炔诺酮片""妇科净"（具体不详）,疗效差,遂行宫颈 HPV 检查示：人乳头状瘤病毒 14 种高危型 DNA 阳性,薄层液基细胞学检测（Thinprep cytologic test, TCT）示：无明确诊断意义的非典型鳞状上皮细胞（atypical squamous cells-underdertermined significance, ASC-US）。为求进一步治疗,今来我院要求住院治疗,门诊以"宫颈病变"为诊断收住院。自患病以来,神志清,精神好,饮食睡眠可,大小便正常,体重无明显变化。

既往史及个人史：2002 年足月行"剖宫产术" 1 次,否认外伤、输血及药物过敏史。生于原籍,久居本地,无烟酒嗜好,无冶游史。

婚育史：25 岁结婚,G2P1,人工流产 1 次,育有 1 女体健。

月经史：初潮 16 岁,经期 6~7d,周期 30d。末次月经 2018 年 1 月 26 日,量中,无痛经史。

家族史：家族中无类似疾病发生,否认家族遗传病史。

体格检查：体温 36.4℃,脉搏 76 次 /min,血压 110/78mmHg,发育正常,营养良好,正常面容,表情自如,自主体位,查体合作。全身皮肤黏膜无黄染及出血点,浅表淋巴结无肿大。心肺听诊无异常。腹平软,无压痛及反跳痛,未触及包块,肝脾未触及,Murphy 氏征阴性。肾区无叩击痛,无移动性浊音。双下肢无水肿,病理征未引出。

专科情况：外阴已婚式,阴道畅,容 2 指,少量咖啡色分泌物;宫颈肥大,柱状上皮外移约 1/3,质中,无举痛;双附件区未扪及明显异常。

实验室检查：血常规：WBC 9.06×10^9/L,RBC 3.52×10^{12}/L,Hb 120g/L,PLT 195×10^9/L。

妇科 B 超：子宫 $104 \times 50 \times 59$mm,轮廓清晰,形态正常,肌壁回声均匀。内膜可见,厚 8.8mm,居中（节育环未见）。双侧卵巢右侧大小约 27×17mm,左侧大小约 30×20mm。盆腔未探及明显液性暗区。

【问题 1】根据以上病例资料及初步检查,该患者的可能诊断是什么？需要与哪些疾病进行鉴别诊断？

患者人乳头状瘤病毒 14 种高危型 DNA 阳性，TCT 示：ASC-US，给予药物治疗疗效差，应首先考虑宫颈上皮内病变或宫颈肿瘤，鉴别诊断包括宫颈炎症性病变和一些特殊感染。

【问题 2】为明确诊断，首先需要做哪些检查？

主要做阴道镜检查，必要时取病理多点活检，以明确诊断。

【问题 3】如果病理活检为上皮内病变，下一步怎么处理？

如果病变为低级别上皮内病变，可以进行药物治疗或者观察，如果为高级别上皮内病变，应做宫颈锥切。

【问题 4】宫颈高级别上皮内病变锥切后，应怎样解读病理报告？

宫颈锥切后的病理报告，首先关注有无更重的病变，如鳞状细胞癌，如果存在，根据宫颈癌的 NCCN 指南处理。其次关注宫颈锥顶切缘、锥底切缘及侧切缘是否存在病变，如果存在，需要进一步的扩大切除范围。

【问题 5】宫颈上皮内病变的诊断步骤是什么？

首先做宫颈 TCT 联合宫颈 HPV 检测，然后进行阴道镜检查并取活检，最后通过病理诊断确诊。

本病例阴道镜活检结果：宫颈 3 点低级别上皮内病变；宫颈 6 点、9 点、12 点高级别上皮内病变（图 6-1~6-3/ 文末彩图 6-1~6-3）。

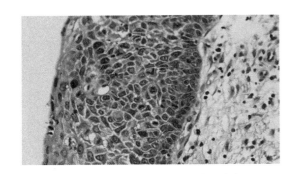

图 6-1 宫颈高级别鳞状上皮内病变（HSIL/CIN Ⅲ级）

鳞状上皮全层排列紊乱，可见核分裂象（HE 染色）。

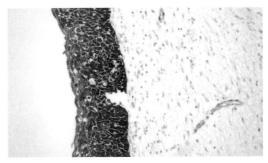

图 6-2 宫颈 HSIL/CIN3

鳞状上皮全层可见 p16 呈胞核及胞质强阳性表达（免疫组化染色）。

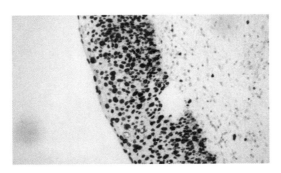

图 6-3 宫颈 HSIL/CIN3

鳞状上皮全层 Ki-67 弥漫性胞核强阳性（免疫组化染色）。

本病例宫颈锥切病理结果：宫颈 3 点、4 点、5 点、7 点、8 点呈高级别上皮内病变；1 点、2 点、6 点、9 点、12 点黏膜慢性炎；取材锥顶切缘、锥底切缘及侧切缘均未见上皮内病变。

（任　颖　段红蕾　顾晓琼）

小　结

外阴、阴道及宫颈上皮内病变多数发生在 HPV 感染后,三者或二者常同时并存。一般无特异性临床表现,缺乏有诊断价值的检验方法,主要依靠 HPV 检测、细胞学检查、组织病理诊断,活组织病理检查为确诊手段。

第七章

妇 科 肿 瘤

女性生殖系统肿瘤可发生在生殖道各个部位,以子宫和卵巢最常见。其性质分良性和恶性,卵巢肿瘤还有交界性。常见的良性肿瘤是子宫肌瘤和卵巢囊肿;恶性肿瘤是宫颈癌、子宫内膜癌和卵巢癌。肿瘤的诊断依据病理检查。恶性肿瘤的临床分期和病理分期对制定治疗方案、判断预后有重要的指导意义。

第一节 外阴肿瘤

外阴肿瘤少见,包括良性肿瘤与恶性肿瘤,主要以外阴肿块或外阴瘙痒就诊,其确诊依赖于组织病理学结果。

一、外阴肿瘤概述

(一)外阴肿瘤的组织学分类

1. 良性肿瘤

(1)乳头瘤:多见于围绝经期和绝经后妇女,位于大阴唇,2%~3%有恶变倾向。

(2)纤维瘤:多位于大阴唇,表现为有蒂实质肿块,表面溃疡和坏死。

(3)腺瘤:常见于青春期,呈多发小的淡黄色丘疹样隆起。

(4)脂肪瘤:来自大阴唇或阴阜脂肪组织,叶状分布,也可表现为带蒂的肿物。

(5)平滑肌瘤:多见于孕龄妇女,常位于大、小阴唇、阴蒂,质硬,表面光滑,突出于皮肤表面。

2. 外阴恶性肿瘤

(1)外阴鳞状细胞癌:占外阴恶性肿瘤的80%~90%,发病年龄有两个峰值:45~50岁,70~75岁。

(2)外阴恶性黑色素瘤:多见于65~75岁女性,常见于小阴唇,次为阴蒂周围,棕褐色或蓝黑色色素沉着,为痣样或结节状生长,可伴溃疡、出血。

(3)外阴基底细胞癌:罕见,平均发病年龄在70岁。常见于大阴唇,其次是小阴唇、阴唇系带,局部瘙痒,为湿疹或藓样病变,色素沉着。

(二)外阴肿瘤的临床表现

1. 外阴良性肿瘤

(1)症状:多因外阴肿物或不适就诊,可伴有外阴瘙痒或不适。

(2)妇科检查:大阴唇、小阴唇、阴阜等处可见指状突起、皮下硬结或有蒂的实质性包块。

2. 外阴恶性肿瘤

(1)症状:外阴瘙痒,局部肿块或溃疡,若合并感染或肿瘤晚期可出现疼痛、渗液和出血。

(2)妇科检查:多位于大、小阴唇、阴蒂、会阴、尿道口、肛门周围。早期多为局灶性丘疹、结节或小溃疡,晚期多为不规则肿块,伴破溃。若病变转移至腹股沟淋巴结,可扪及增大、质硬、固定的淋巴结。

(三)外阴恶性肿瘤发病高危因素

1. 病毒感染 40%~60%的外阴癌及90%的外阴癌前病变与人乳头状瘤病毒(human papill-

omavirus,HPV)16、33、3、6、18、31等感染较多见;此外单纯疱疹病毒Ⅱ型、巨细胞病毒感染等均与外阴癌的发生相关。

2. 慢性外阴非上皮内瘤变进展为外阴癌的可能性为5%~10%。

3. **性传播性疾病及性卫生不良** 尖锐湿疣、淋病、梅毒等。

(四) 外阴恶性肿瘤的转移途径

1. **直接浸润** 癌灶沿皮肤及黏膜浸润至尿道、阴道、肛门,甚至膀胱、直肠等。

2. **淋巴转移** 由腹股沟浅淋巴结,至深淋巴结,进入髂外、闭孔和髂内淋巴结,至腹主动脉旁淋巴结及左锁骨下淋巴结。肿瘤一般向同侧淋巴结转移,阴蒂处可向两侧转移并绕过腹股沟浅淋巴结直接至腹股沟深淋巴结,外阴后部及阴道下段可直接转移至盆腔淋巴结。

3. **血行播散** 晚期可血行转移至肺、骨等。

(五) 外阴肿瘤的诊断

1. **病史** 外阴鳞状细胞癌可有外阴慢性单纯性苔藓、外阴硬化性苔藓等病史。多因外阴瘙痒、局部肿块或溃疡就诊,可伴疼痛、出血。

2. **妇科检查** 早期见外阴结节或小溃疡,晚期伴破溃出血、感染。需注意与邻近器官关系及双侧腹股沟区是否有肿大的淋巴结。

3. **HPV及鳞状细胞癌抗原(squamous cell carcinoma antigen,SCC)的检测** 见第七章第一节临床检验内容。

4. **病理学检查** 见第七章第一节病理内容。

二、临床检验指标与评估

(一) 临床检验指标

1. **HPV核酸检测及基因分型** HPV属于乳头瘤病毒科,是一种小分子、无被膜包被的环状双链DNA病毒。HPV可通过性传播感染扩散。HPV核酸检测及基因分型基于分子生物学技术方法,如杂交捕获法、酶信号放大法、PCR-荧光探针法、转录介导的核酸扩增技术以及PCR-杂交法等,这些方法在性能上略有差异,应结合实际条件选择使用。

2. **鳞状细胞癌抗原(SCC)** 是肿瘤相关抗原TA-4的亚型,由鳞状上皮癌细胞分泌产生的一种糖蛋白,分子量为42 000D。正常人血清SCC<2μg/L(电化学发光法)。用多克隆抗体免疫法对献血员血液SCC浓度进行调查,男性SCC的第95百分位点为3.3μg/L,女性为5.0μg/L。多克隆抗体检测法的参考上限为2.0~3.0μg/L,单克隆抗体检测法的参考上限为1.4~1.9μg/L。血液标本在4~8℃可保存1周,否则就必须在-25℃以下冰冻保存。血标本溶血至血浆游离血红蛋白超过0.8g/L时,对免疫发光法检测结果会产生较大影响。

(二) 临床检验指标评估

1. **HPV核酸检测及基因分型** 在外阴癌中高危型HPV检出率约40%。HPV相关外阴癌中,HPV 16型为72.5%,其次为HPV 33型(6.5%)和HPV 18型(4.6%)。在年轻外阴癌患者中无论何种组织类型,HPV均为高表达。因此,在有外阴癌危险因素的女性中应作HPV核酸及基因分型筛查和检测。

2. **鳞状细胞癌抗原(SCC)** 在19%~42%的外阴癌妇女血清中SCC水平升高呈阳性。SCC不是鳞状细胞癌的特异性肿瘤标志物。由于缺乏临床敏感度和特异性,SCC不适合于疾病的筛选。在原发性和复发性鳞状细胞癌中,SCC可用于对病程和疗效进行监测。

三、病理检查指标与评估

病理学诊断是外阴肿瘤诊断的金标准。外阴除前庭被覆黏膜上皮(非角化鳞状上皮)外,其余结构几乎均被覆皮肤(角化鳞状上皮),其肿瘤以上皮起源多见,由于常在体表检查即可被发现,因此大多数外阴肿瘤标本的取材方法和病理诊断都类似于其他带有皮肤的标本,除注重肿瘤的组织学类型、组织学分级之外,还需注明正确的定位以及外科手术切缘情况,以明确肿瘤的性质和播散情况,确定肿瘤分期,帮助临床评估患者的预后、制订治疗方案。

（一）外阴肿瘤组织学分类

根据 2014 版 WHO 女性生殖器官肿瘤分类,外阴肿瘤可分为七种类型,其中以上皮性肿瘤最多见,此外也可发生神经外胚层肿瘤、间叶性肿瘤、黑色素细胞肿瘤、生殖细胞肿瘤、淋巴和髓系肿瘤以及继发性肿瘤（表 7-1,表 7-2）。

表 7-1 外阴上皮性肿瘤

分类		类型
鳞状上皮病变	癌前病变	鳞状上皮内病变:低级别鳞状上皮内病变 8077/0；高级别鳞状上皮内病变 8077/2；分化型外阴上皮内肿瘤 / 瘤变 8071/2
	良性	尖锐湿疣；前庭乳头状瘤 8052/0；脂溢性角化病；角化棘皮瘤
	恶性	1. 鳞状细胞癌 8070/3：角化型 8071/3；非角化型 8072/3；基底样 8083/3；湿疣样癌 8051/3；湿疣状癌 8051/3 2. 基底细胞癌 8090/3
腺上皮病变	恶性	1. Paget 病 8542/3 源自 Bartholin 腺和肛门与生殖器部位其他特定腺体的肿瘤 1）源自 Bartholin 腺的:腺癌 8140/3；鳞状细胞癌 8070/3；腺鳞癌 8560/3；腺样囊性癌 8200/3；移行细胞癌 8120/3 2）乳腺型腺癌 8500/3 3）Skene 腺起源的腺癌 8140/3 4）叶状肿瘤,恶性 9020/3； 2. 其他类型腺癌:汗腺型腺癌 8140/3；肠型腺癌 8140/3
	良性	乳头状汗腺瘤 8405/0；混合瘤 8940/0；纤维腺瘤 9010/0；腺瘤 8140/0；腺肌瘤 8932/0；Bartholin 腺囊肿；结节性 Bartholin 腺增生；其他前庭腺体囊肿；其他囊肿
神经内分泌肿瘤	恶性	小细胞神经内分泌癌 8041/3；大细胞神经内分泌癌 8013/3；Merkel 细胞肿瘤 8247/3

表 7-2 外阴其他类型肿瘤

分类		类型
神经外胚层肿瘤	恶性	Ewing 肉瘤 9364/3
间叶性肿瘤	良性	脂肪瘤 8850/0；纤维上皮性间质息肉；浅表血管黏液瘤 8841/0；浅表肌成纤维细胞瘤 8825/0；富于细胞性血管纤维瘤 9160/0；血管肌成纤维细胞瘤 8826/0；侵袭性血管黏液瘤 8841/0；平滑肌瘤 8890/0；颗粒细胞瘤 9580/0；其他
	恶性	1. 横纹肌肉瘤:胚胎性 8910/3,腺泡状 8920/3 2. 平滑肌肉瘤 8890/3 3. 上皮样肉瘤 8804/3 4. 腺泡状软组织肉瘤 9581/3 5. 其他:脂肪肉瘤 8850/3；恶性外周神经鞘瘤 9540/3；Kaposi 肉瘤 9140/3；纤维肉瘤 8810/3；隆突性皮肤纤维肉瘤 8832/1
黑色素细胞肿瘤	良性	黑色素细胞痣:先天性黑色素细胞痣 8761/0；获得性黑色素细胞痣 8720/0；蓝痣 8780/0；生殖道型非典型黑色素细胞痣 8720/0；异型增生黑色素细胞痣 8727/0
	恶性	恶性黑色素瘤 8720/3
生殖细胞肿瘤	恶性	卵黄囊瘤 9071/3
淋巴和髓系肿瘤	淋巴瘤；髓系肿瘤	
继发性肿瘤		

（二）外阴肿瘤细胞学检查及诊断

外阴的表面刮片和棉签擦拭涂片诊断价值有限，除尖锐湿疣外，其他良性肿瘤通常位于皮下，无法通过细胞涂片进行诊断，须进行活检。如为恶性肿瘤出现溃疡及坏死，刮片检查有助于诊断。

（三）外阴肿瘤活检标本病理检查及诊断

外阴活检的主要目的是确定病变性质、组织学类型和组织学分级，以帮助临床确定进一步的治疗方案。

1. 大体检查　描述和记录送检组织的块数、颜色、质地和大小，全部取材。取材及包埋时应注意标本正确定位，以便获得与上皮表面垂直的切面，如果标本超过 5mm，可用红汞等颜料标记组织边缘，垂直于表面一分为二。在应用多点活检来反映病变范围时，应再注明每个送检样本的取材部位。

2. 病理诊断报告　大体检查结果：标本类型、送检标本取材部位、固定情况、块数、颜色和大小。病理诊断结果：标本类型、病变部位、组织学分类、组织学分级；其他组织学改变，如低级别鳞状上皮内病变（VIN1 级）、高级别鳞状上皮内病变（VIN2/3 级）、炎症、挖空细胞等；免疫组织化学及其他辅助检查结果；根据需要进行备注。

（四）外阴肿瘤手术标本病理检查及诊断

外阴手术包括局灶外阴切除术、外阴切除术以及根治性外阴切除术，其中局灶外阴切除术指，切除包括肿瘤在内的外阴皮肤和 / 或黏膜，以及其下的纤维脂肪组织；根治性外阴切除术包括外阴切除术、腹股沟和 / 或盆腔淋巴结清扫。病理诊断的主要目的是全面了解肿瘤的性质和播散情况、外科手术切缘情况等，以明确肿瘤分期，帮助临床评估患者的预后、制订治疗方案。外阴癌 FIGO 分期见表 7-3。

表 7-3　外阴癌 FIGO 分期（2009 年）

期别		病变情况
Ⅰ 期		病变局限于外阴
	Ⅰ A 期	病灶大小 ≤ 2cm，局限于外阴或会阴，且间质浸润 ≤ 1.0mm*，无淋巴结转移
	Ⅰ B 期	病灶大小 >2cm，或间质浸润 >1.0mm*，局限于外阴或会阴，无淋巴结转移
Ⅱ 期		无论病灶大小，侵犯邻近会阴结构（尿道下段 1/3、阴道下段 1/3、肛管），无淋巴结转移
Ⅲ 期		无论病灶大小，伴 / 不伴侵犯邻近会阴结构（尿道下段 1/3、阴道下段 1/3、肛管），有腹股沟淋巴结转移
	Ⅲ A 期	(1) 1 枚淋巴结转移（≥ 5mm）或 (2) 1~2 枚淋巴结转移（<5mm）
	Ⅲ B 期	(1) ≥ 2 枚淋巴结转移（≥ 5mm）或 (2) ≥ 2 枚淋巴结转移（<5mm）
	Ⅲ C 期	淋巴结转移伴被膜外侵犯
Ⅳ 期		肿瘤侵犯其他区域（尿道上段 2/3、阴道上段 2/3）或远处结构
	Ⅳ A 期	肿瘤侵犯以下任一结构：(1) 尿道上段和 / 或阴道上段黏膜、膀胱黏膜、直肠黏膜或固定于骨盆，或 (2) 腹股沟淋巴结转移灶固定或溃疡
	Ⅳ B 期	任何远处转移，包括盆腔淋巴结

注：* 浸润深度：从邻近最表浅真皮乳头的上皮 - 间质连接处至肿瘤浸润最深点的距离。

1. 局灶外阴切除标本

（1）大体检查：局灶外阴切除标本通常缺乏可识别的解剖学标志，需要借助临床医生提供的手术缝线或示意图进行定位。应描述和记录标本类型、送检标本取材部位、固定情况、送检组织情况（块数、颜色、质地和大小），对肉眼可见的明确病灶进行描述并测量面积（长度 × 宽度）以及与最近切缘的距离。用墨汁标记所有切缘(包括皮肤和基底部)。送检标本应全部包埋,以便确定是否有浸润性病变以及手术范围是否充分。

(2)病理诊断报告

1)大体检查结果:标本类型、送检标本取材部位、固定情况、块数、颜色和大小以及肉眼可识别病变的情况。

2)病理诊断结果:标本类型、病变部位、组织学分类、组织学分级;肿瘤浸润深度及水平范围,如无法评估需注明原因;上皮及基底切缘情况,可分为:无法评估(需注明原因),有/无肿瘤组织累及,有/无鳞状上皮内病变(并注明级别),有/无原位腺癌等;肿瘤与其最近切缘的距离;其他组织学改变:如低级别鳞状上皮内病变(VIN1 级)、高级别鳞状上皮内病变(VIN2/3 级)、炎症、挖空细胞等;免疫组织化学及其他辅助检查结果;根据需要进行备注。

2. 外阴切除术标本　根据切除的深度,外阴切除术分为表浅和深部外阴切除术。表浅外阴切除术是指切除表皮及其下部分真皮和皮下组织,而深部外阴切除术则是指切除外阴甚至泌尿生殖膈和/或耻骨骨膜的浅腱膜层。

(1)大体检查:按照人体解剖位置对标本进行摆位及定位,记录并测量标本的宽度、从上到下的长度以及从上皮表面到深层软组织切缘的深度。将所有暴露的上皮和软组织的切缘用墨汁标记,检查上皮表面是否有溃疡、外生性或是扁平状病变。垂直于上皮表面切开全层病变并进行检查,记录病变的位置、大小、与最近的皮肤和阴道切缘的距离。对浸润性肿瘤需测量肿瘤厚度、肿瘤最深处与最近的深部切缘间的距离。除肿瘤以外,还应当取材肿瘤邻近组织。如果外阴切除术含有腹股沟区域组织,应将脂肪组织间隔 0.3~0.4cm 均匀、水平切开,在脂肪组织内仔细寻找淋巴结,并对取材的淋巴结部位进行注明。

(2)病理诊断报告

1)大体检查结果:注明标本类型,描述送检标本固定情况、颜色和大小;对肉眼可见病灶的数目、部位、外观、面积(长度 × 宽度)、距最近切缘的距离进行描述。对其他送检器官或组织的描述(根据送检组织的具体情况)。

2)病理诊断结果:注明标本类型、病变部位、组织学分类、组织学分级、肿瘤的最大厚度(标本如果有角化需自颗粒层测量,无角化则自上皮表面测量)、肿瘤浸润的最大深度(癌组织——自邻近最表浅真皮乳头的上皮-间质连接处至肿瘤浸润最深点的距离;恶性黑色素瘤——自颗粒层的深层边界至肿瘤浸润最深点的距离);切缘情况(是否累及阴道、表皮或基底切缘)、肿瘤与其最近切缘的距离;是否扩散至周围组织(尿道下段 1/3 或上段 2/3、阴道下段 1/3 或上段 2/3、肛门、膀胱、直肠);有/无淋巴结转移(需记录送检淋巴结的部位及总数、受累淋巴结的部位和数目、注明是否存在被膜外侵犯);有/无脉管和神经浸润;邻近组织改变:如低级别鳞状上皮内病变(VIN1 级)、高级别鳞状上皮内病变(VIN2/3 级)、炎症、挖空细胞、硬化性苔藓、尖锐湿疣等;免疫组织化学及其他辅助检查结果;根据需要进行备注。

3. 其他病理学诊断指标评估

(1)外阴肿瘤术中冰冻切片病理检查:由于外阴肿物易于取样,临床很少进行术中冰冻诊断,冰冻送检多是为了解肿瘤累及范围、切缘及淋巴结状态,以协助手术医生确定手术方式和切除范围。

(2)外阴肿瘤免疫组织化学检测:外阴肿瘤组织学类型多样,对一些病例的病理诊断需借助免疫组化染色。对免疫组化标记物的选择,应根据肿瘤的具体组织学形态所做的初步诊断及鉴别诊断进行。例如:对鳞状上皮内病变分级的判定需利用 Ki-67 和 p16 染色;对恶性黑色素瘤的识别可利用 HMB45、SOX-10、S-100、Melan A;对鳞状细胞癌的确定常利用 p63、p40 等。

综上所述,外阴癌发病少见,病因未完全明确,可能与 HPV 感染密切相关,其次与性传播疾病(STD)有关,包括单纯疱疹病毒Ⅱ型感染、淋病、尖锐湿疣和梅毒等,外阴长期的慢性炎性损伤也可能是致病的原因之一,如外阴湿疣和营养不良。外阴的良性肿瘤首选手术切除病灶;恶性肿瘤则根据肿瘤分期,采用手术、放疗、化疗或综合治疗。

(柳华 张静 童华诚)

第二节 阴道肿瘤

阴道肿瘤(vaginal tumor)较为少见,良性肿瘤如果体积较小,患者多无临床症状,恶性肿瘤患者可出现阴道流血和/或分泌物异常。

一、阴道肿瘤概述

(一)组织学分类

1. 良性肿瘤　包括平滑肌瘤、纤维瘤、乳头状瘤、神经纤维瘤、血管瘤、阴道腺病等,其中以平滑肌瘤相对多见。

2. 恶性肿瘤　少见。大多数阴道癌发生于绝经后妇女或者老年女性,85%~95%为鳞状细胞癌,10%为腺癌,阴道恶性黑色素瘤及肉瘤少见。

(二)临床表现

1. 良性肿瘤

(1)临床症状:肿瘤体积较小时多无明显症状,随着肿瘤增大,患者出现分泌物增多,阴道异物感,同房困难,可因肿瘤压迫膀胱或直肠,出现尿频、大小便困难。当肿瘤坏死时可出现阴道出血。

(2)妇科检查:自阴道壁向阴道内凸出的边界清楚的肿块。

2. 恶性肿瘤

(1)临床症状:早期无明显症状或表现为分泌物增多或接触性出血。晚期肿瘤浸润至膀胱直肠时,可出现尿频、排便困难等。

(2)妇科检查:早期阴道黏膜糜烂充血,肿物呈息肉状或菜花状或发生溃疡;晚期可累及阴道旁或形成瘘道,出现腹股沟、锁骨上淋巴结肿大。

(三)恶性肿瘤发病高危因素

主要包括 HPV 感染、长期刺激和损伤、使用免疫抑制剂、吸烟、宫颈放射治疗等。鳞状细胞癌、黑色素瘤多见于老年女性;透明细胞癌多见于青春期患者;内胚窦瘤、胚胎横纹肌肉瘤(葡萄状肉瘤)多见于婴幼儿。

(四)诊断与鉴别诊断

1. 诊断依据　明确诊断需结合患者的临床病史、体征及阴道壁肿块的病理学检查结果。

2. 鉴别诊断

(1)良性肿瘤的鉴别诊断:根据组织病理学检查可予以排除恶性肿瘤。此外,还需要与膀胱或直肠膨出进行鉴别,此类病变多发生于老年女性,患者常出现尿潴留或便秘等症状并同时伴有子宫脱垂,妇科检查可见阴道内具有无明显界限的包块。

(2)恶性肿瘤的鉴别诊断:需要与源自宫颈、外阴、宫腔等直接蔓延或转移性肿瘤鉴别。

(五)恶性肿瘤的转移途径

1. 主要途径　直接蔓延和淋巴转移,阴道上段回流至盆腔淋巴结,下段至腹股沟淋巴结,中段双向回流。

2. 少见途径　晚期血行播散至骨、肺脏等。

二、临床检验指标与评估

(一)临床检验指标

1. HPV 核酸检测及基因分型　参见本章第一节"临床检验指标与评估"内容。

2. 梅毒抗体检测　梅毒螺旋体（treponema pallidum，TP）感染后机体产生特异性抗体和非特异性抗体两类，特异性抗体有 IgM 和 IgG 两种。IgM 持续时间短，IgG 可终生存在。非特异性抗体主要是抗心磷脂抗体（反应素），在多种自身免疫性疾病中均可出现抗心磷脂抗体，因此，检测结果易出现假阳性反应，需要与特异性抗体结果联合分析。非特异性检验项目是检测反应素，如快速血浆反应素试验（rapid plasma regain，RPR）、甲苯胺红不加热血清试验（toluidine red unheated serum test，TRUST）、不加热血清反应素试验（unheated serum reaction，USR）等。特异性检验项目是检测 TP 抗体，检测方法有酶联免疫吸附试验、化学发光免疫法、明胶颗粒凝集试验、荧光密螺旋体抗体吸附实验、免疫印迹试验、免疫渗滤 / 层析试验等，其中免疫印迹试验是 TP 特异性抗体检测的确认试验。

3. 鳞状细胞癌抗原（squamous cell carcinoma antigen，SCC）　参见本章第一节"临床检验指标与评估"内容。

（二）临床检验指标评估

1. HPV 核酸检测及基因分型　最常见的致癌病毒是高危型病毒 HPV16、18 和 31，在 80% 的阴道鳞状上皮原位癌和 60% 的阴道鳞状细胞癌中可以检测到 HPV DNA。此外阴道上皮内瘤变（vaginal intraepithelial neoplasia，VaIN）也有较高的 HPV 检测阳性率，高危型 HPV 感染约占 90%。HPV 16 是引发阴道癌的主要亚型，占 31.4%，其次为 HPV 58（14.6%）、HPV 33（10.6%）。由于 HPV 感染与 VaIN 及阴道鳞状细胞癌的发生发展有关，因此利用 HPV 核酸检测技术有助于筛查阴道病变。但对于年龄小于 30 岁的女性，虽然 HPV 感染率很高，但其自主清除率也很高，因此对于细胞学检查正常的受试者，不建议再采用 HPV 检测做联合筛查。

2. SCC　在治疗和监测中的作用参见本章第一节。

3. 梅毒抗体检测　非特异性抗体适用于有梅毒临床症状早期患者的筛查、疗效观察、预后判断等，但阴性反应不能排除 TP 感染，阳性反应需进一步检测特异性抗体。由于特异性抗体不能区分现症感染与既往感染，需结合二者检查结果综合分析：若非特异性抗体和特异性抗体同时呈阳性反应，诊断 TP 现症感染；若单独特异性抗体阳性反应，考虑既往感染；若单独非特异性抗体呈阳性反应，考虑假阳性。此外，还应结合临床作具体分析。梅毒血清抗体检测在阴道肿瘤诊断与鉴别诊断中可用作辅助参考。

三、病理检查指标与评估

病理学检查是阴道肿瘤诊断的可靠标准，除需要界定肿瘤的组织学类型、组织学分级之外，还应根据送检组织的具体情况注明病变部位和 / 或外科手术切缘情况，以明确肿瘤的性质和播散情况，确定恶性肿瘤的分期，帮助临床评估患者的预后、制订治疗方案。

（一）组织学分类

除了分泌黏液的巴氏腺（Bartholin 腺，又称前庭大腺）外，阴道均被覆鳞状上皮，根据 2014 版 WHO 女性生殖器官肿瘤分类，阴道肿瘤可分为七种类型，其中以上皮性肿瘤（表 7-4）最多见，此外也可发生间叶性肿瘤、混合性上皮 - 间叶肿瘤、黑色素细胞肿瘤、生殖细胞肿瘤、淋巴和髓系肿瘤以及继发性肿瘤（表 7-5）。

表 7-4　阴道上皮性肿瘤

分类		类型
鳞状上皮病变	癌前病变	鳞状上皮内病变：低级别鳞状上皮内病变 8077/0，高级别鳞状上皮内病变 8077/2
	良性	尖锐湿疣；鳞状上皮乳头状瘤 8052/0；纤维上皮性息肉；管状鳞状上皮性息肉 8560/0；移行细胞化生
	恶性	鳞状细胞癌，非特殊型（NOS）8070/3，角化型 8071/3，非角化型 8072/3，乳头状 8052/3，基底样 8083/3，疣性癌 8051/3，疣状癌 8051/3

续表

分类		类型
腺上皮病变	恶性	子宫内膜样腺癌 8380/3；透明细胞癌 8310/3；黏液性癌 8480/3；中肾管癌 9110/3
	良性	管状绒毛状腺瘤 8263/0；绒毛状腺瘤 8261/0；苗勒上皮乳头状瘤；腺病；子宫内膜异位症；囊肿
其他上皮性肿瘤	良性	混合瘤 8940/0
	恶性	腺鳞癌 8560/3；腺样基底细胞癌 8098/3
神经内分泌肿瘤	恶性	小细胞神经内分泌癌 8041/3；大细胞神经内分泌癌 8013/3

表 7-5　阴道其他类型肿瘤

分类		类型
混合性上皮 - 间叶肿瘤	恶性	腺肉瘤 8933/3；癌肉瘤 8980/3
间叶性肿瘤和瘤样病变	良性和瘤样病变	平滑肌瘤 8890/0；横纹肌瘤 8905/0；血管肌成纤维细胞瘤 8826/0；侵袭性血管黏液瘤 8841/0；肌成纤维细胞瘤 8825/0；手术后梭形细胞结节
	恶性	平滑肌肉瘤 8890/3；横纹肌肉瘤，非特殊型（NOS）8900/3；胚胎性横纹肌肉瘤 8910/3；未分化肉瘤 8805/3
黑色素细胞肿瘤	良性	黑色素痣 8720/0；蓝痣 8780/0
	恶性	恶性黑色素瘤 8720/3
其他杂类肿瘤	生殖细胞	成熟性畸胎瘤 9084/0；卵黄囊瘤 9071/3
	其他	Ewing 肉瘤 9364/3；副神经节瘤 8693/3
淋巴和髓系肿瘤	淋巴瘤；髓系肿瘤	
继发性肿瘤		

（二）细胞学检查及诊断

阴道细胞学检查已在临床上广泛开展（详见表 7-6）。阴道的肿瘤性病变与子宫颈病变有相同的细胞学、组织学和生物学特点。需要注意的是，一些良性病变或外界原因，如阴道上皮的修复、急性或慢性阴道炎、妊娠、放置宫内节育器、接受高剂量孕激素类药物等，均可导致细胞出现异常改变；而己烯雌酚接触史与阴道腺病和阴道及宫颈透明细胞癌相关。因此加强临床与病理联系是极为必要的。宫颈良性肿瘤和肿瘤性病变尽管较常见，但在细胞学上缺乏典型的形态学特点，除针吸活检外，不建议做细胞学诊断。

表 7-6　子宫颈细胞学 Bethesda 报告系统（2014 年）

内容
标本种类
Ⅰ　　液基薄片
Ⅱ　　传统涂片（巴氏图片）
Ⅲ　　其他

内容

标本质量评估

Ⅰ　评估满意(注明是否存在无子宫颈管/移行区成分和其他任何质量指标,例如图片被血或炎症等部分遮盖等)

Ⅱ　评估不满意(注明原因)

　A. 标本被拒收/没有制作图片(注明原因)

　B. 标本经过制片和阅片程序,但对评估上皮是否异常不满意(注明原因)

总体分类(可自行选择是否列入报告)

Ⅰ　无上皮内病变或恶性病变

Ⅱ　其他类别:见判读/结果(例如子宫内膜细胞存在(45 岁妇女的样本中)

Ⅲ　上皮细胞异常:见判读/结果(酌情指明是"鳞状上皮细胞"或"腺上皮细胞")

判读/结果

Ⅰ　无上皮内病变或恶性病变(当无证据显示存在肿瘤细胞时,在上述的总体分类中和/或判读/结果中,应对此进行报告,无论是否存在生物性病原体或者有其他非肿瘤性发现)

Ⅱ　非肿瘤性发现(可自行选择是否列入报告,以下所列并不包括所有的发现)

　A. 非肿瘤性细胞变化

　　1. 鳞状上皮化生
　　2. 角化性变化
　　3. 输卵管上皮化生
　　4. 萎缩
　　5. 与妊娠相关的变化

　B. 反应性的细胞改变,与下列相关
　　1. 炎症(包括典型修复)
　　2. 淋巴细胞(滤泡)性宫颈炎
　　3. 放射线照射
　　4. 宫内节育器(IUD)

　C. 腺细胞存在于子宫切除后样本

　D. 生物性病原体

　　1. 阴道滴虫
　　2. 形态与白色念珠菌符合的真菌
　　3. 菌群失调,提示
　　4. 形态与放线菌符合的细菌
　　5. 细胞学改变符合单纯疱疹病毒感染
　　6. 细胞学改变符合巨细胞病毒感染

　E. 其他
　子宫内膜细胞(存在于(45 岁的女性的样本)
　(如果判读为"无鳞状上皮内病变",需指明)

Ⅲ　上皮细胞异常

　A. 鳞状细胞

　　1. 非典型鳞状上皮细胞

　　(1)意义不明确(ASC-US)

续表

内容
（2）不除外高级别鳞状上皮内病变（ASC-H）
2. 低级别鳞状上皮内病变（LSIL）
（包括 HPV/ 轻度异型增生 CIN1 级）
3. 高级别鳞状上皮内病变（HSIL）
（包括中度至重度异型增生；原位癌；CIN2 级和 CIN3 级
具有可疑的侵袭特点（如怀疑侵袭）
4. 鳞状细胞癌
B. 腺细胞
1. 非典型
（1）子宫颈管细胞（非特异，否则在注释中说明）
（2）子宫内膜细胞（非特异，否则在注释中说明）
（3）腺细胞（非特异，否则在注释中说明）
2. 非典型，倾向于肿瘤
（1）子宫颈管细胞，倾向肿瘤性
（2）腺细胞，倾向肿瘤性
3. 子宫颈原位腺癌
4. 腺癌
（1）子宫颈管型腺癌
（2）子宫内膜型腺癌
（3）子宫外腺癌
（4）没有特别指明类型的腺癌
C. 其他类别的恶性肿瘤（需说明）

（三）标本类型、接收及固定

日常工作中常见的组织学标本类型主要是阴道活检和阴道切除术标本。接收标本后，必须仔细核对患者姓名、住院或门诊号、床位号、标本名称及部位等信息。采用 4% 中性甲醛溶液，溶液体积应为送检样本体积的 4~10 倍。样本离体后应尽快（不超过 1h）固定。阴道恶性肿瘤切除的标本可分为前部廓清术（同时切除膀胱与子宫）、后部廓清术（同时切除直肠与子宫），因此送检标本常包括子宫或与阴道相连的宫颈、膀胱或直肠，标本固定时，可将甲醛溶液浸透的纱布垫塞入到阴道中，用甲醛溶液充盈膀胱和直肠，标本固定时间至少 8h。

（四）阴道活检标本病理检查及诊断

阴道活检主要目的是确定病变性质、肿瘤的组织学类型和组织学分级，以帮助临床制定下一步的治疗方案。

1. 大体检查　描述和记录送检组织的块数、颜色、质地和大小，全部取材。取材及包埋时应注意标本正确定位，以便选取与表面垂直的切面，如果标本超过 5mm，可用红汞等颜料标记组织边缘，垂直于表面一分为二。

2. 病理诊断报告　应包括以下内容

（1）大体检查结果　注明标本类型，描述送检标本取材部位、固定情况、块数、颜色和大小。

（2）病理诊断结果　注明标本类型、病变部位、组织学分类、组织学分级；其他组织学改变，如低级别鳞状上皮内病变（VaIN1 级）、高级别鳞状上皮内病变（VaIN2/3 级）、炎症、挖空细胞等；免疫组织化学及其他辅助检查结果；根据需要进行备注。

（五）阴道切除术标本病理检查及诊断

对阴道癌的阴道切除术标本进行病理诊断的主要目的，是为了全面了解肿瘤的性质和播散情况、外科手术切缘情况等，以明确肿瘤分期，帮助临床评估患者的预后、制订治疗方案。阴道癌 FIGO 分期见表 7-7。

表 7-7 阴道癌 FIGO 分期（2009 年）

期别	病变情况
Ⅰ 期	肿瘤局限于阴道侧壁
Ⅱ 期	肿瘤侵及阴道旁组织，但未累及盆腔侧壁
Ⅲ 期	肿瘤侵及至盆腔侧壁
Ⅳ 期	肿瘤侵及膀胱或直肠黏膜或蔓延超出真性骨盆（大疱性水肿不足以诊断肿瘤为Ⅳ期）
Ⅳ A 期	肿瘤侵及膀胱或直肠黏膜或蔓延超出真性骨盆
Ⅳ B 期	远隔器官转移

1. 大体检查　将固定好的标本以矢状面切开，显露肿瘤及其与周围结构之间的关系，重点检查肿瘤的大小以及与阴道切缘的距离，取材切片应能显示肿瘤的最大浸润深度、肿瘤与邻近外观正常的黏膜之间的距离、肿瘤与宫颈之间的关系；利用垂直或削片取材的方法来检查阴道和宫颈旁软组织的切缘；取材宫颈周围的软组织、所有可扪及的淋巴结。

对前部或后部廓清术标本需要额外取材，取材前可用探针插入尿道和输尿管作为中线的标记，取材时尤其应该关注尿道及输尿管切缘（前部廓清术标本）、近端与远端直肠切缘（后部廓清术标本），取材的样本应能够反映肿瘤累及膀胱或直肠壁的情况，并能对手术切缘进行病理评估。

2. 病理诊断报告　应包括以下内容

（1）大体检查结果：注明标本类型，描述送检标本取材部位、固定情况，对肉眼可见病灶外观的描述，病变面积以及距最近阴道、宫颈切缘距离。根据送检组织的具体情况，对其他送检器官或组织的描述。

（2）病理诊断结果：注明标本类型；病变部位；组织学分类；组织学分级。肿瘤浸润深度，如果无法评估需注明原因。其他脏器侵犯情况，包括是否侵犯宫颈 / 子宫体 / 膀胱（肌壁 / 黏膜）/ 直肠（肌壁 / 黏膜）/ 盆腔壁 / 大网膜 / 其他（根据送检标本具体情况定）。注明两侧送检子宫颈的软组织切缘以及阴道断端切缘情况，如切缘存在鳞状上皮内病变，需注明级别。脉管侵犯情况。淋巴结转移情况，需注明转移淋巴结总数目、送检淋巴结总数及具体部位，淋巴结转移癌组织的最大线径，有 / 无被膜外侵犯。其他组织学改变：如低级别鳞状上皮内病变（VaIN1 级）、高级别鳞状上皮内病变（VaIN2/3 级）、腺病、炎症、挖空细胞等。根据需要进行备注。

（六）其他病理学诊断指标评估

1. 术中冰冻切片病理检查　冰冻送检多是为了解肿瘤累及范围、切缘及淋巴结状态，以协助手术医生确定手术方式和切除范围。

2. 免疫组织化学检测　阴道肿瘤组织学类型多样，对一些病例的病理诊断需借助免疫组化染色。对免疫组化标记物的选择，应根据肿瘤的具体组织学形态所做的初步诊断及鉴别诊断进行。例如：对鳞状上皮内病变分级的判定需利用 Ki-67 和 p16 染色；对确定透明细胞癌可利用 ER、PR、Napsin A、HNF1β 染色，对恶性黑色素瘤的识别可利用 HMB45、SOX-10、S-100、Melan A；对鳞状细胞癌的确定常利用 p63、p40 等。

综上所述，阴道肿瘤较为少见，大多数阴道癌发生于绝经后妇女或老年女性，其中以鳞状细胞癌最为多见，患者的临床表现取决于肿瘤的大小、部位和良恶性等。阴道鳞状上皮原位癌和鳞状细胞癌多由高危型病毒如HPV16和18感染所致,因此利用HPV核酸检测技术有助于对阴道病变进行筛查。病理学检查是确诊阴道肿瘤的决定性手段,病理诊断能够确定肿瘤的组织学类型、组织学分级、播散范围和手术切缘状况,协助临床进行肿瘤分期,并对治疗和预后预测提供支持。

(张 静 柳 华 童华诚)

第三节 子 宫 颈 癌

子宫颈癌(cervical cancer)是最常见的妇科恶性肿瘤。以鳞状细胞癌为主,高发年龄为50~55岁,近年来宫颈癌发病有年轻化趋势。

一、宫颈癌概述

(一)宫颈癌的组织学分类

1. 宫颈鳞癌　占80%~85%,外生型最常见,病灶体积较大,呈乳头状或菜花状,质脆,易出血,常累及阴道,较少向宫颈深层或宫旁浸润。内生型病灶向宫颈深部浸润,宫颈表面无明显异常,宫颈质硬桶状,常累及宫旁组织。溃疡型为癌组织继续进展合并感染坏死,脱落后形成溃疡或空洞,似火山口状。宫颈管型指病灶发生于宫颈管内。

2. 宫颈腺癌　占15%~20%,近年来发病率有上升趋势。来自宫颈管内,常侵犯宫旁组织。黏液腺癌最常见,来源于宫颈管柱状黏液细胞。宫颈恶性腺瘤又称为微偏腺癌,属于高分化宫颈内膜腺癌,常伴淋巴结转移。

3. 宫颈腺鳞癌　占3%~5%,癌组织中含腺癌、鳞癌两种成分,其比例和分化程度均可不同。低分化者预后差。

4. 其他病理类型　神经内分泌癌、未分化癌、混合性上皮/间叶肿瘤、黑色素瘤、淋巴瘤等。

(二)宫颈癌的临床表现

1. 症状

(1)阴道出血:早期宫颈癌多表现为接触性出血,晚期为不规则阴道流血,若侵蚀大血管可致大出血。年轻患者也可表现为经量增多,经期延长;老年患者表现为绝经后不规则阴道流血。

(2)阴道排液:白色或血性,晚期因癌组织坏死可出现脓性恶臭白带。

(3)转移症状:若邻近组织受累,可出现尿频尿急、便秘、下肢肿胀、输尿管梗阻、肾积水及尿毒症。

2. 妇科检查　早期宫颈光滑或轻度糜烂。随病情进展,外生型可见宫颈上菜花状赘生物,常伴感染,质脆易出血。内生型表现为宫颈肥大、质硬、宫颈管膨大,若坏死脱落可形成溃疡。阴道壁受累时阴道穹窿消失,宫旁受累时,三合诊可扪及宫颈旁组织增厚、缩短、结节状。

(三)宫颈癌发病高危因素

高危型人乳头瘤病毒持续性感染是引起宫颈癌的基本原因,此外尚与早年分娩、多产、高危男性伴侣(阴茎癌、前列腺癌或其前妻曾患宫颈癌)及机体免疫功能缺陷相关。

(四)宫颈癌的转移途径

1. 直接蔓延　最常见。癌组织向下累及阴道壁,向上累及宫腔,向两侧累及宫旁直至骨盆壁,向前后可累及膀胱及直肠。病灶压迫或浸及输尿管可致输尿管扩张和肾积水。

2. 淋巴转移　病灶累及淋巴管形成瘤栓,随淋巴液转移至宫旁、宫颈旁、闭孔、髂内、髂外、髂总、骶前淋巴结,再至腹股沟深浅、腹主动脉旁淋巴结。

3. 血行转移　少见,晚期可血行转移至肺、肝或骨骼等。

(五)宫颈癌的诊断与鉴别诊断

1. 诊断

(1)有接触性出血,阴道异常出血、流液等病史。临床分期需由两名有经验的妇科肿瘤医生进行确定。

(2)影像学检查个体化选择超声、CT、MRI、PET等检查以评估病情。其中胸部CT无需增强,盆腹腔的MRI及CT均为增强检查,除非有禁忌证。

(3)宫颈细胞学检查:是宫颈癌筛查的主要方法,应在宫颈移行带取材。详细内容见第七章第四节病理部分。

(4)人乳头状瘤病毒(human papillomavirus,HPV)检测见"临床检验指标评估与应用"。

(5)阴道镜检查:宫颈刮片巴氏Ⅲ级以上,TBS鳞状上皮内病变,均需阴道镜下活组织检查。碘试验可提高诊断率,即病变区因糖原缺乏,不能染成棕色,可在此处行活检,需包括一定间质组织。必要时需搔刮宫颈管。

(6)宫颈锥切术:宫颈刮片多次阳性而活检阴性,或CIN Ⅲ需确诊者,行宫颈锥切。

2. 鉴别诊断

(1)宫颈良性病变:宫颈息肉、宫颈内膜异位症、宫颈腺上皮外翻、宫颈结核性溃疡等。组织活检病理检查可予以鉴别。

(2)宫颈良性肿瘤:宫颈黏膜下肌瘤、宫颈管肌瘤、宫颈乳头瘤等。组织活检病理检查可予以鉴别。

(3)宫颈转移性肿瘤:应与子宫内膜癌宫颈转移鉴别,二者也有并存可能。

二、临床检验指标与评估

(一)临床检验指标

1. 宫颈脱落细胞HPV DNA检测　依据生物学特征和致癌潜能,HPV被划分为高危型和低危型两大类。高危型如HPV16、18、31、33、35、39、45、51、52、56、58、59、66、68等感染与癌及癌前病变密切相关,低危型如HPV6、11、42、43、44等感染主要与轻度鳞状上皮损伤和泌尿生殖系统疣等相关。临床上可用于检测HPV的方法如下。

(1)传统检测方法:主要通过细胞形态学和免疫学方法对HPV进行检测。前者包括巴氏涂片细胞学检测、电镜技术(直接观察病毒颗粒)等;后者包括应用免疫组化法,通过抗HPVL1蛋白抗体与外壳蛋白反应检测HPV;采用放射免疫法测定CIN组织和血清中的HPV16抗体水平、用酶联免疫吸附试验(ELISA)检测血清中HPV E6、E7特异性抗体蛋白等。传统方法的特异性和灵敏度均不够理想,存在较高的假阳性率和假阴性率,且不能对HPV进行分型,目前较少应用。

(2)实时聚合酶扩增技术(real time PCR,RT-PCR)检测标本中的HPV DNA片段,不仅可以对HPV阳性感染作出诊断,还可以进行HPV的分型。PCR与新型集成技术结合,检测结果的灵敏度和特异性获得显著提高,如通过添加特殊的酶降解非目标扩增产物,避免假阳性;设置内质控,避免假阴性。PCR法操作简单,标本来源不受限制,可以使用细胞学检查同一份样本。

(3)杂交捕获HPV DNA分析:此类方法有较好的特异性和敏感度,可进行HPV DNA分型,各种核酸杂交检测方法均有一定的优缺点。

1)核酸印迹原位杂交:适用于HPV分型和HPV DNA分子量鉴定,虽然灵敏度高,但因操作复杂,需要新鲜组织标本,不便于在临床大规模使用。

2)斑点印迹:其敏感度和特异度均低于核酸印记原位杂交法,经济实用,但实验过程存在放射性污染的问题。

3)原位杂交:通过非放射性探针对石蜡组织进行检测,能作定位检测,假阳性率低,但灵敏度不高,降低了临床应用价值。

4)杂交捕获法(hybrid capture):其原理是利用对抗体捕获信号的放大和化学发光信号的检测,应用高效的液相RNA-DNA杂交方法捕获样品中的HPV DNA。第二代杂交捕获法(HC2)可同时检测13种高危型HPV(包括16、18、31.33、35、39、45、51、52、56、58、59和68型),HPV DNA捕获法检测的灵敏度和特异度分别为95%和85%,目前较广泛用于子宫颈癌的筛查和复查。

2. **鳞状细胞癌抗原**（squamous cell carcinoma antigen，SCC）　正常人血清 SCC<1.5μg/L（化学发光免疫法）。SCC 不是鳞状细胞癌的特异性肿瘤标志物，不能用于子宫颈疾病的筛查。SCC 水平增高（>2μg/L 或 3μg/L）可见于部分肝硬化、胰腺炎和肾功能不全患者。在肾功能不全患者中，SCC 增高程度与肌酐水平相关。在良性肺病如慢性支气管炎、慢性阻塞性肺病、肺结核等 SCC 水平增高；妇科良性疾病患者，特别是子宫平滑肌瘤患者可增高。SCC 浓度增高也可见于良性皮肤病，如银屑病、天疱疮、湿疹和其他炎症性疾病。

（二）临床检验指标评估

1. **HPV DNA 检测**

（1）HPV DNA 检测指征：国际上推荐 HPV 检测的指征包括：①当宫颈细胞学结果为 ASC-US（诊断意义不明确的鳞状上皮细胞病变），用以决定是否需进一步进行阴道镜检查；②作为宫颈癌细胞学筛查的辅助手段应用于 30 岁以上的女性中；③对于 25 岁及以上、初次接受宫颈癌筛查的女性可进行 HPV 检测。总之，HPV 检测主要针对"ASC-US 人群分流""宫颈癌联合筛查""宫颈癌初筛"三方面的用途。

HPV 检测的型别范围，只针对用于宫颈癌相关预期用途的 HPV 基因型核酸检测，依据 WHO 国际癌症研究机构及其他国际组织的研究成果，将 HPV16、18、31、33、35、39、45、51、52、56、58、59、68 等 13 种基因型列为高危型别，26、53、66、73、82 等 5 种基因型列为中等风险型别。

（2）HPV 检测阳性结果解读：HPV 检测结果 cut-off 值是指能够获得理想的临床灵敏度和临床特异性的临界值。有性生活史的女性生殖道 HPV 感染具有普遍性，70%~80% 的女性一生中会有至少一次的 HPV 感染，但大多数感染为自限性，超过 90% 受感染的女性会出现有效的免疫应答，在 6 到 24 个月之间清除感染，而持续性的高危型 HPV 感染是导致宫颈上皮内瘤变及宫颈癌的主要原因。对于临床而言，病毒感染的载量关系到病变进展的风险，需要与临床风险相关的阳性判断值来判断是否存在能够引起宫颈病变的 HPV 感染负荷量。2013 年 WHO《宫颈癌筛查和管理指南》中，针对 HPV 检测 cut-off 值的设定提出建议，推荐高危型 HPV 检测 cut-off 值 ≥ 1.0pg/ml。HPV 检测的阳性 cut-off 值，应能够保证对 ≥ CIN2 的患者具有高检出率，又可避免因分析敏感度过高而致假阳性。HPV 检测要区别临床敏感度和分析敏感度，合适的 cut-off 判断值是与临床敏感度和疾病进展风险挂钩，而不是仅仅判断是否存在 HPV 感染；分析敏感度则预示着是否存在 HPV 感染，过高的分析敏感度，会将一过性感染判断为阳性，从而造成假阳性结果。

HPV-DNA 病毒载量受取材时宫颈脱落细胞的量、宫颈病变的范围和位置的影响，某些检测中高危型与部分低危型探针存在交叉污染，其检测结果未必能客观反映高危型 HPV 的真实负荷，HSIL 病变标本中的负荷量可能会低于一些 HPV 感染活跃期的 LSIL。另外，与年龄有关，HPV-DNA 病毒载量测定结果对于小于 <35 岁患者的风险预测值差；年龄小于 25 岁的患者比大于 25 岁者病毒载量高，与免疫状态有关；病毒载量与清除速度的相关性具有 HPV 型别特异性。

（3）高危型 HPV 感染的临床意义：高危型 HPV 持续感染是子宫颈癌发生的最主要原因，从子宫颈癌组织标本检出的所有 HPV 型别中，HPV 16、18、45、31 占 77%，其他各型别 HPV 占 23%。HPV16、18 型感染很普遍，且无明显地区差异，但其他 HPV 型别的感染存在地区差异。HPV 的型别还与子宫颈癌的病理类型相关：子宫颈鳞癌中 HPV16 感染率约为 56%，而子宫颈腺癌中 HPV18 感染率约为 56%。

高危型 HPV 感染的检测对于预防和早期发现子宫颈癌及其癌前病变具有非常重要的意义。高危型 HPV 检测与细胞学检查联合或单独使用进行子宫颈癌的初筛，能有效减少细胞学检查的假阴性结果，适用于大面积普查、初筛并聚焦高风险人群；根据 HPV 感染基因型别可预测受检者患子宫颈癌的风险。HPV 感染型别与宫颈病变的级别存在一定关系，各型别对宫颈上皮的致病力亦有不同，如 HPV16 或 HPV18 阳性患者其 ASC-US 或 LSIL 转变为 CIN3 的概率远高于其他 HPV 型别阳性或未检测出 HPV 者。细胞学阴性的高危型 HPV 阳性者，一般不作处理，但发病风险较高，对这类人群要坚持定期随访。对未明确诊断意义的非典型鳞状上皮细胞或腺上皮细胞（ASC-US 或 AGC-US），应用 HPV 检测可进行有效的分流。HPV DNA 检测应用于检测临床上可疑涂片，将 CIN 从细胞学结果为未明确诊断意义的非典型鳞状细胞 / 腺细胞中有效检出。这些患者当中，仅高危型 HPV 检测阳性者需要进一步进行阴道镜检查及活检，HPV DNA 阴性者则进行严密随诊，从而减少阴道镜的使用频率，避免过度诊断和治疗。对宫颈高度病变术后患者，HPV 检测可作为其疗效判断和随访监测指标，预测病情恶化或术后复发的风险。

2. 鳞状细胞癌抗原（SCC）　SCC 不是鳞状细胞癌的特异性肿瘤标志物。由于缺乏临床敏感度和特异性，SCC 不适合于疾病的筛选。可在原发性和复发性鳞状细胞癌中使用 SCC 对病程和疗效进行监测。

（1）SCC 浓度与疾病扩散的关系：在宫颈鳞状细胞癌中，血清 SCC 的浓度与疾病的程度相关。因此，SCC 的阳性率随肿瘤分期的进展而增高。血清 SCC 的浓度与淋巴结的状态、临床表现相关，但和肿瘤的分化程度、年龄及其他实验室结果无关。

（2）SCC 浓度与病程的关系：血清 SCC 浓度的变化与病程相关性良好。经有效的手术或放射治疗后，血清 SCC 的浓度以半衰期 <24h 的速度在 2~7d 内恢复正常。在 SCC 恢复正常后或增高的 SCC 下降后再次明显增高，通常预示着发生局部或弥散性疾病进展。

（3）SCC 浓度的预后意义：SCC 浓度 >30μg/L 意味着肿瘤迅速复发和存活期缩短。宫颈癌患者经治疗后，若 SCC 水平持续异常 2~6 周，则极有可能肿瘤复发（92%）。治疗前增高的 SCC 水平、肿瘤的大小和血管侵袭性疾病是淋巴结转移的独立预示指标。在淋巴结阴性宫颈癌患者中，SCC 水平增高者提示肿瘤复发风险增加约 3 倍。

三、病理检查指标与评估

在子宫颈肿瘤的诊疗过程中，病理诊断是确诊疾病、选择治疗方案及评估患者预后的重要依据。在病理诊断过程中，除需要关注肿瘤的组织学类型、组织学分级之外，还需注明正确的定位以及外科手术切缘情况，以明确肿瘤的性质和播散情况，确定肿瘤分期，帮助临床评估患者的预后、制订治疗方案。

（一）子宫颈肿瘤组织学分类

根据2014版WHO女性生殖器官肿瘤分类，子宫颈肿瘤可分为七种类型，其中以上皮性肿瘤（表7-8）最多见，此外也可发生神经外胚层肿瘤、间叶性肿瘤、黑色素细胞肿瘤、生殖细胞肿瘤、淋巴和髓系肿瘤以及继发性肿瘤（表7-9）。

表 7-8　子宫颈上皮性肿瘤

分类		类型
鳞状上皮病变	癌前病变	鳞状上皮内病变：低级别鳞状上皮内病变 8077/0；高级别鳞状上皮内病变 8077/2
	良性	鳞状化生；尖锐湿疣；鳞状上皮乳头状瘤 8052/0；移行细胞化生
	恶性	鳞状细胞癌：非特殊型（NOS）8070/3；角化型 8071/3；非角化型 8072/3；乳头状 8052/3；基底样 8083/3；湿疣性癌 8051/3；疣状癌 8051/3；鳞状 - 移行细胞型 8120/3；淋巴上皮瘤样型 8082/3
腺上皮病变	恶性	原位腺癌 8140/2 腺癌 8140/3：宫颈管腺癌，普通型 8140/3；黏液性癌，非特殊型（NOS）8480/3、胃型 8482/3、肠型 8144/3、印戒细胞型 8490/3；绒毛状腺癌 8263/3；子宫内膜样腺癌 8380/3；透明细胞癌 8310/3；浆液性癌 8441/3；中肾管癌 9110/3；混合性腺癌 - 神经内分泌癌 8574/3
	良性和瘤样病变	子宫颈息肉；苗勒上皮乳头状瘤；纳氏囊肿；隧道样腺丛；微腺体增生；叶状子宫颈腺体增生；弥漫性层状子宫颈管腺体增生；中肾管残余和增生；Arial Stella 反应；宫颈管内膜异位；子宫内膜异位症；输卵管子宫内膜样化生；异位前列腺组织

分类		类型
其他上皮性肿瘤	恶性	腺鳞癌 8560/3；毛玻璃细胞癌 8015/3；腺样基底细胞癌 8098/3；腺样囊性癌 8200/3；未分化癌 8020/3
神经内分泌肿瘤	恶性	低级别神经内分泌肿瘤：类癌 8240/3；非典型类癌 8249/3 高级别神经内分泌癌：小细胞神经内分泌癌 8041/3；大细胞神经内分泌癌 8013/3

表 7-9　子宫其他类型肿瘤

分类		类型
混合性上皮和间叶性肿瘤	良性	腺肌瘤 8932/0
	恶性	腺肉瘤 8933/3；癌肉瘤 8980/3
间叶性肿瘤	瘤样病变	手术后梭形细胞结节；淋巴瘤样病变
	良性	平滑肌瘤 8890/0；横纹肌瘤 8905/0；其他
	恶性	平滑肌肉瘤 8890/3；横纹肌肉瘤 8910/3；腺泡状软组织肉瘤 9581/3；血管肉瘤 9120/3；恶性外周神经鞘瘤 9540/3；脂肪肉瘤 8850/3；未分化宫颈肉瘤 8805/3；Ewing 肉瘤 9364/3
黑色素细胞肿瘤	良性	蓝痣 8780/0
	恶性	恶性黑色素瘤 8720/3
生殖细胞肿瘤	恶性	卵黄囊瘤 9071/3
淋巴和髓系肿瘤	恶性	淋巴瘤；髓系肿瘤
继发性肿瘤		

(二) 子宫颈肿瘤细胞学检查及诊断

子宫颈细胞学检查已在临床上广泛开展,样本质量评估、子宫颈阴道鳞状上皮病变 TBS 系统(表 7-10)详见本章第二节阴道肿瘤。与阴道细胞学检查不同的是子宫颈细胞学检查中还存在子宫颈腺上皮细胞,一些病例中还可查见子宫内膜腺上皮细胞,TBS 腺上皮异常病变分类系统(2014 年)见表 7-10。需要注意的是,一些良性病变或外界原因,如子宫颈上皮的修复或旺炽化生、输卵管上皮化生伴发炎症、急性或慢性宫颈炎、妊娠、放置宫内节育器、接受高剂量孕激素类药物等,均可导致细胞出现异常改变,因此加强临床与病理联系,有助于病理医生及时了解患者的具体情况,有利于对疾病的诊断。如果病理送检单将有价值的信息遗漏,将直接影响病理诊断和患者进一步的治疗。

表 7-10　子宫颈细胞学 Bethesda 报告系统腺上皮异常病变分类(2014 年)

分类	内容
非典型	子宫颈管细胞(非特异,否则在注释中说明)
	子宫内膜细胞(非特异,否则在注释中说明)
	腺细胞(非特异,否则在注释中说明)
非典型	子宫颈管细胞,倾向肿瘤性
	腺细胞,倾向肿瘤性
子宫颈管原位腺癌	
腺癌	子宫颈管型腺癌
	子宫内膜型腺癌
	子宫外腺癌
	没有特别指明类型的腺癌

（三）子宫颈肿瘤标本类型、接收及固定

日常工作中常见的组织学标本类型包括：宫颈活检、环形电切术（loop electrosurgical excision procedure，LEEP）、锥切和根治术标本。

接收标本后，必须仔细核对患者姓名、住院或门诊号、床位号、标本名称及部位等信息。采用4%中性甲醛溶液，溶液体积应为送检样本体积的4~10倍。宫颈活检、锥切、环形电切术样本离体后应尽快（不超过1h）固定，样本的固定时间应为6~48h，当组织较大时，应将其每隔5mm切开，可用纱布或滤纸将相邻的组织片分隔开，以保障固定液的充分渗透和固定。

（四）子宫颈肿瘤活检标本病理检查及诊断

子宫颈活检的主要目的是确定病变性质、肿瘤的组织学类型和组织学分级，以帮助临床制定下一步的治疗方案。

1. 大体检查　描述和记录送检组织的块数、颜色、质地和大小，全部取材。取材及包埋时应注意标本正确定位，以便选取与表面垂直的切面，如果标本超过5mm，可用红汞等颜料标记组织边缘，垂直于表面一分为二。

2. 病理诊断报告　应包括以下内容：

（1）大体检查结果：注明标本类型，描述送检标本取材部位、固定情况、块数、颜色和大小。

（2）病理诊断结果：标本类型、病变部位、组织学分类、组织学分级；其他组织学改变，如低级别鳞状上皮内病变（CIN1级）、高级别鳞状上皮内病变（CIN2/3级）、炎症、挖空细胞等；免疫组织化学及其他辅助检查结果；根据需要进行备注。

（五）子宫颈环形电切术/LEEP术标本、锥切术标本

1. 大体检查

（1）子宫颈环形电切术/LEEP术标本：描述和记录送检组织的块数、颜色、质地和大小，用墨汁标记宫颈管切缘、子宫颈外口切缘及基底切缘。对于小的圆柱形标本，可将其纵向一分为二，然后将每半部分依次沿长轴方向顺时针垂直切开，厚度约2~3mm；如标本被切成多个组织块送检，应该首先确定送检组织的黏膜面，分辨呈灰色、光滑的鳞状上皮黏膜与呈黄褐色、具有褶皱的宫颈管黏膜，然后将组织按垂直于鳞-柱状上皮交界处的方向切成条状进行包埋。送检组织应全部包埋。

（2）子宫颈锥切术标本：测量送检标本的宫颈管、外口切缘的直径以及标本的长度。用墨汁标记子宫颈管切缘和基底切缘、子宫颈外口切缘。用缝线定位12点，于3点的位置由外至内做一纵向切口，暴露宫颈管内部的黏膜面。仔细检查黏膜面的病变部位，尤其是鳞-柱状上皮交界处。以子宫颈管黏膜的顶部为中心，自子宫颈管内侧黏膜面垂直切取厚度约2~3mm的连续全层组织，确保每片切片均含有从宫颈管到宫颈外口的全部黏膜。取材后的标本应依照顺时针方向依次进行标记并放置于包埋盒内。

2. 病理诊断报告　应包括以下内容：

（1）大体检查结果：注明标本类型，描述送检标本取材部位、固定情况、块数、颜色、质地、大小，如肉眼可见明确病灶，应对病灶外观进行描述，测量病变面积。

（2）病理诊断结果：标本类型；病变部位；组织学分类；组织学分级。肿瘤浸润深度、水平范围，如果无法评估需注明原因。注明子宫颈内侧切缘、外口切缘、基底切缘情况，如切缘存在鳞状上皮内病变，需注明级别。脉管侵犯情况。其他组织学改变，如低级别鳞状上皮内病变（CIN1级）、高级别鳞状上皮内病变（CIN2/3级）、原位腺癌、炎症、挖空细胞、息肉等。免疫组织化学及其他辅助检查结果；根据需要进行备注。

（六）根治切除术标本

根治切除术包括以下几种类型：①仅行子宫切除术，此种手术类型仅针对异型增生及ⅠA期肿瘤；②切除子宫、宫旁组织（主韧带）的内侧部分、子宫骶韧带和阴道上部，可切除盆腔（髂外、髂内、闭孔）淋巴结；③切除子宫、大部分宫旁组织、子宫骶韧带以及阴道上部，常规进行盆腔淋巴结清扫术。④切除子宫、大部分宫旁组织、子宫骶韧带、阴道上部、单侧/双侧输卵管和/或卵巢，常规进行盆腔淋巴结清扫术。病理诊断的主要目的是全面了解肿瘤的性质和播散情况、外科手术切缘情况等，以明确

肿瘤分期,帮助临床评估患者的预后、制订治疗方案。子宫颈癌 FIGO 分期见表 7-11。

表 7-11 子宫颈癌 FIGO 分期(2009 年)

期别		病变情况
Ⅰ 期		病变严格局限于宫颈(可累及子宫体)
	Ⅰ A 期	仅显微镜下可见浸润癌,最大浸润深度 ≤ 5.0mm,最宽水平播散 ≤ 7.0mm
	Ⅰ A1 期	间质浸润深度 ≤ 3.0mm 及水平播散 ≤ 7.0mm
	Ⅰ A2 期	间质浸润深度 >3.0mm~ ≤ 5.0mm 及水平播散 ≤ 7.0mm
	Ⅰ B 期	临床可见的病灶局限于宫颈或镜下病变超过 T1A
	Ⅰ B1 期	临床可见病灶的最大线径 ≤ 4.0cm
	Ⅰ B2 期	临床可见病灶的最大线径 >4.0cm
Ⅱ 期		肿瘤侵犯范围超过子宫,但未侵犯盆壁或阴道下段 1/3
	Ⅱ A 期	无子宫旁侵犯
	Ⅱ A1 期	临床可见病灶的最大线径 ≤ 4.0cm
	Ⅱ A2 期	临床可见病灶的最大线径 >4.0cm
	Ⅱ B 期	宫旁浸润
Ⅲ 期		肿瘤侵及盆腔侧壁 * 和 / 或阴道下段 1/3 和 / 或导致肾积水或无功能肾
	Ⅲ A 期	侵及阴道下段 1/3,但未蔓延至盆壁
	Ⅲ B 期	蔓延至盆壁和 / 或导致肾积水或无功能肾
Ⅳ 期		肿瘤侵犯超出真性骨盆或侵及膀胱或直肠黏膜(大疱性水肿不足以诊断肿瘤为 T4)
	Ⅳ A 期	侵犯邻近器官
	Ⅳ B 期	远隔转移

注:* 盆腔侧壁是指肌肉、筋膜、神经脉管结构、或者骨性骨盆的骨骼部分,在直肠检查中,肿瘤与盆腔侧壁间缺乏无肿瘤的间隙。

1. **大体检查** 取材标本应至少包括:肿瘤及其邻近组织、肿瘤浸润最大深度的子宫颈壁全层;正常子宫颈组织;阴道切缘;左右两侧宫旁组织;子宫前后软组织切缘;宫颈与子宫下段组织;子宫前段和后段内膜 - 肌层切面;子宫颈 / 宫旁淋巴结及其他病变(根据送检情况)。

对根治性切除的子宫取材如下:根据输卵管及其前端子宫圆韧带的残端定位子宫,分别测量子宫底部到子宫颈外口、两个侧角间及子宫前部到后部的距离、宫颈管长度(宫颈管内层平面到宫颈外口的距离)、子宫颈外口直径(宫颈外口两侧 / 前后部之间的距离)、阴道断端的长度、与子宫颈相连的宫旁组织的大小、子宫内膜黏膜层及子宫肌壁的厚度。如子宫颈外口存在肉眼可识别的病变,需记录肿瘤部位、外观,并测量面积及距最近阴道切缘的距离。用墨汁标记宫颈左右两侧宫旁组织、阴道断端切缘、子宫外侧壁,将宫颈左右两侧宫旁组织间隔 3mm 切开后包埋;取材宫旁前后软组织切缘,如扪及淋巴结,应全部送检并标注为前哨淋巴结。于宫颈管内侧平面将其与子宫下段离断,横向切取宫颈及子宫下段组织送检。在肿瘤对侧做一纵向切口,打开宫颈管,如肿瘤位于宫颈管,观察并记录肉眼可见病变的部位、外观,测量肿瘤面积以及距最近阴道切缘的距离。在肿瘤区域以 3mm 的间隔连续全层切开宫颈,测量肿瘤浸润的最大深度以及此处宫颈壁的厚度,分别取材肿瘤及其邻近组织、肿瘤浸润最大深度的子宫颈壁全层组织。如肉眼无法识别肿瘤区域,则需要将宫颈全部取材包埋。在阴道切缘处间隔 3mm 削片,并将其按 4 个象限标记,全部送检。在 3 点和 9 点位置横向切开子宫下段,将子宫体一分为二,仔细观察是否有肿瘤侵及,如有肿瘤侵犯,间隔 3mm 切取内膜 - 肌壁组织;如果无明显病变,常规取材前段和后段内膜 - 肌壁各 1 片。如发现其他病变(息肉、子宫肌瘤等)也一并取材送检。

2. 病理诊断报告　应包括以下内容:

(1)大体检查结果:注明标本类型,描述送检标本取材部位、固定情况,子宫大小:底部到宫颈外口距离×两个侧角间距离×子宫前部到后部距离,宫颈管长度,宫颈外口直径,阴道断端长度,左、右宫旁组织大小,内膜厚度,肌壁厚度。对肉眼可见病灶外观的描述,病变面积以及距最近阴道切缘距离。根据送检组织的具体情况,对其他送检器官或组织的描述。

(2)病理诊断结果:标本类型;病变部位;组织学分类;组织学分级。肿瘤浸润深度、水平范围,如果无法评估需注明原因。其他脏器侵犯情况,包括是否侵犯(左 / 右侧)卵巢 /(左 / 右侧)输卵管 / 阴道 / 膀胱(肌壁 / 黏膜)/ 直肠(肌壁 / 黏膜)/ 盆腔壁 / 大网膜 / 其他(根据送检标本具体情况定)。注明两侧宫旁组织、宫颈管前后部分的软组织切缘以及阴道断端切缘情况,如切缘存在鳞状上皮内病变,需注明级别。脉管侵犯情况。盆腔和其他部位淋巴结转移情况,需注明转移淋巴结总数目、送检淋巴结总数及具体部位,淋巴结转移癌组织的最大线径,有 / 无被膜外侵犯。其他组织学改变:如低级别鳞状上皮内病变(CIN1 级)、高级别鳞状上皮内病变(CIN2/3 级)、原位腺癌、炎症、挖空细胞、息肉等。子宫内膜情况。其他子宫体病变,如平滑肌肿瘤、腺肌瘤、子宫内膜肌腺症等。免疫组织化学及其他辅助检查结果。根据需要进行备注。

(七)其他病理学诊断指标评估

1. 子宫颈肿瘤术中冰冻切片病理检查　由于临床对子宫颈上皮性肿瘤取样相对容易,多数肿瘤术前诊断已明确,术中冰冻送检多是为了解肿瘤累及范围、切缘及淋巴结状态,以协助手术医生确定手术方式和切除范围;少数肿瘤(如间叶性肿瘤等)术中送检的目的为确定肿瘤性质、起源和侵犯范围等。

2. 子宫颈肿瘤免疫组织化学检测　由于肿瘤组织学类型多样,对一些病例的病理诊断需借助免疫组化染色。对免疫组化标记物的选择,应根据肿瘤的具体组织学形态所做的初步诊断及鉴别诊断进行。例如:鳞状上皮内病变分级常用 Ki-67、p16;鳞状细胞癌常用 p63、p40、CK5/6、p16;普通型宫颈管腺癌和原位腺癌宜选用 CK7、CK20、ER、PR、CEA、p16、Ki-67。

四、子宫颈癌筛查策略

子宫颈癌筛查对象包括任何有 3 年以上性行为或 21 岁以上有性行为的妇女,而性生活过早、有多个性伴侣、免疫功能低下、吸烟、卫生条件差和性保健知识缺乏的高危妇女人群则是筛查的重点。宫颈癌最常见于 40 岁以上的妇女中,65 岁后患宫颈癌的危险性极低,一般不主张对 65 岁以上的妇女进行宫颈癌筛查。通常从瘤样病变发展到子宫颈癌大约需要 10 年以上时间,所以 30 岁左右是癌前病变的高峰期。在经济发达地区的大中城市,一般妇女人群筛查的起始年龄可考虑在 25 岁到 30 岁;经济欠发达地区妇女的筛查起始年龄应放在 35 岁到 40 岁。在资源有困难处或边远农村,如妇女一生中只查一次,普查年龄应选在 35~40 岁。如能查 2~4 次,普查年龄宜选在 35~55 岁。高危妇女人群的筛查起始年龄应适当提前,最好每年筛查一次。一般人群每年进行一次筛查,连续 2 次细胞学正常可改至 3 年后复查;连续 2 次 HPV 检测和细胞学正常可延至 5~8 年后复查。HPV-DNA 与细胞学联合用于宫颈癌及 CIN 的筛查,其筛查效率高于单独使用细胞学检查。

临床上普遍遵循的宫颈癌三步筛查法,首先是评估患病风险。第一步:HPV+ 细胞学;第二步:阴道镜 + 碘试验;第三步:病理组织学活检。

传统的巴氏涂片法因其方法简便,患者无痛苦,且成本较低,适合大范围人群的普查,但由于其敏感性低导致漏诊和误诊率高,发达国家已逐渐停止使用该法。目前,宫颈癌的细胞学检查方法—薄层液基细胞学检测(TCT)和高危型人乳头瘤病毒 DNA 检测新技术,已广泛用作初筛高风险人群。TCT

使宫颈癌尤其是癌前病变的诊断率显著提高。此外,TCT 的样本保存液还可以直接用于人乳头瘤病毒(HPV)基因检测。宫颈细胞学正常而 HPV 阳性,或 HPV 阳性的上皮内瘤样病变应列为子宫颈癌的潜在危险人群。

在细胞学检查有怀疑或阳性时,辅以阴道镜检查。借助阴道镜能观察到肉眼看不到的微小病变。在阴道镜下,碘染色出现不着色区或涂抹醋酸后的醋酸白上皮区取活检送病理细胞学检查。

由于 HPV 感染在年轻妇女中非常普遍,但大多数为一过性感染,HPV 感染分为暂时性和持续性。大部分 HPV 感染都是暂时性的,很少会引起病变进展。只有一小部分感染是持续性的。何种因素导致 HPV 持续性感染尚未清楚,目前认为 HPV 的基因分型(尤其是 HPV16/18)可能是最重要的决定因素。其他增加 HPV 持续感染机会的因素包括:吸烟、免疫缺陷、HIV 感染等。WHO 推荐 30~65 岁之间的妇女均应进行高危型 HPV 筛查,高危人群起始年龄应相应提前。虽然 30 岁以下妇女患子宫颈癌的危险性较低,但考虑到高危人群起始年龄应相应提前,因此,具有高危因素和已烯雌酚暴露史或细胞学结果≥ AS-CUS 的年轻妇女应进行 HPV DNA 检测,同时建议 HPV DNA 初筛检测应从 25~30 岁开始。细胞学和高危型 HPV DNA 检测均为阴性者,发病风险低,筛查间隔可延长 3~5 年。细胞学阴性而高危型 HPV 阳性者发病风险增高,可 1 年后复查细胞学和高危型 HPV DNA 检测,若 HPV16/HPV18 DNA 检测阳性,即使细胞学阴性也应考虑进行阴道镜检查,若为阴性,则 1 年后复查。

在医疗不发达地区,妇女至少应在性活跃及生育年龄期进行 1 或 2 次 HPV 检测,检测结果阳性的妇女进一步进行细胞学检查。在医疗发达地区,更推荐 HPV 检测联合细胞学检查的筛查策略。

宫颈癌筛查应当遵循"筛查获益最大化,潜在危害最小化"的优化策略。对于 30~64 岁的女性,优先推荐每 5 年 1 次细胞学联合高危型 HPV 检测。若高危型 HPV 阴性,则 5 年内无需再接受筛查;若细胞学检测阴性,而高危型 HPV 阳性,则需每年重复上述联合检测。

HPV DNA 检测可用于细胞学结果不明确或轻度异常病例的追踪筛查和管理,从低风险妇女中区分出有潜在风险的病例,及时发现细胞学检查阴性中的高风险者。据统计,只有约 5%~10% 的筛查人群在细胞学检查中有特异性的检查结果,另外 90% 以上的阴性群体中有 10%~15% 是 HPV 高危亚型感染者,而这一人群中 10% 会在 4 年内发展成 CIN3。

高危型 HPV 筛查的敏感度高于细胞学,对鳞状细胞和腺细胞均敏感,阴性预测值接近 100%,但特异度尚不十分满意,阳性预测值相对较差。此外,新的标记物或检测方法如 p16,Ki-67 双染法,高危型 HPV 的致癌基因 E6、E7mRNA 检测等逐渐发展成为一种趋势,这些新方法仍需大样本的前瞻性对照研究加以评估。

综上所述,子宫颈癌是病因明确、可以预防的癌,是由可被检出的癌前病变发展而来,癌前病变可以但并不总是发展到浸润癌,廉价且无创的巴氏涂片检查以及新发展起来的薄层液基细胞学检测(TCT)和高危型人乳头瘤病毒 DNA 检测技术,已广泛用作初筛高风险人群。阴道镜检查有助于检出子宫颈上皮内病变并方便取材活检,帮助确定病变性质、判别肿瘤的组织学类型和组织学分级。组织细胞学诊断是宫颈癌确诊依据。

五、案例 7-1

【病史摘要】

女,39 岁,汉族。

患者自诉"同房后阴道流血 1 年余,近 10 天同房阴道流血增多"而就诊。

入院检查:T 37.1℃,R 18 次 /min,P 82 次 /min,BP 124/84mmHg,神志清楚,双肺呼吸音清晰,心律齐,各瓣膜听诊区未闻及病理性杂音。腹部无压痛及反跳痛。妇科检查:外阴为已产式;阴道内大量褐色分泌物。

现病史：月经周期规则，痛经无，腹痛无，下腹部肿块无。平素月经规律，3~4/30d，量中等。血常规：白细胞 7.3×10^9/L，红细胞 4.38×10^{12}/L，血红蛋白 132g/L，血小板 203×10^9/L。肝、肾功能正常。肿瘤标志物检查：CEA 1.72ng/ml，CA125 9.46ng/ml，CA19-9 23.14ng/ml，SCC 7.26μg/L。梅毒抗体 TPPA 阳性，梅毒 RPR 阳性（滴度 1：16），查体未见硬下疳等体征。

【问题1】根据以上问诊、查体以及病例资料，该患者可能的诊断是什么？

思路：患者，中年女性，性生活后阴道流血，有梅毒感染指标，而子宫颈癌的危险因素主要是人乳头瘤病毒感染以及多个性伴侣、吸烟、性生活过早（<16 岁）、性传播疾病、早年分娩、多产、经济状况低下和免疫抑制等，考虑该患者存在上述危险因素和临床表现，高度怀疑为子宫颈癌。

【问题2】为明确诊断，需要进行哪些辅助检查？

思路 1：子宫颈癌的诊断指标包括宫颈脱落细胞 HPV DNA+ 子宫颈细胞学检查，阴道镜检查和病理组织学活检，确诊依据为组织学诊断。

思路 2：如确诊后应根据具体情况选择胸部 X 线胸片、静脉肾盂造影、膀胱镜检查、直肠镜检查以及盆腹腔 B 型超声检查、增强 CT 和 MRI 检查等。

【问题3】明确诊断后，如何确定治疗方案？

思路 1：汇总各项辅助检查结果，尽早明确诊断。

宫颈分泌物 HPV DNA 检查结果：HPV18 阳性。

宫颈液基细胞学 TBS 检查提示：中度慢性炎症，并见有非典型鳞状上皮细胞。

阴道镜检查：宫颈Ⅲ度，柱状上皮移位，呈菜花样改变，有接触性出血。

阴道镜下活检，病理诊断报告提示：子宫颈鳞状细胞癌

结合患者盆腹腔 B 型超声检查、增强 CT、MRI 检查以及腹腔三合诊检查结果，明确诊断为子宫颈鳞状细胞癌ⅡA 期。

思路 2：明确诊断后组织讨论，参照有关诊疗指南和技术规范确定治疗方案。

治疗方案：采用手术治疗，经腹腔镜广泛子宫切除与盆腔淋巴结切除术。术中行双侧附件中腹移位。

术后病理诊断：①（全切子宫）宫颈鳞状细胞癌，未角化型，中等分化，见脉管癌栓，宫颈内口及阴道残端未见癌累及，宫旁组织未见癌累及。（左、右盆腔）淋巴结未见癌转移(0/19)；②子宫内膜提示增生期改变；③子宫平滑肌瘤。

【问题4】如何进行术后随访？

思路：按照相关指南建议，子宫颈癌治疗后 2 年内每 3 个月随访一次，3~5 年内每 6 个月一次，5 年后每年 1 次。随访内容包括盆腔检查、阴道细胞学涂片、高危型 HPV 检查、胸部 X 线检查、血常规和血生化、肿瘤标志物如鳞状细胞癌抗原（SCC）检测等。

（童华诚　柳华　张静）

第四节　子宫内膜癌

子宫内膜癌又称子宫体癌，是指子宫内膜发生的上皮性恶性肿瘤，绝大多数为腺癌。为女性生殖道常见三大恶性肿瘤之一，高发年龄为 50~60 岁，近年来发病率有上升趋势。根据临床病理和分子遗传学特征，大部分组织学亚型的子宫内膜癌可以根据与激素的关系分类为Ⅰ型或Ⅱ型。这两种类型之间的癌存在重要分子遗传差异。

一、子宫内膜癌概述

（一）临床表现

子宫内膜癌早期往往无明显异常；进展期可发生子宫内膜癌的主要症状包括异常阴道流血、阴道排液等。

1. **阴道流血**　未绝经者表现为经量增多、经期延长或经间期出血。绝经者表现为绝经后阴道流血量可多可少,大量出血者少见。

2. **阴道排液**　部分患者诉阴道排液增多,早期多为浆液性或浆液血性排液,晚期合并感染则有脓血性排液,并有恶臭。

3. **疼痛**　晚期出现疼痛。因癌瘤浸润周围组织或压迫神经所致,可向下肢及足部放射。癌灶侵犯子宫颈堵塞宫颈管导致宫腔积脓时,出现下腹胀痛及痉挛样疼痛。

4. **全身症状**　晚期患者常伴全身症状,如贫血、消瘦、恶病质、发热及全身衰竭等。

（二）子宫内膜癌高危因素

1. **Ⅰ型宫内膜癌为雌激素依赖型**　在无孕激素拮抗的雌激素长期作用下,子宫内膜发生增生症(伴或不伴不典型增生),继而癌变。均为内膜样腺癌。患者较年轻,常伴肥胖、不育、绝经延迟、多囊卵巢综合征、长期应用雌激素、他莫西芬、有乳腺癌、子宫内膜癌家族史。超过 50% 病例有 PTEN 基因突变或失活。

2. **Ⅱ型为非雌激素依赖型**　发病与雌激素无明确关系,与基因突变有关,如 p53、p16 失活,Her2/neu 基因过表达等。病理多见于子宫内膜浆液性腺癌、透明细胞癌、黏液腺癌等。癌灶边缘为萎缩的子宫内膜,肿瘤恶性度高,多见于年老体瘦妇女。

（三）诊断与鉴别诊断

1. **诊断**

(1)病史及临床表现:对于绝经过渡期月经紊乱或绝经后阴道流血者,无论是否合并内膜癌高危因素,均需排除内膜癌可能,必要时行分段诊刮。

(2)影像学辅助检查:盆腔 MRI 可用以评估子宫肌层浸润、宫颈管受累及局部扩散情况。对于高级别癌者,建议行胸部、腹部及盆腔 CT 检查。除胸部 CT 无需增强外,其他 MRI 及 CT 均为增强检查。怀疑有转移者行 PET CT 检查。

(3)子宫内膜活检:分段诊刮是最常用的诊断方法,可同时鉴别子宫内膜癌和宫颈管腺癌,也可明确宫内膜癌是否累及宫颈管。

(4)宫腔镜检查:直视下观察宫颈管内及宫腔有无癌灶存在,并取材活检,但是否会促进肿瘤细胞播散尚存争议。

2. **鉴别诊断**

(1)绝经过渡期异常子宫出血:月经紊乱、经量增多,经期延长及不规则阴道出血。病理学检查是鉴别的主要依据。

(2)老年性阴道炎:血性白带,妇检时见阴道黏膜变薄、充血或有出血点。必要时先治疗后再行诊刮。

(3)子宫黏膜下肌瘤或内膜息肉:月经量多或经期延长,超声、宫腔镜及诊刮可明确诊断。

(4)子宫颈癌、子宫肉瘤、输卵管癌:均可出现阴道多量排液或不规则出血。影像学检查、宫颈活检、诊刮可协助诊断。

（四）子宫内膜癌的分期

根据 2009 年国际妇产科联盟(FIGO)/2017 TMN 分类系统进行手术分阶段。分期手术包括全子宫切除术、双侧输卵管切除术和淋巴结切除术。手术分期不再需要进行骨盆细胞学检查。然而,腹腔内癌细胞的存在是一个不良的预后因素。

（五）内膜癌的转移途径

多数子宫内膜癌生长缓慢,局限于内膜或宫腔内时间较久,但也有部分特殊类型进展快,短期内出现转移。

1. **直接蔓延**　沿内膜蔓延生长,向上沿宫角至输卵管;向下至宫颈管;向两侧可穿透子宫肌壁累及浆肌层,并播散于盆腔。

2. 淋巴转移　主要转移途径。

(1)宫底部沿阔韧带上部淋巴管网,经骨盆漏斗韧带转移至卵巢,向上至腹主动脉旁淋巴结。

(2)子宫角或前壁上部沿圆韧带淋巴管转移至腹股沟淋巴结。

(3)子宫下段或已累及宫颈,其淋巴转移途径与宫颈癌相同,可累及宫旁、闭孔、髂内外及髂总淋巴结。

(4)子宫后壁癌灶可沿宫骶韧带转移至直肠淋巴结,也可逆行引流累及阴道前壁。

3. 血行转移　晚期可通过血行转移至肝脏、肺脏等全身各处。

二、临床检验指标与评估

(一)临床检验指标

1. 常规指标　血常规、肝肾功能、尿常规、大便常规等。

2. 肿瘤标志物

(1)癌胚抗原:最初发现于成人结肠癌组织中,1965 年由 God 首先报道。CEA 是一种结构复杂的可溶性糖蛋白,分子量约 18 000D。胚胎期主要存在于胎儿的胃肠管、胰腺和肝脏,出生后明显降低。胃肠道恶性肿瘤时可见血清 CEA 升高,在乳腺癌、肺癌及其他恶性肿瘤患者的血清中也有升高。CEA 是一种广谱肿瘤标志物。化学发光酶免疫法参考区间:血清 CEA$<5\mu g/L$。

(2)糖链抗原 125(carbohydrate antigen 125,CA125):1981 年由 Bast 等用卵巢囊腺癌细胞系作抗原制成的单克隆抗体 OC125 发现。CA125 是一种大分子多聚糖蛋白,分子量 $>20~000D$,常见于上皮性卵巢癌组织和患者的血清中。化学发光酶免疫法参考区间:血清 CA125$<35U/ml$。

(3)人附睾蛋白 4(human epididymis protein 4,HE4):HE4 最早在附睾远端皮细胞中被发现。HE4 在呼吸道和女性生殖道上皮中均有表达,除附睾以外,在气管、肺、前列腺、子宫内膜以及乳腺组织中均有表达,其生物学功能尚未很清楚。大多数卵巢癌患者血清中 HE4 水平明显高于正常人。HE4 在鉴别盆腔肿块、良恶性肿瘤中具有重要价值。HE4 随年龄增长而增高,绝经前后妇女血清 HE4 有明显差异。HE4 测定结果受肾功能状态的影响。电化学发光免疫法参考区间:血清 HE4$<140pmol/L$。

(二)临床检验指标评估

目前还未发现针对子宫内膜癌特异性和敏感度高的肿瘤标志物。

1. 血清 CEA　连续检测可用于恶性肿瘤手术后的疗效观察及预后判断,也可用于对化疗患者的疗效观察。一般情况下,病情好转时血清 CEA 浓度下降,病情恶化时升高。吸烟的影响:98% 的非吸烟健康人血清 CEA$<5\mu g/L$,吸烟者中约有 3.9% 的人 CEA$>5\mu g/L$。CEA 不是诊断某种恶性肿瘤的特异性指标,其价值在于对良、恶性肿瘤的鉴别诊断,以及用于恶性肿瘤患者的病情监测和疗效评价等。

2. CA125　CA125 在部分妇科非恶性疾病如急性盆腔炎、子宫内膜异位症、盆腹腔结核、卵巢囊肿、子宫肌瘤及一些非妇科疾病时有升高。CA125 对子宫内膜癌有一定的辅助诊断价值,研究表明,只有 25% 的子宫内膜癌妇女术前 CA125 值超过 35U/ml。子宫内膜癌术前 CA125 值明显升高时,还应考虑有子宫外病变存在的可能性。术后 CA125 水平升高常与疾病的复发有关,检测血液中 CA125 水平变化可以作为子宫内膜癌复发的有效指标之一。超过 50% 的复发患者血清 CA125 大于 35U/ml,而当 CA125 小于 20U/ml 时,96.2% 的患者两年内无复发。正常绝经后妇女和切除子宫双附件的妇女血液中 CA125 水平多低于 10U/ml,值得在监测和随访中作进一步关注。

3. 人附睾蛋白 4(HE4)　子宫内膜癌患者较正常人及子宫良性肿瘤者的血清 HE4 水平比较有明显增加,HE4 表达水平也是子宫内膜癌患者一个预后因素,子宫内膜癌患者高水平 HE4 与患者高龄、绝经、FIGO 分期晚、分化低、深肌层浸润、淋巴结阳性、腹水阳性等密切相关。血清高水平 HE4 与低的总体生存率、肿瘤无进展生存以及无瘤生存等子宫内膜癌的不良预后明显相关。

三、病理检查及分类

(一) 子宫内膜癌的病理取材规范

子宫内膜癌手术标本有以下两种情况。

1. 全子宫 首先辨认子宫的前后壁,从前壁 Y 字型剖开,置于 10% 甲醛溶液中过夜固定。肿瘤浸润最深处至少取一块,需要包含宫体全层,肿瘤与宫颈管的关系至少取一块。正常子宫内膜及宫颈取一块。肿瘤不同质地的区域各取一块。双侧宫旁切缘及阴道或宫颈切缘取一块。

2. 全子宫及双附件 子宫取材原则同上,双侧输卵管需要观察有无增厚区,若有则取光增厚区,每侧伞端及正常输卵管至少取一块,每侧卵巢至少取一块。

(二) 子宫内膜癌的病理分型

1. 子宫内膜癌(endometrial carcinoma) 子宫内膜癌通常表现腺性或绒毛腺性结构,衬覆复层柱状上皮,伴有拥挤复杂的分支结构。衬覆细胞一般为柱状,相邻细胞的顶部边界平齐,形成的腺腔轮廓光滑。瘤细胞胞质嗜酸性,颗粒状。核非典型性常为轻度至中度,核仁不明显,但分化差的癌除外。核分裂指数变化很大。间质浸润是区分高分化子宫内膜样癌与 AH/EIN 的关键,表现为缺乏分隔间质(腺体融合或筛状结构)、子宫内膜间质改变(促结缔组织反应)或乳头状结构(绒毛腺性结构)。

子宫内膜样癌主要依据结构来分级:1 级,实性生长区 ≤ 5%;2 级,实性生长区占 6%~50%;3 级,实性生长区 >50%。表现为 3 级核的区域超过瘤体 50% 者更具侵袭性,这样的肿瘤在分级时应上升 1 级。

2. 黏液性癌(mucinous carcinoma) 黏液癌倾向于排列成腺样或绒毛腺性结构,衬覆一致的黏液柱状上皮,复层排列轻微。黏液表现为嗜碱性小球,或为稍淡染的颗粒状胞质,黏液卡红和 CEA 阳性。常见鳞状分化。核有轻至中度非典型性,有丝分裂活性低。肌层浸润一般仅限于内 1/2。约半数病例可出现小灶性子宫颈管内膜样腺体,可能导致与子宫颈管内膜癌混淆,此时免疫组织化学检查有助于鉴别。在绝经或围绝经期女性的子宫内膜活检标本中,由于缺乏相应的子宫内膜间质,增生的黏液性病变常难以与非典型增生和高分化子宫内膜癌鉴别。若存在腺体融合或筛状结构,即使细胞学非典型性轻微,也应诊断为癌。

3. 浆液性癌(serous carcinoma) 浆液性癌特征性表现为复杂的乳头和 / 或腺性结构,伴有弥漫而显著的核多形性。组织病理学虽然实性生长和腺性结构也可出现,但复杂的乳头状结构是纯型子宫浆液性癌的典型特征。乳头可为短而分支,也可为长而纤细的乳头。浆液性癌多有 TP53 突变,因此 p53 异常表达(至少 75% 瘤细胞弥漫强阳性表达,或完全不表达),与之相反,高级别子宫内膜样癌符合野生型 TP53 的表达模式,表现为不足 75% 的瘤细胞不同程度阳性表达 p53。子宫内膜浆液性上皮内癌常直接发生于息肉表面或萎缩性子宫内膜中。当病变局限于上皮时,被称为"浆液性上皮内癌",即使缺乏明确的间质浸润,浆液性癌具有高度侵袭性。这种癌细胞也可脱落并发生子宫外广泛转移。因此,即使浆液性癌所占比例非常少,临床也会按照纯浆液性癌来处理。

4. 透明细胞癌(clear cell carcinoma) 透明细胞癌由多角形或鞋钉样细胞构成,胞质透明或嗜酸性,癌细胞排列成乳头状、管囊状或实性结构,至少可见灶性高级别核非典型性。透明细胞的特征是出现多角形或鞋钉样细胞,胞质透明,少数为嗜酸性胞质,透明细胞一般发生于萎缩性子宫内膜背景中或子宫内膜息肉中。透明细胞癌倾向于高度恶性,发现时常处于晚期病变。但透明细胞癌患者报道的生存率差异很大,从 21% 到 75%。

5. 神经内分泌肿瘤(neuroendocrine tumours) 具有神经内分泌形态学表现的一组异质性肿瘤。分成两大类:低级别神经内分泌肿瘤(类癌)及高级别神经内分泌癌(小细胞神经内分泌癌和大细胞神经内分泌癌)。

6. 未分化癌和去分化癌（undifferentiated and dedifferentiated carcinoma） 未分化癌是一种没有分化方向的上皮性恶性肿瘤。细胞缺乏黏附性，形似淋巴瘤、浆细胞瘤、"高级别子宫内膜间质肉瘤"或小细胞癌。无腺样结构。核染色质一般浓染。大多数病例核分裂象 >25 个 /10HPF。在背景中偶可见到多形性核。间质成分一般不明显，但部分病例可出现黏液样基质。肿瘤内常有大量淋巴细胞浸润去分化癌。去分化癌由未分化癌和 FIGO1 级或 2 级子宫内膜样癌混合构成。分化型子宫内膜样成分一般衬覆于子宫腔面，而未分化成分在其下方生长。

综上所述，子宫内膜癌是子宫内膜发生的上皮性恶性肿瘤，绝大多数为腺癌。是女性生殖道常见三大恶性肿瘤之一，高发年龄为 50~60 岁，近年来发病率有上升趋势。子宫内膜癌的筛查，是针对高危人群采取的选择性筛查，迄今未建立起成熟的筛查方法。目前对子宫内膜癌所作的无创性筛查，包括血清 CA125 检测，以及经阴道 B 型超声检查；有创性筛查主要是采用诊断性刮宫和宫腔镜下取活体组织作病理学检查。子宫内膜细胞学检查并不能替代病理组织标本检查，且缺乏细胞学诊断标准，在推广使用中尚有一定难度和不足。子宫内膜微量组织病理学检查因操作简便，微创，并且可根据病理检查结果做出较明确的诊断而受到关注，但在临床推广使用，尚有待积累更多研究证据。目前还未发现针对子宫内膜癌具有特异性好、敏感度高的肿瘤标志物，术后 CA125 水平升高常意味着子宫内膜癌的复发，有重要临床意义。

四、案例 7-2

【病史摘要】

患者，女性，76 岁。

主诉：阴道不规则流血，超声检查发现子宫内膜增厚 2 周。

现病史：患者于 2012 年前因阴道不规则流血并检查发现内膜肿物。门诊以"子宫内膜肿物待查"收入院。

既往史和个人史：生于原籍，否认疫水疫区涉足史，无烟酒嗜好，无药物过敏史。

月经史：初潮 15 岁，周期 30d，经期 5~7d，末次月经 2017 年 12 月 2 日，量中，无痛经史。

婚育史：22 岁结婚，孕 3 产 3 史。

家族史：否认家族中传染病及遗传病史。

体格检查：体温 36.9℃，脉搏 76 次 /min，呼吸 18 次 /min，血压 115/78mmHg，发育正常，营养中等，精神尚可，呼吸平衡，自动体位，步入病区，查体合作。全身皮肤黏膜无黄染及出血点，浅表淋巴结未及肿大。心肺听诊阴性。腹平软，无压痛、反跳痛，未触及包块，肝脾肋下未及，肝区无叩痛，Murphy 征阴性，无移动性浊音，肠鸣音正常。双下肢无水肿，病理征未引出。

专科情况：外阴已婚式，阴道畅，宫颈直径约 2.0cm，光滑，质中；宫体前位，大小约 7cm×4cm×4cm，质中，宫腔内可见弥漫增厚，宫体处可见不规则肿物，大小约 2.5cm×1cm×1cm，质中。附件区未触及明显包块，无压痛。

【实验室检查】

血常规检查示：WBC $7.4×10^9$/L，RBC $3.74×10^{12}$/L，Hb 95g/L，PLT $245×10^9$/L。

血液肿瘤标记物：CEA 10μg/L，CA125 55U/ml。

【问题】

根据以上病例资料及初步检查，该患者的可能诊断是什么？需要与哪些疾病进行鉴别诊断？

患者老年女性，绝经后阴道不规则流血，CEA 及 CA125 轻微升高，此次发现宫内膜包块，应首先考虑子宫内膜癌。主要鉴别诊断包括其他类型的宫内膜肿瘤，如浆液性癌、黏液性癌等，除去形态特点外，可加做 Vim，p53，Ki-67，p16，HNF1b 等免疫组化辅助鉴别。

术中及术后病理诊断：子宫内膜癌，中分化（见图 7-1/ 文末彩图 7-1）。

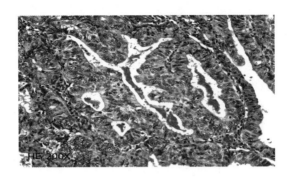

图 7-1　子宫内膜腺癌

可见明确的腺管状结构及假复层排列的细胞核（HE 染色）。

（宋　艳　童华诚　柳　华）

第五节　子宫平滑肌瘤

子宫平滑肌瘤（uterine liomyoma）是最常见的女性生殖系统良性间叶肿瘤，常见于 30~50 岁女性。临床表现与肿瘤的部位、大小、是否发生变性相关。

一、子宫平滑肌瘤概述

（一）临床分类

1. 肌壁间平滑肌瘤（intramural liomyoma）　肿瘤位于子宫肌壁间，发病率占所有平滑肌瘤的 60%~70%（见图 7-2）。

2. 浆膜下平滑肌瘤（subserous liomyoma）　肿瘤突出于子宫表面，表面仅由子宫浆膜覆盖，发病率为 20%。若血供不足，肿瘤可发生变性、坏死；若肿瘤位于子宫体侧壁突出于阔韧带内，则称为阔韧带肌瘤。

3. 黏膜下平滑肌瘤（submucous liomyoma）　肿瘤突入宫腔，仅由黏膜覆盖，发病率占 10%~15%，易形成蒂，若引起子宫收缩，可被挤入阴道内。

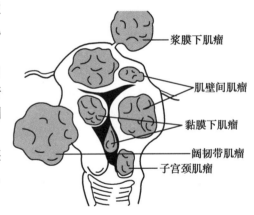

图 7-2　平滑肌肿瘤发病部位及临床分类

（浆膜下肌瘤　肌壁间肌瘤　黏膜下肌瘤　阔韧带肌瘤　子宫颈肌瘤）

（二）临床表现

1. 临床症状及体征　患者多无明显症状，常在体检时发现，临床症状与肿瘤部位、是否存在变性相关，与肿瘤大小及数目无显著相关性。位于肌壁间或黏膜下体积较大的平滑肌瘤可导致患者月经量多，经期延长，白带增多；黏膜下平滑肌瘤若出现感染、坏死，可出现不规则阴道流血或恶臭的阴道排液。临床体征与肿瘤的大小、部位及有无变性相关。随着患者的肿瘤体积增大，腹部正中可扪及实性、质硬的包块，同时伴有尿频、尿急、尿潴留等不适。阔韧带内体积较大的平滑肌瘤甚至可压迫输尿管，导致输尿管扩张或肾盂积水。此外，肿瘤还可导致患者出现下腹坠胀、不孕和 / 或流产。当平滑肌瘤发生红色变性时，患者可出现剧烈腹痛、恶心呕吐、体温、血象升高，体积迅速增大并伴有压痛。

2. 妇科检查　常发现患者子宫增大，外形不规则。浆膜下平滑肌瘤可扪及单个或多个实性肿块与子宫相连；黏膜下平滑肌瘤若脱出于宫颈外口，则可见宫颈口处有肿物，与周围宫颈边缘清楚。

（三）遗传及易感因素

好发于生育年龄，可能与雌、孕激素相关；遗传学上可能与 12 号和 14 号染色体易位、7 号染色体部分缺失相关；最新列入 WHO 平滑肌肿瘤分类的遗传性平滑肌瘤病及肾细胞癌综合征相关性平滑肌瘤,与 1q42.3-43 延胡索酸水化酶(fumarate hydratase)胚系突变有关,罹患遗传性平滑肌瘤病及肾细胞癌综合征的女性患者发生多发性平滑肌瘤的几率约为 80%,平均 30 岁。此外,有文献报道平滑肌瘤与种族可能也具有相关性。

(四) 诊断依据

根据患者临床病史、体征及妇科检查,临床诊断多无困难,少数诊断困难者,可采用超声、宫腔镜、腹腔镜等协助诊断。病理学检查可明确诊断。

(五) 鉴别诊断

1. 妊娠子宫　患者妊娠时有停经史及早孕反应,随停经月份延长,血清 hCG、超声检查可以帮助确诊。

2. 卵巢肿瘤　需与浆膜下平滑肌瘤鉴别。卵巢肿瘤位于子宫一侧,影像学可以协助诊断,必要时可行腹腔镜检查。

3. 子宫腺肌病　需与子宫肌壁间平滑肌瘤鉴别,二者均可出现子宫质地变硬、体积增大,患者月经量增多表现。但子宫腺肌病主要症状为进行性加重的继发性痛经,子宫多为均匀性增大。超声可以协助诊断,但有时两者可以并存。

4. 子宫肉瘤　多见于围绝经期女性,肿瘤生长迅速,患者常伴有腹痛、腹部肿块及阴道不规则流血,超声、MRI 有助于鉴别,确诊则需要进行病理学检查。

5. 子宫内膜癌　多见于围绝经期或绝经后女性,表现为阴道不规则流血,需注意围绝经期患者可同时罹患子宫平滑肌瘤与子宫内膜癌,诊断性刮宫有助于对子宫内膜癌进行明确诊断。

二、临床检验指标与评估

子宫平滑肌瘤诊疗过程中无特异性实验室检查与评价指标。

三、病理检查指标与评估

在子宫平滑肌肿瘤的诊疗过程中,病理学检查是确诊疾病、选择治疗手段及评估预后的重要手段。在病理诊断过程中,除了需要明确界定肿瘤的良、恶性,还需要了解平滑肌肿瘤的分类、特殊变异型和各种继发性改变,因为不同类型平滑肌肿瘤的良恶性评判标准是有所不同的,熟悉特殊变异型和各种继发性改变有助于避免误诊和漏诊。

(一) 组织学分类及特殊变异型

根据 2014 版 WHO 女性生殖官肿瘤分类,子宫平滑肌肿瘤可分为三种类型,其中以平滑肌瘤最多见,此外还包括恶性潜能未定平滑肌肿瘤、平滑肌肉瘤。值得注意的是,具有特殊生长方式的弥漫性平滑肌瘤病、静脉内平滑肌瘤病、转移性平滑肌瘤尽管被列入平滑肌瘤的特殊亚型,但其生物学仍属于交界性或生物学行为未定的肿瘤,ICD-O 编码分类为"1",详见表 7-12。

表 7-12　子宫平滑肌肿瘤

分类	类型
平滑肌瘤及其特殊变异型	平滑肌瘤,NOS8890;富于细胞性平滑肌瘤 8892/0;伴奇异形核的平滑肌瘤 8893/0;核分裂活跃的平滑肌瘤 8890/0;水肿性平滑肌瘤 8890/0;卒中性平滑肌瘤 8890/0;脂肪瘤样平滑肌瘤(脂肪平滑肌瘤)8890/0;上皮样平滑肌瘤 8891/0;黏液样平滑肌瘤 8896/0;分割性平滑肌瘤 8890/0;弥漫性平滑肌瘤病 8890/1;静脉内平滑肌瘤病 8890/1;转移性平滑肌瘤 8898/1
恶性潜能未定的平滑肌肿瘤 8897/1	普通型恶性潜能未定的平滑肌肿瘤;上皮样恶性潜能未定的平滑肌肿瘤;黏液样恶性潜能未定的平滑肌肿瘤
平滑肌肉瘤	普通型平滑肌肉瘤 8890/3;上皮样平滑肌肉瘤 8891/3;黏液样平滑肌肉瘤 8896/3

（二）标本接收及固定

日常工作中常见的送检标本类型包括平滑肌瘤切除标本、子宫切除标本。病理诊断的主要目的是确定病变性质，以帮助临床制定下一步的治疗方案。

接收标本后，必须仔细核对患者姓名、住院号或门诊号、床位号、标本名称及取材部位等信息。采用 4% 中性甲醛溶液，溶液体积应为送检样本体积的 4~10 倍。样本离体后应尽快（不超过 1h）固定，样本的固定时间应为 6~48h，当组织较大时，应将其每隔 5mm 切开，可用纱布或滤纸将相邻的组织片分隔开，以保障固定液的充分渗透和固定。

（三）平滑肌瘤切除标本病理检查及诊断

1. 大体检查　描述和记录送检组织的数目、颜色、质地和大小，对所有结节以 1cm 的间隔切开而后进行检查，如果肿瘤呈白色或灰白色、质韧且切面呈编织状，取材 1 张切片 /cm；如果肿瘤出现局灶出血、坏死或者质地变软，则根据情况进行广泛取材。

2. 病理诊断报告　应包括以下内容：

（1）大体检查结果：注明标本类型，描述送检标本取材部位、固定情况、块数、颜色、质地、大小，是否存在局灶出血、坏死或者质地改变等。

（2）病理诊断结果：注明标本类型；病变部位；组织学类型；每 10 个高倍视野（×400）的核分裂象计数；有无细胞核异型并注明范围（局灶或者弥漫）；有无坏死及坏死类型。

（四）子宫切除标本病理检查及诊断

1. 大体检查　测量送检子宫底部到子宫颈外口、两个侧角间及子宫前部到后部的距离、宫颈管长度（宫颈管内层平面到宫颈外口的距离）、子宫颈外口直径（宫颈外口两侧 / 前后部之间的距离）、阴道断端的长度、子宫内膜黏膜层及子宫肌壁的厚度。描述和记录结节的数量、颜色、质地、大小、界限、部位（黏膜下、肌壁间或者浆膜下）以及有无继发性改变（出血、坏死等）。对所有结节以 1cm 的间隔切开进行检查，如果肿瘤呈白色或灰白色、质地坚韧且切面呈编织状，取材 1 张切片 /cm；如果肿瘤出现局灶出血、坏死或者质地变软，则根据情况进行广泛取材。

2. 病理诊断报告　应包括以下内容：

（1）大体检查结果：注明标本类型，描述送检标本取材部位、固定情况、块数、颜色、质地、大小，是否存在局灶出血、坏死或者质地变化等。

（2）病理诊断结果：注明标本类型；病变部位；组织学类型；每 10 个高倍视野（×400）的核分裂象计数；有无细胞核异型并注明范围（局灶或者弥漫）；有无坏死及坏死类型；肿瘤界限；有无脉管侵犯。子宫颈和子宫内膜改变；其他（根据具体情况）。

（五）其他病理学诊断指标评估

1. 术中冰冻切片病理学检查　由于对子宫平滑肌肿瘤良恶性界定需综合对细胞异型性、细胞核分裂象计数、是否存在凝固性肿瘤细胞坏死以及肿瘤界限进行评估，且部分特殊类型的平滑肌瘤变异型（如富于细胞性平滑肌瘤、伴奇异核的平滑肌瘤、静脉内平滑肌瘤病、水肿性平滑肌瘤、上皮样平滑肌瘤、黏液样平滑肌瘤）即使在石蜡切片诊断中亦较为困难，因此不推荐对平滑肌肿瘤进行术中冰冻诊断，但目前临床冰冻送检生长迅速或有不寻常外观（出血、坏死或质地变软等）的平滑肌肿瘤仍较为常见。针对此类情况，如果肿瘤存在非典型特征，建议进行描述性诊断，尽可能提出倾向性意见，待术后标本充分取材后，进行石蜡切片确诊。

2. 免疫组织化学检测　平滑肌肿瘤常用的特异性标记物为 SMA（smooth muscle actin）、Desmin 和 h-caldesmon，此外在病理诊断中常加做 Ki-67、p16、p53、CD10、AE1/AE3、EMA 等协助对肿瘤良恶性、子宫内膜间质肿瘤、上皮性肿瘤等进行甄别。

综上所述，平滑肌瘤是最常见的子宫良性间叶肿瘤，常见于 30~50 岁女性，临床表现与肿瘤的部位、大小、是否发生变性相关。在子宫平滑肌肿瘤的诊疗过程中，病理诊断是确诊疾病、选择治疗手段及评估患者预后的重要标准，由于平滑肌肿瘤具有较多特殊变异型和继发性改变，且不同类型平滑肌肿瘤的良恶性评判标准也有所不同,因此必须熟悉上述改变以避免误诊和漏诊。此外,鉴于对平滑肌肿瘤良恶性界定需综合细胞异型性、核分裂象计数、是否存在凝固性肿瘤细胞坏死以及肿瘤界限等指标,术中冰冻诊断极为困难。

四、案例 7-3

【病史摘要】

患者,女性,30 岁。

主诉:查体超声检查发现子宫多发性平滑肌瘤半月余。

现病史:患者于半月前在我院查体时超声检查发现子宫前、后壁分别可见 5.6cm×5.3cm、3.7cm×3.8cm、2.1cm×1.8cm 团状低回声,边界清,高度提示为子宫多发性平滑肌瘤。患者自述腰骶部酸困不适,无明显月经量增多,无腹痛、腹胀,无阴道流血、排液等,为进一步手术治疗来我院就诊,门诊以"子宫多发性平滑肌瘤"收入院。自发病以来,患者精神可、体力好,食欲食量正常,小便正常,便秘,2~3d/ 次。

既往史和个人史:否认肝炎、结核等传染病史,否认高血压、糖尿病史,2017 年 7 月因摔伤下颌行清创缝合术。生于陕西,否认疫区、疫情、疫水接触史,无烟酒嗜好,无食物、药物过敏史,预防接种史不详。

月经史:初潮 13 岁,周期 28d,经期 7d,末次月经 2018 年 10 月 19 日,月经周期规律,月经量多,颜色暗红,有血块,无痛经史。

婚育史:29 岁结婚,否认孕产史。

家族史:父母健在,否认家族有传染病及遗传病史。

体格检查:体温 36.3℃,脉搏 81 次 /min,呼吸 20 次 /min,血压 118/80mmHg,发育正常,营养好,自动体位,步入病区,查体合作。全身皮肤黏膜无黄染及出血点,浅表淋巴结未及肿大。心肺听诊阴性。腹平软,无压痛、反跳痛,未触及包块,肝脾肋下未及,肝区无叩痛,Murphy 征阴性,无移动性浊音,肠鸣音正常。双下肢无水肿,病理征未引出。

专科情况:外阴发育正常,已婚未产式;阴道通畅,分泌物量少,黏膜润滑;宫颈肥大,可见多个囊肿,质中;宫体后位,如孕 2 月大小,质中,活动可,无压痛。双侧附件未触及明显异常。

【实验室检查】

血常规检查示:白细胞 $6.7×10^9$/L,红细胞 $4.21×10^{12}$/L,血红蛋白 125g/L,血小板 $167×10^9$/L。

【问题 1】

根据以上病例资料及初步检查,该患者的可能诊断是什么? 需要与哪些疾病进行鉴别诊断?

患者超声检查发现子宫多发性包块,且边界清楚,应首先考虑平滑肌瘤,该病在女性生殖系统尤其是子宫中最为常见。因此本例可能诊断为子宫多发性平滑肌瘤。鉴别诊断包括妊娠子宫、卵巢肿瘤等。

【问题 2】

若需要明确诊断,还应进行哪些检查?

患者行手术切除肿瘤后,需对肿瘤组织进行大体取材、包埋、制片和 HE(hematoxylin-eosin) 染色,通过显微镜下进行组织学观察,识别是否是平滑肌肿瘤 (图 7-3/ 文末彩图 7-3),必要时可利用 Desmin、h-caldesmon 和 SMA 等标记物的免疫组织化学染色对肿瘤进行甄别。确定平滑肌肿瘤后,再根据每 10 个高倍视野(×400)的核分裂象计数、细胞核异型性 (图 7-4/ 文末彩图 7-4)、是否存在肿瘤细胞性坏死、肿瘤边界等,对肿瘤的良、恶性进行界定,最终明确诊断。

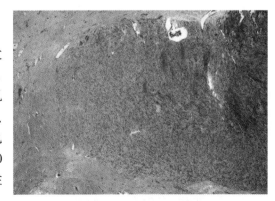

图 7-3　子宫平滑肌瘤

低倍镜显示肿瘤与子宫肌壁界限清楚(HE 染色)。

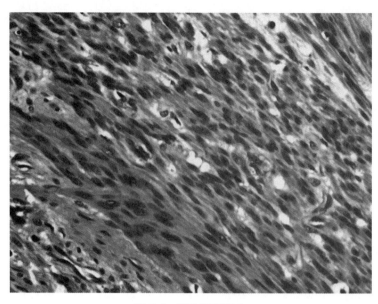

图 7-4　子宫平滑肌瘤

高倍镜显示瘤细胞呈梭形,细胞核呈雪茄烟样,缺乏细胞非典型性及核分裂象(HE 染色)。

(张 静　柳 华　童华诚)

第六节　子 宫 肉 瘤

子宫肉瘤(uterine sarcoma)多见于 40~60 岁女性,是来源于子宫平滑肌、子宫内膜间质和结缔组织的恶性肿瘤,占子宫恶性肿瘤的 2%~6%,占生殖道恶性肿瘤的 1%。

一、子宫肉瘤概述

(一) 子宫肉瘤的临床表现

1. 症状

(1)阴道流血:早期无特异症状,随病情进展可出现阴道不规则流血。

(2)腹痛:因肿瘤快速增长致子宫增大或肿瘤内出血坏死导致腹痛。

(3)压迫症状:如尿频、尿急、尿潴留、便秘等。

(4)恶病质:晚期患者出现全身消瘦、低热、贫血或转移至肺、脑等出现相应症状。

2. 体征　病灶增大时,腹部可扪及包块。

3. 妇科检查　子宫不规则增大,宫颈口有息肉或肌瘤样肿块,易出血。

(二) 子宫肉瘤的诊断与鉴别诊断

1. 子宫肉瘤的诊断

因其临床表现不典型,术前诊断较困难。诊断主要依据病理检查(见后)。需谨慎对待绝经后女性及幼女的宫颈赘生物,对于短时间内增大明显伴疼痛的子宫肌瘤需考虑子宫肉瘤的诊断。

(1)妇科检查:见前所述。

(2)影像学辅助检查。

(3)诊刮。

2. 子宫肉瘤的鉴别诊断

(1)子宫肌瘤:多为生育期妇女,有月经量增多病史,若肌瘤短期内增大明显,需考虑肉瘤可能。病理学检查是鉴别依据。

（2）子宫内膜癌：多为子宫内膜腺体来源恶性肿瘤，也可出现不规则出血等表现，与子宫肉瘤的鉴别依赖于病理学的结果。

（三）不同类型的子宫肉瘤的临床特点

1. 子宫平滑肌肉瘤（leiomyosarcoma） 占子宫肉瘤的 40%，由具有平滑肌分化的细胞组成，易发生盆腔血管、淋巴结及肺转移，恶性度高。

2. 子宫内膜间质肉瘤（endometrial stromal sarcoma） 占子宫肉瘤的 15%，来源于子宫内膜间质细胞。

（1）低级别子宫内膜间质肉瘤 高发年龄为 40~55 岁，部分患者有雌激素或他莫昔芬治疗史。宫旁转移多累及卵巢，淋巴转移及肺转移少见。

（2）高级别子宫内膜间质肉瘤 发病年龄在 28~67 岁，恶性度高，预后差。肿瘤多发生于宫底部的内膜，息肉状，伴出血坏死。

3. 上皮和间质混合性肿瘤

（1）癌肉瘤（carcinosarcoma）：占子宫肉瘤的 40%~50%，恶性度高，多见于绝经后妇女，平均年龄为 70 岁（40~90 岁），预后差。

（2）腺肉瘤（adenosarcoma）：占子宫肉瘤的 5%~10%，为低度恶性潜能的混合性肿瘤，同时含有良性或不典型增生的腺上皮和低级别肉瘤。

4. 其他 混杂的间叶细胞肿瘤（miscellaneous mesenchymal tumors）包括横纹肌肉瘤、脂肪肉瘤、血管肉瘤、骨肉瘤、软骨肉瘤等。未分化子宫肉瘤（undifferentiated uterine sarcoma）少见，可能来源于子宫内膜或肌层。

（四）子宫肉瘤的分期及转移途径

1. 直接蔓延、淋巴转移浸润子宫邻近器官，转移到区域淋巴结。

2. 通过血行播散，转移到肺、肝、脑等。

（五）子宫肉瘤的治疗

手术是子宫肉瘤的主要治疗手段，因多项研究证实淋巴结清扫不能改善患者预后，故除非发现淋巴结病理性增大，则子宫肉瘤不需行淋巴结切除。术后根据病理类型及是否含有雌孕激素受体，行激素治疗或辅助放化疗。目前推荐的化疗方案包括：吉西他滨 + 多烯紫杉醇（子宫平滑肌肉瘤首选），多柔比星 + 异环磷酰胺，多柔比星 + 达卡巴嗪，吉西他滨 + 达卡巴嗪，吉西他滨 + 长春瑞滨等。激素治疗仅适用于低级别子宫内膜间质肉瘤或激素受体（ER、PR）阳性的子宫平滑肌肉瘤。

（六）子宫肉瘤随访与检测

复发率高，预后差，5 年生存率为 30%~50%。子宫平滑肌肉瘤及低级别子宫内膜间质肉瘤预后相对较好；高级别子宫内膜间质肉瘤及癌肉瘤预后较差。需长期随访和监测。一般在治疗后第 1 年，每 3 个月随访一次；第 2 年，每 4~6 个月随访一次；第 5 年后每年随访一次。随访内容包括症状、体征、全身及盆腔检查（包括乳腺检查）和 B 型超声检查。血清 CA125 等肿瘤标志物测定根据组织学类型选择。临床检查或肿瘤标志监测提示肿瘤复发时可选择 CT、MRI 和 / 或 PET 检查等。

二、临床检验指标与评估

本节无特异性的临床检验指标。

三、病理检查及分类

（一）子宫肉瘤的病理取材规范

肿瘤与子宫内膜、子宫肌壁的关系至少取一块，肿瘤与宫颈管的关系至少取一块。肿瘤实质取材原则为 1cm 取一块，如果有不同质地的区域需要增加取材。正常子宫内膜及宫颈需要取一块。双侧宫旁切缘及阴道或宫颈切缘取一块。如果标本有双侧附件，每侧输卵管则需要取至少一块，其中包括输卵管伞端,每侧卵巢至少取一块。

(二)子宫肉瘤的组织学分类

1. 子宫平滑肌肉瘤(leiomyosarcoma) 是最常见的子宫肉瘤,占子宫肉瘤40%,大多数患者年龄>50岁。大体表现为单个肿块,镜下由梭形和/或多形性细胞构成,胞质嗜酸性,常成交错但无规律的束状排列。50%的病例可见到多核肿瘤细胞,核分裂指数一般较高。约1/3病例可见肿瘤性坏死。有两种特殊类型,为上皮样平滑肌肉瘤和黏液样平滑肌肉瘤。肿瘤阳性表达desmin、h-caldesmon、SMA和组蛋白脱乙酰基酶8(HDAC8),但分化差、上皮样或黏液样肿瘤阴性或弱阳性表达。同时肿瘤细胞还表达CD10和CK、EMA(后者常见于上皮样肿瘤)。易发生盆腔血管、淋巴结及肺转移,恶性度高。

2. 子宫内膜间质肉瘤(endometrial stromal sarcoma) 占子宫肉瘤15%,大部分来源于子宫内膜间质细胞。

(1)低级别子宫内膜间质肉瘤(endometrial stromal sarcoma,low grade) 是第二常见的子宫恶性间叶肿瘤。发病年龄范围广,平均52岁。可表现为宫腔内息肉样肿块,偶见出血坏死。镜下表现为大小和形态不规则的瘤细胞岛广泛浸润肌壁("舌状"生长),无间质反应,淋巴管浸润可能很明显。瘤细胞片状生长,典型瘤细胞胞体小,胞质稀少,核一致,卵圆形至纺锤形。细胞非典型性轻微或无,核分裂象低(一般<5/10HPF),有时也可较高。瘤细胞一般弥漫强阳性表达CD10,阳性表达SMA,不表达h-caldesmon和HDAC8。附件累及率为10%,淋巴结转移率高达30%。

(2)高级别子宫内膜间质肉瘤(high grade endometrial stromal sarcoma)患者年龄28~67岁(平均50岁)。肿瘤表现为宫腔内息肉状和/或壁内单发或多发肿块,有时伴出血坏死。镜下表现为典型的浸润性生长,瘤组织由高级别圆形细胞(一般为主要成分)和低级别梭形细胞以不同比例紧密混合构成。圆形细胞区富于细胞,排列成模糊至清楚的细胞巢,由纤细的毛细血管网分隔。圆形细胞有少量嗜酸性至颗粒状胞质,核形不规则,染色质颗粒状或空泡状,核仁清楚或不清楚。核分裂象常见,一般>10/10HPF。常见淋巴管浸润。肿瘤高级别成分弥漫强阳性表达cyclin D1(>70%的细胞核阳性)及c-Kit,而低级别的梭形细胞成分弥漫强阳性表达CD10、ER和PR,不同程度异质性表达cyclin D1(<50%的细胞核阳性)。肿瘤恶性程度介于低级别子宫内膜间质肉瘤和未分化子宫肉瘤之间,诊断时常已浸润至子宫外。

(3)未分化子宫肉瘤(undifferentiated uterine sarcoma) 罕见,一般见于绝经后,平均年龄60岁。多表现为腔内息肉状肿块。镜下肿瘤境界不清,破坏性浸润肌壁。瘤细胞成片状排列,可见席纹状或鲱鱼骨样结构,细胞异型性显著。有可能出现横纹肌样形态或黏液样背景。核分裂象多见,包括病理性核分裂,常见淋巴管浸润。肿瘤不同程度表达CD10,弥漫阳性表达cyclin D1,阴性或弱阳性表达ER、PR。可局灶性表达SMA、desmin、EMA或CK。多数患者(>60%)发现时即处于晚期。

3. 上皮和间质混合性肿瘤

(1)癌肉瘤(carcinosarcoma):是由高级别癌和肉瘤成分构成的双向分化性肿瘤。占子宫肉瘤的40%~50%,目前被认为起源于上皮,由上皮-间质转化而来。一般见于绝经后女性。肿瘤息肉状生长,充满宫腔,常从宫颈外口脱出。镜下高级别上皮和间叶成分紧密混合,可以其中任何一种为主要成分。两种成分一般有明确的分界,容易区分,但相互融合的现象也可见到。上皮成分以子宫内膜样癌或浆液性癌最常见,但也可为其他苗勒上皮类型。间质成分多为非特异性高级别肉瘤,但50%的病例可见到异源性成分,包括横纹肌肉瘤、软骨肉瘤,或更为罕见的骨肉瘤。罕见病例可出现神经外胚层分化。肿瘤常有深肌层浸润和淋巴管浸润。癌肉瘤预后差,约1/3患者在诊断时已有子宫外扩散,转移常见于盆腔淋巴结和主动脉旁淋巴结,有时发生远处血行转移至肺、脑和骨。

(2)腺肉瘤(adenosarcoma):同时含有良性或具有非典型性的上皮和低度恶性间叶成分的肿瘤。大多数发生于绝经后女性,但约30%见于绝经前女性,包括青少年。一般表现为息肉状肿块。镜下可见富于细胞的间质呈乳头状和息肉状突入囊性扩张的腺腔内。一些腺体拉长、挤压,形成类似叶片状结构。上皮多为子宫内膜上皮,但常有黏液化生、鳞状化生或输卵管化生。间质一般类似于肿瘤性子宫内膜间质,但常具有成纤维细胞样特征,特别是远离腺体的区域。有可能见到异源性成分(包括不成熟软骨和骨骼肌)和性索样分化。肿瘤间质成分表达 CD10、ER 和 PR。肉瘤样过度生长区不表达这些标记,但强阳性表达 Ki-67 和 p53。局部复发率高达 30%,特别常见于阴道,复发时间可早或晚。

(3)癌纤维瘤(carcinofibroma):是由恶性上皮成分和良性间叶成分组成的肿瘤。相当少见,仅有几例文献报道。

4. 其他间叶肿瘤

包括横纹肌肉瘤、脂肪肉瘤、血管肉瘤、骨肉瘤、软骨肉瘤、腺泡状软组织肉瘤和横纹肌样瘤。

(三)子宫肉瘤的分子遗传学

p53 突变是癌肉瘤最常见的分子改变。平滑肌肉瘤中可见原癌基因 *c-MYC* 过表达和 MDM2 蛋白过表达。低级别子宫内膜间质肉瘤发生 t(7;17)(p21;q15),导致 *JAZF1* 和 *SUZ12(JJAZ1)* 基因融合。高级别子宫内膜间质肉瘤具有 t(10;17)(q22;p13),导致 *YWHAE-FAM22* 基因融合。未分化肉瘤有复杂的染色体改变,包括 2q、4q、6q、7p、9q 和 20q 获得,以及 3q、10p 和 14q 缺失。

综上所述,子宫肉瘤相比较内膜癌,相对少见,占子宫恶性肿瘤的 2%~6%,占生殖道恶性肿瘤的 1%,平滑肌肉瘤最为多见,其次为间质肉瘤及癌肉瘤等,少见类型包括横纹肌肉瘤、脂肪肉瘤、血管肉瘤、骨肉瘤、软骨肉瘤等。手术是子宫肉瘤的主要治疗手段,因多项研究证实淋巴结清扫不能改善患者预后,故除非发现淋巴结病理性增大,则子宫肉瘤不需行淋巴结切除。

(宋艳 柳华 童华诚)

第七节 卵 巢 肿 瘤

卵巢肿瘤(ovarian tumor)是常见的妇科肿瘤,早期病变不易发现,出现症状时多为晚期,在各年龄段均可发病,但不同年龄段的好发肿瘤组织学类型会有所不同。上皮性肿瘤好发于中老年女性,生殖细胞肿瘤多见于年轻女性。

一、卵巢肿瘤概述

(一)卵巢肿瘤的组织学分类

卵巢肿瘤分类较繁杂,主要类型包括:上皮-间叶肿瘤、性索-间质肿瘤、生殖细胞肿瘤、杂类肿瘤、间皮肿瘤、其他间叶来源的肿瘤及继发性肿瘤(具体分类见"卵巢肿瘤的病理学检查"部分)。

(二)卵巢肿瘤的临床表现

1. 卵巢良性肿瘤

(1)症状:肿瘤较小时多无症状,肿瘤增大时可出现腹胀、尿频、便秘、气急、心悸等压迫症状。

(2)体征:腹部膨隆,包块活动度差,叩诊实音,无移动性浊音。

(3)妇科检查:子宫一侧或双侧可触及圆形或类圆形肿块,多为囊性,活动度好。

2. 卵巢交界性/恶性肿瘤

(1)症状:早期常无症状。晚期表现为腹胀、腹水、腹部肿块,可伴腹痛、下肢肿痛、消瘦、贫血。功能性肿瘤可伴有相应的激素增多症状。

(2)体征:腹部包块,叩诊浊音,腹腔积液较多时移动性浊音阳性。

(3)妇科检查:直肠子宫陷凹处触及质硬结节或肿块,盆腔内肿块实性/囊实性,表面凹凸不平,活动差。

(三)卵巢肿瘤的并发症

1. 蒂扭转 为常见的妇科急腹症。好发于瘤蒂长、中等大小、活动、重心偏于一侧的肿瘤(如畸胎瘤)。易发生于患者突然改变体位,或妊娠期、产褥期子宫位置发生较大改变时。表现为突发性一侧下腹剧痛,常伴恶心、呕吐甚至休克。妇科检查扪及肿物张力较大,压痛,以瘤蒂部最明显。需行急诊剖腹手术。

2. 破裂 约3%的卵巢肿瘤会发生破裂。外伤性破裂常因腹部受到重击、分娩、性交、妇科检查及穿刺等引起,自发性破裂常因肿瘤浸润性生长穿破囊壁所致。单纯浆液性囊腺瘤破裂时,仅致轻度腹痛;大囊肿或成熟性畸胎瘤破裂后,可致剧烈腹痛、恶心呕吐、内出血、腹膜炎甚至休克。妇科检查为腹部压痛、腹膜刺激症状,原有肿块变小或消失。需急诊手术探查。

3. 感染 肿瘤扭转、破裂后引起,或邻近器官感染灶扩散所致。表现为发热、腹痛、盆腔肿块、腹部压痛、腹肌紧张,同时白细胞升高。抗生素控制感染后手术切除肿瘤,若抗炎治疗效果不佳,建议尽早手术。

4. 恶变 若肿瘤生长迅速,尤其双侧性,应疑为恶变,出现腹水时可能已为晚期。

(四) 卵巢恶性肿瘤发病高危因素

1. 持续排卵 持续排卵使卵巢上皮不断受损,在不断的修复过程中卵巢表面上皮细胞突变可能性增加。减少或抑制排卵可降低卵巢癌的风险。

2. 精神因素 性格急躁,长期精神刺激可导致宿主免疫监视系统受损,对肿瘤生长有促进作用。

3. 环境及其他因素 环境污染,吸烟,接触滑石粉、石棉者患卵巢癌的机会较高。

4. 遗传因素 我国卵巢癌患者 BRCA 突变率为 28.45%,其中 BRCA1 突变率为 20.82%,BRCA2 突变率为 7.63%,为常染色体显性遗传。

(五) 卵巢恶性肿瘤的转移途径

1. 直接蔓延及腹腔种植 为主要播散方式,可广泛种植于盆腹腔腹膜及脏器。

2. 淋巴转移 从卵巢淋巴管向上达腹主动脉旁淋巴结;从卵巢门淋巴管达髂内、髂外淋巴结,经髂总至腹主动脉旁淋巴结;罕见沿圆韧带入髂外淋巴结及腹股沟淋巴结。

3. 血行转移 少见,可转移到肝脏、肺脏等处。

(六) 卵巢肿瘤的诊断与鉴别诊断

1. 诊断 卵巢肿瘤虽无特异性症状,但根据病史、患者年龄、局部体征、临床表现及妇科检查即可初步确定卵巢肿瘤,再结合肿瘤的生长速度、质地、形态、与周围组织的关系、活动度、是否伴有胸、腹水及肿瘤标志物,区别良、恶性肿瘤。

(1) 妇科检查:双合诊或三合诊时可触及附件区包块,并可了解包块的大小、性质、活动度及与周围组织的关系。

(2) 影像学辅助检查:超声和/或有指征时腹部/盆腔 CT,胸部 CT 检查。

(3) 肿瘤标志物:包括 CA125,HE4,AFP,LDH,CEA,CA199,hCG。

(4) 腹腔镜检查:可直接观察肿块的大小形态和位置及盆腹腔内有无转移,并可同时行活检及抽取腹水行细胞学检查。

2. 鉴别诊断 卵巢良性和恶性肿瘤的鉴别诊断见表 7-13。

表 7-13 卵巢良性和恶性肿瘤的鉴别

鉴别内容	良性肿瘤	恶性肿瘤
病史	生长缓慢	生长迅速
肿块部位及性质	多为单侧,囊性,光滑,活动度好	多为双侧,实性/囊实性,表面凹凸不平,不活动,后穹隆扪及结节
腹水征	多无	常伴有腹水,可查到恶性细胞
一般情况	良好	可有消瘦,恶病质
超声检查	为液性暗区,边界清晰,有间隔光带	液性暗区内有杂乱光团、光点,界限不清
CA125(>50 岁)	<35U/ml	>35U/ml

（1）卵巢良性肿瘤的鉴别诊断

1）卵巢瘤样病变：常见为滤泡囊肿和黄体囊肿。单侧，直径 <5cm，壁薄，可观察或口服避孕药，3个月内消失，否则需考虑为卵巢肿瘤。

2）输卵管卵巢囊肿：既往有不孕或盆腔感染史，两侧附件区囊肿形成，边界清，活动受限。

3）子宫肌瘤：浆膜下肌瘤需与卵巢实质性肿瘤相鉴别。肌瘤与子宫相连，并伴月经过多等症状，检查时肿瘤随宫体及宫颈移动。

4）妊娠子宫：早中孕时子宫峡部变软，妇检时易将柔软的宫体误认为卵巢肿瘤。停经史、hCG 升高或超声检查可予以鉴别。

5）腹水：有肝病、心脏病史，叩诊腹部中间鼓音，两侧浊音，移动性浊音阳性；巨大卵巢囊肿平卧时腹部中间隆起，叩诊浊音，腹部两侧鼓音，移动性浊音阴性。

（2）卵巢交界性／恶性肿瘤的鉴别诊断

1）子宫内膜异位症：常有进行性痛经、月经过多、经前不规则阴道流血，CA125 可轻度升高。超声检查、肿瘤标志物可予以鉴别，必要时需行腹腔镜检查。

2）盆腔结缔组织炎：有宫腔操作或盆腔炎史，表现为发热、下腹痛，妇科检查附件区组织压痛、片状块物达盆壁。抗生素治疗有效，否则需考虑为卵巢恶性肿瘤。超声检查有助于鉴别。

3）结核性腹膜炎：多有肺结核病史，消瘦、乏力、低热、盗汗、食欲不振、月经稀少或闭经、不孕。妇科检查肿块位置较高，形状不规则，界限不清，不活动。B 型超声检查、肿瘤标志物可协助诊断。

4）生殖道以外的肿瘤：腹膜后肿瘤固定，位置低者使子宫或直肠移位；肠癌多有典型消化道症状，超声检查、肠镜等可予以鉴别。

5）转移性卵巢肿瘤：双附件区均可扪及中等大、肾形、活动的实性肿块，则转移性卵巢肿瘤可能性大。需注意患者有无消化道症状，及消化道癌、乳癌病史。

二、临床检验指标与评估

（一）临床检验指标

1. 甲胎蛋白 甲胎蛋白（α-fetoprotein, AFP）存在于细胞浆颗粒和细胞外的透明小体中，后者可能就是细胞合成的 AFP 的堆积。AFP 对卵巢内胚窦瘤有特异性价值。含内胚窦瘤成分的混合瘤、无性细胞瘤和胚胎瘤，部分未成熟畸胎瘤也可升高。AFP 可以作为生殖细胞瘤治疗前后及随访的重要标记物。正常值 <20μg/L。临床研究表明卵巢卵黄囊瘤患者血清 AFP 值持续升高。手术切除肿瘤后，血清 AFP 值迅速下降，肿瘤复发时，在未出现明显的临床病变前，AFP 值即升高 >20μg/ml。因此 AFP 是卵黄囊瘤诊断和治疗监护的重要指标。

2. 癌胚抗原 癌胚抗原（carcino embryonic antigen, CEA）是大肠癌组织产生的一种糖蛋白，是广谱性肿瘤标志物。部分卵巢癌患者，特别是黏液性腺癌患者可出现 CEA 升高，且升高程度与疾病进展情况相关。CEA 并非卵巢肿瘤的特异性抗原，作为卵巢癌筛查的敏感性仅 25%，阳性预期值仅14%，不能用于早期筛查，仅能用于监测治疗效果。

3. 糖类抗原 72-4（carbohydrate antigen 72-4, CA72-4） 目前认为 CA72-4 是卵巢上皮癌，尤其是黏液性卵巢癌较好的肿瘤标记物。CA72-4 与 CA125 联合检测其敏感性及特异性均在 85% 以上，阳性、阴性预测值均为 85%。

4. 糖类抗原 125（carbohydrate antigen 125, CA125） CA125 是一种糖蛋白，来源于胚胎发育期体腔上皮，在正常卵巢组织中不存在，因此最常见于上皮性卵巢肿瘤（浆液性肿瘤）患者的血清中，其诊断的敏感性较高，但特异性较差，黏液性卵巢肿瘤中不存在。CA125 并非卵巢肿瘤特异性指标，部分妇科非恶性疾病如急性盆腔炎，子宫内膜异位症，盆腹腔结核，卵巢囊肿，子宫肌瘤等也发现 CA125 升高。

5. 人附睾蛋白 4（human epididymis protein 4, HE4） HE4 属于乳清酸四硫化物核心蛋白家族，最早在附睾远端的上皮细胞中发现，被认为是精子成熟过程中的蛋白酶抑制剂。HE4 在呼吸道和女性生殖道上皮中均有表达,除附睾以外,在气管、肺、前列腺、子宫内膜及乳腺中均有HE4 mRNA的表达,其生物学功能至今尚未明确。研究发现,大多数卵巢癌患者血清中HE4水平明显高于正常人。HE4在鉴别盆腔肿块、良恶性肿瘤中具有重要的诊断价值,还可反映疾病发展趋势,用于监测卵巢癌患者手术及化疗效果。

6. 肿瘤相关抗原 肿瘤相关抗原(tumor-associated antigen,TAA)指并非某一种肿瘤所特有,在其他肿瘤细胞或正常细胞上也存在的抗原分子,仅在增殖中有量的差异。TAA是一种存在于肿瘤细胞膜上的表面膜蛋白,特别是浆液性和黏液性囊腺癌中,而在正常卵巢组织,良性卵巢肿瘤均为阴性。

7. 乳酸脱氢酶 部分卵巢恶性肿瘤患者血清中乳酸脱氢酶(lactate dehydrogenase,LDH)升高,特别是在无性细胞瘤患者常常升高。

8. 激素 卵巢肿瘤的组织类型不同,也必然反应出激素的变化。粒层细胞瘤、卵泡膜瘤可产生较高水平雌激素;黄素化时,也可以分泌睾丸素。浆液性、黏液性或纤维上皮瘤有时也可以分泌一定量的雌激素。

(1)人绒毛膜促性腺激素(human chorionic gonadotropin,hCG)αβ,由合体滋养细胞合成。原发性卵巢绒癌成分的生殖细胞瘤患者血中hCG异常升高,正常非妊娠妇女血清β亚单位的hCG值阴性或<3.1IU/L。测定患者血清中hCG-β亚单位可帮助诊断卵巢绒毛膜癌和伴有绒毛膜癌成分的生殖细胞肿瘤,是绒毛膜癌、恶性葡萄胎的肿瘤标志物,并可精确反映癌细胞的数量,故也可作为观察抗癌治疗效果的指标。约84%的卵巢癌患者可见hCG升高,可用于卵巢癌预后判断。研究发现,血清hCG正常的卵巢癌患者5年生存率可高达80%,而血清hCG升高的患者5年生存率仅22%。

(2)性激素:怀疑卵巢性索间质肿瘤的病例,须做各种激素测定,如雌二醇、黄体酮、17-酮、睾丸酮、去氢异雄酮等以及促性腺激素的定量及各种兴奋试验,对诊断及术后判断各种疗法的疗效均有价值。近年用放射受体测定法发现卵巢肿瘤有雌激素和黄体酮受体。良性肿瘤两种受体共存的比例较高,而恶性肿瘤雌激素受体的浓度较高。

(二)临床检验指标评估

1. 糖类抗原125 CA125作为接受一线治疗卵巢癌患者肿瘤残余病灶或复发的辅助诊断标志物,同时也可用作上皮性卵巢癌患者治疗监测指标。80%的卵巢上皮性肿瘤患者血清CA125升高,但近半数的早期病例并不升高,故不能单独用于卵巢上皮性癌的早期诊断。CA125对于Ⅱ期及以上卵巢癌诊断敏感性升高至90%。CA125升高还常见于许多良性疾病(如子宫内膜异位症、子宫平滑肌瘤、盆腔炎、心脏衰竭、肾脏疾病等)和约1%的健康妇女。由于CA125对于早期卵巢癌缺乏敏感性和特异性,不建议用于无症状、无危险因素的女性筛查。研究发现,卵巢癌筛查并不能降低其死亡率。建议有卵巢癌家族史的妇女每6个月接受CA125和阴道超声检查,高危人群妇女终生患卵巢癌危险度可达40%,早期筛查有必要。绝经后妇女CA125>95U/ml可帮助鉴别盆腔肿块的良恶性。

血清CA125联合CA19-9可用于识别卵巢癌高风险者。卵巢癌患者血清CA125高达100U/ml以上(正常在35U/ml以下)者占71%,CA19-9高达100U/ml以上(正常在37U/ml以下)者占30%。上述血清生物标志物的水平变化有助于诊断及随诊卵巢癌患者。卵巢癌切除术后CA125>35U/ml的患者存在肿瘤残余病灶可能性高,准确性>95%,提示患者需接受进一步化疗。我国《肿瘤标志物的临床应用建议》推荐在首次治疗前2周、首次治疗后2~4周和随访期间每2~3周检测CA125。对于长期随访,2年内每2~4个月随访1次,若无复发迹象则检测频率可降低。

众多全自动化免疫分析仪可进行CA125测定且生产厂商多使用相似的参考值(<35U/ml)。但由于不同厂商的校准品、测定方法和抗体特异性等方面存在差异,使不同检测方法和实验室间的检测结果存在一定差异。因此当实验室更换试剂厂商时,重建需连续监测患者的血清CA125基准水平是至关重要的。

2. 人附睾蛋白4 研究表明,在93%的浆液性腺癌、100%的子宫内膜样腺癌和50%的透明细胞癌患者中均有HE4高表达,而黏液性腺癌患者未见HE4升高。在上皮性卵巢癌患者中,HE4特异性为95%,敏感性为72.9%,高于CA125(43.3%),且半数以上CA125未升高的卵巢癌患者血清HE4水平升高。HE4联合CA125可明显提高诊断敏感性。HE4在早期卵巢癌中的敏感性及检测卵巢癌总敏感度均优于CA125,是卵巢癌敏感及特异性均较好的标志物。HE4单独用于卵巢癌诊断时,敏感性为72.9%,特异性为95.0%;联合CA125时,敏感性为76.4%,特异性为95.0%。

关于中国人群HE4参考区间的研究提供了大样本中国健康人参考值,并按照年龄段或绝经前、后区设定参考区间。中国健康成年女性HE4总体参考区间(电化学发光法):血清HE4<105.10pmol/L,略低于西方国家女性HE4水平(140pmol/L)。年龄和绝经状态是影响HE4水平的重要因素,黄体酮(Prog)与雌二醇(E$_2$)和HE4水平呈负相关。临床医生需考虑患者年龄、月经状态等因素,选择合适的参考区间。

3. 卵巢恶性肿瘤风险模型　　基于联合使用CA125和HE4对卵巢癌诊断的特异性和敏感性均较单一标志物高,从而进一步开发出卵巢癌风险评估法则(risk of ovarian malignancy aIgorithm,ROMA)。ROMA是用包括绝经状态、HE4和CA125浓度作为参数,采用特定公式计算获得的数值,其结果范围为0~10,根据临界值转化为肿瘤良恶性判断规则。ROMA高于临界值的妇女患卵巢癌的风险增加。ROMA诊断卵巢癌的特异性为75%时,绝经前妇女的敏感性为77%~81%,绝经后妇女则高达90%~92%。

4. 卵巢癌筛查策略与建议　　目前尚未发现卵巢癌筛查单一、实用、敏感性和特异性兼具的方法。应根据患者的年龄、家族史,结合盆腔检查、CA125及经阴道超声等方法提高卵巢癌早期诊断率。经阴道超声及血清CA125是筛查的主要方法。目前有3种策略:①经阴道超声作为一线方法,如有异常发现则定期复查B超;②CA125作为一线方法,CA125升高者,经过CA125的连续测定,并计算接受筛查者的卵巢癌风险度,对高风险者采用经阴道超声作为二线方法;③对于高危人群,同时使用CA125和阴道超声检查作为一线方法。对于CA125和HE4联合筛查早期卵巢癌,较其中一种作为筛查指标可获得更高灵敏度,而特异度与单独使用HE4结果很接近。关于筛查的间隔时间还有争论,应根据患者的年龄及风险程度而定,通常推荐每年1次。普通人群一生中发生卵巢癌的概率极低,筛查目标应缩小至卵巢癌的高危人群。

三、卵巢肿瘤的病理学检查

病理学检查是卵巢肿瘤诊断的金标准和治疗方案制定的依据。通过规范的病理诊断可明确肿瘤性质,并为手术及治疗方案的选择、疗效预测及预后评估提供可靠的依据。同时临床医师在标本送检时也应做到规范处理,并提供完整的临床信息。

(一)标本类型及送检要求

1. 标本类型　　主要包括:腹水细胞学标本、粗针穿刺活检标本及手术切除标本。

2. 送检要求　　离体标本应及时、完整送检,未经病理科检查的标本不应随意剖切或私自留取标本。送检时病例信息要完整,除患者基本信息外还应有相关既往史、临床检验/检查阳性结果、临床诊断、送检标本的部位、侧别。

冰冻送检标本不可过于干燥,亦不可浸泡于生理盐水或固定液,应由了解术中情况及患者病史的专人尽快送至冰冻检查室完成标本处理;常规送检标本在组织离体后应用10%中性缓冲甲醛溶液固定液进行固定,要求及时(<30min)、足量(固定液与标本体积比应>5:1)。细胞学取样后尽量及时送检。

(二)卵巢肿瘤的标本采集及大体检查

1. 有序检查

(1)腹水的采集:首先观察腹水量及性状,并收集部分腹水用于细胞检查标本;无腹水时,则进行腹腔洗涤,收集洗涤液做标本。

(2)腹腔检查:全面检查腹腔,包括视诊、触诊、活检及对切除标本的观察。注意肿瘤的发生侧别、形状、大小、颜色、质地、包膜情况、有无外生性肿物以及可能影响预后的相关特征,如肿瘤是否有自发破裂、是否突破包膜、肿瘤与邻近组织器官粘连情况等。再检查卵巢肿瘤最常见的播散转移部位,如盆腔腹膜表面(子宫直肠窝、膀胱表面)、胃、肠、肠系膜、胰腺、肾、大网膜、腹膜后盆腔及腹主动脉旁淋巴结、腹膜两侧壁、膈膜下表面及肝脏上下表面。如有困难时,通过腹部手术切口插入乙状结肠镜或腹腔镜适当观察膈膜下面。对所有可疑部位进行活检。

(3)切除标本的大体检查:由病理医师在取材前进行测量及描述,包括肿瘤的侧别(有解剖学标志的)、形状、大小、颜色、包膜情况(同上),切面的性质(实性/囊性/囊实性),有无出血、坏死。进行详细记录后在不同性状的区域完成取材,取材原则是有代表性,能够反映肿瘤不同区域的病理改变。

2. 术中快速冰冻病理组织检查

(1)术中快速冰冻病理组织检查的意义及适应证:术中快速冰冻病理组织检查和诊断,能在短时间内辅助判断肿瘤的性质、累及范围,帮助术者决策应采用何种手术方案,选择合理的手术方法,划定手术的切除范围,进而为患者实行有针对性的治疗。因此术中快速冰冻病理组织检查的适应证包括:①确定病变性质,主要是良恶性的判断;②了解肿瘤的浸润及播散情况;③判断手术切缘是否干净。

(2)术中快速冰冻病理组织检查的局限性:术中快速冰冻病理组织检查受取材、组织处理、制片技术等方面的影响,也有一定的局限性,体现在:①术中快递冰冻病理检查取材有限(一般取材1~2块),因此在对肿瘤的整体判断上会有一定的局限性,比如区分交界性肿瘤与癌、较小的转移灶等,往往需要通过常规的充分取材来明确诊断;②某些组织形态上较相似的肿瘤或者分化差的肿瘤,在术中冰冻诊断时无法进一步明确肿瘤类型,需石蜡切片并辅助免疫组织化学染色明确诊断;③某些组织的特殊性,给冰冻制片带来困难,如含脂肪成分多的组织容易脱片、含骨组织成分多的无法切片,因此对此类组织不应进行冰冻病理组织检查;④其他:在取材、送检以及制片等过程中存在的不当、失误、质控不严等因素,也不可避免会导致诊断误差。总体来说,术中快速冰冻病理组织检查的准确率不如常规病理诊断,对卵巢良性肿瘤的判断准确率较高,约95%~100%;对卵巢恶性肿瘤的判断准确率不如前者,约90%左右;而卵巢交界性肿瘤的冰冻诊断准确率最低,仅60%~80%。

(三)卵巢肿瘤的组织病理学

1. 卵巢上皮性肿瘤

(1)卵巢上皮性肿瘤的WHO(2014版)分类:卵巢上皮性肿瘤根据上皮的分化特点,可以分为浆液性、黏液性、子宫内膜样、透明细胞性、浆-黏液性及Brenner肿瘤;根据细胞的异型性和是否伴有浸润性生长方式,又各自分为良性、交界性/非典型增生性和恶性;无任何分化的恶性肿瘤为未分化癌(表7-14)。

表7-14 卵巢上皮性肿瘤WHO分类(2014版)

分类	良性	交界性	恶性
浆液性肿瘤	浆液性囊腺瘤 8441/0 浆液性腺纤维瘤 9014/0 浆液性表面乳头状瘤 8461/0	交界性浆液性肿瘤/非典型增殖性浆液性肿瘤 8442/1 交界性浆液性肿瘤-微乳头亚型/非浸润性低级别浆液性癌 8460/2	低级别浆液性癌 8460/3 高级别浆液性癌 8461/3
黏液性肿瘤	黏液性囊腺瘤 8470/0 黏液性腺纤维瘤 9015/0	交界性黏液性肿瘤/非典型增殖性黏液性肿瘤 8472/1	黏液性癌 8480/3
子宫内膜样肿瘤	子宫内膜样囊肿 子宫内膜样囊腺瘤 8380/0 子宫内膜样腺纤维瘤 8381/0	交界性子宫内膜样肿瘤/非典型增殖性子宫内膜样肿瘤 8380/1	子宫内膜样癌 8380/3
透明细胞肿瘤	透明细胞囊腺瘤 8443/0 透明细胞腺纤维瘤 8313/0	交界性透明细胞肿瘤/非典型增殖性透明细胞肿瘤 8313/1	透明细胞癌 8310/3

续表

分类	良性	交界性	恶性
Brenner 肿瘤	Brenneer 瘤 9000/0	交界性 Brenner 瘤 / 非典型增殖性 Brenner 瘤 9000/1	恶性 Brenner 瘤 9000/3
浆 - 黏液性肿瘤	浆 - 黏液性囊腺瘤 8474/0 浆 - 黏液性腺纤维瘤 9014/0	交界性浆 - 黏液性肿瘤 / 非典型增殖性浆 - 黏液性肿瘤 8474/1	浆 - 黏液性癌 8474/3

未分化癌 8020/3

注:ICD-O 编码中"/0"表示生物学行为良性;"/1"表示非特异性的、交界性的或生物学行为未定的;"/2"表示为原位癌(非浸润性的);"/3"表示为恶性肿瘤。

(2)常用卵巢交界性肿瘤及卵巢癌的诊断术语

1)卵巢交界性肿瘤 也称为非典型增生性肿瘤,特征是上皮性肿瘤细胞一般呈轻至中度异型性,在卵巢表面或 / 和在实质内生长,无破坏性间质浸润;非典型增生的范围≥ 10%。如果非典型增生的范围 <10%,则为良性肿瘤"伴局部上皮增生"。

①微乳头亚型:是交界性浆液性肿瘤的亚型,也称为非浸润性低级别浆液性癌。微乳头结构直径≥ 5mm,否则定义为交界性浆液性肿瘤 / 非典型增生性浆液性肿瘤伴局灶微乳头结构。此亚型肿瘤较普通交界性浆液性肿瘤的侵袭性更高,肿瘤复发率、伴卵巢外低级别癌(浸润性种植)几率及病死率均与低级别浆液性癌接近。

②微小浸润:交界性肿瘤的瘤细胞突破基底膜浸润至邻近间质,浸润灶的最大径≤ 5mm。又分为嗜酸细胞性微浸润和微小浸润性癌,前者不影响临床预后,后者尚需大样本数据进一步分析。

③上皮内癌:交界性黏液性和浆黏液性肿瘤的瘤细胞呈现显著的核异型性,上皮细胞增生可呈筛状或 / 和复层排列,但缺乏间质浸润。不影响临床预后。

④腹膜种植:与卵巢交界性浆液性肿瘤伴发,在卵巢外(盆腔腹膜表面以及网膜表面或网膜脂肪小叶间)出现类似交界性肿瘤的病变,下方组织没有破坏性浸润(即非浸润性种植),根据有无明显纤维组织增生,分为上皮型和促纤维增生型种植。不影响临床预后。

⑤淋巴结累及:与卵巢交界性浆液性肿瘤伴发,盆腔淋巴结的淋巴窦内出现类似交界性肿瘤的病变。不同于淋巴结转移,前者不影响临床预后,后者则指淋巴结内出现低级别浆液性癌。

2)卵巢癌:卵巢的上皮性恶性肿瘤,特征为肿瘤性上皮细胞呈不同程度的异型性,在卵巢表面或 / 和实质内呈破坏性浸润性生长。包括浆液性癌、子宫内膜样癌、透明细胞癌、黏液性癌、浆黏液性癌、恶性 Brenner 瘤、未分化癌等。

①低级别浆液性癌:约占浆液性癌的 5%,肿瘤细胞呈轻 - 中度异型性的浸润性癌,常伴有交界性浆液性肿瘤 / 非典型增生性浆液性肿瘤成分。约 50%~60% 的低级别浆液性癌与 KRAS 和 BRAF 的突变有关,预后较好,Ⅰ期患者 5 年生存率 >90%,Ⅱ期以上者 5 年生存率约 85%。

②高级别浆液性癌:由具有高级别异型核的上皮细胞组成的浸润性癌。TP53 突变几乎发生于所有高级别浆液性癌,BRCA1 和 BRCA2 的失活(体细胞突变或启动子甲基化作用)见于近半数的高级别浆液性癌。预后差,大多数病例发现时已是晚期,5 年生存率约 25%。

③黏液性癌:由含有细胞质内黏液的恶性胃肠型上皮细胞组成的浸润性癌。KRAS 突变在黏液性癌常见,Ⅰ期患者预后很好,复发患者对放疗、化疗似乎都不太敏感。

④子宫内膜样癌:是与子宫体发生的子宫内膜样癌类似的浸润性癌,常伴有子宫内膜异位症。根据肿瘤组织中腺管结构形成的比例及细胞的异型程度分为高分化、中分化及低分化。预后与临床分期密切相关。

⑤透明细胞癌:由透明、嗜酸性和靴钉样细胞组成的以管囊状、乳头状和实性结构为特征的浸润

性癌。是最常见的并发卵巢或盆腔子宫内膜异位症的卵巢癌。

⑥恶性 Brenner 瘤：由移行细胞构成的类似于浸润性尿路上皮癌的卵巢肿瘤。伴有良性或交界性/非典型增生性 Brenner 瘤成分。

⑦浆黏液性癌：主要由浆液性上皮和子宫颈管型黏液性上皮混合组成的一种癌。现在认为浆黏液性癌大多也与子宫内膜异位症相关。

⑧未分化癌：不显示任何特异性苗勒上皮分化的恶性上皮性肿瘤，是一种高度侵袭性肿瘤，预后很差。

（3）卵巢癌诊断中常用免疫组化标记物（表 7-15）。

表 7-15　卵巢癌鉴别诊断中常用免疫组化标记物

鉴别类型	建议免疫组化项目
鉴别浆液性癌与间皮瘤	ER、PR、p53、p16、PAX-8、CK5、Calretinin、D2-40
鉴别黏液性癌原发与转移	ER、PR、CK7、CK20、CDX2、PAX-8、SMAD4
鉴别透明细胞癌与卵黄囊瘤	CK7、PAX8、NapsinA、HNF1β、AFP、Glypican-3、SALL4
鉴别上皮性肿瘤与性索 - 间质肿瘤	CK7、EMA、inhibin-α、calretinin、SF-1.PAX-8

1）判断卵巢癌起源性的标记物：常用的上皮源性标记物包括 CK、CK7、EMA；与女性生殖系统起源相关的标记物有 PAX-8、ER、PR。

2）p53：用于高级别卵巢癌的诊断，最常见在高级别浆液性癌中表现为突变型，诊断标准为肿瘤细胞核强阳性比例 >60% 或者肿瘤细胞完全缺失表达 p53 蛋白。

3）一些特殊类型卵巢癌的标记物：高级别浆液性癌中 p16 为细胞浆及细胞核弥漫阳性，而其他组织类型中不表达或称斑驳状阳性；透明细胞癌常特异性表达 HNF1β，也可表达 NapsinA 和 CD15；原发黏液性癌一般不表达或灶状表达 CK20、CDX2，基本不表达 SATB2。

4）卵巢癌相关分子病理检测

① *BRCA1/2* 基因：在具有遗传易感性的卵巢癌人群中，65%~85% 是由 *BRCA1* 和 *BRCA2* 突变引起的，最常见的类型是高级别浆液性癌，伴有 *BRCA* 基因突变的卵巢癌较散发病例预后好。*BRCA1* 和 *BRCA2* 突变的细胞通过错误的机制修复 DNA，导致染色体重组和基因组不稳定，但可以增加机体对 DNA 损伤药物（如铂类）的敏感性。

②错配修复基因：推荐对疑为 Lynch 综合征相关的卵巢癌病例行错配修复蛋白（mLH1.PMS2、MSH2、MSH6）免疫组化检测，必要时应进一步进行分子检测。Lynch 综合征在女性患者中与子宫内膜癌和卵巢癌关系密切。此类肿瘤存在错配修复基因突变，伴有高度微卫星不稳定性，常见组织类型是浆液性癌，且伴有微卫星不稳定的卵巢癌临床分期通常较早。

③ *TP53* 基因：高级别浆液性癌中常见 *TP53* 基因突变，在其他类型的高级别卵巢癌中也可出现，常提示肿瘤进展、复发转移率升高及预后不良。目前临床常用 p53 免疫组化染色辅助判断是否存在该基因的异常。

④ *KRAS* 基因：*KRAS* 基因在Ⅰ型卵巢癌中有较高的突变率，多见于卵巢黏液性肿瘤和透明细胞癌，在遗传性乳腺癌卵巢癌家族史中的卵巢癌患者中也有较高的突变率。有研究认为伴 *KRAS* 基因突变者对化疗敏感性较差。

⑤ *BRAF* 基因：卵巢癌发生发展过程中，特别是浆液性交界性肿瘤和低级别恶性肿瘤中常伴有 *BRAF* 基因突变，同时也提示临床预后较好。

2. 卵巢性索间质肿瘤

（1）卵巢性索间质肿瘤的 WHO（2014 版）分类：性索间质肿瘤依据肿瘤的成分，可分为单纯性索肿瘤、单纯间质肿瘤及性索 - 间质混合性肿瘤（表 7-16）。

表 7-16 卵巢性索间质肿瘤 WHO 分类(2014 版)

肿瘤分类	组织学类型
单纯性索肿瘤	成年型粒层细胞瘤 8620/3 ;幼年型粒层细胞瘤 8622/1 ;支持细胞瘤 8640/1 ;环状小管性索瘤 8623/1
单纯间质肿瘤	纤维瘤 8810/0 ;富细胞性纤维瘤 8810/1 ;卵泡膜细胞瘤 8600/0 ;黄素化卵泡膜细胞瘤伴硬化性腹膜炎 8601/0 ;纤维肉瘤 8810/3 ;硬化性间质瘤 8602/0 ;印戒细胞样间质肿瘤 8590/0 ;微囊性间质瘤 8590/0 ;Leydig 细胞瘤 8650/0 ;类固醇细胞肿瘤 8760/0 ;类固醇细胞肿瘤,恶性 8760/3
性索 - 间质混合性肿瘤	支持 - 莱迪细胞:高分化 8631/0 ;中分化 8631/1,伴异源性成分 8634/1 ;低分化 8631/3,伴异源性成分 8634/3 ;网状型 8633/1,伴异源性成分 8634/1 性索 - 间质肿瘤,N0S8590/1

注:ICD-O 编码中 "/0" 表示生物学行为良性;"/1" 表示非特异性的、交界性的或生物学行为未定的;"/2" 表示为原位癌(非浸润性的);"/3" 表示为恶性肿瘤。

(2)常用卵巢性索间质肿瘤的诊断术语

1)成年型粒层细胞瘤:一种低度恶性的性索 - 间质肿瘤,由粒层细胞组成,多伴有 *FOXL2* 基因突变。典型的可见核沟及微滤泡结构(Call-Exner 小体)。无论肿瘤分化如何,该肿瘤均为低度恶性,具有远期复发转移潜能(常发生于初治后 5 年以上)。

2)幼年型粒层细胞瘤:多发生于儿童及年轻女孩的一种特殊类型的粒层粒细胞瘤,一般不伴有 *FOXL2* 基因突变,可与 Ollier 病或和 Mafucci 综合征伴发。预后较好,复发常见于初诊后 2 年内。

3)环状小管性索瘤:该肿瘤由性索成分排列成简单和复杂的环状小管构成。根据是否伴有 Peutz-Jehers 综合征(PJS)将该肿瘤分两类。不伴有 PJS 的环状小管性索瘤多见卵巢肿块形成,是一种具有低度恶性的真性肿瘤;伴有 PJS 的环状小管性索瘤则多为小灶状发生或肉眼不可见,可与宫颈恶性腺瘤伴发,属于一种错构性微瘤,临床表现为良性。

4)卵泡膜瘤:由卵泡膜细胞组成的间质性肿瘤,常见雌激素增多的内分泌症状。新分类中增加了"伴有硬化性腹膜炎的黄素化卵泡膜瘤"该肿瘤则多见于年轻女性,主要累及卵巢皮质,认为是一种非肿瘤性病变,常伴有硬化性腹膜炎。

5)支持 - 莱迪细胞瘤:一种混合性性索 - 间质肿瘤,其分化程度与预后明显相关:高分化者一般临床经过为良性,而约 10% 的中分化肿瘤和 60% 的低分化肿瘤表现为恶性,特别是出现网状结构、异源性成分或明显间质增生者,预后差。

(3)卵巢性索间质肿瘤诊断中常用免疫组化标记物:inhibin、calretinin、CD56、WT1、SF-1、FOXL2、CD10 等,配合其他免疫组化标记物可以与上皮性及生殖细胞等肿瘤进行鉴别。

3. 卵巢生殖细胞肿瘤

(1)卵巢生殖细胞肿瘤的 WHO(2014 版)分类:见表 7-17。

表 7-17 卵巢生殖细胞肿瘤

肿瘤分类	组织学分类
常见生殖细胞肿瘤	无性细胞瘤 9060/3 ;卵黄囊瘤 9071/3 ;胚胎性癌 9070/3 ;非妊娠性绒癌 9100/3 ;成熟性畸胎瘤 9080/0 ;非成熟性畸胎瘤 9080/3 ;混合性生殖细胞肿瘤 9085/3
单胚层畸胎瘤和起源于皮样囊肿的体细胞型肿瘤	卵巢甲状腺肿:良性 9090/0,恶性 9090/3 ;类癌 8240/3 ;甲状腺肿性类癌 9091/1,黏液性类癌 8243/3 ;神经外胚层型肿瘤;皮脂腺肿瘤:皮脂腺腺瘤 8410/0,皮脂腺癌 8410/3 ;其他罕见的单胚层畸胎瘤:鳞状细胞瘤 8070/3,其他

注:ICD-O 编码中 "/0" 表示生物学行为良性;"/1" 表示非特异性的、交界性的或生物学行为未定的;"/2" 表示为原位癌(非浸润性的);"/3" 表示为恶性肿瘤。

（2）常用卵巢生殖细胞肿瘤的诊断术语

1）无性细胞瘤：是卵巢最常见的恶性生殖细胞肿瘤，多见于儿童和年轻女性。

2）卵黄囊瘤：是仅次于无性细胞瘤的第二常见卵巢生殖细胞肿瘤，同样好发于儿童和年轻女性，临床上常伴血清 AFP 水平升高。组织形态结构复杂，可伴多种体细胞分化特点。对化疗反应较好。

3）胚胎性癌：单纯的胚胎性癌罕见，常为混合性生殖细胞肿瘤的成分之一。肿瘤组织表现为原始的上皮分化特点，常伴血清 hCG 水平升高。

4）成熟性畸胎瘤：起源于 2~3 个胚层（外胚层、中胚层和内胚层）的成熟组织构成的一种肿瘤，多为囊性。是一种良性肿瘤。

5）非成熟性畸胎瘤：含有数量不等的不成熟组织的畸胎瘤。不成熟的胚胎型组织大多数为神经外胚层组织，表现为小管和菊形团结构，也常见其他不成熟性软骨、脂肪或胚胎性组织。根据不成熟神经外胚层成分的相对含量，将非成熟性畸胎瘤分为低级别和高级别：低级别（原分类的 1 级），仅见小灶原始神经上皮成分（任意切片中均 <1 个低倍视野）；高级别（原分类的 2 级和 3 级），原始神经上皮成分易见（任意切片中 >1 个低倍视野）。

（3）卵巢生殖细胞肿瘤中常用免疫组化标记物（表 7-18）。

表 7-18　卵巢生殖细胞肿瘤诊断中常用免疫组化标记物

组织类型	常见免疫组化表达
无性细胞瘤	PLAP、CD117、D2-40、OCT-4、SALL4、CK（局灶 +）
卵黄囊瘤	AFP、GPC-3、SALL4 及其他上皮性标记如 villin、CDX-2、TTF1
胚胎性癌	CK、CD30、OCT-4、SALL4、hCG（常见 +）

4. 卵巢其他类型肿瘤（表 7-19）

表 7-19　其他类型的卵巢肿瘤

卵巢肿瘤分类	组织学类型
间叶肿瘤	低级别子宫内膜样间质肉瘤 8931/3；高级别子宫内膜样间质肉瘤 8930/3
混合性上皮 - 间叶肿瘤	腺肉瘤 8933/3；癌肉瘤 8980/3
生殖细胞 - 性索 - 间质肿瘤	性腺母细胞瘤，包括性腺母细胞瘤伴恶性生殖细胞肿瘤 9073/1；混合性生殖细胞 - 性索 - 间质肿瘤，未分类 8594/1*
杂类肿瘤	卵巢网肿瘤：卵巢网腺瘤 9110/0；卵巢网腺癌 9110/3；午菲管肿瘤 9110/1；小细胞癌，高血钙型 8044/3*；小细胞癌，肺型 8041/3；Wilms 瘤 8960/3；副神经节瘤 8693/1；实性假乳头状肿瘤 8452/1
间皮肿瘤	腺瘤样瘤 9054/0；间皮瘤 9050/3
软组织肿瘤	黏液瘤 8840/0；其他
淋巴和髓系肿瘤	淋巴瘤；浆细胞瘤 9734/3；髓系肿瘤
继发性肿瘤	

注：ICD-O 编码中 "/0" 表示生物学行为良性；"/1" 表示非特异性的、交界性的或生物学行为未定的；"/2" 表示为原位癌（非浸润性的）；"/3" 表示为恶性肿瘤。

（四）卵巢恶性肿瘤的手术病理分期（表 7-20）

表 7-20 卵巢恶性肿瘤的手术病理分期（FIGO，2012 年新分期）

期别	病变情况
Ⅰ期	病变局限于卵巢或输卵管
ⅠA 期	病变局限于一侧卵巢（包膜完整）或输卵管
	卵巢或输卵管表面无肿瘤，腹水或腹腔冲洗液没有恶性细胞
ⅠB 期	病变局限于双侧卵巢（包膜完整）或输卵管
	卵巢或输卵管表面无肿瘤，腹水或腹腔冲洗液没有恶性细胞
ⅠC 期	病变局限于一侧或双侧卵巢（包膜完整）或输卵管，伴随：
ⅠC1 期	术中包膜破裂
ⅠC2 期	术前包膜破裂，或卵巢或输卵管表面有肿瘤
ⅠC3 期	腹水中或腹腔洗液中找到恶性细胞
Ⅱ期	病变累及一侧或双侧卵巢或输卵管，伴盆腔转移
ⅡA 期	病变扩展或转移至子宫或输卵管或卵巢
ⅡB 期	病变扩展至其他盆腔组织
ⅡB1 期	盆腔腹膜镜下转移
ⅡB2 期	盆腔腹膜肉眼可见转移
Ⅲ期	病变累及一侧或双侧卵巢、输卵管或原发腹膜癌，细胞学或组织学证实盆腔以外腹膜播散或腹膜后淋巴结转移
ⅢA 期	腹膜后淋巴结转移，伴或不伴盆腔外镜下腹膜受侵
ⅢA1 期	仅仅腹膜后淋巴结转移（细胞学或组织学证实）
ⅢA1 i 期	转移淋巴结最大径线 ≤ 10mm
ⅢA1 ii 期	转移淋巴结最大径线 <10mm
ⅢA2 期	镜下盆腔外（超出盆腔边缘）腹膜受侵，伴或不伴腹膜后淋巴结转移
ⅢB 期	肉眼见盆腔外腹膜转移瘤最大径线 ≤ 2cm，伴或不伴腹膜后淋巴结
ⅢC 期	肉眼见盆腔外腹膜转移瘤最大径线 <2cm，伴或不伴腹膜后淋巴结
Ⅳ期	远处转移（不包括腹膜转移）
ⅣA 期	胸腔积液形成，细胞学阳性
ⅣB 期	转移至腹腔外脏器

综上所述，卵巢肿瘤类型繁杂，目前还没有有效的早期筛查方法，不同起源的卵巢肿瘤在诊断和治疗上各有特点，需要结合临床、影像、实验室检查、术中及术后的规范病理检查来制定相应的治疗及随访方案。全面手术分期同时配合辅助性化学治疗是目前卵巢恶性肿瘤的首选治疗方案。

四、案例 7-4

【病史摘要】

患者，女性，55 岁。

主诉：自觉腹胀，腹围增大，腰部不适 3 月余，加重 5 天。

现病史:患者4个月前自觉腹胀、腹部坠疼感、腹围逐渐增大、疲乏消瘦,未行诊治,近5天来,腹胀、腰痛加重至社区医院超声检查发现盆腔肿块及腹水,前来本院就诊。

既往史及个人史:既往无特殊病史,已绝经,近来偶见不规则阴道出血。

月经史:绝经一年,既往月经规则。

婚育史:2002。

家族史:否认家族中传染病及遗传病史。

体格检查:体温:36.6℃,脉搏130次/min,呼吸46次/min,身高158cm,体重40kg,血压56/90mmHg,精神疲乏。腹部膨隆,肝脾肋下未触及。双下肢轻度水肿。

专科情况:外阴已婚式,阴道畅;宫颈光滑;宫体前位,正常大小,质中,活动,无压痛。双侧附件区均可触及直径8cm包块,实性,边界欠清,不活动。

【实验室检查】

血常规检查:RBC(3.0×10^{12}/L),WBC(5.1×10^9/L),HB(89g/L),PLT(251×10^9/L)。

【问题1】通过上述问诊与查体,该患者可能的诊断是什么?需与哪些疾病鉴别诊断?

患者55岁,腹胀,腹围增大,腰部不适,消瘦,贫血;超声发现盆腔肿块及腹水,双侧附件可触及实性/囊实性,表面凹凸不平,活动差包块。高度怀疑为卵巢癌。

(1)鉴别诊断:①卵巢良性肿瘤;②消化道肿瘤卵巢转移。

(2)盆腔结缔组织炎。

(3)结核性腹膜炎。

(4)生殖道以外的肿瘤。

【问题2】为明确诊断,应进行哪些检查?入院诊断是什么?

血清肿瘤标志物检查:CA125(367.9U/ml),HE4(1028pmol/L),CEA(1.9ng/ml),CA199(2.6U/ml),CA153(19U/ml)。

(1)B超检查:右侧卵巢见直径12cm肿块,质地偏实性,包膜不完整;左侧卵巢见直径8cm肿块,囊实性。腹腔液性暗区10cm×7cm×8cm;子宫未见明显异常。

(2)全腹CT检查:右卵巢肿块为实性,有一外生乳头,左卵巢肿块为囊实性,囊壁不规则增厚大于3mm,实性部分为片状和结节状,强化明显。

(3)目前诊断:卵巢癌。诊断依据:①老年女性,腹胀,消瘦,双侧附件包块,腹水等;②肿瘤标志物CA125和HE4明显增高;③超声和CT见双侧卵巢实性和囊实性肿块。

【问题3】患者术中冰冻示双侧卵巢恶性肿瘤。腹水涂片找到肿瘤细胞。该患者可采用什么治疗方式?治疗过程中该如何进行疗效监测和预后判断?

上皮性卵巢癌初始治疗首选肿瘤细胞减灭术。术后根据病理结果补充6~8疗程TP(紫杉醇+铂类)化疗。化疗过程中需定期复查肿瘤标记物,超声及评估肝肾功能,骨髓抑制情况。

【问题4】病理报告:(左、右卵巢)低分化浆液性腺癌。"双侧"输卵管组织,标本切端未见肿瘤累及;大网膜及阑尾周围纤维组织中均见癌组织浸润。手术和化疗过程顺利,CA125于第3个疗程降至正常,6个疗程后患者达到临床缓解。化疗结束后18个月患者CA125为9U/L,HE4为11pmol/L,无不适。19个月时CA125上升至42U/L,HE4升至105pmol/L,第20个月CA125达96U/L,HE4达891pmol/L。盆腹腔CT提示腹主动脉旁、肠系膜下动脉和右肾静脉之间有一直径为6cm的肿块。提示患者病情发展如何?

患者化疗后18个月出现CA125和HE4异常上升,之后CT扫描显示腹腔肿块,提示卵巢癌复发转移,但为铂类敏感类型。需先完成PET-CT检查及脏器功能评估,判断是否为局部复发,有无再次手术机会。术后仍可采用合并铂类的化疗方案。因该患者无禁忌证,可加用贝伐珠单抗。

(王　昀　童华诚　柳华)

第八节 输卵管肿瘤

输卵管肿瘤(tumor of the fallopian tube)少见,良性输卵管肿瘤更为罕见。由于输卵管肿瘤无特异性,易漏诊和误诊。

一、输卵管肿瘤概述

(一) 输卵管肿瘤的组织学分类

输卵管肿瘤包括上皮性肿瘤及囊肿、混合性上皮 - 间叶肿瘤、间叶性肿瘤、生殖细胞肿瘤、间皮肿瘤及淋巴造血系统肿瘤(具体分类见本节"输卵管肿瘤病理学检查"部分)。

(二) 输卵管肿瘤的临床表现

1. 输卵管良性肿瘤　术前难以明确诊断,常在其他盆腹腔手术时发现。

2. 输卵管恶性肿瘤

(1)症状:早期无症状,随病情进展,表现为阴道排液,浆液性或浆液血性,患侧下腹隐痛或绞痛,排液后下腹绞痛减轻。有阴道不规则出血。若肿瘤较大,可致腹胀、尿频、尿急。

(2)妇科检查:盆腔内可扪及包块,活动受限。

(三) 输卵管癌的转移途径

1. 直接蔓延　通过伞端扩散至盆腹腔,或通过其蠕动向宫腔、甚至对侧输卵管蔓延。

2. 淋巴结转移　转移至盆腔及腹主动脉旁淋巴结。

3. 血行转移　晚期血行转移至肺、脑、肝、肾等。

(四) 输卵管肿瘤的诊断与鉴别诊断

1. 诊断

(1)症状:原发或继发性不孕,阴道流液、盆腔包块、下腹疼痛。

(2)影像学检查:行超声和 / 或有指征时腹部 / 盆腔 CT,胸部 CT。

(3)腹腔镜检查:可直接观察肿块的大小形态和位置及盆腹腔内有无转移。

2. 鉴别诊断

(1)附件炎性包块:有发热、盆腔包块、腹痛或宫腔操作等病史。急性炎症期血常规异常。抗生素治疗有效。必要时需行腹腔镜探查。

(2)卵巢肿瘤:常无症状,多为超声体检时发现,若肿瘤较大则有压迫症状。无腹痛及阴道排液症状,必要时需腹腔镜下探查以明确诊断。

(3)子宫内膜癌:有不规则阴道出血史,常见于肥胖、糖尿病或长期单纯使用雌激素者,附件无明显包块。超声或诊刮可予鉴别。

二、临床检验指标与评估

(一) 临床检验指标

1. 肿瘤标志物　与输卵管癌相关的血清肿瘤标志物包括 CA125、HE4 测定等,可参见本章第七节卵巢肿瘤的相应内容。

2. *BRCA* 基因突变　目前认为,输卵管癌与卵巢上皮性癌均起源于苗勒管上皮,有相似的病因学基础和基因异常,并且与 *BRCA1* 和 *BRCA2* 基因突变有关。*BRCA1* 和 *BRCA2* 均为抑癌基因,在调节细胞复制、DNA 损伤修复、细胞正常生长方面有重要作用,*BRCA* 发生突变,丧失了抑制肿瘤发生的功能,导致癌细胞大量繁殖。

(二) 临床检验指标评估

血清 CA125、HE4 测定可作为输卵管癌诊断及判断预后的重要参考,但无特异性。血清 CA125

水平与输卵管癌分期有关,动态观测 CA125 浓度的变化可用于评估治疗效果。在输卵管癌患者随访过程中,血清 CA125 浓度是一项重要监测指标。

三、输卵管肿瘤的病理学检查

（一）标本类型及送检要求

1. 标本类型

主要包括:腹水细胞学标本、子宫内膜诊刮标本及手术切除标本。

2. 送检要求

同第七节"卵巢肿瘤"部分。

（二）输卵管肿瘤的标本采集及大体检查

基本原则同第七节"卵巢肿瘤"部分。因阴道出血症状进行的子宫内膜分段诊刮标本要求送检组织全部取材明确有无内膜病变。对于因输卵管外病变切除的输卵管标本,一般要求输卵管峡部、壶腹部及漏斗部各取 1 块,伞端黏膜全部取材;对于输卵管恶性肿瘤切除标本要求采用输卵管伞端全部取材法（sectioning & extensively examining the fimbriated end,SEE-FIM）将输卵管全部取材（见图 7-5/ 文末彩图 7-5）。

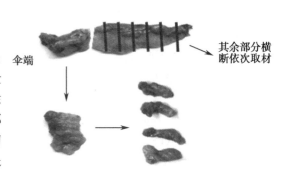

图 7-5　SEE-FIM 取材示意图

自壶腹部切断伞端,纵向剖开伞端管腔,依次全部切取,同向包埋。

（三）输卵管肿瘤的组织病理学

1. 输卵管上皮性肿瘤（表 7-21）

表 7-21　输卵管上皮性肿瘤 WHO 分类（2014 版）

	组织学类型
良性	乳头状瘤;浆液性腺纤维瘤 9014/0
交界性	交界性浆液性肿瘤 / 非典型增生性浆液性肿瘤 8442/1
上皮性前驱病变	输卵管浆液性上皮内癌 8442/2
恶性	低级别浆液性癌 8460/3 ;高级别浆液性癌 8461/3 ;子宫内膜样癌 8380/3 ;未分化癌 8020/3 ;黏液性癌 8480/3 ;透明细胞癌 8130/3 ;移行细胞癌 8120/3

注:ICD-O 编码中"/0"表示生物学行为良性;"/1"表示非特异性的、交界性的或生物学行为未定的;"/2"表示为原位癌（非浸润性的）;"/3"表示为恶性肿瘤。

（1）交界性肿瘤:输卵管交界性病变不常见,绝大多数为浆液性,少数为宫内膜样,如见到黏液性肿瘤,首先要除外消化道来源的黏液性肿瘤的转移。

（2）输卵管上皮内癌:常为输卵管充分取材时镜下观察到,可以多中心发生,最常见于伴有 BRCA 基因突变的携带者。表现为异型增生的浆液性肿瘤性细胞替代正常的输卵管黏膜上皮,但不伴有间质的浸润。免疫组化标记常显示肿瘤细胞伴有 p53 的高表达及 Ki-67 高增殖指数。当出现输卵管上皮内癌时,无论是否伴有间质浸润,都有可能伴有卵巢或盆腔转移,因此对于输卵管上皮内癌同样应该采取积极的化疗治疗。

（3）浆液性癌:输卵管原发低级别浆液性癌罕见,组织类型多为高级别浆液性癌,其组织学同卵巢浆液性癌。

2. 输卵管其他肿瘤(表 7-22)

表 7-22 输卵管上皮性肿瘤 WHO 分类(2014 版)

输卵管肿瘤分类	组织学类型
间叶肿瘤	平滑肌瘤 8890/0;平滑肌肉瘤 8890/3;其他
混合性上皮 - 间叶肿瘤	腺肉瘤 8933/3;癌肉瘤 8980/3
间皮肿瘤	腺瘤样瘤 9054/0
生殖细胞肿瘤	畸胎瘤:成熟性 9080/0,未成熟性 9080/3
淋巴和髓系肿瘤	淋巴瘤;髓系肿瘤

注:ICD-O 编码中"/0"表示生物学行为良性;"/1"表示非特异性的、交界性的或生物学行为未定的;"/2"表示为原位癌(非浸润性的);"/3"表示为恶性肿瘤。

(四)输卵管恶性肿瘤的手术病理分期(表 7-23)

表 7-23 输卵管恶性肿瘤的手术病理分期(FIGO,2012 年新分期)

期别	病变情况
Ⅰ 期	肿瘤局限于输卵管
Ⅰ A 期	病变局限于一侧输卵管,累及黏膜下或肌层,未穿透浆膜,无腹水
Ⅰ B 期	累及双侧输卵管;其他同上
Ⅰ C 期	Ⅰ A 或 Ⅰ B 期肿瘤,累及输卵管浆膜,或腹水或盆腔冲洗液阳性
Ⅱ 期	肿瘤扩展至盆腔
Ⅱ A 期	蔓延到子宫和 / 或卵巢
Ⅱ B 期	蔓延到盆腔其他组织
Ⅱ C 期	Ⅱ A 或 Ⅱ B 期肿瘤,腹水或盆腔冲洗液阳性
Ⅲ 期	伴盆腔外腹膜转移,和 / 或腹膜后或腹股沟淋巴结转移:包括表浅肝转移,组织学证实的小肠或网膜转移
Ⅲ A 期	肿瘤大体限于真骨盆,组织学证实有盆腔外腹膜表面转移
Ⅲ B 期	腹膜表面转移,直径 ≤ 2cm
Ⅲ C 期	腹膜转移,肿瘤直径 >2cm;和 / 或腹膜后或腹股沟淋巴结转移
Ⅳ 期	伴腹腔外远处转移,和 / 或胸水阳性,肝实质转移

综上所述,原发输卵管肿瘤较少见,术前诊断较困难。浆液性癌是最常见的输卵管恶性肿瘤类型,输卵管上皮内癌是其前驱病变,往往需通过细致的病理学检查发现病灶判断起源,多与 *BRCA* 基因突变相关。手术及全身化疗是输卵管癌的主要治疗方案。发生于输卵管的浆液性癌往往早期就发生盆腹腔播散,预后差。

(王 昀　童华诚　柳 华)

小　结

　　女性生殖系统常见的良性肿瘤有子宫肌瘤和卵巢囊肿,恶性肿瘤有宫颈癌、子宫内膜癌和卵巢癌。肿瘤发病病因未完全明确,外阴癌、阴道癌等可能与 HPV 感染密切相关;子宫颈癌病因明确,其发生发展与高危 HPV 感染相关,是可以预防的癌。患者的临床表现取决于肿瘤的大小、部位和良恶性等,肿瘤早期常缺乏特异性临床表现。肿瘤指标、B 超、细胞学检查和活组织病理学检查是常见的肿瘤辅助检查手段。病理学检查是确诊肿瘤良恶性的决定性手段,病理诊断能够确定肿瘤的组织学类型、组织学分级、播散范围和手术切缘状况,协助临床进行肿瘤分期,并对治疗和预后预测提供支持。良性肿瘤首选手术切除病灶;恶性肿瘤则根据肿瘤分期,采用手术、放疗、化疗或综合治疗。

第八章

妊娠滋养细胞疾病

妊娠滋养细胞疾病（gestational trophoblastic disease,GTD）是一组与异常妊娠相关的罕见疾病,来源于胎盘滋养细胞,包括良性的葡萄胎（hydatidiform mole）,以及侵蚀性葡萄胎（invasive mole）、绒毛膜癌（choriocarcinoma）、胎盘部位滋养细胞肿瘤（placental site trophpblastic tumor,PSTT）和上皮样滋养细胞肿瘤（epithelioid trophoblastic tumor,ETT）。

葡萄胎在亚洲较常见,发病率为2/1 000妊娠,欧洲和北美发病率通常小于1/1 000妊娠。近年来,亚洲国家葡萄胎的发生率有下降,可能与经济、饮食的改善以及出生率下降相关。据报道绒毛膜癌发病率大约占妊娠的1/40 000~9/40 000,发病率也一直在下降。胎盘部位滋养细胞肿瘤和上皮样滋养细胞肿瘤比绒癌更罕见。

妊娠滋养细胞疾病发病机制至今不明,目前主要有营养不良、病毒感染、内分泌失调、染色体异常、种族因素、环境因素等学说,只能解释部分现象,但都不十分确切。

1. 营养不良学说 母体缺乏叶酸可能与妊娠滋养细胞疾病发生有关。饮食中缺乏维生素A及其前体胡萝卜素发生葡萄胎的几率显著升高。

2. 病毒学说 电子显微镜下检查滋养细胞肿瘤标本,一些细胞浆内见到类似病毒颗粒的包涵体,故认为与病毒感染有关。

3. 内分泌失调学说 20岁以下和40岁以上妇女妊娠后发生妊娠滋养细胞疾病机会相对较高,此时期女性卵巢功能尚不稳定或逐渐衰退,卵子缺陷和老化、雌激素水平不足,故认为与内分泌失调有关。

4. 细胞遗传异常学说 完全性和部分性葡萄胎均表现过多的父源性染色体。还有研究证实有些癌基因与抑癌基因也与滋养细胞肿瘤的形成、发展有关。

5. 其他 可能还与种族有关。

第一节 葡 萄 胎

葡萄胎是一种良性滋养细胞疾病,局限于子宫。妊娠后胎盘绒毛滋养细胞增生、间质水肿,形成大小不一的水泡,小的如米粒,大的直径约1~2cm,水泡间借蒂相连成串,形如未成熟葡萄,也称水泡状胎块。年龄与葡萄胎发生率有关,20岁以下和40岁以上是葡萄胎的高发年龄,大于35岁和40岁妇女葡萄胎发生率分别是年轻妇女的2倍和7.5倍,大于50岁的妇女妊娠后发生葡萄胎的危险性是20~35岁者的200倍。部分性葡萄胎与母亲年龄无关。既往葡萄胎也是高危因素,有过1次和2次葡萄胎妊娠者,再次发生率分别为1%和15%~20%。

一、葡萄胎概述

(一)葡萄胎的分类

葡萄胎可分为完全性葡萄胎（complete hydatidiform mole）和部分性葡萄胎（partial hydatidiform mole）两类。葡萄胎细胞遗传学可以帮助将完全性葡萄胎、部分性葡萄胎和水肿性自然流产区分开来。通常情况下,完全性葡萄胎的染色体是二倍体,其中 90% 为 46,XX 染色体,系由一个无核空卵与一个单倍体精子(23,X)受精,经自身复制为 2 倍体(46,XX),其两个 X 均来自父系,另10% 核型为 46,XY,系由一个无核空卵与两个单倍体精子(23,X 和 23,Y)同时受精而成。虽然完全性葡萄胎染色体基因是父系,但其线粒体 DNA 仍为母系来源。而 90% 以上部分性葡萄胎是三倍体,有母系和父系来源。水肿性自然流产染色体核型通常为 46,XX 或 XY,来自父母双方。

（二）葡萄胎的临床表现

葡萄胎最常见的表现是妊娠期阴道异常流血。初期出血量少,时出时止,逐渐增多,连绵不断,当葡萄胎自行排出时,可发生大出血。妊娠反应常比正常妊娠发生时间早且症状明显。随着超声的普及,葡萄胎通常在早孕期得到诊断。因此,妊娠剧吐、子痫前期、子痫、甲状腺功能亢进症、肺动脉滋养细胞栓塞、子宫大小比孕周大这些经典的临床表现,现在已不多见。部分性葡萄胎的临床症状与早期流产相似。

（三）葡萄胎的诊断

1. 症状与体征根据停经后阴道不规则异常流血,妊娠反应症状重,子宫比孕周大,质软,子宫如孕 4~5 月大小时,仍听不到胎心、无胎动及摸到胎儿肢体,即考虑为葡萄胎。

2. 实验室检查见临床检验指标与评估。

3. 影像学检查完全性葡萄胎超声图像:子宫增大,多数大于孕周;子宫内回声丰富,宫腔内充满闪亮密集光点或短条状回声,呈“雪花状”及大小不等蜂窝状小暗区;子宫腔内无妊娠囊及心管搏动,无脐带、羊膜等胎儿附属物;部分患者可有一侧或双侧黄素化囊肿,大小不一,多房性。彩色多普勒超声检查可见子宫动脉血流丰富,但子宫肌层内无血流或仅有稀疏的血流信号。部分性葡萄胎超声图像:子宫增大或不增大;子宫腔内含有水泡样结构及部分正常胎盘组织,并可见胎儿或羊膜腔,胎儿常合并有畸形。X 线检查、CT、MRI 等用于排除葡萄胎转移。

4. 组织病理学检查见病理检查指标与评估。

（四）葡萄胎的鉴别诊断

1. 流产 葡萄胎病史与流产相似,容易相混淆,尤其是部分性葡萄胎有时表现为过期流产或自然流产,在病理检查时也因绒毛水肿、滋养细胞增生不明显等造成鉴别困难,需要通过 DNA 分析和免疫组化染色等检查进行鉴别。

2. 双胎妊娠 双胎妊娠也表现子宫大于孕周,妊娠反应更重,hCG 值更高与葡萄胎相似。但双胎妊娠无阴道流血,B 型超声检查可以确诊。

二、临床检验指标与评估

1. 人绒毛膜促性腺激素(hCG)测定 血清 hCG 测定是诊断葡萄胎的重要辅助检查之一。正常妊娠时,孕卵着床后数日滋养细胞开始分泌 hCG,随孕周增加,血清 hCG 滴度逐渐升高,在停经8~10 周时达高峰,持续 1~2 周后逐渐下降。但在葡萄胎时,血清 hCG 常明显高于正常孕周的相应值,并在停经 8~10 周后仍然持续上升。约 45% 的完全性葡萄胎患者的血清 hCG 水平在 10 万 U/L以上,最高可达 240 万 U/L。血清 hCG>8 万 U/L 支持葡萄胎诊断。但也有少数葡萄胎,尤其是部分性葡萄胎因绒毛退行性变,hCG 升高可能不明显。常用的 hCG 测定方法是放射免疫测定和酶联免疫吸附试验及化学发光法。因 hCG 由 α 和 β 两条多链组成,其生物免疫学特征主要由 β 链决定,而 α 与 LH、FSH、TSH 的 α 链的结构相似,为避免抗 hCG 抗体与其他多激素发生交叉反应,临床上常用抗 hCG 抗体或抗 hCG-β 亚单位单克隆抗体检测血清或尿 hCG 水平。而近年发现,hCG 并不是单一分子,除规则 hCG(regular hCG)外,还有其他结构变异体,包括高糖化 hCG(hyperglycosylated hCG,hCG-H)、hCG 游离 β 亚单位等。正常妊娠时 hCG 的主要分子为规则 hCG,而在滋养细胞疾病时则产生更多的 hCG 结构变异体,因此同时测定规则 hCG 及其结构变异体,有助于滋养细胞疾病的诊断和鉴别诊断。

hCG 测定也是随访的重要内容,葡萄胎清宫后每周一次,直至连续 3 次阴性,然后每个月一次持续至少半年。此后可每半年一次,共随访 2 年。国外也有推荐 hCG 连续三次阴性后每个月一次,共随访 6 个月,但对 hCG 下降缓慢者,必须进行更长时间的随访。

2. 其他检查如血细胞和血小板计数、肝肾功能等。

三、病理检查指标与评估

1. 大体检查 完全性葡萄胎的外观特征为一串串葡萄样小泡,几乎全部绒毛呈水样变性,囊泡直径 1~30mm,总重量一般在 200g 以上。完全性葡萄胎一般无胚胎、脐带及羊膜结构。部分性葡萄胎的大体表现多样,往往可找到不同比例的囊泡,且一般有部分胚胎结构。

2. 镜下检查 完全性葡萄胎的典型组织学特征为滋养细胞增生及绒毛水肿,尽管二者在病变之间或同一病变内都有较大异质性。水肿绒毛的形态不规则,较大的水肿绒毛中心可见中央水池形成,并随胎龄增加更为多见。细胞滋养细胞和合体滋养细胞常环绕绒毛周围显著增生,与正常早期胎盘的极性增生形成对比。完全性葡萄胎的绒毛通常没有间质血管,绒毛间质可见细胞核碎裂。值得注意的是,非常早期的完全性葡萄胎往往看不到明确的中央水池形成和滋养细胞增生,但绒毛间质可见丰富黏液及间质细胞,伴有明显的核碎裂;绒毛呈特征性的出芽结构,形成棒状或指状凸起。

部分性葡萄胎中水肿绒毛和正常绒毛一般混合存在,胎龄较小时水肿绒毛比例可能很低。绒毛形状可非常不规则,边缘呈扇贝状,伴有滋养细胞内陷,形成假包涵体。中央水池一般形成不良,呈不规则的迷路样。

3. 免疫组化染色 P57 是由父系印记,母系表达的基因 *CDKN1C* 编码的细胞周期依赖性激酶抑制物。由于缺少母系基因组,完全性葡萄胎的细胞滋养细胞和绒毛间质细胞的细胞核 p57 表达缺失。而部分性葡萄胎包含母系遗传成分,各类细胞均表达 p57。因此,p57 免疫组化染色是鉴别完全性葡萄胎与部分性葡萄胎及非葡萄胎性异常妊娠的重要手段。

4. 分子检测 DNA 倍体分析 流式细胞计数是最常用的倍体分析方法。完全性葡萄胎的染体核型为二倍体,部分性葡萄胎为三倍体。短串联重复序列(short tandem repeat, STR)多态性分析是准确且实用的葡萄胎诊断和分型手段。通过对绒毛和蜕膜进行 STR 基因分型,可明确异常胚胎染色体来源,确诊葡萄胎以及葡萄胎的具体分型,从而指导治疗及预后(表 8-1)。

表 8-1 完全性葡萄胎与部分性葡萄胎的病理学特征比较

	完全性葡萄胎	部分性葡萄胎
相较于正常胎龄的胎盘组织数量	大量(增加 5~10 倍) 弥漫水肿改变	中等程度增加(2 倍左右); 局灶水肿改变
绒毛形状	水泡样	不规则
绒毛边缘棒状凸起	早期常见	罕见
扇形绒毛轮廓	不常见	常见
滋养细胞假包涵体	常见,形状不规则	常见,圆形
绒毛滋养细胞增生	中 - 重度;一般环周增生;早期程度较轻	轻度,仅在少数绒毛可见环周增生
中央水池	常见,特别是在中期绒毛	局灶

	完全性葡萄胎	部分性葡萄胎
绒毛间质核碎裂	早期绒毛常见	缺失或不明显
绒毛间质	黏液样,水肿,无纤维化	部分绒毛伴纤维化;20% 中期绒毛可见血管瘤样血管
胚胎组织	一般无	大多数有,可能异常
羊膜、胎儿红细胞	罕见	常见
绒毛外滋养细胞	常伴增生及不典型性	一般正常
细胞滋养细胞及绒毛间质细胞的 p57 核染色	缺失或罕见(<10%)	显著
绒毛滋养细胞 Ki-67 指数	高(>70%)	高(>70%)
DNA 含量	二倍体	三倍体
染色体数目	46	69

综上所述,葡萄胎是一种良性疾病,但部分可发展为妊娠滋养细胞肿瘤。其最典型的临床表现是妊娠期阴道异常流血和子宫异常增大。辅助检查包括超声检查和血清 hCG 测定等,组织病理学检查及 STR 多态性分析是确诊依据。治疗原则是及时清宫并定期 hCG 检测随访。

四、案例 8-1

【病史摘要】

患者,女性,30 岁。

主诉:停经 8 周,阴道出血 20d。

现病史:平素月经规律,7~9/28~30d,量中,痛经(+−),G1P1,LMP2017-7-20。2017-8-29 因停经阴道出血就诊当地医院,量少,少于月经量,偶有下腹部坠胀痛,腹痛,无发热,偶有血块,余无明显不适。B 超:宫内囊状物 0.3×0.4cm,hCG 1 783mIU/ml。2017-9-7 复查 B 超:宫内囊状物 2.1×0.8cm,hCG 21 453mIU/ml。2017-9-18 复查 BUS:子宫略增大,宫腔内见混合回声区,范围 5.5×6.9×3.8cm,边界不清,内可见高回声,高回声内见多个小无回声区,较大直径约 0.4cm,内可见团状中等回声及范围约 2.8×2.9×1.0cm 的囊性区。彩色多普勒血流成像(color doppler flow imaging,CDFI):混合回声区内未探及明确血流信号,宫壁略变薄,最薄处 0.4cm,宫颈部未见明显异常回声。患者患病以来,无咳嗽、胸闷,无头晕、眼花等症状,精神、饮食、睡眠可,大小便如常,体重无明显改变。

既往史:2013 年行剖宫产,娩出一女活婴,体健。平素身体健康状况一般,否认高血压、冠心病、糖尿病等慢性病史,否认肝炎、结核、伤寒、疟疾等传染病史,否认药物、食物过敏史。预防接种史不详。

月经史:初潮 13 岁,行经天数 7~9d,月经周期 28~30d,末次月经 2017-7-20。

婚育史:适龄婚育,配偶及 1 女体健,G2P1。

家族史:否认家族中有类似疾病史,否认家族性精神病、肿瘤病、遗传性疾病病史。

体格检查:体温 36.2℃,脉搏 82 次/min,呼吸 18 次/min,血压 117/76mmHg。发育正常,营养良好,神志清晰,自主体位,安静面容,查体合作。全身皮肤黏膜未见黄染、出血点、破溃。全身浅表淋巴结未触及肿大。头颅大小正常无畸形,无压痛、肿块、结节。眼睑无水肿、下垂,睑结膜无充血、出血、苍白、水肿,巩膜无黄染,双侧瞳孔等大正圆,对光反射灵敏。耳鼻无异常分泌物,乳突无压痛,鼻窦无压痛,双耳听力正常。口唇红润,口腔黏膜无溃疡、白斑,咽无充血,双侧扁桃体无肿大,舌体无胖大,伸舌居中,无震颤。颈软无抵抗,颈静脉无怒张,气管居中,双侧甲状腺无肿大,双侧颈部未闻及血管性杂音。胸廓正常,双肺呼吸运动对称,双侧语颤对称,无胸膜摩擦感,双肺呼吸音清,未闻及干湿啰音及胸膜摩擦音,心前区无隆起及凹陷,心界正常,心率82次/min,心律齐,各瓣膜听诊区未闻及病理性杂音。周围血管征(−)。腹软,无压痛、反跳痛,肠鸣音3次/min,肝脾肋下、剑下未及,麦氏点、双输尿管点无压痛,Murphy征(−)。脊柱无畸形、压痛,四肢关节活动自如,四肢无水肿,双足背动脉搏动正常。肛门未查。生理反射存在,病理反射未引出。

专科检查:外阴(已婚未产式);阴道(畅,可见少许白色分泌物);宫颈(光滑);宫体(如孕8周大小,前位);附件(双侧附件未见明显异常)。

【实验室检查】

2017-9-7 外院 hCG 21 453mIU/ml

【辅助检查】

2017-9-7 外院超声:宫内囊状物 2.1×0.8cm;

2017-9-18 外院超声:子宫略增大,宫腔内见混合回声区,范围 5.5×6.9×3.8cm,边界不清,内可见高回声,高回声内见多个小无回声区,较大直径约 0.4cm,内并可见团状中等回声及范围约 2.8×2.9×1.0cm 的囊性区。CDFI:混合回声区内未探及明确血流信号,宫壁略变薄,最薄处 0.4cm,宫颈部未见明显异常回声。

【初步诊断】

(1)停经阴道出血原因待查

(2)葡萄胎?

(3)剖宫产术史

【诊断与鉴别诊断】

患者以"停经8周,阴道出血20d"为主诉入院。B超示:宫腔内见混合回声区,范围 5.5×6.9×3.8cm,边界不清,内可见高回声,高回声内见多个小无回声区,较大直径约 0.4cm,内并可见团状中等回声及范围约 2.8×2.9×1.0cm 的囊性区。hCG:21 453mIU/ml。因此本例应首先考虑葡萄胎。鉴别诊断:

(1)流产葡萄胎的症状与先兆流产相似,容易混淆。先兆流产有停经、阴道出血和腹痛等症状。葡萄胎除了有以上症状外,还有子宫大于相应正常孕周,B超显示为葡萄胎特点,hCG水平持续增高。

(2)侵蚀性葡萄胎需要葡萄胎组织侵入肌层(经手术或子宫造影证明)、葡萄胎组织发生远处转移(包括盆腔内或盆腔外)、持续性葡萄胎(血或尿 hCG 持续阳性)等证据支持。

(3)绒癌可继发于正常或不正常妊娠后,多发生于半年后出现 hCG 异常升高或者阴道、肺等转移病灶。

【术中所见】

宫颈:光滑,宫体:如孕8周大小,前位。清出组织物:未见明显绒毛,可见少许透明的葡萄样结构,蜕膜等组织物共 20g。

【术后病理检查】

肉眼所见:灰粉灰褐色碎组织一堆,总体积 6×5×2cm,可见水泡状物。

镜下所见:送检绒毛组织,绒毛间质高度水肿,滋养叶细胞高度增生,极向消失。细胞滋养细胞及绒毛间质细胞的 p57 核染色阴性。

病理诊断:完全性葡萄胎。

(任建枝　顾晓琼　吴焕文)

第二节 妊娠滋养细胞肿瘤

妊娠滋养细胞肿瘤（gestational trophoblastic neoplasia，GTN）是一组来源于胎盘滋养细胞的恶性肿瘤，包括侵蚀性葡萄胎、绒毛膜癌、胎盘部位滋养细胞肿瘤和上皮样滋养细胞肿瘤。胎盘绒毛滋养细胞异常增生，具有生长极快、破坏性极强的特性，可侵入子宫肌层或很早就通过血运转移到全身。妊娠滋养细胞肿瘤 60% 继发于葡萄胎，30% 继发于流产，10% 继发于足月妊娠或异位妊娠。侵蚀性葡萄胎全部继发于葡萄胎，绒毛膜癌可继发于葡萄胎，也可继发于非葡萄胎。妊娠滋养细胞肿瘤对化疗具有高度敏感性，已经成为迄今预后最好的恶性肿瘤，总治愈率可达 90%。

一、妊娠滋养细胞肿瘤的概述

（一）临床表现

1. 无转移滋养细胞肿瘤大多数继发于葡萄胎妊娠。

（1）不规则阴道流血：由子宫病灶侵蚀血管或阴道转移结节破溃引起，是妊娠滋养细胞肿瘤最常见的症状。葡萄胎清宫、流产或足月产后出现阴道持续性不规则流血，量多少不定，或月经恢复正常数月，停经后又流血。长期阴道流血可继发贫血。如子宫原发灶已消失、病灶在肌层或病灶太小等原因，侵蚀性葡萄胎亦可以无阴道流血症状。

（2）黄素化囊肿：黄素化囊肿不如葡萄胎时明显。

（3）假孕症状：由于 hCG 及雌、孕激素作用，表现为乳房增大，乳头及乳晕着色，外阴、阴道及宫颈着色，生殖道质地变软。

（4）腹痛：一般无腹痛，但当病灶侵及子宫壁或子宫腔积血可引起下腹胀痛。若癌组织穿破子宫或脏器转移灶破裂可致急性腹痛。

（5）妇科检查：子宫增大或不对称性增大。绒癌常可在宫旁两侧触到明显子宫动脉搏动，有时因宫旁组织内有动静脉瘘存在，还可触到猫喘样的血流感觉。

2. 转移性滋养细胞肿瘤多见于非葡萄胎妊娠后或经组织学证实的绒癌。肿瘤主要经血行播散，转移发生早而且广泛。最常见的转移部位是肺，其次是阴道。转移性滋养细胞肿瘤可以同时出现原发灶或继发灶症状，但也有不少患者原发灶消失，仅表现为转移症状，若不注意常会误诊。

由于滋养细胞的生长特点之一是破坏血管，所以各转移部位症状的共同特点是局部出血。转移灶表现症状、体征视转移部位而异。

（1）肺转移：肺是最常见的转移部位，占 80%。可无症状，仅通过 X 线胸片或肺 CT 作出诊断。如癌肿侵及支气管，多有咳嗽、血痰或反复咯血；阻塞支气管，则形成肺不张；转移灶接近胸膜，可出现胸痛及血胸；急性肺栓塞表现为肺动脉高压及呼吸循环功能障碍。

（2）阴道转移占 30%，为宫旁静脉逆行性转移所致，转移灶多位于阴道下段前壁及穹窿，呈紫蓝色结节突起。破溃后可引起不规则阴道流血，甚至大出血。

（3）脑转移占 10%，常继发于肺转移后，是致死的主要原因。临床病程分为 3 期：首先为瘤栓期，因脑组织缺血出现一过性症状，如猝然跌倒、失明、失语等。继而发展为脑瘤期，瘤组织增生侵入脑组织形成脑瘤，发生头痛、呕吐、抽搐、偏瘫以至昏迷。病情逐渐加重，颅压不断升高，进入脑疝期易致死。

（4）肝转移占 10%，常同时有肺或阴道转移，是预后不良因素之一。常有黄疸、肝区疼痛及消化道症状，通过 B 超等影像学检查可及时诊断。

（5）其他转移包括脾、肾、膀胱、消化道、骨等，其症状视转移部位而不同。

（二）诊断

1. **临床症状**　根据葡萄胎清宫、流产、足月分娩、异位妊娠产后阴道不规则流血和／或转移灶及其相应症状和体征,应考虑妊娠滋养细胞肿瘤的可能。

2. 实验室检查见临床检验指标与评估。

3. **超声检查** B超是诊断子宫原发病灶最常用的方法。病变早期超声显示子宫正常大小或轻度增大,子宫壁肌层见棉团状强回声光团、形态不规则、回声不均匀,强光团中可出现弱回声或无回声。病变晚期,可见子宫不规则增大,子宫壁有大小不等的不规则弱回声或暗区,或孤立或相互连接,形如"沼泽地",无明显界限。彩色多普勒超声显示低阻抗血流及动静脉瘘。

4. **影像学检查** X线胸片作为诊断肺转移的常规检查。肺转移X线胸片的最初表现为肺纹理增粗,很快出现小结节状阴影,以后因病灶扩大呈棉球状,更大者为团块状。移植灶以右侧肺及中下部较为多见。如果胸部X线结果为阴性,CT检查可发现普通X线片难以发现的早期肺部病灶,能够发现肺尖、胸膜下、脊柱旁、心影后及纵隔内等处2~3mm的微小病灶和胸膜的细微改变。肝转移可以通过超声或CT诊断。MRI主要用于诊断脑转移。

5. 组织学诊断见病理学检查指标与评估。

（三）临床分期

目前多采用国际妇产科联盟（FIGO）妇科肿瘤委员会制定的临床分期,该分期包含了解剖分期（表8-2）与预后评分标准（表8-3）两个部分,其中规定预后评分≤6分者为低危,≥7分者为高危。如:某患者为妊娠滋养细胞肿瘤脑转移,预后评分为16分,此患者诊断为"妊娠滋养细胞肿瘤（Ⅳ:16）"。分期与预后评分系统客观地反映了滋养细胞肿瘤患者的实际情况,有利于患者选择治疗方案并对预后的进行评价。

表8-2　妊娠滋养细胞肿瘤的 FIGO 解剖分期（2000 年）

期别	定义
Ⅰ期	病变局限于子宫
Ⅱ期	病变扩散但局限于生殖系统（附件、阴道、宫旁）
Ⅲ期	病变扩散到肺部,伴或不伴生殖道受累
Ⅳ期	所有其他部位转移

表8-3　FIGO/WHO 预后评分系统（2000 年）

高危因素	评分			
	0	1	2	3
年龄（岁）	<40	≥ 40	–	–
前次妊娠	葡萄胎	流产	足月产	–
距前次妊娠时间（月）	<4	4~6	>6~12	>12
治疗前 hCG 水平（U/L）	$<10^3$	$\geq 10^3 \sim 10^4$	$\geq 10^4 \sim 10^5$	$\geq 10^5$
最大肿瘤直径（包括子宫,cm）	–	3~4	≥ 5	–
转移部位（包括子宫）	肺	脾、肾	胃肠道	脑、肝
转移灶数目（个）	–	1~4	5~8	>8
以前化疗失败	–	–	单药	两种及以上药物

二、临床检验指标与评估

(一) 临床检验指标

血清 hCG 测定。

(二) 临床检验指标的评估

妊娠滋养细胞肿瘤的主要诊断依据是 hCG 水平。对于葡萄胎后滋养细胞肿瘤,凡符合下列标准中的任何一项且排除妊娠物残留或再次妊娠,即可诊断为妊娠滋养细胞肿瘤:① hCG 测定 4 次高水平呈平台状态(±10%),并持续 3 周或更长时间,即 1、7、14、21d;② hCG 测定 3 次上升(>10%),并至少持续 2 周或更长时间,即 1、7、14d;③ hCG 水平持续异常达 6 个月或更长。非葡萄胎后滋养细胞肿瘤的诊断标准为:足月产、流产和异位妊娠后 hCG 多在 4 周左右转为阴性,若超过 4 周血清 hCG 仍持续高水平,或一度下降后又上升,在除外妊娠物残留或再次妊娠后,可诊断妊娠滋养细胞肿瘤。对于怀疑脑转移的患者,可做脑脊液 hCG,与血清 hCG 水平比较,当血清 hCG∶脑脊液 hCG<20∶1,应考虑脑转移。

三、病理检查指标与评估

(一) 大体检查

绒毛膜癌通常为单个或多发结节,暗红色,质软,常伴有显著的出血坏死。肿瘤一般位于宫腔内,可见肌层侵犯,而异位妊娠相关的绒毛膜癌可发生于子宫以外,如输卵管、卵巢等。

(二) 镜下检查

绒毛膜癌镜下表现为双相成分,多呈丛状生长,中央为单核滋养细胞(包括细胞滋养细胞及中间型滋养细胞),外周环绕多核的合体滋养细胞。细胞异型性显著,核分裂象多见。常伴有出血,坏死及脉管侵犯。绒毛膜癌肿瘤中央缺少新生血管,但可见由肿瘤细胞,而非血管内皮细胞环绕的假血管腔隙或血湖。细胞团索之间充满血块或被浸润组织,无肿瘤性间质,有时肿瘤几乎全部为出血坏死,癌细胞只残存于边缘部。绒毛膜癌不应含有绒毛成分。

绒毛膜癌中肿瘤细胞均表达细胞角蛋白,Ki-67 指数很高(>90%)。合体滋养细胞及部分单核滋养细胞高表达 hCG 及 HSD3B1,中间型滋养细胞还可表达 Mel-CAM(CD146),HLA-G 和 MUC-4。

综上所述,无转移滋养细胞肿瘤,多继发于葡萄胎,主要表现为不规则阴道流血。转移性滋养细胞肿瘤主要经血行播散,最常见的转移部位是肺,其次是阴道。血清 hCG 异常升高是主要诊断依据,影像学是支持诊断。治疗以化疗为主,部分患者辅以手术、介入及放射治疗等其他治疗手段。

(顾晓琼　吴文焕　任建枝)

第三节　胎盘部位滋养细胞肿瘤

胎盘部位滋养细胞肿瘤(placental site trophoblastic tumor,PSTT)是指来源于胎盘种植部位的一种较为少见的滋养细胞肿瘤。通常发生于育龄期妇女,其发生率约为 1/10 万次妊娠,约占妊娠滋养细胞肿瘤的 1%~2%。

一、胎盘部位滋养细胞肿瘤的概述

(一) 胎盘部位滋养细胞肿瘤的临床表现

1. 绝大多数患者为育龄期妇女,绝经后罕见,平均发病年龄为 31~35 岁。一般继发于足月产、流产或葡萄胎后。

2. 症状　主要表现为停经和不规则阴道流血。多数患者于妊娠终止、月经恢复正常后再次停经，停经时间从 1 个月到 1 年不等。阴道流血不规则，可持续几天到 1 年，多数为少量持续出血，有的患者也可表现为大量出血或经间期出血，出血量大、持续时间长者可伴有贫血。少数病例以转移灶症状为首发症状。

3. 妇科检查　子宫轻度增大，当肿瘤弥漫浸润子宫壁时，子宫均匀增大，而局限性肿块则导致子宫不规则增大。

4. PSTT 进展缓慢，长时间局限于子宫内，大多数患者不发生转移。但仍有 15%~35% 的病例发生转移，最常见的转移部位为肺、肝脏和阴道，转移途径为血行转移。

(二) 胎盘部位滋养细胞肿瘤的诊断

临床表现为非特异性，需要结合辅助检查综合判断，确诊主要依靠病理学检查。

1. 实验室检查见临床检验指标与评估。

2. 影像学检查　B 超可见子宫增大，宫腔内回声不均匀，子宫和病灶血流丰富。彩色多普勒超声可见以舒张期成分占优势的低阻抗。MRI、X 线、CT、PET 等也有一定的诊断作用。胸部 X 线检查是发现肺部转移的最基本方法。

3. 病理检查见病理学检查指标与评估。

(三) 胎盘部位滋养细胞肿瘤的预后与随访

大多数 PSTT 预后良好，仅 10%~15% 预后不良，一般认为有下列高危因素预后不良：①距前次妊娠在 48 个月以上；②年龄 >40 岁；③有丝分裂计数 >5 个 /10 个高倍显微镜视野（HPF）下，尤其超过 10 个 /10HPF；④ hCG 阳性的细胞数超过半数；⑤大片坏死与出血，大量透明细胞；⑥合并足月妊娠；⑦子宫外转移，肿瘤体积大，肌层浸润深，血管受侵等。

患者应终身随访，尤其是接受了保留生育功能治疗的患者，应严密随访患者月经恢复情况、血清 β-hCG 水平，必要时行影像学检查。再次妊娠需在终止化疗 1 年以上。

二、临床检验指标与评估

(一) 临床检验指标

血清 hCG，血清人胎盘生乳素（human placental lactogen，hPL）测定。

(二) 临床检验指标评估

1. 血清 hCG 检测多数胎盘部位滋养细胞肿瘤血清 hCG 水平不升高或者轻度升高，水平与肿瘤负荷不成比例，无预后评估价值。hCG 游离 β 亚单位可能升高。

2. hPL 检测部分患者血清 hPL 轻度升高，但免疫组化检测经常呈阳性。

三、病理检查指标与评估

病理诊断：病理诊断是确诊胎盘部位滋养细胞肿瘤的"金标准"。

(一) 大体检查

胎盘部位滋养细胞肿瘤大多为结节状实性肿物，直径 1~10cm，常累及子宫浅肌层，50% 病例侵犯深肌层。肿瘤切面灰白、灰黄，近半数病例可见局灶出血坏死。

(二) 镜下检查

肿瘤由较为单一的单核滋养细胞（中间型滋养细胞及细胞滋养细胞）构成，偶见散在分布的多核细胞。肿瘤细胞的分布如早期妊娠胎盘床的滋养细胞样浸润子宫壁，瘤细胞常浸润血管壁，伴有大量细胞外嗜酸性蛋白样物质沉积。免疫组化方面，肿瘤细胞呈 hPL 弥漫强阳性，同时高表达 MUC-4、HSD3B1，HLA-G 和 Mel-CAM（CD146），而 hCG 及 Inhibin 呈局灶阳性或弱阳性。Ki-67 指数大多在 10~30% 之间。

综上所述，胎盘部位滋养细胞肿瘤是一种少见病。临床症状主要表现为停经和不规则阴道流血，病情进展缓慢,多数局限于子宫内。诊断需要结合辅助检查综合判断,确诊主要依靠病理学检查。手术是首选的治疗方法,化疗仅为手术治疗后辅助治疗。

(任建枝　吴焕文　顾晓琼)

小　结

妊娠滋养细胞疾病是一组源于胎盘滋养细胞的疾病。不规则阴道流血是其最主要的临床表现,诊断需要结合超声、血清 hCG 测定等辅助检查综合判断,确诊主要依靠病理学检查。随着恶性程度的升高,不同种类的妊娠滋养细胞疾病治疗方案不尽相同,葡萄胎以清宫为主,转移性滋养细胞肿瘤主要依靠化疗,而胎盘部位滋养细胞肿瘤首选的治疗方法是手术。

第九章

子宫内膜异位症和子宫腺肌症

子宫内膜异位性疾病包括子宫内膜异位症和子宫腺肌症,是妇科常见疾病,是具有活性的子宫内膜组织出现在子宫内膜以外的部位,伴有持续加重的盆腔粘连、疼痛、不孕及其他临床表现。

第一节　子宫内膜异位症

子宫内膜异位症(endometriosis,EMT)是指子宫内膜组织(腺体和间质)在子宫腔以外的部位出现、生长、浸润,反复出血,继而引发疼痛、不孕及包块等。子宫内膜异位症是生育年龄妇女的多发病、常见病。

一、子宫内膜异位症的概述

(一) 子宫内膜异位症的发生率

子宫内膜异位症在育龄妇女中的发生率为 3.1%~21.5%,其中 76.1% 发生于 24~44 岁之间。不孕妇女中子宫内膜异位症的患病率为 21%~48%,慢性盆腔痛及痛经妇女中患病率为 20%~90%。随着对子宫内膜异位症认识的深入及腹腔镜手术广泛开展导致发现疾病的概率增加。

子宫内膜异位症发病的高危因素有子宫内膜异位症家族史、雌激素暴露延长(如初潮过早或绝经期较晚)、月经周期短(小于 27d)、月经量大、月经期延长、不孕等,而多产和哺乳期延长会降低子宫内膜异位症的发生。

(二) 子宫内膜异位症的发病机制

子宫内膜异位症发病机制复杂,但确切病因尚不明确,目前主要学说及发病因素如下。

1. 种植学说　1921 年 Sampson 首先提出子宫内膜种植学说,即经期子宫内膜腺上皮和间质细胞可随经血倒流,经输卵管进入腹腔,种植于卵巢和盆腔腹膜,并在该处继续生长和蔓延,形成盆腔子宫内膜异位症。Sampson 学说无法解释为什么有的妇女又不发生子宫内膜异位症。近年来的研究表明,异位子宫内膜通过黏附、侵袭、血管生成三步曲(attachment aggression angiogenesis,3A)得以种植、生存、生长并引起病变和症状。黏附是异位内膜"入侵"盆、腹腔腹膜或其他脏器表面的第一步,继而突破细胞外基质,血管形成是其种植后生长的必要条件。子宫内膜异位症患者与非子宫内膜异位症患者的在位子宫内膜存在基因表达等方面差异,逆流的经血能否在"异位"部位黏附、侵袭、生长,在位内膜的特质起决定作用,即"在位内膜决定论",经血逆流只是实现这一由潜能到发病的桥梁。目前的研究推测,盆腔子宫内膜异位症的发生有 5 个关键步骤:①内膜细胞黏附到腹膜表面并侵入腹膜间皮细胞层;②种植灶部位炎症细胞募集;③病灶周围新生血管生成;④内膜细胞增殖;⑤异位病灶形成。子宫内膜移植的动物实验也证实了上述内膜异位症的发展过程。

2. 体腔上皮化生学说　20 世纪初,Mayer 提出的体腔上皮化生学说。卵巢表面上皮、盆腔腹膜都是由胚胎期具有高度化生潜能的体腔上皮分化而来,体腔上皮化生来的组织在反复受到经血、慢性炎症或雌激素刺激后,均可被激活衍化为子宫内膜样组织,以致形成子宫内膜异位症。但目前仅有动物试验证实,小鼠卵巢表面上皮可经过 K-ras 激活途径直接化生为卵巢子宫内膜异位症病变。

3. 血管及淋巴转移学说　1952 年由 Javert 提出子宫内膜组织可以像恶性肿瘤一样,通过血行和淋巴向远处转移,由此可以解释子宫内膜异位症发生在骨骼、二头肌、外周神经、大脑、肺等的报道。动物实验也证明,将内膜组织注射到动物的静脉内,可以导致远处的种植。然而实际上,全身各部位的子宫内膜异位症的发生率并没那么高,其原因是否与机体的免疫功能有关,还不能定论。

4. 干细胞理论　人体所有组织细胞都是由干细胞分化而来的,干细胞具有可塑性和横向分化潜能。子宫内膜上皮细胞和间质细胞为多能干细胞,具有强大的再生能力。干细胞因子是一种能刺激多种组织细胞生长发育和增殖的多功能细胞因子,研究发现,子宫内膜异位症患者的腹腔液中的干细胞因子水平明显高于正常妇女。

5. 免疫学说　随着近年来分子生物学及免疫学技术的发展,研究发现病灶组织存在免疫功能紊乱,主要表现在:①细胞免疫异常,T 淋巴细胞数量减少、活性下降,自然杀伤细胞的细胞毒作用明显降低,巨噬细胞的吞噬能力下降。细胞免疫功能下降使机体对异位子宫内膜的免疫监视、识别和破坏等免疫应答能力下降,难以有效阻止其种植、生长。②体液免疫异常,即 B 淋巴细胞数量增加、明显活跃,患者体液中 IgG 和补体含量增加。体液免疫异常导致产生自身抗体,并引起某些补体成分的沉积,免疫调节功能紊乱。③患者腹腔液中细胞因子、生长因子和血管生成因子水平显著升高,可刺激内膜细胞或组织的生长,有利于局部血管形成。这些局部微环境的改变,在子宫内膜异位症的发病机制中起着重要作用。

6. 遗传学说　流行病学调查发现子宫内膜异位症有以下特点:①家族聚集性;②母亲或姐妹患有子宫内膜异位症的人群中,该病发生风险提高 7 倍,一级亲属发病危险系数为 7.2;③家庭史阳性患者痛经严重程度显著高于家庭史阴性者;④家庭中有多个患者时,患者疼痛症状的发作年龄趋于一致。上述流行病学研究为子宫内膜异位症具有遗传基础提供了有力的证据。

7. 其他因素　相关基因的表达和调控异常以及性激素受体表达异常等与子宫内膜异位症的发生密切相关。

(三) 子宫内膜异位症的临床表现

子宫内膜异位症的症状主要有慢性盆腔疼痛、性交痛、痛经、月经失调及不孕。其表现具有多样性,因人而异,并随着病变部位的不同而不同,症状的特征与月经周期密切相关。

1. 慢性盆腔疼痛和痛经是子宫内膜异位症的主要症状之一。70%~80% 的患者有不同程度的盆腔疼痛,包括继发性、进行性加剧的痛经,疼痛常常出现在月经开始之前;深部性交疼痛,经期加重;经期或非经期下腹部及腰骶部痛,可放射到阴道、会阴、肛门或大腿。疼痛与疾病的期别无关,但是和病灶的浸润深度有一定的关系。

2. 月经失调　15%~30% 的患者表现为经量增多或经期延长,少数有经前出血。月经失调可能与卵巢粘连、实质破坏致卵巢功能紊乱有关,部分患者与合并有子宫腺肌病或子宫肌瘤有关。

3. 不孕　40%~50% 的患者合并不孕,而 30% 以上的不孕是由子宫内膜异位症所致。子宫内膜异位症导致不孕的原因有:①子宫内膜异位症易引起盆腔广泛而致密的粘连,使盆腔内正常解剖结构和器官位置发生异常改变,影响输卵管蠕动,干扰了输卵管对卵细胞的摄取和受精卵的运输功能;②卵巢与周围组织形成广泛粘连或卵巢内膜样囊肿自发破裂而影响卵巢的功能,出现排卵功能异常、黄体功能不足、黄素化未破裂卵泡综合征;③子宫内膜异位症患者腹腔液中巨噬细胞,白细胞介素 -6(IL-6)、肿瘤坏死因子(tumor necrosis factor,TNF)等细胞毒性因子及前列腺素(prostaglandin,PG)、内皮素 -1(endthelin-1ET-1)等增多,可吞噬精子影响受精,影响卵母细胞质量、卵泡发育并抑制排卵,影响早期胚胎发育、种植并促进黄体溶解,从而导致不孕或流产;④子宫内膜异位症伴不孕患者黄体中期子宫内膜腺上皮整合素 avβ3 表达有缺失或延迟,从而降低了子宫内膜对胚胎的容受性。

4. 累及其他器官的子宫内膜异位症　累及肠道可能会引起围月经期里急后重、腹泻、便秘、便血、排便痛、肠痉挛、大便困难,严重时可出现肠梗阻。累及膀胱会引起尿频、尿急、尿痛甚至血尿。输尿管子宫内膜异位症常发病隐匿,多以输尿管扩张或肾积水就诊,甚至出现肾萎缩、肾功能丧失。如果双侧输尿管及肾受累,可有高血压症状。累及肺与胸膜,可出现经期咯血及气胸。剖宫产术后腹壁切口、会阴切口子宫内膜异位症表现为瘢痕部位结节、与月经期密切相关的疼痛。

5. 盆腔结节及包块　17%~44% 的患者合并子宫内膜异位囊肿。

（四）子宫内膜异位症的诊断

1. 病史和体征　育龄妇女有继发性、进行性加重的痛经、慢性盆腔痛或不孕。妇科检查子宫后倾固定、宫骶韧带或子宫后壁下方痛性结节,卵巢子宫内膜异位囊肿时,在一侧或双侧附件触及囊性包块,活动差。累及直肠阴道隔时,可在阴道后穹窿处扪及结节。其他部位的异位症如会阴切口瘢痕、腹壁瘢痕等处在经期可见肿大的结节,月经后肿块缩小。

2. 影像学检查　彩超检查对卵巢子宫内膜异位囊肿的诊断有价值,典型的卵巢子宫内膜异位囊肿的超声影像为附件区低回声区囊性包块,边界模糊、囊壁较厚,内部有密集光点。经阴道或直肠超声、CT 及 MRI 检查用于诊断和评估浸润直肠、阴道直肠隔或膀胱子宫内膜异位症的深部病变。

3. 腹腔镜检查　是目前国际公认诊断子宫内膜异位症的最佳方法,除了对子宫内膜异位症进行临床分期外,还直接进行手术治疗。腹腔镜下的子宫内膜异位症表现是多种多样的,主要有盆腔腹膜充血、黑色火焰状或紫色或褐色或红色或白色病灶、水泡样病变、腹膜皱缩、盆腔广泛粘连等。

4. 实验室检查见临床检验指标与评估。

5. 病理检查见病理学检查指标与评估。

鉴别诊断

1. 卵巢恶性肿瘤早期无症状,有症状时多呈持续性腹痛、腹胀,病情发展性,一般情况差。B 超显示包块为实性或混合性,血清 CA125 值显著升高,多数 >100U/ml,腹腔镜检查或剖腹探查可鉴别。

2. 盆腔炎性包块多有急性或反复发作的盆腔感染史,疼痛无周期性,平素可有下腹部隐痛,可伴有发热和白细胞升高等,抗生素治疗有效。

3. 子宫腺肌症痛经与子宫内膜异位症相似,但症状更重,子宫呈均匀球形增大,质硬,超声可见子宫肌层内点状低回声。常与子宫内膜异位症并存。

（五）子宫内膜异位症的临床分期

ASRM 分期目前常用的子宫内膜异位症分期方法是美国生殖医学学会（American Society for Reproductive Medicine,ASRM）分期,即 1996 年第 3 次修订的美国生育学会（American Fertility Society,AFS）修订的子宫内膜异位症分期（表 9-1）,主要根据腹膜、卵巢病变的大小及深浅,卵巢、输卵管粘连的范围及程度,以及直肠子宫陷凹封闭的程度进行评分;共分为 4 期:Ⅰ 期（微小病变）:1~5 分;Ⅱ 期（轻度）:6~15 分;Ⅲ 期（中度）:16~40 分;Ⅳ 期（重度）: ≥ 41 分。评分方法见表 9-1。AFS 分期的主要缺陷是对患者的妊娠结局、疼痛症状、复发无很好的预测性。

表 9-1　子宫内膜异位症分期评分表（AFS）

异位位置		病灶大小 /cm			程度	粘连范围		
		<1	1~3	>3		<1/3 包裹	1/3~2/3 包裹	>2/3 包裹
腹膜	浅	1	2	3				
	深	2	4	6				
卵巢	右浅	1	2	4	薄膜	1	2	4
	右深	4	16	20	致密	4	8	16
	左浅	1	2	4	薄膜	1	2	4
	左深	4	16	20	致密	4	8	16

异位位置	病灶大小 /cm			程度	粘连范围		
	<1	1~3	>3		<1/3 包裹	1/3~2/3 包裹	>2/3 包裹
输卵管		右		薄膜	1	2	4
				致密	4	8	16
		左		薄膜	1	2	4
				致密	4	8	16
直肠子宫陷凹部分封闭		4		全部封闭	40		
输卵管完全阻塞		16					

二、临床检验指标与评估

(一) 临床检验指标

临床检验指标包括糖类抗原 125（carbohydrate antigen，CA125）测定和抗子宫内膜抗体（Antiendometrial antibody，EMAb）等。

(二) 临床检验指标评估

1. 糖类抗原 125（CA125）　子宫内膜异位症患者，血清 CA125 水平可能增高，重症患者更为明显，但变化范围很大，临床上多用于重度内异症和疑似深部异位病灶者。在诊断早期子宫内膜异位症时，腹腔液 CA125 检测较血清更有意义。但 CA125 在其他疾病如卵巢癌、盆腔炎性疾病中也可以出现增高，CA125 诊断内异症的敏感性和特异性均较低，与腹腔镜相比尚缺乏作为诊断工具的价值。但血清 CA125 水平用于监测异位内膜病变活动情况更有临床价值，动态检测 CA125 有助于评估疗效和预测复发。

2. 抗子宫内膜抗体（EMAb）　抗子宫内膜抗体是一种以子宫内膜为靶抗原，并引起一系列免疫病理反应的自身抗体，是子宫内膜异位症的标志抗体。子宫内膜异位症患者血液、宫颈黏液、阴道分泌物中和子宫内膜处可检出抗子宫内膜抗体，子宫内膜异位症患者抗子宫内膜抗体的检测率为 70%~80%，因此 EMAb 的检测可作为子宫内膜异位症患者辅助诊断及疗效观察的检查方法。

三、病理检查指标与评估

子宫内膜异位症指在子宫内膜及肌层以外部位出现子宫内膜组织，一般同时可见上皮及间质，少数情况下可根据仅有单一成分做出诊断。

(一) 大体检查

子宫内膜异位症常见的解剖部位包括卵巢、宫骶韧带、阔韧带、圆韧带、直肠阴道隔、输卵管等盆腔内器官及组织，较少见部位包括结肠、小肠及阑尾浆膜，女性生殖道及泌尿道黏膜、皮肤及盆腔淋巴结等。由于病变时间及部位深浅不同，子宫内膜异位症病灶可呈红色、蓝色、棕色或白色点状及斑片状，表面略隆起或皱缩，常伴有致密的纤维粘连。部分病变可呈结节状或囊性，甚至形成息肉样凸起。

卵巢子宫内膜异位症在子宫外子宫内膜异位症中最为常见。异位的子宫内膜向卵巢内种植，在反复月经周期作用下，血液潴留而形成血性囊肿，又称"巧克力囊肿"。卵巢内子宫内膜异位囊肿常多发，内含暗紫色黏稠而不凝固的血性物，囊壁早起较薄，晚期因纤维化而明显增厚粗糙，陈旧性病变表面常见纤维素性粘连。卵巢子宫内膜异位囊肿直径很少超过 15cm。体积过大的囊肿、囊壁实性区或腔内的息肉状隆起均应充分取材，除外肿瘤性病变。

（二）镜下检查

子宫内膜异位症病灶的典型组织学表现为腺体衬覆子宫内膜样上皮,周围环绕密集排列形态温和的短梭型细胞,呈典型的子宫内膜间质形态,并常常伴有小血管扩张充血。卵巢子宫内膜异位囊肿早期可见囊壁衬覆子宫内膜腺体及间质,在晚期,衬覆的子宫内膜腺上皮因月经周期反复出血和剥脱,最终全部消失,囊壁表面仅剩吞噬含铁血黄素的组织细胞,肉芽组织及增生的纤维组织,此时结合巨检仍可诊断。子宫内膜异位灶的组织学形态可随体内激素水平发生变化,如妊娠期间质可呈蜕膜样变,绝经后患者可呈萎缩性改变等。免疫组化方面,子宫内膜异位症腺体及间质可不同程度表达 ER 及 PR,但强度一般弱于在位子宫内膜;当内膜间质细胞稀疏时,CD10 染色有助于判断。

综上所述,子宫内膜异位症主要临床表现为慢性盆腔疼痛、痛经、月经失调及不孕。腹腔镜检查是公认诊断子宫内膜异位症的最佳方法,除了对子宫内膜异位症进行临床分期外,还直接进行手术治疗。EMAb 是子宫内膜异位症的标志抗体,可作为子宫内膜异位症患者辅助诊断及疗效观察的检查方法。血清 CA125 水平可能增高,但用于诊断内异症的敏感性和特异性均较低。子宫内膜异位症病灶的典型组织学表现为腺体衬覆子宫内膜样上皮,周围环绕密集排列形态温和的短梭型细胞,呈典型的子宫内膜间质形态,并常常伴有小血管扩张充血。治疗方法可分为药物治疗、手术治疗等,根据患者的年龄、症状、病变范围、生育要求及意愿措施个体化治疗。

四、案例 9-1

【病史摘要】

患者,女性,36 岁。

主诉:痛经 2 年余,发现盆腔包块 1 年。

现病史:患者既往月经规律,无痛经。自 2016 年开始出现月经来潮前下腹部及腰骶部痛疼痛,呈进行性加重,月经干净后疼痛缓解,无需口服药物,偶有性交痛。2017 年彩超发现左侧卵巢包块,大小约 4.7cm×4.4cm,定期彩超复查无明显增大。门诊以"卵巢囊肿"收入院。

既往史:平素体健,否认"肝炎"、"结核"等传染病史,否认"高血压"、"糖尿病"等病史,否认外伤史,无手术史,否认输血史,否认药物、食物过敏史。其他系统回顾未见明显异常。

月经史:初潮 15 岁,月经周期 30d,经期 5~6d,末次月经 2018 年 05 月 16 日,量中,有痛经。

婚育史:G2P0,2004 年药流 2 次,2006 年开始未避孕未孕。2009 年抱养 1 子,配偶健康。

家族史:否认家族中传染病及遗传病史。

体格检查:体温 36.5℃,脉搏 72 次/min,呼吸 16 次/min,血压 100/70mmHg。发育正常,营养中等,精神尚可,自动体位,步入病区,查体合作。全身皮肤黏膜无黄染及出血点,浅表淋巴结未及肿大。心肺听诊阴性。腹平软,无压痛、反跳痛,未触及包块,肝脾肋下未及,肝区无叩击痛,Murphy 征阴性,无移动性浊音,肠鸣音正常。双下肢无水肿,病理征未引出。

专科检查:外阴已婚未产式;阴道通畅,见少许白色分泌物;宫颈光滑,无接触性出血;子宫前位,大小正常,形态规则,质地中,边界清,活动可,无压痛;左侧区附件可触及直径约 4cm 包块,边界欠清,活动差,无触痛,右侧附件未见明显异常。

【辅助检查】

经阴道彩超示:右卵巢大小约 2.5cm×1.6cm,内可见 5 个窦卵泡;左卵巢大小约 5.2cm×4.2cm,内见囊性包块大小约 4.7cm×3.4cm,囊内有密集光点,另见 2 个窦卵泡,考虑卵巢子宫内膜异位囊肿可能。

【问题 1】根据以上病例资料及初步检查,该患者的可能诊断是什么? 需要与哪些疾病进行鉴别诊断?

患者有继发性痛经及不孕史,经阴道彩超提示左侧卵巢见囊性包块,内有密集光点,考虑卵巢子宫内膜异位囊肿可能。初步诊断:①盆腔肿物性质待查:卵巢子宫内膜异位囊肿? ②继发不孕症。鉴别诊断:

(1)卵巢单纯性囊肿:患者常无明显临床症状,肿瘤标志物不高。查体:附件区可触及囊性包块,边界清晰,形态规则。超声提示附件区囊性包块。

(2)卵巢恶性肿瘤:常一侧或两侧都有,早期可无明显症状,肿瘤短期内迅速增大,晚期可有恶病质。妇科检查:卵巢囊肿边界不清,形态不规则。CA125 等肿瘤标志物可异常升高。超声提示:卵巢肿瘤边界不清,形态不规则。

【问题2】为明确诊断,还需要进行哪些检查?

主要做 EMAb 及肿瘤标记物检查。

本例 EMAb 阳性,肿瘤标记物 CA125 48.1U/ml、CA19-9 103.3U/ml、AFP 1.8ng/ml、CEA 1.7ng/ml、HE4 28.0pmol/L。

本例患者腹腔镜术中所见:子宫大小、形态、色泽正常,双侧输卵管未见增粗,伞端形态尚可;左侧卵巢增大,见一直径约 4cm 囊肿,左侧卵巢与左侧盆壁、子宫左后壁致密粘连并固定于左侧盆壁,右侧卵巢大小正常;左侧膀胱腹膜反折处见直径约 1cm 蓝紫色内膜异位灶;直肠窝光滑,未见明显内膜异位灶。

术后病理肉眼所见:灰粉囊皮样组织一堆,面积 10cm×9cm,囊壁厚 0.2~0.3cm,囊壁一侧面光滑,另一侧面局部粗糙、灰褐色。镜下所见:衬覆单层柱状上皮的囊壁组织,上皮细胞无明显异型性,上皮周围见子宫内膜样间质,局灶伴陈旧性出血及纤维化;周边可见少许卵巢组织。病理诊断:(左侧)卵巢子宫内膜异位囊肿。

(任建枝　顾晓琼　吴焕文)

第二节　子宫腺肌症

子宫腺肌症(adenomyosis)是指子宫内膜腺体和间质侵入子宫肌层形成弥漫或局限性的病变,同时还伴有周围肌层细胞的增生与肥大,其特征是在子宫肌层中出现了异位的内膜和腺体。子宫腺肌症多发生于 30~50 岁左右的经产妇,但也可见于年轻未生育的女性,发病率大约为 20%~30%。近年来,子宫腺肌症发病率有上升、发病年龄有年轻化的趋势,可能与各种宫腔手术操作增多有关系。

一、子宫腺肌症概述

(一)发病机制

子宫腺肌症发病机制不清。目前认为子宫缺乏黏膜下层,内膜直接位于肌层上面,缺乏黏膜下层的保护作用,使得子宫内膜容易侵袭到子宫肌层。多次妊娠与分娩、人工流产、刮宫、慢性子宫内膜炎等可造成子宫内膜基底层或子宫浅肌层损伤,子宫内膜 - 肌层结合带(junctional zone)内环境稳定性遭到破坏,子宫内膜的基底层细胞增生、侵袭到子宫肌层,并伴以周围的肌层细胞代偿性肥大增生而形成了病变。子宫腺肌症常合并子宫肌瘤和子宫内膜增生,提示体内高水平的雌激素和 / 或孕激素,这些性激素可直接刺激异位内膜腺体和间质的增生,也是发病原因之一。

(二)临床表现

子宫腺肌症的主要症状是月经量过多,经期延长、痛经呈进行性加重及不孕。有 35% 的患者可无明显症状,部分患者可合并子宫内膜异位症、子宫肌瘤。

1. 月经失调　主要表现为月经量增多、经期延长,严重的患者可以导致贫血,部分患者还可能出现月经前后点滴出血。这是因为子宫体积增大,子宫腔内膜面积增加以及子宫肌壁间病灶影响子宫肌纤维收缩引起。

2. 痛经　呈继发性、进行性加重,常在月经来潮前一周开始出现,当经期结束痛经即缓解。痛经初期服用止痛药物可以缓解,但随着病情进展,需要卧床休息或止痛药物剂量增加,严重者影响生活。有时痛经和增大的病灶不成正比。

3. 不孕　严重的子宫腺肌症,尤其合并有子宫内膜异位症的患者,容易引起不孕。但一旦怀孕,异位内膜受到抑制而萎缩,也能达到治疗的效果。

4. 妇科检查　子宫多呈均匀球形增大,一般不超过12周妊娠子宫大小,子宫腺肌瘤则可表现为局灶性不对称性增大。子宫常与周围组织粘连、活动差。

(三) 诊断

根据典型病史及体征,结合影像学检查可做出初步诊断,最后确诊有赖于组织病理学检查。

1. 影像学检查　B型超声检查是诊断子宫腺肌症最有效的手段。阴道超声检查敏感性及特异性均较腹部探头准确性高。子宫腺肌症的超声图像特点为:子宫外形饱满、呈球形增大,肌壁呈弥漫性或局限性增厚,肌层回声不均,有时可见大小不等的无回声区,子宫内膜线可无改变或稍弯曲。MRI可了解病变的位置及范围,弥漫性子宫腺肌症的MRI检查显示子宫内存在界线不清、信号强度低的病灶,T2加权像可有高信号强度的病灶,子宫内膜 - 肌层结合带变宽,>12mm。

2. 糖类抗原125(carbohydrate antigen,CA125)　见临床检验指标与评估。

3. 抗子宫内膜抗体(EMAb)　见临床检验指标与评估。

4. 组织病理学检查　见病理检查指标与评估。

二、临床检验指标与评估

1. 糖类抗原125(carbohydrate antigen,CA125)　子宫腺肌症或子宫腺肌症合并子宫肌瘤患者血清CA125水平明显高于子宫肌瘤患者,且CA125在监测疗效上有一定价值。子宫腺肌症患者血清CA125水平可能增高,但CA125在其他疾病如卵巢癌、盆腔炎性疾病中也可以出现增高,尚缺乏作为诊断工具的价值。

2. 抗子宫内膜抗体(EMAb)　抗子宫内膜抗体是一种以子宫内膜为靶抗原,并引起一系列免疫病理反应的自身抗体,可作为子宫腺肌症患者辅助诊断及疗效观察的检查方法。

三、病理检查指标与评估

1. 大体检查　子宫体增大,可呈球形,常伴有子宫壁非对称性不规则增厚,切面肌层肥厚,边界不清,其中可见凹陷的小囊腔。有时大体病变呈结节状,可称为子宫腺肌瘤(adenomyoma)。

2. 镜下检查　正常组织学中子宫内膜与肌层之间边界不规则,且无黏膜下层分隔,因而子宫内膜基底层内陷入浅肌层应视为正常表现。子宫腺肌症的诊断标准尚未严格统一,一般认为,肌层中的子宫内膜样腺体及间质距离子宫内膜 - 肌层交界至少一个低倍视野(约2.5mm)以上,方可诊断。子宫腺肌症病灶内的腺体及间质形态大多类似于基底层或增殖期子宫内膜,不随激素水平发生周期性变化。子宫腺肌症可发生与正常部位子宫内膜类似的良性或恶性病变,包括化生、增生及腺癌等。

综上所述,子宫腺肌症(adenomyosis)是指在子宫肌层中出现了异位的内膜和腺体。主要症状是月经量过多、经期延长、痛经呈进行性加重及不孕。根据典型病史及体征,结合影像学检查可做出初步诊断,最后确诊有赖于组织病理学检查。需结合患者的年龄、症状及生育要求进行个体化治疗选择。

(吴焕文　任建枝　顾晓琼)

小　结

　　子宫内膜异位症和子宫腺肌症都可表现出进行性加重痛经、月经失调以及不孕,子宫腺肌症症状更重,两者相似且经常并存,需要与卵巢恶性肿瘤、盆腔慢性炎症鉴别。因此,主要依赖于腹腔镜、影像学表现及病理组织学检查,结合病史、临床表现以及临床检验指标进行确诊,需结合患者的年龄、症状及生育要求选择合适的治疗方式。

第十章

不 孕 症

男女双方同居 1 年,有正常性生活,未采取任何避孕措施而不能妊娠称为不孕症(infertility)。在女性称为女性不孕症(female infertility),分为原发性和继发性不孕,既往从未有过妊娠史为原发性不孕;既往有过妊娠史,而后未避孕 12 个月未孕为继发性不孕。在男性则称为男性不育症(male infertility),从未让女方受孕为原发不育;曾使女方受孕,无论女方是否配偶或妊娠结局,为继发不育。不孕症的发病率因国家、民族和地区不同存在差别,育龄期约 8% 夫妇患有不孕,我国不孕症发病率约为 7%~10%。

一、不孕症概述

(一)病因

足量有活力的精子进入女性生殖道,在生殖道内获能,输卵管伞拾取从卵巢排出的成熟卵子,精子与卵子在输卵管壶腹部受精,受精卵在分裂的同时向子宫腔方向移动,分裂发育成桑椹胚后种植于着床期的子宫内膜完成整个受孕过程。综上所述,若要正常受孕,男方必须有足够数量的活动精子,女方必须能够排卵,输卵管有拾取卵子功能,输卵管通畅而蠕动功能正常,适宜时间的性生活,子宫内膜正常并处于着床期。其中任何一个环节出现问题均可引起不孕,故引起不孕的因素有女方因素、男方因素、双方因素及不明原因。因女方因素造成不孕约占 25%~37%,男方因素约占 8%~22%,双方因素约占 21%~38%。

1. 女性不孕因素

(1)排卵障碍引起卵巢功能紊乱导致排卵障碍占到不孕症发病率的 25%~30%,主要因素有:①持续性无排卵;②多囊卵巢综合征;③卵巢早衰和卵巢功能减退;④先天性性腺发育不良;⑤低促性腺激素性性腺功能不良;⑥高催乳素血症;⑦黄素化卵泡不破裂综合征等。在月经周期紊乱,年龄 ≥ 35 岁,窦卵泡计数持续减少,长期不明原因不孕的不孕不育夫妇,需要首先考虑排卵障碍的病因。

(2)输卵管因素:输卵管有运送精子、捡拾卵子及将受精卵运到宫腔的功能,任何影响输卵管功能的因素均可导致不孕,约占不孕因素的 35%。输卵管发育不全如过度细长扭曲,淋菌、结核菌等引起的输卵管炎症及闭塞,纤毛运动及输卵管壁蠕动功能丧失等均可导致不孕。此外,子宫内膜异位症、盆腔炎症、阑尾炎、产后或盆腔术后等引起的局部或广泛的疏松或致密粘连,造成盆腔和输卵管结构与功能障碍,也可引起不孕。

(3)子宫因素:子宫内膜炎、内膜结核、内膜息肉、宫腔粘连或子宫内膜分泌反应不良等影响受精卵着床;子宫先天畸形、子宫黏膜下肌瘤可造成不孕或流产。

(4)宫颈因素:子宫颈炎或子宫颈重度糜烂影响子宫黏液,影响精子进入。宫颈息肉、宫颈肌瘤及宫颈口狭窄能堵塞宫颈管影响精子穿过。

(5)阴道因素:先天无阴道、阴道横隔、无孔处女膜及阴道瘢痕性狭窄均能影响性交并阻碍精子进入宫腔。严重阴道炎症时,降低精子活力,缩短其存活时间也影响受孕。

2. 男性不育因素   主要是生精障碍与输精障碍。

(1)精液异常:影响精子产生的因素包括①先天发育异常,即先天性睾丸发育不全、双侧隐睾、遗传学异常如染色体核型异常、Y染色体微缺失、雄激素受体基因突变等;②全身原因,即长期营养不良、慢性中毒(吸烟、酗酒)、肾功能衰竭、肝硬化肝功能不全等;③局部原因,即腮腺炎并发睾丸炎、睾丸结核、精索静脉曲张等;④内分泌因素,即低促性腺激素性性腺功能减退、高催乳素血症等;⑤外源性因素:射线、药物、食物、生活和工作环境因素等;⑥病因不明。

(2)精子运送受阻:先天性输精管缺如、附睾及输精管炎症、手术创伤等可使输精管阻塞,阻碍精子排出。

(3)性功能障碍或射精功能障碍:器质性、心理性原因引起勃起不能或不充分,性交频率不足,时机不当,不射精,逆行射精等。

(4)免疫因素:精子、精浆在体内产生对抗自身精子的抗体可造成男性不育,射出的精子发生自身凝集而不能穿过宫颈黏液。

3. 不明原因不孕 不明原因不孕是一种生育力低下的状态,须排除精液常规、排卵监测、盆腔和输卵管通畅性等检查无异常才可诊断。

(二)检查步骤与诊断

通过男女双方全面检查找出不孕原因是诊断不孕症的关键。

1. 女方检查

(1)病史采集

现病史:不孕年限、盆腔炎史、盆腔和/或腹腔手术史、泌乳、多毛、痤疮、过度运动、体重改变、近期辅助检查及治疗经过。

月经史:初潮年龄、月经周期、经期、经量变化、是否伴发痛经及其发生的时间和严重程度。

婚育史:结婚年龄、婚次、性生活状况、有无避孕、避孕的方法与时间、孕产史及有无并发症等。

既往史:腮腺炎、结核等特殊传染病史、性传播疾病史以及治疗情况、自身免疫性疾病史、既往重病和外伤史、幼时的特殊患病史、慢性疾病服药史、药物过敏史。

个人史:吸烟、酗酒、成瘾性药物、吸毒、职业、有无接触放射线或化学毒物、接触史。

家族史:家族中有无先天性、遗传性疾病,有无出生缺陷,双亲及兄弟姐妹的妊娠生育能力。

配偶的情况:年龄、职业、健康状况、相关的既往史等。

(2)女方体格检查

查体:身高、体重、体脂分布特征、乳房及甲状腺情况等;有无多毛、痤疮、黑棘皮征等雄激素过多体征;注意患者的音调、毛发的分布、乳房的大小、有无溢乳等现象。

妇科检查:外阴发育、阴毛分布、阴道通畅度、宫颈的位置、宫颈口的大小、宫颈黏液的性状;双合诊了解子宫大小、位置、活动度等,穹窿部有无触痛结节,双侧附件区有无增厚、包块、压痛等情况。

(3)女方特殊检查

1)卵巢功能检查:主要了解卵巢储备功能及排卵功能。卵巢储备功能评估有以下几个常见方法:①基础性激素测定,见临床检验指标与评估。②窦卵泡计数(antral follicle count, AFC),在月经周期第3~5d经阴道超声测定卵巢基础状态,测卵巢的体积、双侧卵巢内2~9mm直径的窦卵泡计数。双侧卵巢AFC总数正常一般≥9个;一侧或双侧卵巢内AFC≥12个,可视为多囊卵巢征象;双侧卵巢AFC总数<5~7个可视为卵巢功能减退征象,需要复查及结合其他指标确定。③抗苗勒管激素(anti-Müllerian hormone, AMH),见临床检验指标与评估。④抑制素B(inhibin B, INH B),见临床检验指标与评估。排卵功能的监测有以下几个方法:①基础体温测定,单相型基础体温说明该周期无排卵,双相型基础体温表示有排卵及黄体形成。上升幅度小于0.4~0.5℃或上升时间不到12d表示黄体功能不全及孕激素分泌不足。基础体温测量不能用于排卵的预测和黄体功能不足的诊断依据,也不能确诊黄素化卵泡不破裂综合征。②B超监测卵泡发育及排卵,连续进行B超检查,当最大卵泡直径>18mm,然后迅速消失或明显缩小,并见子宫直肠陷凹出现液体暗区,即可诊断有排卵。少部分患者在预测排卵日卵泡体积不变或迅速增大,囊壁逐渐增厚或卵泡内充满大量光点,持续存在至周期末或下周期初甚至更长时间可诊断为黄体化卵泡不破裂。③LH 测定,排卵前尿 LH 动态监测 >10U/L,或大于基础值 3 倍提示排卵前峰值出现。④宫颈黏液检查,正常月经周期中,当接近排卵期宫颈黏液分泌增多、稀薄、透明,拉丝长达 7~10cm 以上,黏液置于玻片上,干燥后在低倍镜下可见典型的羊齿状结晶,排卵后,宫颈黏液变稠,不能拉成细丝,结晶变为不典型且逐渐消失。⑤子宫内膜活体组织检查,在月经前 2~3d 进行诊断性刮宫,子宫内膜呈分泌期改变,说明黄体功能正常;如子宫内膜发育落后2d 以上者为黄体功能不足;如子宫内膜无分泌期改变,则提示无排卵。

2)输卵管通畅试验:男方精液检查无异常,女方有排卵者,可在月经干净后 3~7d 可作输卵管通畅试验。①输卵管通液:利用亚甲蓝液或生理盐水自宫颈注入宫腔,再从宫腔流入输卵管,无直视指标,不能确定是一侧或双侧输卵管病变,也不能准确判定病变的具体部位及是否有粘连,受操作者主观因素的影响,因此可靠性较低,不能作为不孕症的病因诊断方法。②子宫输卵管造影术:使用碘水或碘油造影剂,在 X 线透视下动态观察子宫输卵管显影情况,并摄 X 线片,30min 或 24h 后重复盆腔摄片,是评估输卵管通畅性的首选方法。可以了解宫腔形态、位置;输卵管走行、形态、位置;盆腔内造影剂弥散情况。如果输卵管通畅,不但可见输卵管显影正常,而且可见造影剂散布在盆腔内;造影剂在输卵管远端膨大积聚提示输卵管积水可能。子宫输卵管造影还可协助诊断畸形子宫、子宫黏膜下肌瘤以及生殖道结核等。③超声下输卵管造影:通过向宫腔注液或造影剂,可在超声下观察子宫腔的形态和占位,输卵管的通畅情况,若通畅则子宫直肠凹可出现液性暗区;若伞部梗阻,可测到输卵管积液的液性暗区。④腹腔镜检查:腹腔镜诊断可与腹腔镜治疗手术同时进行,直视下观察子宫附件的大小和形态,输卵管的形态、通畅度及周围有无粘连。可以同时进行腹腔镜粘连分离术和子宫内膜异位病灶电灼术、子宫肌瘤剥除术等。子宫输卵管造影术及腹腔镜用于检查子宫输卵管通畅度准确率高。

3)子宫生育功能检查:①超声检查:可检查子宫的形态和大小、子宫内膜的厚度、连续性及分型、盆腔情况等。子宫形态或结构异常,提示子宫畸形和发育异常可能;子宫壁的占位提示子宫肌瘤或子宫腺肌瘤的可能,同时观察占位的大小及与子宫腔的关系,子宫内膜腔线是否变形移位,必要时可进行三维超声、MRI 或宫腔镜进一步明确;子宫内膜形态异常或占位可能提示子宫内膜粘连、息肉和黏膜下肌瘤;子宫内膜随卵泡的发育逐渐增厚,一般成熟卵泡阶段可达到 9mm;②宫腔镜检查:宫腔镜检查可观察子宫腔形态、内膜的色泽和厚度、双侧输卵管开口、是否有宫腔粘连、畸形、息肉、黏膜下肌瘤等病变。联合腹腔镜时,注射染料(美蓝),以判别输卵管的通畅度。

4)其他检查:①遗传学检测,对可疑有遗传性疾病史、反复流产应进行遗传学如染色体检查;②甲状腺功能检测,TSH 升高提示甲状腺功能减退或亚临床甲状腺功能减退,TSH 降低提示甲状腺功能亢进可能,严重的甲亢和甲减都可能导致排卵异常和不孕。

2. 男方检查

(1)病史采集

1)现病史:不育时间、性交频率和时间、有无勃起、射精障碍、避孕方法及持续时间、近期不育相关检查及治疗经过。

2)既往史:生长发育史、有无隐睾、青春期延迟或早熟、男性乳腺发育、其他先天性发育异常、性传播疾病、泌尿生殖系感染、腮腺炎合并睾丸炎、病毒性睾丸炎、附睾炎、肾功能衰竭、肝功能不全、糖尿病、纤维病变、结核、睾丸手术、腹股沟疝修补术、输精管结扎、阴囊损伤、睾丸扭转及其他盆腔和腹腔手术史。

3)婚育史:既往生育史,有无与其他伴侣怀孕。

4)个人史:职业及习惯,吸烟、酗酒、吸毒史;高温、放射和有毒环境暴露史;药物治疗史及药物依赖史,如磺胺类抗生素、合成代谢的类固醇激素等。

5)家族史:有无性腺功能低下,隐睾,囊性纤维化等。

6)配偶的情况:配偶年龄、生育史和月经史等。

（2）男方体格检查

1）查体：身高、体重、血压、是否肥胖、躯干肢体比例、男性第二性征（喉结、体毛分布、有无男性乳房女性化等）。

2）生殖系统检查：阴茎有无尿道下裂、瘢痕、硬斑、溃疡或尿道分泌物；睾丸有无下降不全、异位或回缩；睾丸体积和质地；附睾能否触及，有无囊肿、结节及压痛；输精管能否触及，有无增粗、结节及触痛；精囊能否触及、有无压痛；前列腺大小、质地是否均匀有无硬结节和压痛；有无阴囊肿块、有无精索静脉曲张；腹股沟区有无疝、瘢痕或淋巴结肿大等。

（3）男方特殊检查

1）精液分析：参考 WHO 第五版的标准（表 10-1）程序进行各项参数的检测。初诊患者一般要进行 2 至 3 次精液检查，以获取基线数据，每次检查禁欲时间尽可能相同。

表 10-1　精液常规参考值（WHO 第 5 版）

常规检测指标	正常值
精液量（ml）	1.5（1.4~1.7）
精子总数（10^6/ 每次射精）	39（33~46）
精子浓度（10^6/ml）	15（12~16）
精子活动率（PR+NP,%）	40（38~42）
前向运动精子比率（PR,%）	32（31~34）
精子存活率（%）	58（55~63）
正常精子形态比率（%）	4（3.0~4.0）
pH	≥ 7.2

2）性激素检测：精子浓度低于 5×10^6/ml，则需要做性激素测定（FSH、LH、T、PRL）。

3）生殖系统 B 超：包括前列腺、精囊腺、睾丸、附睾等检查对隐睾、精索静脉曲张、肿瘤、鞘膜积液等诊断很有价值。

4）其他检查包括①血、尿常规，血液及血清检测，有助于发现影响生育的全身性疾病；②Y 染色体微缺失：当精子浓度低于 5×10^6/ml 时筛查，精子浓度越低，Y 染色体微缺失发生率越高；③不射精或精液量少的无精子症患者，性高潮后尿液检查，以确诊是否存在逆行射精；④高催乳素血症及促性腺激素分泌不足的患者可行垂体 MRI 检查；⑤必要时可行睾丸活检，评估睾丸生精功能，排除睾丸肿瘤；⑥遗传学评价，染色体检查。

（4）实验室检查：见临床检验指标与评估。

（5）病理检查：见病理学检查指标与评估。

所有患者经病史采集和体格检查、男方精液分析与辅助检查、女方排卵监测及子宫输卵管通畅度检查等检查完成后，大部分不孕夫妇能找出相对明确因素，基本可以对病因进行分类和归纳，如果以上步骤检查均未发现阳性结果，可诊断为不明原因不孕不育。

（三）女性不孕症的治疗

女性年龄是影响女性生育力的最重要因素之一，选择恰当的治疗方案前应充分评估卵巢的储备功能，尽量采用自然、安全、合理的方案进行治疗，对不孕症的治疗应根据诊断的病因进行。对于男方精液指标正常，女方年龄轻、卵巢储备功能好的患者可以选择期待治疗，期待妊娠时间不要超过 3 年。女方年龄在 35 岁以上或有卵巢功能减退证据的不建议期待妊娠。男方精液正常、输卵管通畅的排卵障碍的不孕患者可诱发排卵，常用药物有克罗米芬（氯米芬）、来曲唑、促性腺激素；输卵管因素性或子宫内膜异位症不孕可选择手术治疗或辅助生殖技术治疗；男方因素性不育可选择药物治疗或辅助生殖技术治疗。辅助生殖技术包括人工授精、体外受精与胚胎移植、卵母细胞单精子显微注射及胚胎种植前遗传学诊断。诱导排卵及辅助生殖技术的常见的并发症有多胎妊娠和卵巢过度刺激综合征（ovarian hyperstimulation syndrome，OHSS）。

二、临床检验指标与评估

（一）临床检验指标

1. 激素测定　一般抽取外周血通过化学发光法、酶标记免疫法和放射免疫测定法等方法测定。

（1）垂体促性腺激素检测：包括促卵泡激素（follicle stimulating hormone，FSH）与促黄体素（luteinizing hormone，LH）。主要用于卵巢功能、多囊卵巢综合征等的评估与诊断。基础性激素测定时间为月经来潮第 2~4d 抽血测定。基础 FSH 水平反映了卵巢的窦卵泡储备水平和卵泡生长阈值，FSH 过高常提示卵巢功能减退甚至卵巢功能衰竭，FSH 值 >12mIU/ml 提示卵巢功能减退，>40mIU/ml 提示卵巢功能衰竭，<5mIU/ml 提示促性腺激素功能低下。LH 的基础值为 5~15mIU/ml，排卵前升高至 2 倍以上。卵泡早期 FSH、LH 处于较低水平，至排卵前达到高峰，LH 峰值可以达到 40~200mIU/ml。基础 FSH/LH>2~3.6 提示卵巢储备功能不良（FSH 可以在正常范围），是卵巢功能减退的早期表现。LH/FSH ≥ 2 则多见于多囊卵巢中。FSH、LH 均过低则提示促性腺激素功能不足，见于席汉氏综合征，提示下丘脑或垂体功能减退。通常与雌二醇及睾酮联合检测，以提高评估的准确性。应避免排卵期取血，以免因高 LH 和 FSH 水平而误诊。

（2）雌二醇（estradiol，E_2）：E_2 为由卵巢的卵泡分泌，主要功能是促使子宫内膜转变为增殖期和促进女性第二性征的发育，为监测卵泡成熟和 OHSS 的指标。基础 E_2 水平一般不高于 80pg/ml，升高提示卵巢功能减退可能。在正常月经周期中，E_2 随卵巢内分泌的周期性变化而波动。

（3）黄体酮（progesterone，P）：由卵巢的黄体分泌，主要功能是促使子宫内膜从增殖期转变为分泌期。排卵后期血 P 低值，见于黄体功能不全、排卵型功能失调性子宫出血等。黄体酮分泌不足，或子宫内膜对黄体酮反应性降低会引起分泌期子宫内膜发育迟缓或停滞，或基质和腺体发育不同步而影响孕卵着床进而导致不孕症。P 检测一般在下一次月经来临前约 1 周时，而不是在任何一个特定时间。P 浓度 >3ng/ml 可推定近期排卵，为可靠的、客观排卵检测方法。

（4）睾酮（testosterone，T）：女性体内睾酮约 25% 来自卵巢，对雌激素有拮抗作用，对全身代谢有一定影响。血 T 值高，叫高睾酮血症，可引起不孕。多囊卵巢综合征患者，血 T 值增高。

（5）催乳素（prolactin，PRL）：泌乳素呈脉冲式分泌，其检测值受时间影响较大，催乳素应于上午空腹抽血检测。过高的催乳素可抑制 FSH 及 LH 的分泌，抑制排卵。

（6）甲状腺激素：甲状腺分泌甲状腺素（thyroxine，T4）和三碘甲状腺原氨酸（three iodine thyroid，T3）两种激素。甲状腺激素有增进发育及促进物质代谢的功能，对女性生殖生理活动有较大的影响，甲状腺功能过高或过低均会造成排卵障碍或卵巢功能低下。甲状腺激素合成和分泌过多，会造成甲亢，甲亢女性患者激素的异常变化，会导致月经周期紊乱、月经过少、闭经和无排卵不孕，产后出血与感染的几率也较高。如果甲状腺激素合成和分泌不足，则会导致甲减，也会引起不孕，须测定 T4、rT3、T3 及 T3 抑制试验等确诊。

（7）AMH：AMH 是由窦前卵泡和小窦卵泡的颗粒细胞产生，若卵巢中小卵泡数目越多，血清中 AMH 值越高，反之，若卵巢中小卵泡数目越少，血清中 AMH 值就越低。测定 AMH 水平可以相对真实地反映原始卵泡库存情况，女性血清 AMH 水平比 FSH 等激素水平的变化出现早。基础 AMH 水平在 0.5~1.1ng/ml 之间，预示卵巢储备下降。

（8）INH B：INH B 可作为评估卵巢储备功能的直接指标，垂体分泌 FSH 仅为间接指标。卵巢储备功能减退的妇女，月经第 3 天 INH B 下降先于 FSH 升高，一般认为 INH B<45pg/ml 时卵巢储备功能低下，对于外源性促性腺激素反应差。

2. 感染与免疫指标测定

（1）沙眼衣原体（chlamydia trachomatis，CT）感染：沙眼衣原体感染易导致女性生殖道的炎症、粘连和阻塞,使黏膜细胞坏死、输卵管纤毛运动停滞,生殖道黏膜受损,使免疫细胞有可能直接接触精子而产生抗精子抗体,从而引起女性不孕。回顾性分析表明 60% 以上的输卵管不孕症患者检出沙眼衣原体感染。现一般使用实时荧光定量 PCR 或者 RNA 实时荧光核酸恒温扩增法作为沙眼衣原体核酸检测的手段。

(2)淋病奈瑟菌(neisseria gonorrhoeae,NG)感染:淋病奈瑟菌感染女性子宫颈时,可合并感染上生殖系统,造成淋病奈瑟菌性盆腔炎,导致输卵管炎、输卵管卵巢囊肿、盆腔脓肿等,导致输卵管粘连或者阻塞,为输卵管不孕提供依据。80% 的妇女感染淋病奈瑟菌后早期无症状,从而可造成输卵管的严重破坏,形成输卵管阻塞。现一般使用细菌培养或基因探针杂交技术检测淋病奈瑟菌感染。

(3)抗精子抗体(anti-spermatozoa antibody,AsAb):AsAb 的存在会阻碍精子穿透宫颈黏液和受精,导致精子凝集或制动,造成女性不孕。抗精子抗体是免疫性不孕中最常见的一种,约占 60%,可作为免疫性不孕症诊断的检查方法。

(4)抗透明带抗体(anti-zona pellucid antibody,AZP):精子与透明带结合是受精过程中的一个重要的识别阶段。女性出现 AZP 可阻止精子对卵细胞的附着与穿透。在不明原因的不孕症中约 5.6% 的患者检测呈 AZP 阳性。一般认为 AZP 妨碍受精,影响卵泡的发育。

(5)抗子宫内膜抗体(anti-endometrium antibody,EMAb):剖宫产、刮宫术以及某种病理情况下,经血通过输卵管逆流引起子宫内膜异位症,诱发自身免疫病理反应,产生抗子宫内膜抗体。此抗体产生常会干扰生育功能。需与子宫内膜肌腺症进行鉴别诊断。

3. 染色体异常

(1)女性染色体异常:通过染色体核型分析排查 Turner 综合征及两性畸形引起的原发性不孕。Turner 综合征异常核型包括:① 45,XO. 是最多见的一型,95% 自然流产淘汰,仅少数存活出生,有典型临床表现;② 45,XO/46,XX,即嵌合型,约占本征的 25%;③ 46,Xdel(Xp)或 46,Xdel(Xq),即一条 X 色体的短臂成长臂缺失;④ 46,Xi(Xq):即一条 X 染色体的短臂缺失,形成等臂染色体。Turner 综合征是引发女性身材矮小、原发闭经、副性征发育不良及不孕最常见的染色体异常。两性畸形包括真两性畸形和假两性畸形,真两性畸形染色体组型 60% 为 46,XX,20% 为 46,XY,其他为 46,XX/XY 嵌合型。H-Y 抗原阳性。血清女性激素呈周期性增高,与女性月经周期变化一致。假两性畸形患者则主要体现在 24h 尿 17- 酮类固醇与孕三醇增高。

(2)男性染色体异常:男性出现少精或者无精症状时,应通过物理、生化及精道造影等检查方法,排除先天性附睾及输精管缺损、精道梗阻、逆向射精及生殖道炎症等疾患。少精或者无精者,常见的病情为染色体结构或数目异常,包括 Y 染色体微缺失和 KIinefelter 综合征等。Y 染色体微缺失主要表现为性染色体的结构异常,主要通过聚合酶链式反应(polymerase chain reaction,PCR)检测无精症因子(azoos permia fact,AZF 区域是否存在基因缺失;而 KIinefelter 综合征则主要表现为染色体数量异常,通过外周血染色体检查常见核型为 47,XXY。

(二)临床检验指标评估

1. 内分泌因素　激素测定主要可对内分泌因素引起的不孕进行评估,分别为卵巢储备及卵巢功能的评估,多表现为排卵障碍。不孕症评估中常见内分泌疾病包括:卵巢早衰(premature ovarian failure,POF),多囊卵巢综合征(polycystic ovarian syndrome,PCOS),未破裂卵泡黄素化综合征(luteinized unruptured follicle syndrome,LUF)及甲状腺、肾上腺皮质功能异常引起的排卵障碍:如甲亢、甲减、肾上腺皮质功能亢进、柯兴氏综合征、肾上腺皮质肿瘤、肾上腺皮质功能低下等。1993 年世界卫生组织(the World Health Organization,WHO)制定了无排卵的分类标准,共分为三大类:WHO Ⅰ型(低促性腺激素性无排卵)、WHO Ⅱ型(正常促性腺激素性无排卵)、WHO Ⅲ型(高促性腺激素性无排卵)。Ⅰ型典型的表现是低促性腺激素性腺功能减退:FSH 低、E_2 低而泌乳素和甲状腺素正常,主要包括促性腺激素缺陷;Ⅱ型的典型表现是 FSH、E_2 和泌乳素正常,但 LH/FSH 常异常升高,主要包括多囊卵巢综合征;Ⅲ型的典型表现为 FSH 及 LH 升高,E_2 低,主要包括卵巢早衰和性腺发育不全。内分泌疾病的诊断常通过多个指标联合评估,且需结合临床指征及下丘脑 - 垂体 - 卵巢轴系统性功能进行评估,其临床意义见表 10-2。临床医生需考虑患者年龄、月经状态等因素,选择适当的内分泌参考区间。

表 10-2　女性激素指标异常表现的临床意义

指标	异常表现	临床意义	备注
FSH	高	提示卵巢功能减退	卵泡期 E_2 水平随卵泡的生长逐渐升高
	过高	提示卵巢功能衰竭	如果 FSH 和 LH 升高,伴 E_2 水平下降,提示高促性腺激素性排卵功能障碍或卵巢功能减退
	低	提示低值	如果 FSH、LH、E_2 三种激素水平均偏低,提示低促性腺激素性排卵功能障碍
LH	LH/FSH ≥ 2	提示 PCOS 可能	
E_2	过高	提示卵巢功能减退可能	
PRL	过高	提示高催乳素血症	需排除干扰因素后复查 PRL; 必要时行垂体 CT 或 MRI 扫描排除垂体腺瘤;高催乳素血症伴有月经周期紊乱、闭经、卵泡发育异常、黄体功能不足时,可考虑为不孕的原因
T	≥本实验室正常值上限;	提示高雄激素血症;	
	≥本实验室正常值上界的 2~2.5 倍	提示卵巢或肾上腺分泌雄激素肿瘤可能	
TSH	超出本实验室正常值界限	提示甲状腺功能存在异常	去甲状腺专科就诊,酌情检查甲状腺功能和超声

2. 感染与免疫因素　据统计,全球育龄夫妇因生殖道感染导致不孕的比例约为 10%~30%,而 CT 与 NG 是引起生殖道炎症的重要病原体。CT/NG 女性感染常见部位为子宫颈,约 80%~90% 的 CT 感染和 50% 的 NG 感染是长期潜伏且无症状,容易被忽视,等到发现时往往已经造成不可逆的病理改变,需及早做相关排查。

生殖道病原体感染检测和免疫学检查可为不孕症提供依据,但其敏感性和特异性均不足。

3. 遗传因素　遗传因素引发的不孕症属于原发性不孕,占 3%~8%。染色体病最常见的表现是先天多发畸型、生长发育迟滞和智力低下,其次如外生殖器发育不良、不育、不孕、闭经等都很常见。现有染色体结构及数量检测方式包括外周血染色体检测及分子生物学检测等方法,其方法学特异性要求均较高,可结合临床表征进行相关诊断。

三、病理检查指标与评估

不孕的病因很多,包括女方因素、男方因素或不明原因;病理在不孕症的病因诊断中有一定的作用,女方因素大致包括:

（一）炎症

子宫内膜炎、输卵管炎,盆腔炎等;标本主要是诊刮标本及活检标本,相关内容请参照第三章第一、二、三节。

（二）结核

子宫内膜结核、输卵管结核、盆腔结核等,标本主要是诊刮标本及活检标本,镜下表现为肉芽肿性炎,病理上可以通过抗酸特殊染色及 PCR 结核分枝杆菌复合群核酸检测(tuberculosis-bacteria DNA,

TB-DNA)来确诊,相关内容请参照第三章第四节。

(三)子宫内膜异位、腺肌瘤

多发生在卵巢、子宫体,标本主要是手术标本,镜下表现可见子宫内膜腺体和间质,常伴有陈旧性出血,相关内容请参照第九章。

(四)子宫肌瘤

包括黏膜下肌瘤、浆膜下肌瘤、肌壁间肌瘤,标本为手术标本,相关内容请参照第七章第三节。

(五)女性生殖系统肿瘤

包括卵巢肿瘤,子宫肿瘤及输卵管肿瘤,宫颈肿瘤等。标本为手术标本,相关内容请参照第七章。

(六)内分泌疾病

主要通过诊刮子宫内膜,相关内容请参照第二章。

男性因素主要是睾丸穿刺活检查看生精细胞及精子的情况。

四、案例 10-1

【女方病史摘要】

患者,女性,30 岁。

主诉:同居后未避孕未孕 2 年

现病史:患者于 2016 年 6 月与丈夫同居,2017 年结婚,同居一地,性生活 3~4 次 / 周,未避孕未孕。平素月经规律,经量中,无痛经。既往未在外院就诊过,要求生育来院就诊。

既往史:平素体健,否认腮腺炎、结核等传染病史,否认糖尿病、甲状腺疾病等病史,否认盆腔炎病史,否认盆腔和 / 或腹腔手术史,否认泌乳史,否认特殊药物服用史,无过度运动、体重改变史。其他系统回顾未见明显异常。

月经史:初潮 15 岁,月经周期 32~33d,经期 7d,末次月经 2018 年 5 月 4 日,量中,无痛经,经期规律。

婚育史:29 岁结婚,G0P0,配偶健康。

个人史:公司职员,无吸烟、酗酒、成瘾性药物、吸毒,职业无接触放射线或化学毒物、接触史。

家族史:父母健在,均体健,否认有家族遗传倾向疾病和遗传性疾病,否认有类似疾病。

体格检查:体温 36.2℃,脉搏 73 次 /min,呼吸 16 次 /min,血压 111/71mmHg,身高 158cm,体重 51kg。全身皮肤黏膜无黄染及出血点,有无多毛、痤疮、黑棘皮征。浅表淋巴结未及肿大。甲状腺无肿大。心肺听诊阴性。腹平软,无压痛、反跳痛,未触及包块,肝脾肋下未及,肝区无叩击痛,Murphy 征阴性,无移动性浊音,肠鸣音正常。双下肢无水肿,病理征未引出。

专科检查:乳房发育好,无溢乳;外阴发育好,已婚未产式;阴道通畅,可见少许白色分泌物;宫颈光滑,位置居中,无接触性出血;子宫后位,大小正常,形态规则,质中,边界清,活动好,无压痛;双附件区无增厚、包块及压痛。

【男方病史摘要】

患者,男性,32 岁。

主诉:同居后未避孕未孕 2 年

现病史:2016 年与现配偶同居,2017 年结婚,同居一地,性生活 3~4 次 / 周,未避孕未孕。无勃起及射精障碍。既往未在外院就诊过,要求生育来院就诊。

既往史:平素体健,生长发育良好,否认性传播疾病史、否认泌尿生殖系感染史、否认腮腺炎、病毒性睾丸炎、附睾炎等疾病史、否认睾丸手术、否认腹股沟疝修补术、否认输精管结扎、阴囊损伤、睾丸扭转及其他盆腔和腹腔手术史,其他系统回顾未见明显异常。

婚育史:31 岁结婚,无其他性伴侣,未育。

个人史:公司职员,吸烟 8 年,15 支 /d,无酗酒、成瘾性药物、吸毒等其他不良嗜好、有无接触放射线或化学毒物、接触史,否认冶游史。

家族史:独子,父母体健,无性腺功能低下,无隐睾,无囊性纤维化等疾病。

体格检查:身高 170cm、体重 65kg、血压 116/70mmHg、发育正常,营养良好,匀称,喉结正常、体毛分布正常、无男性乳房女性化。

专科检查:阴毛呈男性分布,阴茎大小正常,自然状态下龟头外露,包皮、龟头、冠状沟及尿道口无红肿、分泌物及赘生物。站立位阴囊皮肤松弛,双侧睾丸、附睾居阴囊内。双侧睾丸体积各约 15ml,质地软,形态正常,无结节、无触痛。双侧输精管未扪及串珠样改变。双侧腹股沟区未扪及肿大淋巴结。

【问题 1】

根据以上病例资料及初步检查,该患者的可能诊断是什么?

患者既往月经规律,同居后未避孕未孕 2 年,性生活正常。可初步诊断:原发性不孕症。

【问题 2】

为明确诊断,还需要进行哪些检查?

女方需要的检查:女性生殖激素、抗缪勒管激素、妇科超声检查、超声监测排卵,男方精液检查正常后需要行输卵管通畅度检查。必要时行甲状腺功能、血糖测定等。

男方需要的检查:男方精液常规及精子形态学检测。

本例患者女方检查:生殖激素 E_2 12pg/ml、LH 7.43mIU/ml、FSH 8.74mIU/ml、T 0.70ng/ml、PRL 17.09ng/ml;AMH 4.77ng/ml。甲状腺功能 FT3 5.61pmol/L、FT4 19.94pmol/L、TSH 2.13μIU/ml。阴道超声检查子宫双附件未见异常、双侧 AFC 为 8 个;阴道超声连续监测排卵正常。子宫输卵管碘油造影显示双侧输卵管通畅。

男方检查:常规精液量 2.5ml、浓度 $42.8 \times 10^6/ml$、总活力(PR+NP)47%、PR30%,精子正常形态率为 10.5%。

经过男方精液常规检查、排卵功能检查及输卵管通畅度检查均正常,可诊断为不明原因性不孕症。患者经过人工授精治疗 3 个周期,未孕,后行体外受精 - 胚胎移植助孕妊娠。

(任建枝 陈道桢 任 颖)

小 结

女性卵母细胞、男性精子和男女生殖道解剖与功能,任何一个环节出现问题均可引起不孕。患者经病史采集和体格检查、男方精液分析、女方排卵监测及输卵管通畅度检查等检查完成后,可以对不孕症病因进行基本诊断。不孕症的治疗应根据引起不孕的病因进行,治疗前应充分评估卵巢的储备功能。治疗方法包括期待治疗、药物治疗、手术治疗和辅助生殖技术治疗。不孕症治疗常见的并发症为多胎妊娠和卵巢过度刺激综合征。

第十一章

出 生 缺 陷

出生缺陷是指因遗传因素、环境因素或遗传与环境共同作用,使胚胎发育异常引起的个体器官结构、功能代谢和精神行为等方面的先天性异常。我国出生缺陷发生率约 5%。出生缺陷的防治按时间段不同分为三级,一级防治时间在妊娠前,预防出生缺陷胚胎形成,二级防治时间在妊娠期,阻止严重缺陷儿活产分娩,三级防治时间在胎儿出生后,采取措施预防缺陷儿发病或对缺陷儿进行救治。

第一节 产前筛查(胎儿非整倍体)

产前筛查(prenatal screening)是指通过母血清学、影像学、分子遗传学等非介入性方法对妊娠妇女进行筛查,从中挑选出可能怀有异常胎儿的高危孕妇进行产前诊断,以提高产前诊断的阳性率,减少不必要的介入性产前诊断。目前应用于临床的主要是对 21 三体综合征、18 三体综合征、13 三体综合征的筛查。

一、产前筛查概述

(一) 母血清学产前筛查

母血清学产前筛查可分为早孕期筛查(9~13^{+6} 周)及中孕期筛查(15~20^{+6} 周)。不同的血清学指标相结合可形成不同的筛查方案,如早孕双联筛查、中孕双联筛查、中孕三联筛查及序贯筛查等。不同筛查方案的检出率及假阳性率不同。

(二) 基于母体外周血胎儿游离 DNA 测序的无创产前检(non-invasive prenatal testing,NIPT)

NIPT 可避免穿刺取样术带来的胎儿丢失、宫内感染等风险,同时具有检测通量高、周期短等优势,已广泛应用于临床。该技术在小于 0.5% 的假阳性率下,对 21 三体、18 三体、13 三体的检出率可达 98% 以上,与母血清学筛查相比,是一种更加精确的胎儿非整倍体产前筛查技术。但 NIPT 目前仅能检查上述三条染色体非整倍体,对三条以外的染色体非整倍体不能检测,也不能检测染色体结构异常,且受胎儿游离 DNA 浓度、胎盘嵌合体、母体染色体核型等因素影响。

(三) 早孕期超声影像学筛查(11~13^{+6} 周)

早孕期最常使用的是胎儿颈项透明层(nuchal translucecy,NT)测量,数据表明 NT 增加与胎儿非整倍体相关,此外早孕期还可检出部分无脑儿、全前脑、脊柱裂等严重畸形。

二、临床检验指标与评估

(一) 临床检验指标

1. 中孕期母血清学产前筛查(second trimester maternal serum prenatal screening)孕早、中期母血清标志物的筛查,主要是针对唐氏儿(21 三体)及 18 三体、13 三体进行的。目前常用的血清标记物有妊娠相关血浆蛋白 A(pregnancy associated plasm protein-A,PAPP-A)、母血浆甲胎蛋白(maternal serum α-fetoprotein,MSAFP)、游离 β 人绒毛膜促性腺激素(free β-human chorionic gonadotropin,Free β-hCG)、非结合雌三醇(unconjugated estriol,uE3)、抑制素 A(inhibin A,INH-A)。

(1) PAPP-A 是胎盘合体滋养细胞分泌的糖蛋白,在母体血浆中随着孕周的增加逐渐增多,是早期筛查唐氏综合征(Down syndrome,DS)的可靠指标,但需要区分宫内生长迟缓、妊高症等高危妊娠。

(2)MSAFP 是一种胎儿来源的糖蛋白,不同孕周时 MSAFP 浓度不同。开放性神经管缺陷(anisotrophy of cerebromedullary tube,NDT)患者由于神经管未闭合,大量的 MSAFP 进入羊水中,浓度大幅上升。而怀有 DS 患儿孕妇的 MSAFP 则降低,一般以 ≥ 2.5MOM 值为标准。

(3)Freeβ-hCG 是由胎盘滋养层细胞分泌,β 亚基具有特殊性氨基酸顺序,检测可避免交叉反应,更能反应胎盘功能及胎儿状况。在妊娠早期,Freeβ-hCG 升高很快,孕 8 周到达高峰,后逐渐下降,在 18 周维持一定水平。18 三体患者中 Free β-hCG 表现为降低,一般在 ≤ 0.25MOM 作为 18 三体的高风险界定值。

(4)uE3 是在胎儿肝脏由硫酸脱氢表雄酮转化为 16-a- 羟基硫酸脱氢表雄酮然后在胎盘转化为 uE3。与 MSAFP 相同,怀有 DS 患者的孕妇血清 uE3 水平较正常孕妇偏低(约 25%)。

(5)INH-A 在妊娠早期时上升,约在第十周以后逐渐下降,在 15 到 20 周时的水平比较稳定,有助于 DS 筛查。

通过时间分辨免疫荧光法或者酶联免疫法检测这些血清标志物并结合孕妇的年龄、体重、孕周、病史等进行综合风险评估,产前筛查实验室应将检测到的标本标记物浓度转化为相应孕周的中位数倍数(MOM 值),得出胎儿罹患唐氏综合征、18 三体综合征和开放性神经营缺陷的风险度。分为二联法——AFP+Free β-hCG 或者 AFP+hCG;三联法——AFP+Free β-hCG+uE3 或者 AFP+hCG+uE3,或者 AFP+Free β-hCG+Inh-A 及四联法——AFP+Freeβ-hCG+uE3+Inh-A 或者 AFP+hCG+uE3+Inh-A。

唐氏综合征筛查结果可采用 1/270 为阳性切割值(临界值),即筛查结果风险率 ≥ 1/270 者为高风险妊娠;18 三体综合征筛查结果采用 1/350 为阳性切割值,筛查结果风险率 ≥ 1/350 者为高风险妊娠;开放性神经管缺陷宜以母血清 AFP ≥ 2.5MOM,为阳性切割值,筛查结果 AFP ≥ 2.5MOM 者为高风险妊娠。

2. 外周血胎儿游离 DNA 产前筛查孕妇外周血胎儿游离 DNA 产前筛查是应用高通量基因测序等分子遗传技术检测孕期母体外周血中胎儿游离 DNA 片段,以评估胎儿常见染色体非整倍体异常风险的技术。这项技术用于评估孕周为 12^{+0} 周 ~22^{+6} 周的 3 种常见胎儿染色体非整倍体异常,即 21 三体综合征、18 三体综合征、13 三体综合征。

(二)产前筛查检验应用评估

1. 中孕期母血清学产前筛查应用评估孕中期唐氏综合征。国内目前通常采用三联法,即 AFP、hCG 与 uE3 的检测。根据孕妇血清中这三种物质的异常升高或降低,结合孕妇的年龄、体重与孕周等情况,分析得出胎儿患唐氏综合征风险度。在美国等国家,四联筛查是主流的唐氏综合征中孕期产前筛查的模式(年龄 +AFP+hCG+uE3+lnh-A)。

相比中孕期筛查而言,孕早期唐氏综合征筛查是较新的模式。采用检测血清妊娠相关蛋白 A,结合 B 超检查孕 10^{+4} 周到 13^{+6} 周之间胎儿颈部皮肤透明带与检测血清游离 hCG,可以达到 80% 以上的筛查效率。孕 11~14 周 B 超检测胎儿鼻骨是否缺损有助于提高其效率。在进行母血清标志物的筛查时,应注意孕妇体重、种族的差异对其结果的影响。如 AFP 在亚洲人、黑人较白种人、西方人高;母亲吸烟可以使 AFP 升高 3%,使 hCG 下降 3%、uE3 降低 23%;双胎或体外受精(in vitro fertilization,IVF)等均可影响筛查的结果。

中孕期母血清学产前筛查,其结果不是诊断,只是风险的评估。二联法:对唐氏综合征的检出率 ≥ 60%,假阳性率 <8%;对 18 三体综合征的检出率 ≥ 80%,假阳性率 <5%;对开放性神经管缺陷的检出率 ≥ 85%,假阳性率 <5%。三联法:对唐氏综合征的检出率 ≥ 70%,假阳性率 <5%;对 18 三体综合征的检出率 ≥ 85%,假阳性率 5%;对开放性神经管缺陷的检出率 ≥ 85%,假阳性率 <5%。四联法:对唐氏综合征的检出率 ≥ 80%,假阳性率 <5%;对 18 三体综合征的检出率 ≥ 85%,假阳性率 <1%;对开放性神经管缺陷的检出率 ≥ 85%,假阳性率 <5%。亦有少数胎儿有染色体异常或开放性神经管畸形时,孕妇血清筛查结果可能为低风险而未能产前发现。同时,本筛查对其他类型的出生缺陷如单基因病、唇颚裂、先天性心脏病、染色体微缺失、闭合性神经管畸形等无风险评估作用。对于预产期年龄大

于 35 周岁的孕妇,通过胚胎移植方式受孕、有染色体异常胎儿分娩史,但除外夫妇染色体异常的情形、双胎及多胎者及孕周 <12^{+0} 周;夫妇一方有明确染色体异常;胎儿超声检查提示有结构异常须进行产前诊断其阳性风险升高,一般不建议使用此方法进行筛查。此方法灵敏度和特异度存在一定不足,现一些地区已使用早孕联合中孕期母血。

2. 外周血胎儿游离 DNA 无创产前筛查(non-invasive prenatal testing,NIPT)技术评估外周血胎儿游离 DNA。通常用于充分获得孕妇或家属知情同意下,血清学筛查显示胎儿常见染色体非整倍体风险值介于高于风险切割值与 1/1 000 之间的孕妇、有介入性产前诊断禁忌证者(如先兆流产、发热、出血倾向、慢性病原体感染活动期、孕妇 Rh 阴性血型等)、孕 20^{+6} 周以上,错过血清学筛查最佳时间,但要求评估 21 三体综合征、18 三体综合征、13 三体综合征风险的孕妇。

但早、中孕期产前筛查高风险、对于预产期年龄大于 35 周岁的孕妇、重度肥胖(体重指数 BMI>40)、通过胚胎移植方式受孕、有染色体异常胎儿分娩史,但除外夫妇染色体异常的情形、双胎及多胎者及孕周 <12^{+0} 周;夫妇一方有明确染色体异常;1 年内接受过异体输血、移植手术、异体细胞治疗等;胎儿超声检查提示有结构异常须进行产前诊断方式检测出生缺陷。NIPT 在平衡易位及嵌合体检测及性染色体异常检测方面有一定困难,也需进行产前诊断。

目前临床应用的胎儿染色体非整倍体筛查技术有母血清学筛查、NIPT 及超声胎儿结构筛查,三种检测技术相结合形成了不同的筛查策略。不同筛查策略的筛查效率不同、临床适应证不同、筛查成本也不尽相同。筛查策略的选择必须充分考虑到目标疾病的人群发病率及检测成本。产前筛查前必须充分告知孕妇筛查的目标疾病范围、检出率、可能的漏诊风险等,并签署知情同意书。

(段红蕾　陈道桢　吴焕文)

第二节　产 前 诊 断

产前诊断(prenatal diagnosis,PD)是指在胎儿期应用影像学、遗传学等手段,诊断其有无明显畸形、染色体异常、基因异常等,可为宫内治疗或选择性终止妊娠提供依据。

一、产前诊断概述

(一)产前诊断的对象

1. 夫妇一方为染色体平衡易位者。

2. 夫妇一方或双方为致病基因携带者,生育遗传病患儿风险高于一般人群。

3. 有遗传病生育史、家族史的夫妇。

4. 经产前筛查确定的高风险人群。

5. 在妊娠早期接受较大剂量化学毒物、辐射或严重病毒感染的孕妇。

6. ≥ 35 岁的高龄孕妇。

7. 其他医师认为有必要进行产前诊断的情形。

(二)产前诊断常用技术方法

细胞遗传学产前诊断技术:绒毛、羊水或胎儿脐带血细胞染色体核型分析。胎儿细胞培养后,经常规 G 显带,在 300~400 带水平,可检测染色体数目异常和大片段(10Mb 以上)的染色体片段重复、缺失及染色体易位,但无法检出染色体微小变异、单基因病、多基因病或其他原因导致的异常。

影像学胎儿结构检查:超声影像是最常用的检查方法,包括超声二维、三维、实时三维成像、彩色多普勒、脉冲多普勒等技术和胎儿超声心动图检查。磁共振胎儿成像在产前诊断中具有视野大、分辨率高、不受胎儿骨骼钙化影及母体体型的影响等优点,特别是在胎儿中枢神经系统解剖结构及异常的显示明显优于超声。

分子遗传学诊断技术:利用染色体微阵列或 DNA 测序技术对染色体微重复 / 微缺失甚至单碱基

突变进行检测。

介入性产前诊断取样术:包括早孕绒毛取样(在孕 11~13^{+6} 周),中孕羊水取样(孕 18~23^{+6} 周)和胎儿脐血取样(孕 24 周以后)。胎儿取样有一定的流产风险(绒穿风险约 0.2%、羊穿 0.01%~0.5%,脐穿约 1%),介入性产前诊断取样术需在孕妇及家属充分知情同意下进行。

二、临床检验指标与评估

(一) 产前诊断的检验指标

1. 细胞遗传学产前诊断技术根据穿刺的部位不同,一般分为中孕羊水染色体、早孕绒毛染色体(在孕 11~13^{+6} 周)和胎儿脐血染色体(孕 24 周以后)进行核型分析,利用染色体显带技术可对经过培养的绒毛、羊水、脐血中的胎儿细胞进行核型鉴定,以发现染色体数目、结构的改变,目前仍是诊断 13、18、21 三体等染色体病的金标准。通过胎儿细胞核型分析,可以诊断出几乎 100% 的数目性染色体异常和大部分明显的结构性染色体异常。细胞遗传学检测需要新鲜组织以提供处于复制阶段的细胞,如外周血淋巴细胞、羊水细胞和绒毛等。最常用的显带技术是 G 显带,用胰蛋白酶处理染色体使与之紧密结合的蛋白质变性,然后用吉姆萨染色,使染色体呈现明暗相间的条纹。其他的染色技术包括 Q 显带,即染色体用吖啶橙染色,然后用荧光显微镜检测。C 显带着重显示着丝粒区。这个区域包含异染色质。N 显带显示的是随体柄核仁组织区。而经常规 G 显带,在 300~400 带水平,可检测染色体数目异常和大片段(10Mb 以上)的染色体片段重复、缺失及染色体易位,但无法检出染色体微小变异、单基因病、多基因病或其他原因导致的异常。

(1)中孕羊水染色体检测:最佳时间是在孕 18~23^{+6} 周进行,抽取羊水 20~30ml。是目前最为常用的产前诊断方式。相对安全,感染和溶血的风险更低,准确率更高,适用于染色体数量异常和大片段结构异常(包括平衡易位)的诊断,用于胎儿染色体病和先天性代谢病的产前诊断。有先兆流产、出血倾向和盆腔或宫内感染的孕妇禁用。

对于双胎妊娠,需分别从两个囊腔内抽取羊水标本从而准确地估计两个胎儿的染色体核型。通常双胎中出现染色体核型异常的几率为与年龄相关染色体异常几率的两倍,并且与羊膜腔穿刺术有关的流产率可能有所提高。

(2)早孕绒毛染色体检测:孕 11~13^{+6} 周进行,取 5~10ml 的绒毛,用于染色体、酶及 DNA 分析。由于检查时间大多于妊娠 9~12 周,且 24~48h 可测得结果,故相对羊水穿刺的优点在于早期获得诊断,缺点是有流产、宫内感染、羊水渗漏、血肿的可能,且可能会出现“假嵌合体”。子宫颈重度炎症、阴道和盆腔感染、宫颈狭窄、孕妇血凝障碍、超声显示胚囊异常或无胎心等孕妇禁用。

对于双胎妊娠,经宫颈行绒毛取样可能造成样本间的交叉污染,故建议经宫颈 / 腹部或经腹部 / 腹部行绒毛穿刺可以尽量减少细胞遗传学上的污染。

(3)胎儿脐血染色体检测:适于孕 24 周以后,取脐带血 2~3ml。主要用于快速核型分析,胎儿宫内感染的诊断,胎儿血液系统疾病的产前诊断真、假镶嵌体的鉴别诊断,胎儿酸碱平衡评估等急性病例和风险估计以及对羊水和绒毛检查失败的补救。脐静脉穿刺术并发症比羊膜腔穿刺多,如出血、流产、早产、胎儿心动过缓、穿刺后急性羊水过多等。脐带穿刺术的胎儿丢失率为 1.2%~4.9%。

2. 分子遗传学诊断技术通过荧光原位杂交技术、核酸扩增技术、染色体微阵列和基因组测序技术等以及在此方法上发展和衍生的一系列分子生物学手段,对染色体微重复 / 微缺失甚至单碱基突变进行检测,主要排查地中海贫血、血友病、进行性肌营养不良等疾病。

(1)荧光原位杂交技术(fluorescence in situ hybridization,FISH):是一项敏感而相对快速的方法,用来直接检测特定的核苷酸序列。可检测染色体数目异常及染色体特定序列异常,杂交分辨率可达 100~200kb。可以使用特定的 FISH 探针来识别特定的染色体微缺失综合征(如 DiGeorge/velo-cardio-facial 综合征,或 Prader-Willi/Angelman 综合征)。FISH 技术较常规细胞遗传学技术最主要的优点之一是能够识别染色体的微小改变,如微小缺失和重复。不同于常规细胞遗传学技术,FISH 可应用于处于间期不分裂的细胞,无须细胞培养,缩短了产前诊断染色体数目异常所需的检测时间和植入前遗传学诊断的时间。但通常不能用于结构异常的检测,在间期细胞核中被检测的染色体可能发生重叠而导致假阴性。

(2)核酸扩增技术:目前包括常规聚合酶链式反应(polymerase chain reaction,PCR)、实时荧光定量PCR(quantitative real-time PCR,Q-PCR)和多重连接探针扩增技术(multiplex ligation-dependent probe amplification,MLPA)等。PCR技术具有特异性强、灵敏度高、所需样本量少、快速简便和重复性好等优点,适用于单/多基因突变检测。虽然不能检测完整核型,但可通过检测目标染色体上特异性的短串联重复序列(short tandem repeat,STR)进行21三体、18三体、13三体及性染色体(单X染色体除外)的数目异常的检测,可与常规核型检测联合应用,提高产前诊断的准确性。在产前诊断操作中疑有母体细胞污染时,利用PCR技术检测的STR多态性信息辨别采集的胎儿标本中是否混有母体组织细胞。

(3)染色体微阵列(chromosomal microarray analysis,CMA):是一项高分辨率的全基因组筛查技术,可以检出大多数通过传统核型分析可以检出的染色体不平衡性改变,以及那些被称之为拷贝数变异(copy number variants,CNV)的微小缺失和重复。CNV可导致很多人类疾病,包括神经发育性疾病以及先天性异常,如先天性心脏病。CMA可用于未经培养的DNA样本,包括从绒毛膜绒毛活检(chorionic villi sampling,CVS)和羊膜腔穿刺术中获得样本,因此较核型分析的检验周期更快。但本检测不能检测平衡易位。

(4)基因组测序技术:主要包括第一代Sanger末端终止法测序、第二代测序技术(next-generation sequencing,NGS)和第三代测序技术,主要用于单/多基因突变检测。

(二)产前诊断检验应用评估

羊水过多或者过少、胎儿发育异常或者胎儿有可疑畸形、妊娠早期时接触过可能导致胎儿先天缺陷的物质、夫妇一方患有先天性疾病或遗传性疾病、或有遗传病家族史、曾经分娩过先天性严重缺陷婴儿、预产期年龄大于35周岁的孕妇宜选用产前诊断的方式进行出生缺陷的排查。

由于各穿刺成功率和细胞培养成功率一般均在90%以上,且有一定的流产几率,属于有创检测方式,为产前诊断的金标准。其核型分析的准确率一般在99%以上。绒毛染色体核型分析异常时需要做羊水或脐血复核。受染色体显带技术的限制,有时难以分辨染色体的某些微小异常,也不能排除一些多基因病、或其他原因导致的胎儿畸形或异常。

染色体微小异常和单、多基因疾病一般则选用分子遗传学诊断技术的方式。基于转化医学研究和临床应用的最新证据,CMA和NGS新技术可以提高患者的阳性检测率至少5~7倍。2010年,ACMG和CCMG推荐CMA技术作为对患者的全基因组进行DNA核型分析(替代常规的染色体核型分析)的临床分子检测首选方法。随着检测技术水平的提升和检测费用的不断降低,基因组检测逐渐成为可能。

三、超声检查指标与评估

(一)颈项透明层(nuchal translucency,NT)检查与评估

颈部透明层是指胎儿颈后皮下组织内液体积聚的厚度,14周前部分正常胚胎上肢淋巴可出现短暂的回流障碍,出现暂时的透明层增厚。到14周左右时,胚胎的左右淋巴管与颈静脉窦相通以后,则透明层逐渐变薄消失,颈部透明带增厚与多种胎儿先天性异常都有较密切的关系,如染色体异常、心血管系统异常等。测量颈部透明层厚度已被较广泛地应用于胎儿染色体异常的筛查。

(二)中、晚期妊娠一般超声检查与评估

除包括产前超声检查在中、晚期一般超声检查的内容外,主要是对胎儿体表及内脏的大体结构进行系统的观察,主要包括胎位、双顶径、枕额径、腹径、股骨长度、耻骨长度、羊水、胎动、胎心、胎心率、胎盘位置、胎盘厚度、胎盘分级、胎盘下缘等,以排除以下严重致死性畸形:无脑儿、严重脑膨出、严重开放性脊柱裂、严重胸腹壁缺损并内脏外翻、单腔心、致死性软骨发育不良等。超声排畸检查一般在妊

娠 18~24 周进行,某些部位如果显示欠佳,可在其后 2~4 周内再复查一次或及时转诊确诊。超声检查报告应客观描述超声检查所见,不得主观判断。若有因胎儿、孕妇等因素导致对胎儿解剖结构评价受限制的情况,应在报告上进行记录,如有必要应用其他技术手段协助诊断、会诊或复查,应以建议形式注明。

四、案例 11-1

【病史摘要】

患者,女性,32 岁。

一般情况:体重:53.5kg,身高:163cm,否认家族中传染病及遗传病史。无烟酒嗜好,无药物过敏史。

月经情况:16 岁初潮,周期 30d,间隔 5d。末次月经 2018 年 1 月 4 日,量中,无痛经史。

孕产次:G2P1,2000 年 12 月剖宫产一男婴,出生体重 2 500g,现体健。

【实验室检查】

检测结果:弓形虫、巨细胞病毒、风疹病毒、单纯胞疹病毒 1+2 型 IgM 抗体阴性,单纯胞疹病毒 1+2 型 IgG 抗体阳性,孕早期超声筛查:胎儿未见明显异常。早期唐氏筛查:21 三体风险:1/254；18 三体风险:1/3 125；NT:0.8mm,孕周经 B 超确认 11 周 +5 天。中期唐氏筛查:21 三体风险:1/196；18 三体风险:1/5 600；孕周经 B 超确认 16 周 +4 天。

【问题】

根据以上病例资料及初步检查,该患者的可能诊断是什么？ 为明确诊断,还需要进行哪些检查？

根据以上病历资料及初步检查得出患者孕早中期唐氏筛查 21 三体高风险,需进一步进行无创染色体检查(选做)、超声排畸及胎儿羊水染色体确诊。

经无创染色体检查得出,21 号染色体 Z 值为 15.6,超声排畸双顶径:48mm,头围:181mm,腹围:151mm,胎心:143 次 /min。胎盘位于:子宫前壁,厚度:20mm,分期:1；羊水深 41mm,颅骨光环完整,大脑可见、小脑可见、侧脑室未见扩张、眼眶可见、鼻可见、唇线可见、颈可见、胸廓可见、肺可见、四腔心可见、膈肌可见、胃泡可见、肝可见、肠可见、双肾可见、膀胱可见、脊柱可见、上肢长骨可见、下肢长骨可见、脐带内血管数目:脐动脉两根,脐静脉一根。胎儿羊水染色体确诊:47,XX,+21(见图 11-1)。

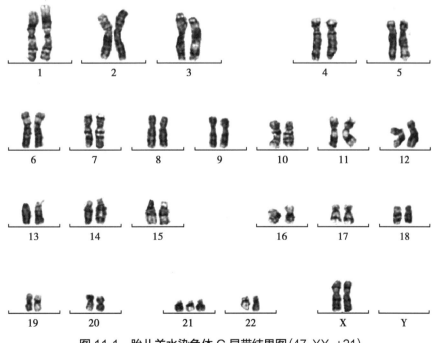

图 11-1　胎儿羊水染色体 G 显带结果图(47,XX,+21)

(陈道桢　段红蕾　吴焕文)

小　结

　　产前筛查与产前诊断是在遗传咨询的基础上,主要通过血清学、遗传学和影像学检查,对高风险胎儿进行明确诊断的过程,对于降低出生缺陷率和围产儿死亡率和提高人口素质有着重要的意义。

　　按照卫健委行业管理规定,产前诊断门诊设立在由卫生行政机构认可的医疗机构内,由经过专业培训的医生进行遗传咨询或者妇产科产前咨询,医师应了解孕妇的个人史、既往史、产前诊断指征,帮助孕妇正确理解胎儿可能罹患染色体病的风险,以及该染色体病的临床表现。同时,还应让孕妇理解采取介入性取材手术可能发生的各种并发症的风险。对于年龄在 35 岁以上,或者符合其他产前诊断指征的孕妇,均应推荐其做产前诊断。医师应选择合适的时期和方法进行产前诊断,手术前医师应正确掌握产前诊断及取材手术的适应证和禁忌证,并完成必要的检查。

第十二章

产科并发疾病与合并疾病

受孕和妊娠是复杂而又协调的生理过程。各种内在因素与外界因素的综合作用时常影响母体和胎儿,在不利因素占主导时,生理妊娠即转变成病理妊娠。妊娠早期可发生流产和异位妊娠,妊娠中、晚期可发生妊娠期高血压疾病、前置胎盘等。

随着医学水平的不断发展,一些原来不宜妊娠的内外科疾病者也有妊娠的机会。妊娠和这些疾病间存在相互影响,妊娠期应严密监测病情变化,及时正确处理,从而降低疾病对母儿不良影响,同时尽量避免因妊娠所致原有疾病病情加重。

第一节　流产与异位妊娠

妊娠不足28周,胎儿体重不足1 000g而终止者称为流产。妊娠13周末前终止者为早期流产,妊娠14周至不足28周终止者为晚期流产。人为因素终止妊娠者为人工流产,自然因素导致者为自然流产。本节仅阐述自然流产。异位妊娠指受精卵在子宫体腔以外着床。根据受精卵种植部位的不同,异位妊娠分为:输卵管妊娠(占90%~95%),宫颈妊娠、卵巢妊娠、腹腔妊娠、阔韧带妊娠等。发病率有逐年增加趋势,且有导致孕产妇死亡的危险。

一、流产概述

（一）流产的临床分型

1. 先兆流产停经后出现少量阴道流血,伴下腹痛或腰骶部胀痛。宫口未开,无妊娠物排出,子宫大小与停经时间相符。若症状加重,可进展为难免流产。

2. 难免流产阴道流血增多,腹痛加剧。宫口扩张,有胚囊或胚胎组织堵塞于宫颈口内。超声检查可仅见胚囊而无胚胎,或有胚胎而无心管搏动。

3. 不全流产部分妊娠物排出宫腔,但仍有部分嵌顿于宫颈口,影响子宫收缩,导致大量出血。检查可见宫颈扩张,妊娠物阻塞宫颈口,持续性阴道出血。

4. 完全流产妊娠物已经全部排出,阴道流血、腹痛渐止,宫颈口关闭。

5. 稽留流产宫内胚胎死亡后未及时排出,可有先兆流产症状,子宫不随停经时间延长而增大,宫口未开。

6. 复发性流产同一性伴侣连续自然流产3次或3次以上,常发生在同一妊娠月份。

（二）流产的临床表现

1. 症状多数表现为停经后阴道流血和腹痛。早期流产者先有阴道流血,继之腹痛;晚期流产者先有阵发性子宫收缩,排出胎儿及胎盘,同时出现阴道流血。

2. 妇科检查先兆流产者宫口未开,子宫大小与停经时间相符。难免流程者宫颈口已经扩张,可有组织物阻塞宫颈口内,子宫与停经时间相符或略小。不全流产者宫颈口已经扩张,有组织物阻塞伴持续性出血,子宫小于停经时间。完全流产者宫颈口关闭,子宫近正常大小。

（三）流产病因

1. 胚胎因素胚胎染色体的数目异常和结构异常是流产的主要原因，除遗传因素外，感染、药物等不良作用也可导致子代染色体异常。

2. 母体因素

(1)全身性疾病：严重的全身感染、合并严重内、外科疾病。

(2)内分泌异常：黄体功能不足、甲状腺功能低下、糖尿病血糖控制不佳等。

(3)免疫功能异常：母儿血型不合、母体的自身免疫状态等。

(4)子宫异常：子宫畸形，如：单角子宫、双子宫、子宫纵隔、影响宫腔形态的子宫肌瘤，宫颈内口松弛、宫颈重度裂伤等。

3. 其他子宫受到创伤、情绪过度焦虑紧张、不良生活习惯，接触过多的化学物质。

（四）流产的诊断与鉴别诊断

1. 诊断

(1)根据病史、临床表现即可诊断。需询问停经史、流产史、早孕反应、阴道流血情况、腹痛性质，有无妊娠物排出，有无发热，分泌物有无异味等。

(2)妇科检查：了解宫口是否扩张，有无妊娠物阻塞，子宫的大小及有无压痛，双附件有无压痛或包块。

(3)超声检查：可测量孕囊大小、形态、胎儿心管搏动。有助于稽留流产、不全流产及异位妊娠的鉴别诊断。

(4)妊娠试验：见第十一章第一节产前筛查的临床检验内容。

2. 鉴别诊断

(1)异位妊娠：有停经后腹痛及阴道流血史，若出现破裂则出现突发性下腹撕裂样痛，若内出血多可伴肩背部疼痛及休克症状。超声检查可鉴别宫内及宫外妊娠。

(2)葡萄胎：有停经后阴道多量出血史，血清人绒毛膜促性腺激素（human chorionic gonadotropin，hCG）值异常升高，超声显示宫内为飞雪状，排出或清宫组织见水泡样物。病理检查可以确诊。

(3)功能失调性子宫出血：可表现为阴道不规则流血，血 hCG 阴性，多见于青春期或围绝经期妇女，超声显示宫内无孕囊。

（五）流产的处理

1. 先兆流产营养支持，保持情绪稳定，黄体功能不足者可予以黄体酮肌肉注射或地屈黄体酮口服。甲状腺功能减退者可口服小剂量甲状腺片。若临床症状加重，流产不可避免，应终止妊娠。

2. 难免流产、不全流产需及早排出胚胎及胎盘组织。

3. 完全流产如无宫腔残留或感染，可不予处理。

4. 稽留流产需完成凝血功能检查，若异常需纠正，并行清宫术。

5. 习惯性流产需完善夫妇双方染色体、血型及丈夫精液检查，并排除女方生殖道畸形、宫腔粘连等异常。

二、异位妊娠概述

（一）异位妊娠的分型

1. 输卵管妊娠多发生在壶腹部(75%~80%)，其次为峡部，伞部与间质部少见。

2. 宫颈妊娠受精卵在宫颈管内着床和发育，病情危重。表现为：停经、早孕反应、阴道流血或有血性分泌物，可突然阴道大量流血，无腹痛。妇科检查：宫颈紫蓝色，膨大，流血多时宫颈外口扩张，但宫体大小及硬度正常。超声可见宫颈管内妊娠囊。

3. 卵巢妊娠受精卵在卵巢组织内着床生长。其诊断标准：双侧输卵管完整并与卵巢分离；囊胚位于卵巢组织内；卵巢及囊胚以卵巢固有韧带与子宫相连，囊胚壁上有卵巢组织。

4. 腹腔妊娠位于输卵管、卵巢及阔韧带之外的腹腔内的妊娠,原发性少见,继发性多为输卵管妊娠流产或破裂后,或卵巢妊娠时囊胚落入腹腔。

5. 宫内、宫外同时妊娠指宫腔内妊娠与异位妊娠同时存在,因辅助生殖技术开展及促排卵药物的应用,其发生率明显增高。

6. 瘢痕妊娠受精卵通过子宫内膜和手术瘢痕间的微小腔道着床在瘢痕组织中。多表现为无痛性阴道少量流血,诊断主要依靠超声检查。

7. 子宫残角妊娠残角子宫多与发育好的子宫腔不相通,受精卵经残角子宫侧输卵管进入残角子宫内着床。早孕时若胚胎死亡则出现类似流产症状,若继续妊娠至中孕,则可能出现残角破裂。

（二）异位妊娠的临床表现

1. 症状

(1)停经:输卵管壶腹部及峡部妊娠出现症状时一般为停经6~8周,间质部妊娠停经时间较长,但约25%无明显停经史。

(2)阴道流血:多表现为停经后不规则阴道流血。

(3)腹痛:异位妊娠未破裂时,患侧为下腹隐痛或胀痛;发生破裂时,疼痛为撕裂样剧痛,持续性或阵发性,可伴肛门坠胀感、恶心呕吐或肩胛部放射痛。部分患者因腹腔内急性出血及剧烈腹痛,出现休克或晕厥。

2. 体征患侧下腹明显压痛、反跳痛,出血量多时腹部膨隆,全腹压痛、反跳痛,移动性浊音阳性。

3. 妇科检查阴道少量流血,后穹窿饱满、触痛;宫颈举痛;子宫略大质软,内出血多时子宫有漂浮感;附件区扪及压痛性包块,边界不清。

（三）异位妊娠的诊断与鉴别诊断

1. 诊断

(1)临床症状:停经、阴道流血、腹痛、晕厥休克等表现。如临床表现不典型,需密切观察腹痛、血压、心率及血红蛋白的波动情况。

(2)超声检查:是诊断异位妊娠的主要方法,宫腔内无孕囊,宫旁见边界不清、回声不均匀的混合性肿块,有时可见胚芽及原始心管搏动。

(3)妊娠试验:见第十一章第一节产前筛查的临床检验内容。

(4)腹腔穿刺:内出血时,血液积聚于直肠子宫陷凹,后穹窿可穿刺出暗红色不凝血。若有血肿形成或粘连,穿刺阴性也不能否定异位妊娠存在。当移动性浊音阳性时,也可直接经下腹壁穿刺。

(5)腹腔镜检查:适用于输卵管妊娠未流产或未破裂时的早期确诊及治疗,但不适于休克患者。

2. 鉴别诊断

(1)流产:停经后少量阴道流血,伴下腹正中阵发性胀痛。妇检:宫口松弛,超声检查见宫腔内有妊娠囊,或排出物见绒毛。

(2)黄体破裂:无停经史,在黄体期突发一侧下腹剧痛,伴肛门坠胀,无阴道流血。妇检:子宫正常大小,一侧附件压痛,后穹窿可穿刺出不凝血,血hCG阴性。

(3)卵巢囊肿蒂扭转:有卵巢囊肿病史,突发一侧下腹剧痛,可伴恶心呕吐,无阴道流血。妇检:子宫正常大小,患侧附件区可扪及触痛明显包块,血hCG阴性,超声见附件囊肿。

(4)卵巢子宫内膜异位囊肿破裂:有相关病史,突发一侧下腹剧痛,可伴有肛门坠胀感,无阴道流血。妇检:下腹压痛、反跳痛,骶韧带触痛结节,附件区压痛。血hCG阴性。

(5)急性盆腔炎:发热、下腹持续性疼痛。妇检:宫颈举痛,附件增厚,后穹窿可穿刺出脓液。无阴道流血,血hCG阴性。

(6)急性阑尾炎:转移性右下腹痛,恶心呕吐、白细胞计数增高。麦氏点压痛、反跳痛,无阴道流血、血hCG阴性。

三、临床检验指标与评估

（一）临床检验指标

1. 临床检验指标

（1）妊娠试验：即尿绒毛膜促性腺激素试验。hCG 由胎盘绒毛膜滋养层细胞合成，具有促进性腺发育的糖蛋白激素，分子量约在 37 000D 左右，由 237 个氨基酸残基和糖组成，有两个非共价键结合糖蛋白亚单位 α 和 β。α 亚单位的氨基酸排列顺序和黄体生成素（luteinizing hormone，LH）、促卵泡激素（follicle stimulating hormone，FSH）、促甲状腺激素（thyroid stimulating hormone，TSH）的 α 亚单位大体相同，故相互之间可发生交叉反应。而 β 亚单位则不同，结构特异，不存在与其他糖蛋白激素中。用 β-hCG 单克隆抗体检测 β-hCG 可将上述激素之间的交叉反应降至最低，提高了试验的特异性及灵敏度。尿妊娠试验多采用金标抗体测定法，本法灵敏度为 0.8~2.0ng/L，受孕 2~6 天尿妊娠试即呈阳性。

（2）α 抗磷脂抗体抗 $β_2$ 糖蛋白抗体（$β_2$-glycoprotein1，$β_2$-GP1）：抗磷脂抗体是一组针对各种酸性磷脂的抗体总称，包括抗心磷脂抗体（anti-cardiolipin antibody，ACLA）、抗磷脂酰丝氨酸、抗磷脂酰甘油和抗磷脂酸抗体等，其中又以 ACLA 最具有代表性，其靶抗原是存在于细胞膜和线粒体中带负电荷的心磷脂，为甘油磷脂类结构。$β_2$-GP1 是一种分子量为 50 000D 的血浆蛋白（脂蛋白 H），可作为与 ACL 结合的辅助分子。病理状态下上述磷脂分布到细胞外，当其与血清中的 $β_2$-GP1 结合后即暴露出抗原位点，诱导产生相应的自身抗体。目前临床实验室检查方有 ELISA 法、免疫条带条法，ELISA 法应用较广泛，可同时测定 IgG、IgA 和 IgM 类抗体。

2. 临床检验指标评估

（1）内分泌异常：女性内分泌功能异常（如黄体功能不全、高催乳素血症、多囊卵巢综合征等），甲状腺功能减退、糖尿病血糖控制不良等，均可导致流产。

（2）免疫功能异常包括自身免疫功能异常和同种免疫功能异常：前者主要发生在抗磷脂抗体、抗 $β_2$ 糖蛋白抗体、狼疮抗凝血因子阳性，临床上可仅表现为自然流产，甚至复发性流产，也可同时存在有风湿免疫性疾病，如系统性红斑狼疮等，少数发生在抗核抗体阳性、抗甲状腺抗体阳性的孕妇；后者是基于妊娠属于同种异体移植的理论，母胎的免疫耐受是胎儿在母体内得以生存的基础。母胎免疫耐受有赖于孕妇在妊娠期，能够产生足够的针对父系人白细胞抗原（human leukocyte antigen，HLA）的封闭性因子，如夫妇的 HLA 相容性过大，可造成封闭因子缺乏，或自然杀伤细胞的数量或活性异常，均有可能是不明原因复发性流产的原因。正常人血清 ACLA 为阴性，高水平的 ACLA 可作预测流产及血栓形成的较为敏感的指标。约 70% 未经治疗的 ACLA 阳性孕妇可发生自然流产和宫内死胎，尤其 IgM 类 ACLA 可作为自然流产或死胎的前瞻性指标。

（3）血 hCG 水平监测：为进一步了解流产的预后，应选用定量检测方法连续测定血 hCG 水平，正常妊娠 6 周~8 周时，其值每日增长 66%，如 48h 增长速度 <66%，提示妊娠预后不良。异位妊娠时，患者体内 hCG 水平较宫内妊娠低。连续测定血 hCG，如倍增时间 >7d，异位妊娠可能大；倍增时间 <1.4d，异位妊娠可能性小。

（4）孕激素测定血清黄体酮的测定：对判断正常妊娠胚胎的发育情况有帮助。测定血黄体酮水平，能协助判断先兆流产预后。输卵管妊娠时，血清黄体酮水平偏低，多数在 10~25ng/ml。如血清黄体酮 >25ng/ml，异位妊娠几率 <1.5%；如果血清黄体酮 <5ng/ml，应考虑宫内妊娠流产或异位妊娠。

（5）染色体检查染色体数目异常是早期流产最常见的原因：临床发现的流产至少 50% 源于染色体异常。对于复发性流产应检查夫妇染色体有无异常。染色体异常夫妇，应于孕前进行遗传咨询，确定是否可以妊娠。夫妇一方或双方有染色体结构异常，仍有可能分娩健康婴儿，但其胎儿有可能遗传异常的染色体，必须在孕中期行产前诊断。

（6）甲状腺功能异常：临床显著甲状腺功能亢进症或减退症导致受孕率下降和流产率升高，自身免疫性甲状腺疾病是流产的一个重要原因。

四、病理检查指标与评估

(一)流产病理学检查

1. 标本类型及送检要求标本类型一般为自然排出的组织或宫腔刮/吸出物,送检要求:要求尽量全部送检,如果组织较多,也可以由经验丰富的临床医师挑取绒毛组织或可疑绒毛送检。把组织置于组织标本袋/瓶内,用中性甲醛溶液及时(离体时间<30min)、充分(固定液为组织量的3~5倍)固定组织。

2. 大体标本检查及取材仔细查找绒毛组织,肉眼观察困难时,也可以采用漂浮实验协助查找。要注意观察绒毛有无水肿或形成水泡样物,绒毛水肿提示水泡状胎块(葡萄胎)可能,要多取材。另外,早期流产标本要认真查找有无孕囊或胚胎组织,若有胚胎组织,要取材做组织学检查。晚期流产样本,除了胎盘做常规病理检查外,主张对胎儿行尸体解剖,以明确有无先天性畸形。

3. 组织学检查早期流产组织学检查的主要目的之一是明确是否宫内妊娠,显微镜下往往可见到早期间叶性绒毛(见图12-1/文末彩图12-1),如果绒毛组织已先行自然排出,在宫腔刮出物中,见到胎盘床部位组织也可以证实为宫内妊娠,表现为中间型滋养叶细胞浸润蜕膜组织伴纤维蛋白样物

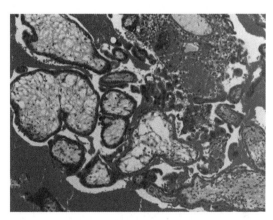

图12-1　孕早期间叶性绒毛
绒毛间充质丰富,周围有两层连续的滋养层
细胞包绕(HE染色)。

质,周围的血管也可以见到滋养叶细胞浸润现象(见图12-2/文末彩图12-2)。辨认困难时,也可以借助免疫组化染色证实,中间型滋养叶细胞免疫表型为:hPL(+),CK(+),而蜕膜细胞:hPL(−),CK(−)。早期流产组织学检查的另一主要目的是识别水泡状胎块(葡萄胎)。水泡状胎块(葡萄胎)分为完全性及部分性,组织学往往表现为绒毛形态不规则,绒毛间质明显水肿伴水池形成,绒毛周围滋养细胞明显增生(见图12-3/文末彩图12-3)。完全性和部分性水泡状胎块(葡萄胎)间的鉴别常依赖于免疫组化染色,前者p57表达阴性,而后者表达阳性。值得注意的是p57在正常绒毛及水肿性流产的绒毛组织中,也为阳性表达,故部分性水泡状胎块(葡萄胎)和水肿性流产之间的鉴别主要依赖分子生物学技术,如流式细胞术、短串联重复技术。

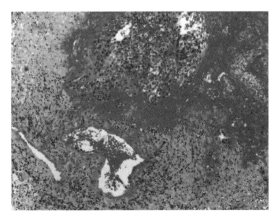

图12-2　胎盘床部位
蜕膜组织中滋养叶细胞浸润血管,周围见较多
纤维蛋白样物(HE染色)。

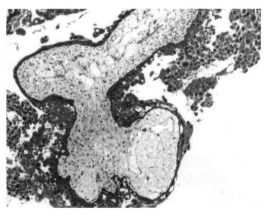

图12-3　完全性水泡状胎块(完全性葡萄胎)
绒毛形状不规则,间质水肿伴滋养叶细胞
明显增生(HE染色)。

4. 主要免疫组化标记物的应用 p57：是一种细胞周期蛋白依赖性激酶的抑制蛋白，通过调控细胞周期而参与细胞的增殖、分化与凋亡。免疫组化染色阳性定位于细胞核。*P57* 是一种父系印迹抑制基因，仅表达有母系基因来源的组织。由于完全性水泡状胎块（葡萄胎）的染色体均来自父方，*P57* 失表达。但部分性水泡状胎块（葡萄胎）及水肿性流产都有母系来源的染色体，*P57* 均表达为阳性。

（二）异位妊娠病理学检查

1. 标本类型及送检要求手术切除输卵管最为常见，其次为切除部分卵巢组织，或腹腔内积血块。在妊娠部位未见到明确胎盘绒毛组织时，需将积血块全部送检。

2. 大体标本检查及取材

（1）输卵管妊娠：切除标本因种植部位、有无破裂、有无胎囊或胚胎以及妊娠时间的不同，大体表现形态各异。大体表现为输卵管明显增粗，浆膜面充血呈暗红色或紫蓝色，管腔不同程度扩张，腔内常见凝血块及胎盘绒毛组织，偶尔可见完整羊膜囊及胚胎。若出现破裂，可见血块及绒毛堵塞破裂口。若妊娠物通过破裂口或伞端落入盆腔，大体检查不易发现胎盘绒毛。需要对输卵管多个横切面仔细查找，或多取材镜下寻找。必要时需对凝血块全部取材行组织学检查。

（2）卵巢妊娠：手术切除标本一般为部分卵巢组织，呈暗红色伴明显出血，有时可见胎盘绒毛组织附着其上。主张对送检物全部取材行组织学检查，寻找胚胎在卵巢内着床的证据。

（3）腹腔妊娠：标本因种植部位不同及时间长短不一等表现各异，主张对送检物全部取材行组织学检查，寻找种植的证据。

3. 组织学检查

组织学检查的主要目的是寻找胚胎种植在输卵管、卵巢或腹腔等部位的直接证据，常见以下三种形态学改变，早期胎盘绒毛、胚胎成分以及胎盘床部位（见图 12-4/ 文末彩图 12-4）。其中，胎盘种植部位是确定妊娠的最准确的证据。

综上所述，不同类型流产的临床表现和转归各不相同，多数表现为停经后阴道流血，可伴腹痛。hCG、超声、妇科检查为主要诊断依据，清宫为其主要的治疗手段。异位妊娠多表现为停经后腹痛及阴道流血，也有无明显停经史者，若诊断延误有导致孕妇死亡的危险。病史、hCG、超声、妇科检查及后穹窿穿刺或腹腔穿刺为其诊断方法，治疗方法包括：药物及手术。所有标本均需常规送病理检查，必要时可通过免疫组化进行鉴别诊断。

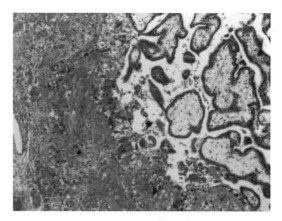

图 12-4　输卵管妊娠
早期胎盘绒毛及滋养叶细胞浸润输卵管肌层（HE 染色）。

（柳华　张葵　王爱春）

第二节　妊娠期高血压疾病

妊娠期高血压疾病（hypertension in pregnancy）是妊娠与血压升高并存的一组疾病，包括妊娠期高血压、子痫前期、子痫、慢性高血压合并妊娠和慢性高血压并发子痫前期。该组疾病严重影响母婴健康，是孕产妇和围生儿病死率升高的主要原因。

一、妊娠期高血压疾病概述

（一）高危因素

流行病学调查发现子痫前期的高危因素有：初产妇、多胎妊娠、孕妇年龄过小（<18 岁）或过大（>40

岁）、子痫前期病史及家族史、慢性高血压、慢性肾脏疾病、抗磷脂抗体综合征、血栓疾病史、体外受精胚胎移植受孕、糖尿病、肥胖、营养不良、社会经济状况低下。

（二）病理生理变化

子痫前期的基本病理生理变化是全身小血管痉挛。由于小动脉痉挛，造成管腔狭窄，周围阻力增大，血管内皮细胞损伤，通透性增加，体液和蛋白质渗漏。全身各器官组织因缺血和缺氧而受到损害。

（三）对母儿的影响

1. 孕妇并发症子痫、胎盘早剥、弥散性血管内溶血、肾衰竭、肝出血或衰竭、颅内出血、高血压脑病、失明、肺水肿、心功能衰竭、孕产妇死亡。

2. 胎儿并发症胎儿生长受限、羊水过少、早产、胎儿窘迫、胎儿神经系统损伤、胎儿死亡。

（四）分类和临床表现

参照 2013 年美国妇产科医师学会（American college of obstetricians and gynecologists，ACOG）提出的分类标准，将妊娠期高血压疾病分为 5 类。

1. 妊娠期高血压（gestational hypertension） 妊娠 20 周后首次出现高血压，收缩压 ≥ 140mmHg 和 / 或舒张压 ≥ 90mmHg，于产后 12 周内恢复正常，尿蛋白检测阴性。收缩压 ≥ 160mmHg 和 / 或舒张压 ≥ 110mmHg 为重度妊娠期高血压。

2. 子痫前期（preeclampsia） 妊娠 20 周后出现收缩压 ≥ 140mmHg 和 / 或舒张压 ≥ 90mmHg，且伴有下列任一项：尿蛋白 ≥ 0.3g/24h，或尿蛋白 / 肌酐比值 ≥ 0.3，或随机尿蛋白 ≥（+）（无法进行尿蛋白定量时的检查方法）。无蛋白尿但伴有以下任何一种器官或系统受累：心、肺、肝、肾等重要器官，或血液系统、消化系统、神经系统的异常改变，胎盘 - 胎儿受到累及等。血压和 / 或尿蛋白水平持续升高，发生母体器官功能受损或胎盘 - 胎儿并发症是子痫前期病情向重度发展的表现。

子痫前期孕妇出现下述任一表现可诊断为重度子痫前期（severe preeclampsia）①血压持续升高：收缩压 ≥ 160mmHg 和 / 或舒张压 ≥ 110mmHg；②持续性头痛、视觉障碍或其他中枢神经系统异常表现；③持续性上腹部疼痛及肝包膜下血肿或肝破裂表现；④肝酶异常：血丙氨酸转氨酶或天冬氨酸转氨酶水平升高；⑤肾功能受损：尿蛋白 >2.0g/24h；少尿（24h 尿量 <400ml 或每小时尿量 <17ml）或血肌酐 >106μmol/L；⑥低蛋白血症伴腹水、胸水或心包积液；⑦血液系统异常：血小板计数呈持续性下降并低于 100×10^9/L，微血管内溶血（表现有贫血、黄疸或血乳酸脱氢酶水平升高）；⑧心功能衰竭；⑨肺水肿；⑩胎儿生长受限或羊水过少、胎死宫内、胎盘早剥等。

3. 子痫（eclamgsia）子痫前期基础上发生不能用其他原因解释的抽搐。

4. 妊娠合并慢性高血压既往存在的高血压或在妊娠 20 周前发现收缩压 ≥ 140mmHg 和 / 或舒张压 ≥ 90mmHg，妊娠期无明显加重；或妊娠 20 周后首次诊断高血压并持续到产后 12 周以后。

5. 慢性高血压并发子痫前期（chronic hypertension with superimposed preeclampsia） 慢性高血压孕妇，孕 20 周前无蛋白尿，孕 20 周后出现尿蛋白 ≥ 0.3g/24h 或随机尿蛋白 ≥（+）；或孕 20 周前有蛋白尿，孕 20 周后尿蛋白定量明显增加；或出现血压进一步升高等上述重度子痫前期的任何一项表现。

（五）诊断

1. 病史注意询问患者妊娠前有无高血压、肾病、糖尿病及自身免疫性疾病等病史，有无妊娠期高血压疾病史；了解患者此次妊娠后高血压、蛋白尿等症状出现的时间和严重程度；有无妊娠期高血压疾病家族史。

2. 高血压的诊断血压的测量：测量血压前被测者至少安静休息 5min。测量取坐位或卧位。注意肢体放松，袖带大小合适。通常测量右上肢血压，袖带应与心脏处于同一水平。妊娠期高血压定义为同一手臂至少 2 次测量的收缩压 ≥ 140mmHg 和 / 或舒张压 ≥ 90mmHg。若血压低于 140/90mmHg，但较基础血压升高 30/15mmHg 时，虽不作为诊断依据却需要密切随访。对首次发现血压升高者，应间隔 4h 或以上复测血压，如 2 次测量均为收缩压 ≥ 140mmHg 和 / 或舒张压 ≥ 90mmHg 诊断为高血压。对严重高血压孕妇收缩压 ≥ 160mmHg 和 / 或舒张压 ≥ 110mmHg 时，间隔数分钟重复测定后即可以诊断。

3. 蛋白尿的检测所有孕妇每次产前检查均应检测尿常规，了解尿蛋白情况。尿常规检查应选用中段尿。可疑子痫前期孕妇应检测 24h 尿蛋白定量。尿蛋白 ≥ 0.3g/24h 或尿蛋白/肌酐比值 ≥ 0.3，或随机尿蛋白 ≥ (+) 定义为蛋白尿。

4. 辅助检查

(1) 妊娠期高血压应注意进行以下常规检查和必要时的复查：①血常规；②尿常规；③肝功能；④肾功能；⑤心电图；⑥产科超声检查。尤其是对于孕 20 周后才开始进行产前检查的孕妇，注意了解和排除孕妇基础疾病和慢性高血压，必要时进行血脂、甲状腺功能、凝血功能等的检查。

(2) 子痫前期及子痫视病情发展和诊治需要应酌情增加以下检查项目：①眼底检查；②血电解质；③超声等影像学检查肝、肾等脏器及胸腹水情况；④动脉血气分析；⑤心脏彩超及心功能测定；⑥超声检查胎儿生长发育指标；⑦头颅 CT 或 MRI 检查。

附：HELLP 综合征

HELLP（hemolysis, elevated liver enzymes and low platelets syndrome, HELLP syndrome）综合征以溶血（hemolysis, H）、肝酶水平升高（elevated liver enzymes, EL）及低血小板计数（low platelets, LP）为特点，可以是妊娠期高血压疾病的严重并发症，也可以发生在无血压升高或血压升高不明显，或者没有蛋白尿的情况下，可以发生在子痫前期临床症状出现之前。

典型症状：全身不适、右上腹疼痛、体质量骤增、脉压增大。少数孕妇可有恶心、呕吐等消化系统表现，但高血压、蛋白尿表现不典型。确诊主要依靠实验室检查。

诊断标准：①血管内溶血，外周血涂片见破碎红细胞、球形红细胞；胆红素 ≥ 20.5μmol/L（即 1.2mg/dl）；血红蛋白轻度下降；乳酸脱氢酶升高。②肝酶水平升高，丙氨酸氨基转移酶（alanine amiotransferase, ALT）≥ 40U/L 或天门冬氨酸氨基转移酶（aspartate aminotransferase, AST）≥ 70U/L。③血小板计数减少，即 <100×10^9/L。

二、临床检验指标与评估

(一) 临床检验指标

妊娠期高血压应进行以下常规检查血常规、尿常规、肝功能、肾功能、电解质、凝血功能、血浆凝血酶原时间、凝血酶时间、部分活化凝血酶时间、血浆纤维蛋白原、纤维蛋白（原）降解产物、D- 二聚体、3P 试验、抗凝血酶Ⅲ（antithrombin-Ⅲ, AT-Ⅲ）、血脂、动脉血气分析。尿蛋白是慢性高血压并发子痫前期的重要指标，以下重点介绍。

每次产检均应检测尿蛋白。尿蛋白检查应选中段尿。可疑子痫前期孕妇，应测 24h 尿蛋白定量。当泌尿系统感染、严重贫血、心力衰竭和难产时可导致蛋白尿。

1. 尿蛋白试带试验 采用 pH 指示剂蛋白误差原理，颜色深浅与蛋白质含量成正比，用于尿蛋白质定性或半定量检测，是尿常规检查的项目之一。不同类型试带灵敏度差异大，一般在 100~300mg/L，该法对白蛋白敏感而对球蛋白不敏感；试带法检测蛋白易受标本、食物、药物、操作等诸多因素的影响（表 12-1）。

表 12-1 试带法检测尿蛋白的干扰因素与评价

干扰因素	评价
标本因素	尿液 pH>9，假阳性；尿液 pH<3，假阴性。
食物因素	检查前 1 天均衡饮食，避免摄入过多肉类或蔬菜、水果
药物因素	假阳性：嘧啶、氯己定、聚乙烯吡咯烷酮、季铵类清洁剂；假阴性：滴注大剂量青霉素或应用庆大霉素、磺胺、含碘造影剂

2. 尿总蛋白测定　对于尿总蛋白（urine total protein，u-TP）含量的测定，基于两个假设：①所有的蛋白分子都是由纯多肽构成，氮含量的质量百分比为16%；②体液中每个蛋白质分子对测定反应都具有非常相似的特性。目前临床常用的尿蛋白定量测定的方法为邻苯三酚红法。

尿蛋白可在孕前出现，也可在妊娠期间首次发现，无能何时出现尿蛋白，其定义是相同的。尿蛋白 ≥ 0.3g/24h 或随机尿蛋白 ≥ 0.3g/L 或尿蛋白/肌酐比值 ≥ 0.3，或随机尿蛋白定性 ≥（+）定义为蛋白尿。如果没有条件使用这两种方法，两次尿蛋白试验至少1+ 也可能诊断蛋白尿。避免阴道分泌物或羊水污染尿液。

（二）检验指标的临床应用

子痫前期实验室检查的异常妊娠期高血压疾病患者伴有一定量的凝血因子缺乏或变异所致的高凝状态，特别是重症患者可发生微血管病性溶血，主要表现为血小板减少，肝酶升高，溶血、其特征为红细胞碎片、血红蛋白尿及血红蛋白症。

1. 肾功能的改变　正常妊娠的肾血流量和肾小球滤过率（glomerular filtration rate，GFR）升高，引起血清肌酐、尿素和尿酸浓度下降。子痫前期发生时，血管痉挛及肾小球毛细血管内皮细胞肿胀，导致 GFR 比正常妊娠降低 25%。血清肌酐很少升高，但尿酸水平可能升高。尽管子痫前期患者的尿酸水平升高，但尿酸升高对于诊断子痫前期和预测不良围产结局敏感性和特异性均不佳。血压正常的多胎妊娠孕妇常出现尿酸升高，可超过 356.88μmol/L。有人提出，为保证尿酸用于诊断子痫前期的准确性，应对多胎妊娠孕妇的尿酸正常上限做一调整。急性脂肪肝和潜在性肾脏疾病患者也发现酸升高。目前不建议使用尿酸诊断子痫前期或作为子痫前期分娩的指征。

正常妊娠尿蛋白含量从早孕和中孕的 50mg/L 增长到晚孕的 150mg/L。实验室用尿试纸难以测出这种低水平的尿蛋白，因此对孕妇的尿蛋白检查应采用尿蛋白定量法。尿蛋白的浓度受阴道分泌物、血液、细菌或羊水污染的影响，也随尿比重和 pH、运动和姿势而变化。在疾病发展过程中，蛋白尿通常在血压升高后出现，但部分患者在血压升高之前出现蛋白尿。

孕妇孕 20 周后每次产前检查均应检测尿蛋白。尿蛋白检查应选中段尿。对可疑子痫前期孕妇应测 24h 尿蛋白定量。

2. 肝功能变化　大约 10% 的重度子痫前期出现肝脏受累。子痫前期患者还没有出现肝脏的实验室或组织学变化时，肝窦内壁就先发生纤维蛋白沉积。最常见的肝功能异常是轻度血清转氨酶升高。

3. 血液系统变化和正常妊娠相比，子痫前期的血浆纤维蛋白肽 A、D 二聚体和凝血酶 - 抗凝血酶复合物升高，而抗凝血酶Ⅲ 的活性下降，提示凝血酶生成增强。正常妊娠的血浆纤维蛋白原明显升高。如果没有胎盘早剥，子痫前期孕妇很少出现血浆纤维蛋白下降。血小板减少是重度子痫前期最常见的血液系统异常，与疾病严重程度和胎盘早剥相关。

4. 溶血、肝酶升高和血小板减少综合征（HELLP）实验室诊断标准　HELLP 综合征有很多不同的诊断标准。溶血定义为微血管溶血性贫血，是 HELLP 综合征三联症的标志。典型的微血管溶血包括外周血涂片异常（破裂红细胞、钝锯齿状红细胞和棘红细胞）、血清胆红素升高、血浆结合珠蛋白水平降低、LDH 升高以及血红蛋白水平下降。

肝脏功能指标及肝酶升高程度目前尚无定论。一些医院用 LDH、AST 或 ALT 升高至少超过上限的两倍作为标准，国内多用 ALT ≥ 40U/L 或 AST ≥ 70U/L 作为标准。

血小板减少是诊断 HELLP 综合征的第三项标准。血小板减少的诊断标准也未达成共识，报道的异常阈值从 75×10^9/L 到 279×10^9/L 不等，血小板计数小于 100×10^9/L 是最常用的标准，国内采用这个标准。Maytin 等对 302 例 HELLP 综合征进行了回顾，根据血小板计数将 HELLP 综合征分为 3 级：1 级为血小板计数小于 50×10^9/L；2 级血小板计数小于 50×10^9~100×10^9/L；3 级血小板计数小于 100×10^9~150×10^9/L。这种分级可用来预测产后恢复的快慢、母婴结局以及是否需在血浆置换。

HELLP 综合征凝血功能包括凝血酶原时间（prothrombin time，PT）、活化部分凝血激酶时间

(activated partial thromboplastin time,APTT)及纤维蛋白原均正常。当采用较为敏感的指标时,如AT-Ⅲ、纤维蛋白肽A、纤维蛋白单体、D-二聚体、α2-抗纤溶酶、纤溶酶原、前激肽释放酶和纤连蛋白,很多患者的实验室指标变化和弥散性血管内凝血(disseminated intravascular coagulation,DIC)相同。凝血功能异常多发生在胎盘早剥及分娩后出血的患者,在没有这些并发症的情况下,DIC的发生率只有5%。

5. 妊娠期高血压疾病的预测指标　高血压疾病的预测对早防早治,降低母婴死亡率有重要意义,但目前尚无有效、可靠和经济的预测方法。首次产前检查应进行风险评估,主张联合多项指标综合评估预测。

(1)高危因素:妊娠期高血压疾病发病的高危因素均为该病较强的预测指标。

(2)生化指标:①可溶性酪氨酸激酶1(soluble Fms-like tyrosine kinase-1,sFlt-1)升高者,子痫前期的发病率升高5~6倍。②胎盘生长因子(placental growth factor,PIgF)在妊娠5~15周血清浓度<32pg/ml,妊娠16~20周<60pg/ml,对子痫前期预测的敏感性、特异度较高。③胎盘蛋白13(placental protein 13,PP13)可作为早发型子痫前期危险评估的合理标志物。④可溶性内皮因子(soluble endoglin,sEng)在子痫前期临床症状出现前2~3个月水平即已升高,预测的敏感性较强。

(3)物理指标:子宫动脉血流波动指数(pulsatile index,PI)的预测价值较肯定。妊娠早期子宫动脉PI>95th%,妊娠中期(23周)子宫脉PI>95th%,预测子痫前期的敏感度较高。

(4)联合预测

1)分子标志物间联合:sFlt-1/PIgF>10提示5周内可能发生子痫前期;妊娠早期PIgF联合PP13,PIgF联合sEng,预测检出率较高。

2)分子标志物联合子宫动脉多普勒:多普勒联合PP13及hCG,检出率高达100%,假阳性率仅3%;多普勒联合PIgF或sFlt-1或sEng,多普勒联合PP13及妊娠相关血浆蛋白,抑制素A联合多普勒,检出率较高假阳性率较低。

三、病理检查指标与评估

(一) 标本类型及送检要求

常见标本为胎盘组织,送检要求:新鲜、未固定状态下送检,因为提前固定可以使许多肉眼可见的特征变得模糊,并直接影响到组织培养、细胞遗传学等方面检查。胎盘在检查前不应该冷冻,因为冷冻可以引起溶血致使胎儿面、脐带和胎膜变色,直接影响大体观察。

如果遇到以下特殊情况时,可将胎盘固定后再做病理检查:①携带传染性病原体,如乙肝病毒、丙肝病毒或梅毒螺旋体等;②临床高度可疑胎盘早剥或边缘血窦破裂,而新鲜状态下观察病变不明显时,固定后更易于观察;③短时间内不能完成取材者或其他特殊情况。固定时,注意将胎盘平铺,一般母体面朝下,胎儿面朝上,固定液至少是胎盘体积的3~5倍。

(二) 大体标本检查及取材

妊娠期高血压疾病之胎盘,与相同孕周正常胎盘相比,体积偏小,重量偏轻,常伴片状梗死、钙化或形成胎盘后血肿等。

大体检查前准备工具:包括台秤、有齿镊子、剪刀、一把直尺或卷尺、一把长刀及一部相机,尤其要注意留取大体标本图像,因为胎盘的一些特殊病变(脐带附着异常、胎盘后血肿、多胎胎盘等)大体表现更为直观。大体检查步骤包括以下6方面。

1. 观察外观形状,大部分呈圆盘形,中央厚,周边较薄。

2. 观察胎膜的完整性、颜色、光泽度、胎膜破裂部位。

3. 测量脐带的长度和直径,观察脐带的附着部位,即边缘性、偏心性、中央性、帆状附着,是否有扭转,是否打结(真结,假结),观察脐带血管的数目(正常为3根,其中2根为动脉,1根为静脉)以及其他变色、出血及血栓形成等。

4. 测量胎盘的三维径线及称重,长度、宽度、厚度(从胎儿面到母体面的全层厚度,包括最薄处及最厚处)。胎盘称重时应除去脐带和胎膜。

5. 检查胎盘胎儿面:观察有无结节、斑块、羊膜带、出血、囊肿、纤维蛋白、肿块等情况。

6. 检查胎盘母体面:胎盘小叶的完整性及发育情况、有无小叶缺损、局部粗糙、血块及钙化等,并辨别有无异常改变的绒毛。每间隔1~2cm做连续切面,评估绒毛组织的颜色,有无异常的囊肿、结节与斑块。

(三) 取材及注意事项

1. 脐带取材　如无异常,常规做横断面取材,一般取两块,中间部及近脐根部各一块,另外,由于脐带附着胎盘处部位是多条血管的交汇处,血管数量较多,取材部位至少应高于附着点1cm。

2. 胎膜取材　从胎膜破裂部位至胎盘缘,取一条约6cm宽的胎膜,用镊子抓紧胎膜破裂部位的部分,向同一方向旋转,呈"果冻卷"样,破裂部位放在中央和羊膜一起向内卷,移开镊子,将新制成的"胎膜卷"横断取材,用于组织学检查。

3. 胎盘取材　一般在胎盘中心区域全层厚取材,一般取2~4块,若有病变,则在病变处酌量取材。

(四) 组织学检查

轻度子痫前期胎盘形态学改变不甚明显,但重度子痫前期胎盘除了体积明显变小、重量明显减轻外,胎盘绒毛表现为发育不良或过成熟,绒毛呈小口径、丝状,间质内血管减少,常伴合体结节增多及多灶梗死,呈胎盘灌注不良的表现。另一个重要特征是蜕膜血管病,即底蜕膜子宫螺旋动脉在妊娠期生理重铸过程障碍,未发生生理性转变或转变不完全,表现为动脉直径较小,正常孕妇螺旋动脉的平均直径为500μm,而同孕龄妊娠期高血压疾病患者螺旋动脉直径仅200μm,同时伴有内皮细胞损害、血浆成分沉积于血管壁及脂质蓄积等,表现为急性动脉粥样硬化。

综上所述,妊娠期高血压之胎盘,体积变小,重量减轻,常伴绒毛梗死及钙化,组织学表现为胎盘绒毛发育不良或过成熟,呈胎盘灌注不良之改变。

(李 洁　张 葵　王爱春)

第三节　妊娠合并急性肝炎

急性病毒性肝炎包括甲肝、乙肝、丙肝、丁肝、戊肝等,其中以乙肝最多。妊娠合并病毒性肝炎的发病率为0.8%~17.8%。妊娠合并病毒性肝炎有重症化倾向,并容易发生凝血异常导致产后出血,是我国孕产妇死亡的主要原因之一。病毒性肝炎增加流产、早产、死胎和死产的风险,同时可导致肝炎病毒的母胎传播。

一、妊娠与病毒性肝炎概述

(一) 妊娠与病毒性肝炎的相互影响

1. 妊娠、分娩对病毒性肝炎的影响

(1)肝脏抗病能力降低:因妊娠基础代谢率高,营养物质消耗增多,肝内糖原储备降低;妊娠早期食欲缺乏,体内营养物质相对不足,蛋白质缺乏,使肝脏抗病能力降低。

(2)肝脏负担加重

1)妊娠期大量雌激素需在肝内灭活,并妨碍肝脏对脂肪的转运和胆汁的排泄;

2)胎儿代谢产物需经母体肝内解毒;

3)分娩时体力消耗、缺氧,酸性代谢物质产生增多。

以上因素可促使病毒性肝炎病情加重、复杂,增加诊断和治疗的难度。

2. 病毒性肝炎对母儿的影响

(1)对孕产妇的影响

1)早孕反应加重孕早期合并肝炎,易使恶心、呕吐等反应加重;

2）妊娠期高血压疾病的发生率增加可能与肝脏对醛固酮的灭活能力下降有关；

3）产后出血发生率增加产后出血发生率与肝炎的病情有关，由于肝功能损害使凝血因子产生减少所致；

4）孕产妇死亡率升高：与非孕期相比，妊娠合并肝炎易发展为重型肝炎，病死率高达 80%。

（2）对胎儿、新生儿的影响

1）流产、早产、死胎妊娠早期并发肝炎易发生流产，发生率为 5%~8%。妊娠晚期合并肝炎易出现早产、死胎；

2）致畸作用妊娠早期并发肝炎，胎儿畸形发生率升高 2 倍。

3）肝炎病毒的垂直传播妊娠合并肝炎患者，可通过垂直传播感染新生儿，垂直传播包括宫内传播、产时传播和产后传播。甲型肝炎病毒（hepatitis A virus，丙型肝炎病毒（hepatitis C virus，HCV）RNA 浓度超过 10^6 拷贝/ml 时，可能发生母婴传播。丁型肝炎病毒（hepatitis D virus，HDV）传播途径与乙型肝炎病毒（hepatitis B virus，HBV）相同，但相对较少见。戊型肝炎病毒（hepatitis E virus，HEV）传播途径与甲型病毒性肝炎相似。2013 年美国妇产科协会（the American College of Obstetricians and Gynecologists，ACOG）提出大约 90% 的急性 HBV 感染的孕妇会将病毒传染给婴儿。而慢性 HBV 感染也有 10%~20% 的垂直传播机会。母婴传播是我国慢性 HBV 感染的主要原因，小三阳者母婴传播率为 0~0.5%，而大三阳者为 5%~10%。HBV 母婴传播有以下 3 种途径：①宫内传播；②产时传播；③产后感染。

（二）诊断

1. 病史有与病毒性肝炎患者密切接触史，半年内曾接受输血、注射血制品史。甲肝潜伏期 30d，乙肝潜伏期 90d，丙肝潜伏期 50d，戊肝潜伏期 40d。

2. 临床表现孕妇出现不能用早孕反应或其他原因解释的消化系统症状。部分患者有皮肤巩膜黄染、尿色加深如茶色，孕早、中期可触及肝脏增大，并有肝区叩击痛。晚期时因宫体升高肝脏不易扪清。

3. 实验室检查肝功能异常，特别是 ALT 明显增加（参考值上限 10 倍以上）、持续时间长时，对肝炎诊断有价值。血清胆红素增加 >17μmol/L、尿胆红素阳性、凝血酶原时间延长等，均有助于肝炎的诊断。

4. 鉴别诊断

（1）妊娠剧吐引起的肝损害纠正酸碱失衡与水、电解质紊乱后，肝功能可完全恢复。肝炎病毒抗原系统血清学标志有助于鉴别。

（2）HELLP 综合征在妊娠期高血压的基础上发生，以肝酶升高、溶血性贫血、血小板减少为特征的综合征。

（3）妊娠期肝内胆汁淤积症（intrahepatic cholestasis of pregnancy，ICP）以瘙痒和黄疸为特点，先痒后黄，痒重于黄。分娩后数日内症状消失，胆酸升高明显，转氨酶可轻度升高；胆红素正常或升高，血清病毒学检查抗原均阴性；肝活检主要为胆汁淤积。

（4）妊娠急性脂肪肝有明显黄疸，但尿胆红素多为阴性，尿酸水平明显升高。B 型超声显示强回声的"亮肝"，CT 见肝大片密度减低区对诊断极有帮助。肝活检小叶中心肝细胞急性脂肪变性与急性重症肝炎时肝细胞广泛坏死截然不同。

（5）妊娠期药物性肝损害有应用损害肝细胞药物史，停药后多可恢复。

二、临床检验指标与评估

（一）临床检验指标

1. 病原学检查   采集母血进行病原学检查，方法有核酸扩增试验，如 PCR 检测 HAV RNA、HBV DNA、HCV RNA 和 HEV RNA。HBV DNA 主要用于观察抗病毒疗效和判断传染性大小。

2. 血清学检测检测　血清中特异性抗体 IgM、IgG,确定孕妇感染状况,包括定量和定性检测。

(1)甲型病毒性肝炎:通常采用化学发光法和 ELISA 法检测血清 HAV 抗体。HAV-IgM 在急性感染时出现较早(发病后 1~4 周),上升快,高峰效价高,持续时间短(常 3~6 个月后转阴性),是急性 HAV 感染或复发的可靠指标,并且有助于区分现症感染和既往感染。HAV-IgG 一般于感染后 4 周出现,24 周达高峰,可维持多年甚至终身,属于保护性抗体。

(2)乙型病毒性肝炎:HBV 血清学标志物主要是"乙肝两对半"和 HBV DNA。"乙肝两对半"检测的指标为:

1)乙型肝炎表面抗原(hepatitis B virus surface antigen,HBsAg):血清 HBsAg 的检测可采用固相放射免疫法、ELISA、反向间接血凝试验等方法,是乙型肝炎早期诊断的特异性指标,目前可以采用化学发光法对血液中的 HBsAg 进行定量检测,其滴度高低与乙型病毒肝炎传染性强弱相关,可用于预测抗病毒治疗效果。

2)乙型肝炎表面抗体(hepatitis B surface antibody,HBsAb)是一种保护性抗体,表示机体有免疫力,不易感染 HBV。接种 HBV 疫苗后,HBsAb 滴度是评价疫苗效果的指标。可采用固相放射免疫法、ELISA 法和化学发光法进行检测。

3)乙型肝炎 e 抗原(hepatitis B virus e antigen,HBeAg)是 *HBV core/Precore* 基因编码的蛋白,在 HBV 感染肝细胞进行复制时产生。通常被视为存在大量病毒的标志,滴度高低反映传染性的强弱。在急性 HBV 感染情况下,HBeAg 在 HBsAg 出现之后几日或几周内出现。如果 HBeAg 存在的时间超过 12 周,将被视为 HBV 慢性感染。在 HBV 慢性感染时,HBeAg 是第一个转阴的标记物。慢性 HBV 感染经过抗病毒治疗,HBeAg 可经消失并且产生相应的乙型肝炎 e 抗体(hepatitis B virus e antibody,HBeAb)。

4)HBeAb:阳性表示血清中病毒颗粒减少或消失,传染性减弱。

5)乙型肝炎核心抗体(hepatitis B virus core antibody,HBcAb):HBcAb 分为 IgM 和 IgG 型,IgM 型阳性见于乙型病毒新近感染及慢性肝炎急性活动期的病毒复制标志,IgG 型阳性见于乙型病毒性肝炎恢复期和慢性 HBV 感染。

(3)丙型病毒型肝炎:通常采用化学发光法或 ELISA 检测血清中的 HCV 抗体。机体产生 HCV 抗体不是中和抗体,没有保护性,仅是感染的标志物,也可作为慢性肝炎、肝硬化的诊断指标。HCV ELISA 检测仅作为初筛试验,结果阳性者需进行确认试验来排除假阳性。HCV-IgM 阳性可作为 HCV 活动性的标志。HCV 含量的多少与丙型肝炎的严重程度,预后及抗病毒疗效都有非常密切的关系。

(4)丁型病毒性肝炎:HDV 是一种缺陷和嗜肝 RNA 病毒,需依赖 HBV 的存在而复制和表达,伴随 HBV 引起肝炎。需同时检测血清中 HDV 抗体和"乙肝两对半"。

(5)戊型病毒性肝炎:由于 HEV 抗原检测困难,抗体出现较晚,在疾病急性期有时难以诊断,即使抗体阴性也不能排除诊断,需反复检测。血清中发现戊肝抗体即可诊断该病。血清中出现 HEV IgM 为急性感染期,既往感染者出现 HEV IgG。

3. 肝功能检查　主要包括血清 ALT 和 AST、白蛋白、胆红素、血清胆碱酯酶(cholinesterase,CHE)等,其中 ALT 主要存在于胞质,容易释放,是反映肝细胞损伤程度最常用的敏感指标。1% 的肝细胞发生坏死时,血清 ALT 水平即可升高 1 倍。AST 大部分分布于细胞的线粒体,小部分分布于细胞质,当肝细胞严重损害或坏死时,血清 AST 升高。白蛋白由肝实质细胞合成分泌,是血浆中含量最多的蛋白质,是机体的营养指标,其下降表示肝细胞受损。胆红素是脂溶性的有毒物质,肝脏对其有强大的解毒作用。胆红素持续上升而转氨酶下降即"酶胆分离",提示重型肝炎的肝细胞坏死严重,预后不良。总胆红素升高在预后评估上较 ALT 及 AST 更有价值。血清 CHE 是肝脏合成功能的灵敏指标,肝炎时可降低。凝血酶原时间百分活度(prothrombin time activity percentage,PTA)的正常值为 80%~100%,<40% 是诊断重型肝炎的重要指标之一。PTA 是判断严重程度和预后的主要标准,较转

氨酶和胆红素具有更重要的临床意义。

（二）临床检验指标评估

1. 急性甲型、乙型、戊型病毒性肝炎患者常有转氨酶升高，可出现黄疸。

2. 育龄女性应常规检测 HBV 标志物，若无 HBsAb 者应进行乙型肝炎疫苗接种，以预防妊娠期感染 HBV。感染 HBV 的育龄女性在妊娠前应行肝功能、血清 HBV DNA 检测以及肝脏 B 型超声检查，最佳的受孕时机是肝功能正常、血清 HBV DNA 低水平、肝脏 B 型超声无特殊改变。美国妇产科协会（ACOG）表示，感染乙型肝炎仍然可以进行阴道分娩和母乳喂养。在出生后几小时内，HBV 患者的婴儿将接种第一剂乙型肝炎疫苗，同时还应注射 HBV 抗体。在接下来的 6 个月内再给注射两剂疫苗。疫苗注射全部完成后，婴儿将接受 HBV 相关检测。

3. 分娩时母体可将乙肝病毒传给新生儿，垂直传播的概率在 HBeAg 阳性患者中可达 90%，HBeAg 阴性患者为 25%。由于被感染新生儿将来极可能变成慢性乙肝病毒携带者并且成年后发展为肝癌的风险极大，为预防新生儿感染，急性或慢性乙肝孕妇娩出的新生儿产后应立即注射乙肝免疫球蛋白（被动免疫）、接种乙肝疫苗（主动免疫）。

4. 急性丙型肝炎临床症状不典型，常伴的转氨酶轻度升高。

5. 妊娠期戊多为暴发性，病情较重。随着妊娠时间增长死亡率逐渐增加，孕晚期急性感染患者死亡率可达 20%。母体感染可引起胎儿或新生儿死亡。如果急性肝炎患者相关血清学检测除外甲型、乙型、丙型肝炎后，应考虑戊肝可能。由于 HEV 感染有时会因为宿主无应答或应答水平低，血清中的抗体含量处于较低浓度水平，临床上约有 10% 的戊肝患者始终测不出抗 -HEV 抗体，通过 PCR 在血液中找到戊肝病毒比血清学检测更准确。

综上所述，妊娠合并急性肝炎，以乙型肝炎最多。病毒性肝炎增加流产、早产、死胎和死产的风险，同时可导致肝炎病毒的母胎传播。主要依赖血清中特异性抗体的检测、抗原检测（ELISA、化学发光法等）和分子诊断技术（PCR 检测 HAV RNA、HBV DNA、HCV RNA 和 HEV RNA）来作为常规的诊断技术和抗病毒疗效监测。注射疫苗是预防 HBV 感染的重要方式。

（张 葵　李 洁　王爱春）

第四节　妊娠期肝内胆汁淤积症

妊娠期肝内胆汁淤积症（intrahepatic cholestasis of pregnancy，ICP）是一种特发于妊娠中晚期的疾病，增加围产儿死亡率，并导致剖宫产率上升。

一、妊娠期肝内胆汁淤积症疾病概述

（一）高危因素

ICP 的发病可能与雌激素、遗传、环境等因素有关。具有 ICP 高危因素的人群其发病率明显升高，加强识别 ICP 高危因素对提高该病的诊断具有临床价值，包括以下 5 个方面。

1. 有慢性肝胆基础疾病，如丙型肝炎、非乙醇性肝硬变、胆结石或胆囊炎、非乙醇性胰腺炎，有口服避孕药诱导的肝内胆汁淤积症病史者。

2. 有 ICP 家族史者。

3. 前次妊娠有 ICP 病史。

4. 双胎妊娠孕妇 ICP 发病率较单胎妊娠显著升高，而 ICP 发病与多胎妊娠的关系仍需进一步研究并积累资料。

5. 人工授精妊娠的孕妇，ICP 发病危险度相对增加。

（二）ICP 对母儿的影响

1. 对孕妇的影响　ICP 患者脂溶性维生素 K 的吸收减少，易致凝血功能异常导致产后出血。

2. 对胎儿、新生儿的影响 胆汁酸的毒性可使围产儿发病率和死亡率明显升高,甚至出现不可预测的胎死宫内、新生儿颅内出血等。

(三)诊断

1. 临床表现

(1)皮肤瘙痒:首先出现的症状,常起于妊娠晚期。初起为手掌、脚掌或脐周瘙痒,可逐渐加剧而延及四肢、躯干、颜面部;瘙痒程度各有不同,夜间加重,严重者甚至引起失眠。瘙痒大多在分娩后24~48h 缓解。

(2)黄疸:出现瘙痒后 2~4 周内部分患者可出现黄疸,黄疸发生率较低,程度轻,于分娩后 1~2 周内消退。

(3)其他表现:少数孕妇可有恶心、呕吐、食欲不振、腹痛、腹泻、轻微脂肪痢等非特异性症状。

2. 辅助检查

(1)血清总胆汁酸水平升高:总胆汁酸(total bile acid,TBA)水平 ≥ 10μmol/L 可诊断为 ICP。其水平越高,病情越重。

(2)胆汁酸水平正常者:即使胆汁酸水平正常,但有其他原因无法解释的肝功能异常,主要是血清丙氨酸转氨酶和天冬氨酸转氨酶水平轻、中度升高,可诊为 ICP,部分患者可伴血清胆红素水平升高,以直接胆红素为主。

3. ICP 严重程度的判断

(1)轻度:① 10umol/L ≤血清 TBA ≤ 40umol/L;②以皮肤瘙痒为主,无明显其他症状。

(2)重度:①血清 TBA ≥ 40umol/L;②瘙痒严重;③伴有其他情况,如多胎妊娠、妊娠期高血压疾病、复发性 ICP、曾因 ICP 致围产儿死亡者。

二、临床检验指标与评估

(一)临床检验指标

1. 总胆汁酸 肝细胞以胆固醇为原料合成胆汁酸,与甘氨酸或牛磺酸结合形成结合胆汁酸,并通过毛细胆管膜上的 ABC 转运蛋白主动分泌到胆汁中。在肠道中约有 95% 胆汁酸被重吸收,与肝脏新合成的结合胆汁酸一起排入肠道,如此反复构成胆汁酸的肠肝循环。妊娠期,由于激素水平、遗传、环境、免疫等因素异常,导致血清以及肝细胞中胆汁酸的积聚升高。胆汁酸改变是 ICP 最主要的实验室证据,ICP 孕妇的 TBA 水平较健康孕妇显著上升,根据 TBA 水平可用于评估 ICP 的严重程度。

2. 甘胆酸(cholyglycine,CG) 在肝脏合成,被肠道重吸收,CG 是结合胆汁酸的主要成分,ICP 孕妇血清 TBA、CG 水平与病情呈显著正相关,也是诊断 ICP 主要的实验室证据,具有较高的灵敏度及较差的特异度,在妊娠期肝内胆汁淤积症诊疗指南(2015)中指出由于 CG 在 ICP 诊断与程度分类中的稳定性差,认为实时监测 TBA 水平较 CG 更具有合理性。

3. 肝功能指标

(1)丙氨酸氨基转移酶(ALT)和天门冬氨酸氨基转移酶(AST):ALT 和 AST 升高能敏感地反映肝细胞损伤,急性肝细胞损伤以 ALT 最敏感,而损伤程度则以 AST 较敏感。孕妇发生 ICP 时,ALT 和 AST 水平轻度升高,与 TBA 水平升高无明显先后顺序,其变化与 TBA、胆红素变化不平行。升高波动在正常值的 2~10 倍,分娩后逐渐恢复正常,不遗留肝脏损害。

(2)碱性磷酸酶(alkaline phosphatase,ALP):ALP 在肝脏中主要分布在肝细胞膜和毛细胆管的微绒毛上,妊娠期由于骨、肠、肾等处产生的 ALP 一起排泄,胎盘也产生 ALP 的同工酶,使得血 ALP 活性水平升高,9 个月达高峰,当胆汁排除有障碍、毛细胆管内压亢进时,即可诱导大量 ALP 释放入血。

(3)γ 谷氨酰转移酶(γ-glutyltransferase,GGT):是一种含有巯基的线粒体酶,血清中的 GGT 主要来源于肝脏,广泛分布于肝细胞的毛细胆管一侧和整个胆管系统,当妊娠期肝内或肝外胆管梗阻时,GGT 排泄受阻,随胆汁反流入血,致血清 GGT 升高。

(4) α谷胱甘肽转移酶(α-glutathione transferase, α-GT):血清α-GT水平上升,是反映肝细胞损害快速而特异的指标。其在ICP诊断中的敏感性及特异性,可能优于胆汁酸和肝酶变化。

(5)直接胆红素(direct bilirubin, DB):在血液中,主要以胆红素-清蛋白复合物的形式存在和运输,妊娠期各种原因引起胆汁排泄受阻,使胆小管和毛细胆管内的压力增大,肝内结合胆红素逆流入血,造成结合胆红素升高。ICP孕妇,血清总胆红素水平正常或轻度升高,50%患者以DB水平升高为主。

(6)亮氨酸氨基肽酶(leucine aminopeptidase, LAP):广泛分布于肝、胆、胰、小肠以及子宫肌层等组织中,主要定位于肝细胞和毛细胆管上皮细胞,参与组织蛋白质和某些肽类的更新降解,是反映肝细胞损伤和胆汁淤积的主要酶类。妊娠期母体胎盘也能合成LAP,在母体血清中以可溶形式存在,在胎盘中以膜结合的形式存在,被金属蛋白酶解聚后由胎盘释放到血清中。随着孕周的增加,LAP值也随之升高,37周达到高峰,分娩后下降。当发生胆汁淤积时,淤积的胆汁破坏肝细胞和毛细胆管,导致LAP大量释放。

(二) 临床检验指标评估

ICP主要发生在妊娠晚期,少数发生在妊娠中期,以皮肤瘙痒和高胆汁酸为主要特征,可伴有黄疸以及多项生化指标异常。

妊娠期肝内胆汁淤积症诊疗指南(2015)推荐检测血清总胆汁酸水平用于判断ICP的严重程度:①轻度:血清TBA10～40μmol/L,临床症状以皮肤瘙痒为主,无明显其他症状。②重度:血清TBA≥40μmol/L,瘙痒严重,伴有其他情况,如多胎妊娠、妊娠期高血压疾病、复发性ICP、曾因ICP致围产儿死亡者。早发型ICP:尚无ICP发病时间的定义,但早发型患者的围产儿结局更差,也归为重度ICP。

ICP病因是多因素的,ICP相关基因是位于19号染色体p23区,与ICP发生有关的遗传多态性变异包括肝磷脂转运蛋白突变(MDR3/ABCB4)、氨基磷脂运输蛋白突变(ATP8B1/FIC1)、胆盐输出泵(BSEP/ABCB11)等,这些突变可能导致胆管和肝细胞的细胞膜组成改变以及胆管功能障碍。也有报道GGT水平较高的ICP患者检测到MDR3突变。ICP时TBA水平显著升高,可达正常水平的10~25倍,鹅去氧胆酸水平下降,胆酸/鹅去氧胆酸比值升高。血清TBA>11μmol/L,胆酸百分比提高>42%,甘氨酸/牛磺酸胆酸比值降至<1,可用于ICP的鉴别诊断。同时检测到肝酶异常表达高达60%。正常妊娠时,ALT和AST水平很少超过检测上限的两倍。ICP患者,检测发现ALT和AST升高2倍以上,围产期不良风险增加3.54倍,ALP水平升高可达4倍,而GGT水平增加不到三分之一,肝功能损害较大。高胆红素血症,很少达到6mg/dL,重度ICP时,联合检测肝酶指标的敏感性和特异性高于单一检测。

分娩后ICP可快速、完全缓解。母儿结局通常较好,不会留下后遗症。但产后胆石症的危险增加。ICP本身或使用考来烯胺治疗ICP的患者可出现轻度脂肪痢,导致维生素K吸收减少,维生素K缺乏增加了产后出血的风险。因此孕期尤其是分娩时应监测凝血酶原时间,必要时注射维生素K减少出血风险。

综上所述,尽管妊娠期ICP的发病率低,但由于可严重影响母儿结局,临床应予以重视。胆汁酸改变是ICP最主要的实验室证据,检测TBA水平可用于评估ICP的严重程度。ICP患者ALT和AST升高2倍以上,围产期不良风险明显增加。孕期应监测凝血酶原时间,必要时注射维生素K减少出血风险。

(张葵　李洁　王爱春)

第五节　妊娠糖尿病

一、妊娠糖尿病疾病概述

妊娠糖尿病包括:①妊娠前已有糖尿病,称为孕前糖尿病(progestational diabetes mellitus, PGDM),约占 10%;②妊娠后首次发生的糖尿病,称为妊娠期糖尿病(gestational diabetes mellitus,GDM),约占 90%。

（一）妊娠对糖代谢的影响

1. 葡萄糖需要量增加妊娠时母体对葡萄糖的利用增加,肾血流量及肾小球滤过率增加,胰岛素清除葡萄糖能力增加,夜间母体葡萄糖不断转运到胎儿体内,都可使孕妇空腹葡萄糖比非孕时低。

2. 胰岛素抵抗和胰岛素分泌相对不足胎盘分泌的激素如胎盘生乳素、雌激素、孕激素等在周围组织中均具有抗胰岛素作用,使母体对胰岛素的敏感性下降。妊娠期胰岛 β 细胞功能代偿性增加,以促进胰岛素分泌,这种作用随孕期进展而增加。

（二）糖尿病对妊娠的影响

1. 对孕妇的影响

(1)孕前及孕早期高血糖,自然流产的风险增加,多见于 PGDM 孕妇。

(2)并发妊娠期高血压疾病主要见于糖尿病病程长、伴微血管病变者。糖尿病并发肾病变时,妊娠期高血压疾病发生率高达 50% 以上。

(3)感染糖尿病患者抵抗力下降,易合并感染,最常见泌尿系感染和外阴阴道念珠菌病。

(4)羊水过多常并发羊水增多,可能与胎儿高血糖、高渗性利尿致胎尿排出增多有关。

(5)因巨大儿发生率明显增高,肩难产、产道损伤、手术产的几率增高。产程延长易发生产后出血。

(6)酮症酸中毒严重的急性并发症是糖尿病孕妇死亡的主要原因之一。主要见于血糖控制不佳的 1 型糖尿病孕妇。

2. 对胎儿的影响

(1)胎儿畸形孕早期高血糖有较强的致畸作用,血糖控制愈差,胎儿畸形发生率愈大。

(2)巨大儿发生率明显增加,达 25%~40%,与妊娠中、晚期孕妇血糖水平呈正相关。

(3)胎儿宫内生长受限发生率较低,常与胎儿畸形并存,主要见于糖尿病伴微血管病变的孕妇。

3. 对新生儿的影响

胎儿高胰岛素血症可导致除畸形外的一系列新生儿并发症:新生儿呼吸窘迫综合征(respiratory distress syndrome,RDS)、低血糖、红细胞增多症、高胆红素血症、肥厚性心肌病、低 Ca^{2+}、低 Mg^{2+} 血症、肾静脉栓。

（三）诊断

1. PGDM

符合以下 2 项中任意一项者,可确诊为 PGDM。

(1)妊娠前已确诊为糖尿病的患者。

(2)妊娠前未进行过血糖检查的孕妇,但存在糖尿病高危因素者,首次产前检查时需明确是否存在糖尿病,妊娠期血糖升高达到以下任何一项标准应诊断为 PGDM。

1) 空腹血浆葡萄糖(fasting plasma glucose,FPG)≥7.0mmol/L(126mg/d1)。

2) 75g 口服葡萄糖耐量试验(oral glucose tolerance test,OGTT),服糖后 2h 血糖 ≥ 11.1mmoI/L(200mg/d)。

3)伴有典型的高血糖症状或高血糖危象,同时随机血糖 >11.1mmol/L(200mg/d)。

4)糖化血红蛋白(glycohemoglobin,HbAlc)>6.5%。

2. GDM

(1)病史及临床表现凡有糖尿病家族史(尤其是直系亲属)、孕前体重 ≥ 90kg、孕妇出生体重 ≥ 4 000g、孕妇曾有多囊卵巢综合征、不明原因流产、死胎、巨大儿或畸形儿分娩史,本次妊娠胎儿偏大或羊水过多者应警惕患妊娠期糖尿病。因 GDM 患者通常无症状,而糖尿病对母儿危害较大,建议对所有尚未被诊断为 PGDM 或 GDM 的孕妇,在妊娠 24~28 周以及 28 周后首次就诊时进行 75g 口服葡萄糖耐量试验筛查。

(2)口服葡萄糖耐量试验:75g OGTT 方法:OGTT 前禁食至少 8h,试验前连续 3d 正常饮食,即每日进食碳水化合物不少于 150g,检查期间静坐、禁烟。检查时,5min 内口服含 75g 葡萄糖的液体 300ml,分别抽取孕妇服糖前及服糖后 1h、2h 的静脉血,3 项血糖值应分别低于 5.1、10.0、8.5mmol/L。任何一项血糖值达到或超过上述标准即诊断为 GDM。

(3)孕妇具有 GDM 高危因素或者医疗资源缺乏地区,建议妊娠 24~28 周首先检查空腹血糖(FPG)。FPG ≥ 5.1mmol/L,可以直接诊断 GDM,不必行 OGTT;FPG ≤ 4.4mmol/L,发生 GDM 可能性极小,可以暂时不行 OGTT;FPG>4.4mmol/L 且 <5.1mmol/L 时,应尽早行 OGTT。

(4)孕妇具有 GDM 高危因素,首次 OGTT 结果正常,必要时可在妊娠晚期重复 OGTT。

二、临床检验指标与评估

(一)临床检验指标

糖尿病的诊断主要依赖于实验室的检验指标。妊娠糖尿病的诊断指标有 FPG、OGTT 和 HbA1c,FPG 和 OGTT 标本需用氟化钠抗凝血浆,采用葡萄糖氧化酶法或葡萄糖己糖激酶法测定;HbA1c 用 EDTA 抗凝血浆,采用标准化方法进行检测。

1. 空腹血浆葡萄糖　是至少 8h 内不摄入含热量的食物后测定的血浆葡萄糖,是糖尿病最常用的检测项目。血糖测定的参考方法是己糖激酶法,目前国内多采用卫健委临检中心推荐的葡萄糖氧化酶法。

2. 糖化血红蛋白　成人的血红蛋白(Hb)通常由 HbA(97%)、HbA2(2.5%)和 HbF(0.5%)组成。HbA 又可分为非糖化血红蛋白,即天然血红蛋白 HbAo(94%)和糖化血红蛋白 HbA.(6%)。根据糖化位点和反应参与物的不同,HbA 可进一步分为 HbA1a、HbA1b 和 HbA1c 等亚组分。其中血红蛋白 A1c(hemoglobin A1c,HbA1c)占 HbA1 的 80%,化学结构为具有特定六肽结构的血红蛋白分子。HbA1c 是血红蛋白与血糖进行非酶促反应结合的产物,糖基化位点是血红蛋白 β 链 N 末端的缬氨酸残基,其生成是一个缓慢的、不可逆的过程,其浓度与红细胞寿命(平均 120d)和该时期内的血糖的平均浓度相关,不受每天葡萄糖波动的影响,可反映过去 6~8 周的平均血糖浓度,可为孕妇筛查 GDM、评估 GDM 血糖的控制情况以及孕妇血糖管理提供可靠的实验室指标。目前临床使用的糖化血红蛋白自动分析仪多采用离子交换柱高效液相色谱法。

(二)临床检验指标评估

1. 空腹血浆葡萄糖　是糖尿病的常用检测项目,但应注意在 2 型糖尿病中,高血糖是相对较晚才产生的,因此仅用 FPG 这个标准将延误诊断,应联合其他指标综合判断。己糖激酶法准确度和精密度高,特异性高于葡萄糖氧化酶法,适用于自动化分析。

2. 孕期血糖水平监测　根据 2008 年高血糖与不良妊娠结局研究,以围产期不良结局增加 75% 的界值作为切点,国际妊娠合并糖尿病共识小组制定了新的 GDM 诊断切点,并在全球普遍应用。此标准:孕期任何时间行 75g OGTT,5.1mmol/L ≤空腹血糖 <7.0mmol/L,OGTT 1h 血糖 ≥ 10.0mmol/L,8.5mmol/L ≤ OGTT 2h 血糖 <11.1mmol/L,上述血糖值之一达标即诊断 GDM。但孕早期单纯空腹血糖 >5.1mmol/L 不能诊断 GDM,需要随访。

血葡萄糖的检测结果是妊娠合并糖尿病分期的指标之一:

A 级:妊娠期诊断的糖尿病

A1 级:经控制饮食,空腹血糖 <5.3mmol/L,餐后 2h 血糖 <6.7mmol/L。

A2 级:经控制饮食,空腹血糖 ≥ 5.3mmol/L,餐后 2h 血糖 ≥ 6.7mmol/L。

血糖监测:血糖控制稳定或不需要胰岛素治疗的 GDM 妇女,每周至少测定一次全天 4 点(空腹和三餐后 2h)血糖。其他患者酌情增加测定次数。持续葡萄糖监测适用于血糖欠佳的 PGDM,尤其是 1 型糖尿病患者。

妊娠期血糖控制满意标准:

(1)孕妇无明显饥饿感,空腹血糖控制在 <5.3mmol/L;餐前 30min<5.3mmol/L、餐后 1h 血糖

<7.8mmol/L,餐后 2h 4.4~6.7mmol/L,夜间 4.4~6.7mmol/L。

（2）孕期血糖控制必须避免低血糖。低血糖风险依次为：1 型糖尿病低血糖 >2 型糖尿病和妊娠期显性糖尿病 >GDM 低血糖。孕期血糖 <4.0mmol/L 为血糖偏低，需调整治疗方案，血糖 <3.0mmol/L 必须给予即刻处理。

3. HbA1c 的应用　HbA1c 在临床上已作为评估长期血糖控制状况的金标准，也是临床决定是否需要调整治疗的重要依据。2010 年美国糖尿病协会（American Diabetes Association，ADA）正式采纳以 HbA1c ≥ 6.5% 作为糖尿病的诊断指标之一，HbA1c 水平在 5.7%~6.4% 作为糖尿病高危人群，2011 年世界卫生组织推荐有条件的国家和地区使用标准化检测方法 HbA1c ≥ 6.5% 作为糖尿病诊断切点；中国 2 型糖尿病防治指南（2017 年版）推荐：对于采用标准化检测方法并有严格质量控制的医院，可以开展用 HbA1c 作为糖尿病诊断及诊断标准的探索研究。国内一些研究结果显示，在中国成人中 HbA1c 诊断糖尿病的最佳切点为 6.2%~6.4%。以 6.3% 的依据为多。对于患有贫血和血红蛋白异常疾病的患者，HbA1c 的检测结果是不可靠的。HbA1c 测定所采用的方法应可以溯源到 DCCT 实验中曾使用过的 HbA1c 检测方法。

妊娠早期高危人群的筛查，检测 HbA1c 水平是一个比较简单的方法：其检测结果不受进食与否、时间、情绪等因素的影响。如果 HbA1c 水平 ≥ 6.5%，就可诊断为显性糖尿病；如果 HbA1c 5.7%~6.4% 之间，则表明糖耐量减低，需行 OGTT；HbA1c 水平低于 5.7%，则需在孕 24~28 周进行 GDM 筛查。在妊娠 20 周内 HbA1c 水平大于或等于 5.9% 是诊断孕妇显性糖尿病的理想指标，并且 HbA1c 水平上升还与不良妊娠结局的风险增加相关。因孕中晚期红细胞转换速度加快，以及受妊娠期贫血影响，HbA1c 常常被低估，GDM 应用价值有限。PGDM 患者的 HbA1c，结果判定时需考虑影响因素。

4. 孕期糖尿病产后管理　PGDM 产后管理同普通人群，妊娠期显性糖尿病产后需要重新评估糖尿病类型及糖代谢状态，GDM 需进行短期及长期随访，母儿两代人代谢相关疾病风险均明显增加。GDM 随访：产后 6~12 周行 75g OGTT 评估糖代谢状态。长期随访：GDM 产后 1 年再行 75g OGTT 评价糖代谢状态。之后的随访间期：无高危因素者 2~3 年 OGTT 筛查一次。

三、病理检查指标与评估

（一）标本类型及送检要求

常见标本为胎盘组织，送检要求：新鲜、未固定状态下送检。胎盘送检具体要求详见本章第二节。

（二）大体标本检查及取材

妊娠期糖尿病之胎盘，与正常同孕周胎盘相比，体积增大，厚度及重量增加。胎盘绒毛苍白而水肿，质地较脆。脐带往往因水肿而明显增粗，单脐动脉发生率增加。

大体检查步骤详见本章第二节。

（三）组织学检查

胎盘绒毛发育成熟障碍，表现为绒毛直径扩大伴轻度水肿，持续存在细胞滋养层细胞，绒毛间质内血管增多，血管内可见有核红细胞。常见脐带间质水肿，偶可见胶样脐带。

综上所述，所有糖尿病患者应计划妊娠。孕前评价糖尿病控制状态及慢性并发症的情况。建议糖尿病患者 HbA1c<6.5% 时计划妊娠，以减少先天异常的风险。所有未被诊断糖尿病的孕妇于孕 24~28 周行一步法 75g OGTT 筛查。临床表现不典型，75g 葡萄糖耐量试验是主要的诊断方法。推荐自我血糖监测，根据个体情况调整监测频率及时点，血糖控制餐前血糖 3.3~5.3mmol/L，餐后一小时血糖 ≤ 7.8mmol/L，两小时血糖 ≤ 6.7mmol/L，HbA1c 在 5.7% 以下；避免低血糖，以实现血糖控制及预防低血糖风险。密切监测胎儿情况和孕妇的血压、肾功能、眼底等。根据胎儿和母体的具体情况选择分娩时间和方式，产后注意对新生儿低血糖症的预防和处理。GDM 患者应在产后 6~12 周筛查是否有永久性糖尿病，如果血糖正常，应至少每 3 年进行一次糖尿病筛查。

四、案例 12-1

【病史摘要】

患者,女性,26 岁。

主诉:孕 33 周,发现血糖升高。

现病史:患者于 5 月前定期产检查糖耐量试验(OGTT):6.2mmol/L–11.0mmol/L–7.3mmol/L–9.5mmol/L,空腹血糖 8.3mmol/L,血红蛋白 115g/L。诊断妊娠期糖尿病,饮食控制不佳,空腹血糖控制一般。今孕 33 周,门诊拟"G_1P_0,孕 33 周,妊娠糖尿病"收入院。

既往史和个人史:既往体健,否认心肝肾等疾病史,无重大手术及外伤史,否认药物过敏史。无吸烟饮酒史,无传染病病史。

月经史:初潮 14 岁,周期 30d,经期 5~7d,量中,无痛经史。

婚育史:23 岁结婚,否认孕产史。

家族史:父母体健,否认家族中传染病及遗传病史。

体格检查:体温 37.0℃,脉搏 82 次/min,呼吸 20 次/min,血压 110/78mmHg,神志清,精神可。全身皮肤黏膜无黄染及出血点,浅表淋巴结未及肿大。颈软,气管居中,甲状腺随吞咽活动,未扪及肿块。心肺听诊阴性。腹圆隆,软,无压痛、反跳痛,肝脾肋下未及,肝区无叩痛,Murphy 征阴性,无移动性浊音,肠鸣音正常。双下肢无水肿,病理征未引出。

专科情况:外阴已婚式,阴道畅,白色分泌物,量中;胎位:头位,胎心位置左下腹,胎心 150 次/min,胎动正常,腹围 100cm,子宫底 31cm,胎儿估计 2 700g。阴道:先露头,高位 -3,胎膜未破,羊水未见,子宫口未开。骨盆无异常。

【实验室和影像学检查】

(1)FBG 9.4mmol/L,餐后 2h 血糖(13.8mmol/L)。

(2)血常规检查 WBC 4.2×10^9/L,RBC 3.78×10^{12}/L,Hb 115g/L,PLT 195×10^9/L。

(3)肝功能:ALT 95IU/L,TB 9μmol/L,DB 2μmol/L,TP 68g/L,ALB 30.5g/L,TBA 5.2μmol/L。

(4)肾功能:BUN 4.5mmol/L,UA 308μmol/L,Cr 45μmol/L。

(5)血型:O 型 RH(+)。

(6)凝血功能:PT 11s,Fib 4.6g/L,APTT 30s,TT 15s。

(7)胎儿彩超常规胎儿数,胎儿方位左枕前(LOA),见胎心胎动,双顶径 96mm,头围 320mm,腹围 320mm,股骨长度 63mm,胎盘位于后壁,胎盘厚度 31mm,胎盘成熟度 II$^+$,羊水指数:0-46-37-42mm。

【问题 1】

根据以上病例资料及初步检查,该患者的可能诊断是什么? 诊断依据是什么? 需要与哪些疾病进行鉴别诊断?

诊断:妊娠期糖尿病。

诊断依据:根据患者 5 月前常规产检时发现血糖升高。产检时 OGTT 为 6.2mmol/L–11.0mmol/L–7.3mmol/L–9.5mmol/L,孕 33 周 FBG 9.4mmol/L,餐后 2h 血糖 13.8mmol/L,诊断为妊娠糖尿病。

需要鉴别诊断的疾病

1)糖尿病合并妊娠:妊娠前已有糖尿病的患者妊娠称为糖尿病合并妊娠。妊娠期糖尿病(GDM),通常是妊娠后半期胰岛 β 细胞储备功能不足以平衡胎盘激素引起的胰岛素抵抗所致。育龄女性每年定期体检一次。血糖水平正常,无多饮多食多尿,孕期无体重下降等表现,未出现酮症酸中毒表现不考虑糖尿病合并妊娠。

2)糖尿病酮症酸中毒:由于妊娠期复杂的代谢变化,加之高血糖和胰岛素相对或绝对不足,代谢紊乱进一步发展到脂肪分解加速,血清酮体急剧升高。糖尿病酮症酸中毒对母儿危害极大。孕妇孕期饮食规律,无恶心呕吐等不适,定期产检,尿常规未提示尿酮体阳性,进一步复查尿常规和尿酮体后可排除糖尿病酮症酸中毒。

3）妊娠期高血压：育龄女性，孕期定期体检无血压升高，无头痛，头晕，心慌，胸闷，视物模糊等不适，体格检查无水肿，既往体检尿常规提示尿蛋白阴性，不考虑妊娠期高血压。

【问题 2】

妊娠期的监测应包括哪些?

（1）血糖控制：50% 左右的 GDM 患者仅仅通过控制饮食和运动即可将血糖维持在正常范围。饮食调整 1~2 周，血糖控制不佳，应及时加用胰岛素治疗。

（2）孕妇及胎儿监护：血糖、尿糖及酮体测定，眼底检查，肾功能，糖化血红蛋白等检查有助于判断孕妇的情况。孕早、中期采用 B 超或血清甲胎蛋白测定了解胎儿是否有畸形，孕 32 周起采用无应激试验（non-stress test，NST）、脐动脉血流测定及胎动计数等来判断胎儿宫内情况。

（张 葵 李 洁 王爱春）

第六节 妊娠期甲状腺功能异常

一、疾病概述

妊娠对甲状腺功能会产生直接或间接的影响。

（一）妊娠合并甲状腺功能亢进（简称甲亢）

妊娠合并甲亢较非孕期难以诊断，治疗上亦涉及母体与胎儿的特殊情况，与非孕期不尽相同。

1. 妊娠对甲亢的影响

妊娠期孕妇甲状腺处于相对活跃状态，甲状腺体积增大。妊娠时由合体滋养细胞合成的人绒毛膜促性腺激素能与母体甲状腺细胞促甲状腺激素受体结合，刺激甲状腺活性。引起甲状腺激素降低、甲状腺素结合球蛋白升高和白蛋白降低，可使血清总甲状腺激素升高，给甲亢的诊断带来一定困难。

2. 甲亢对妊娠的影响

（1）甲亢控制不当的孕妇，易发生甲亢危象。

（2）轻症或经治疗能控制的甲亢，通常对妊娠影响不大。

（3）重症或未经系统治疗的甲亢，容易引起流产、早产、胎儿生长受限。

（4）抗甲亢药物可通过胎盘屏障进入胎儿体内，有可能造成胎儿甲状腺功能减退（简称甲减）、新生儿甲状腺功能减退或甲亢。有些药物对胎儿尚有致畸作用，如他巴唑、[131]碘等。

3. 诊断

（1）病史多数甲亢孕妇于妊娠前有甲状腺疾病的现病史或既往史。

（2）临床表现心悸，休息时心率超过 100 次 /min，食欲很好、进食多的情况下孕妇体重不能按孕周增加，脉压增大 >50mmHg，怕热多汗，皮肤潮红，皮温升高，突眼，手震颤，腹泻。

甲亢孕产妇在手术、分娩、感染及各种应激的情况下，有发生甲亢危象的可能。表现为高热 39℃以上、脉率 >140 次 /min、脉压增大、焦虑、烦躁、大汗淋漓、恶心、厌食、呕吐以及腹泻等消化道症状，可伴脱水，休克，心律失常及高心排出量心衰或肺水肿。

（3）实验室检查见本节临床检验指标与评估部分。

（二）妊娠期甲状腺功能减退（简称甲减）

造成甲状腺功能减退的病因很多，如因炎症、碘摄入异常等导致的甲状腺本身疾病以及垂体病变等引起的继发性甲减。妊娠合并甲减最常见的原因是由于机体免疫功能紊乱所产生的抗体引起甲状腺组织内弥漫性淋巴细胞浸润，从而导致甲状腺肿大，甲状腺功能减低。

1. 妊娠对甲减的影响

妊娠时血容量增加，肾小球滤过率增加导致碘廓清率增高，促使血清碘下降，增加妊娠期甲状腺激素的需求量,甲减情况有加重倾向。随着孕周增大,抗甲状腺激素抗体有所下降,甲减症状可缓解。

2. 甲减对妊娠的影响

(1)对孕妇的影响

1)妊娠高血压疾病发生率增高:孕妇心排出量下降,外周血管阻力增加,继发性增强交感神经张力及 α- 肾上腺素能的应答反应可致血压升高;此外抗甲状腺抗体在肾小球及胎盘产生免疫复合物沉积,导致血压升高。

2)不良妊娠结局发生率增加:甲减孕妇易发生流产、早产等。

(2)对胎儿(新生儿)的影响

未控制好的甲减孕妇,因基础代谢率低,生理活动处于低水平,如果入量偏少,营养状态较差,为胎儿提供的宫内生长发育环境欠佳,有可能出现生长受限,甚至胎死宫内;新生儿低体重甚至死亡。

研究证实碘及 TRH 能迅速通过胎盘,孕 12 周时胎儿甲状腺已能摄取碘,合成甲状腺激素;孕 20 周以后胎儿垂体 - 甲状腺轴的负反馈机制已经建立,并自成系统,不受母体甲状腺轴系统影响;所以孕妇虽患甲减,但只要有足够的碘通过胎盘进入胎体,胎儿甲状腺功能可完全正常。如果胎儿严重缺碘,可造成大脑发育不可逆的损害,日后发展成以智力残缺为主要特征并伴有甲减的克汀病(cretinism),如缺碘程度较轻,发展成亚临床克汀病。

3. 诊断

(1)病史:有甲状腺功能减退的病史,或有致甲状腺功能减退的病因。

(2)临床表现:最常见的有疲乏,软弱,无力,嗜睡,神情淡漠,情绪抑郁,反应缓慢等症状。

(3)实验室检查:①血清 TSH 水平测定是诊断甲减最好的指标,甲减时表现为 TSH 升高;②血清 T_4 值低于正常。

二、临床检验指标与评估

(一) 临床检验指标

1. 甲状腺功能指标　三碘甲状原氨酸(3,5,3′-triiodothyronine,T_3)、甲状腺素(thyroxine,T_4)、游离三碘甲状原氨酸(free triiodothyronine,FT_3)、游离甲状腺素(free thyroxine,FT_4)、促甲状腺激素(thyroid stimulating hormone,TSH)等,目前临床实验室多采用化学发光或电化学发光法进行检测。

2. 甲状腺自身抗体测定　包括甲状腺过氧化物酶抗体(thyroid peroxidase antibody,TPOAb)、甲状腺球蛋白抗体(thyroglobulin antibody,TGAb)、甲状腺激素受体抗体((thyrotrophin receptor antibody,TRAb TRAb)等。由于各实验室使用的仪器、试剂和方法不同,检测的敏感性和特异性不同,甲状腺自身抗体测定的 cut-off 值变化很大。

3. 其他相关检查项目　包括人绒毛膜促性腺激素(hCG)、尿碘、肝肾功能检查及血细胞分析等。

4. 甲状腺激素测定及其影响因素　甲状腺素(T_4)全部由甲状腺分泌,而三碘甲腺原氨酸(T_3)仅有 20% 直接来自甲状腺,其余 80% 在外周组织中由 T_4 经脱碘代谢转化而来。T_3 是甲状腺激素在组织实现生物作用的活性形式。正常情况下,循环中 T_4 约 99.98% 与特异的血浆蛋白相结合,其中仅有 0.02% 的 T_4 为游离状态(FT_4);循环中 99.7% 的 T_3 与甲状腺素结合球蛋白(thyroxine binding globulin,TBG)结合,约 0.3% 为游离状态(FT_3)。结合型甲状腺激素是激素的贮存和运输形式;游离型甲状腺激素则是甲状腺激素的活性部分,直接反映甲状腺的功能状态,不受血清 TBG 浓度变化的影响。结合型与游离型之和为总 T_4(serum total thyroxine,TT_4)、总 T_3(serum total triiodothyronine,TT_3)。

能引起血清 TBG 水平变化的因素均可影响 TT_4、TT_3 的测定结果,尤其对 TT_4 的影响较大,如妊娠、病毒性肝炎、遗传性 TBG 增多症和某些药物(雌激素、口服避孕药、他莫昔芬等)可使 TBG 增高而导致 TT_4 和 TT_3 测定结果假性增高;低蛋白血症、遗传 TBG 缺乏症和多种药物(雄激素、糖皮质激素、生长激素等)则可降低 TBG,使 TT_4 和 TT_3 测定值出现假性降低。有上述情况时应测定游离甲状腺激素。

正常成人血清 TT_4 和 TT_3 水平依据不同实验室及试剂盒略有差异,而血清 FT_4、FT_3 采用不同方法测定结果差异较大。采用平衡透析法或高效液相色谱法结合超滤法将 FT_4 分离出来,进而测定的 FT_4 值是最准确的方法,且该测定值不受甲状腺素结合球蛋白及白蛋白的影响,是本测定的参考方法,但由于技术复杂,测定成本昂贵,难以在临床常规开展。目前普遍采用化学发光免疫分析法间接测定 FT_4 值,受反应温度、缓冲液成分、甲状腺素抗体浓度以及结合力等因素的影响,且不同检测试剂之间所测得的 FT_4 值也存在差异,因此当采用间接法测定 FT_4 值时,需建立不同试剂和方法特异性参考值范围。

（二）临床检验指标评估

1. 妊娠期甲状腺功能指标的参考区间

诊断妊娠期甲状腺功能异常,需要建立本单位或者本地区方法特异和妊娠期（早、中、晚期）特异的血清甲状腺功能指标（TSH、FT_4、TT_4）参考范围。对妊娠 T1 期人群的甲状腺功能进一步细化分析发现,孕 4~6 周妇女血清 TSH 中位数接近未孕人群,而孕 7~12 周者 TSH 中位数水平显著降低。推荐孕 4~6 周妇女采用未孕妇女的诊断标准;孕 7~12 周者采用妊娠早期特异性 TSH 参考范围。一项对中国 4 800 例妊娠妇女的研究表明在妊娠 7~12 周 TSH 参考范围上限从 5.31mIU/L 下降至 4.34mIU/L。

建立妊娠晚期特异性甲状腺功能参考范围宜采用 2003 年美国临床生化研究院推荐方法,以第 2.5~97.5 百分位数建立甲状腺功能正常参考值范围。建立标准:①妊娠妇女样本量至少 120 例;②排除 TPOAb、TGAb 阳性者;③排除有甲状腺疾病个人史和家族史者;④排除可见或者可以触及的甲状腺肿;⑤排除服用药物者。

影响正常人群 TSH 测定值的主要影响因素包括:①所在地区的碘营养状态,妊娠妇女碘营养应该处于适宜水平,碘是甲状腺激素合成的原料,妊娠妇女碘的需求量为 250μg/d,高于普通人群的 150μg/d。②采用的仪器、试剂和检测方法。

如果不能建立本实验室的 TSH 参考范围,可采用类似人群且 TSH 检测方法相似的妊娠特异性参考范围;若无法获得本单位可替代的妊娠特异性 TSH 参考范围,可采用普通人群 TSH 参考范围上限下降 22% 得到的数值或者以 4.0mIU/L 作为参考范围上限。

2. 妊娠期甲状腺疾病的筛查策略

针对妊娠甲状腺疾病的筛查,国外指南一般主张仅对存在高危因素人群进行目标筛查。高危人群包括:甲状腺疾病史和/或甲状腺手术史或 [131] 碘治疗史、甲状腺疾病家族史、甲状腺肿、甲状腺自身抗体阳性、其他自身免疫性疾病、有甲减或甲减的症状或临床表现等。其理由是普遍筛查发现的亚临床甲减患者进行甲状腺素补充治疗时,对子代神经发育和认知功能并没有显著影响。目标筛查可能导致 30%~80% 的妊娠期甲状腺疾病漏诊。根据我国国情,有条件的医院和妇幼保健机构应开展妊娠早期妇女甲状腺疾病普遍筛查。筛查指标包括血清 TSH、FT_4、TPOAb。筛查时机选择在妊娠 8 周以前,最好是在妊娠前筛查。

怀孕前和妊娠早期筛查甲状腺指标的理由如下:①甲状腺疾病是我国育龄妇女的常见病之一;②甲状腺疾病是我国妊娠前半期妇女的常见病之一;③妊娠妇女临床甲减、亚临床甲减和 TPOAb 阳性对妊娠结局和后代神经智力发育存在负面影响;④治疗手段（L-T_4）经济、有效、安全。

3. 现有调查结果显示:我国育龄妇女临床甲减患病率为 0.77%;亚临床甲减患病率为 5.32%;TPOAb 阳性的患病率为 12.96%。妊娠妇女临床甲减、亚临床甲减和 TPOAb 阳性对妊娠结局和后代神经智力发育存在负面影响,妊娠期甲状腺疾病的甲状腺素可直接影响胎儿大脑发育,不同发育阶段母体甲状腺对脑发育作用不同,在妊娠前半期,即 20 周以前,由于胎儿甲状腺功能尚未建立,大脑发育所需要的甲状腺素主要来自母体,尤其妊娠早期（12 周前）,胎儿的甲状腺素完全由母体提供,母体甲状腺素缺乏可以导致后代的智力发育障碍,建议孕龄女性计划妊娠期间或确定妊娠后,应作甲状腺功能筛查,尽早发现甲状腺功能异常,尽早干预矫正,以减少对妊娠的影响。

4. 临床检验指标应用评估

(1)妊娠期甲亢

妊娠期甲亢发病率约为1%,其中临床甲亢占0.4%,亚临床甲亢占0.6%。主要为毒性弥漫性甲状腺肿(Graves病),包括妊娠前和新发的Graves病,占所有病因的85%;其次为妊娠期甲亢综合征(syndrome of gestational hyperthyroidism,SGH),又称一过性甲亢,比例为10%;甲状腺功能腺瘤、结节甲状腺肿等,比例仅为5%。SGH在妊娠前半期出现,表现为FT_4或总T_4水平升高伴TSH受抑或无法检出,其发生是由于妊娠时hCG升高所致,可能与妊娠剧吐有关。通常妊娠8~10周发病,多伴有明显的早孕反应以及心悸、焦虑等高代谢症状,甲状腺自身抗体阴性,呈一过性改变,随访甲状腺功能会随孕周增加而恢复正常。诊断妊娠合并甲亢的关键是及时发现异常的表现,依据实验室检查包括促甲状腺激素、甲状腺素、TRAb等指标以及超声检查确定病因,并了解胎儿在宫内发育状况。血清TSH<0.1mU/L,FT_4高于妊娠特异参考值上限,排除SGH后,甲亢诊断可以成立。亚临床甲亢:TSH低于正常下限,而FT_4水平正常。Graves病是促甲状腺激素受体抗体引起的自身免疫病。Graves病常在早孕期及产后1年加重。

孕早期血清TSH<0.1mIU/L,提示存在甲状腺毒症的可能,应当进一步测定FT_4、TT、TT_3和TRAb、TPOAb;禁忌[131]碘摄取率和放射性核素扫描检查。既往有Graves病史或新诊断为Graves病的患者,应在妊娠第20~24周检测TRAb。Graves病患者TRAb抗体阳性,部分TPOAb阳性。TRAb可通过胎盘刺激胎儿甲状腺致胎儿甲亢。接受过[131]碘治疗和甲状腺部分切除治疗后,即使激素水平正常,也可能出现高水平的TRAb。强调TRAb的检测非常重要,因为许多情况下仅注意调节母体的激素水平,而忽略了其对胎儿和新生儿的影响。妊娠期Graves病患者新生儿甲亢发生率为1%~5%。怀疑甲状腺疾病者还应作超声检查双侧甲状腺,对于甲亢未能控制或体内仍有高水平TRAb(超过正常参考值上限3倍)的妊娠妇女,应行胎儿超声检查评估其甲状腺功能。

孕前应当询问是否有甲状腺疾病病史及相关症状,做到早期诊断。如果为甲亢患者,应在病情完全控制3个月后妊娠;如接受过[131]碘治疗,至少6个月后方可妊娠。此阶段接受左旋甲状腺素(levothyroxine,L-T_4)替代治疗,使血清TSH维持在0.3~2.5mIU/L。既往分娩过甲亢患儿、接受过[131]碘治疗、部分甲状腺切除者还应当检测TRAb。治疗后有甲状腺功能低下者应当补充适量甲状腺素。生育期患者[131]碘治疗前48h,需要做妊娠试验,核实是否妊娠,以避免[131]碘对胎儿的辐射作用。孕期接受过[131]碘治疗或检查,需终止妊娠。妊娠合并甲亢患者应当增加产前检查的次数,监测孕妇血压、体重、宫高、腹围的变化,监测肝功能、白细胞和激素水平等,每月进行一次超声检查,及时发现胎儿甲亢、甲减,并加强对胎儿生长发育情况的监护。

(2)妊娠期甲减

1)妊娠期甲减的诊断标准

①临床甲减:血清TSH>妊娠期特异性参考范围上限,血清FT_4<妊娠期特异性参考范围下限。②亚临床甲减:血清TSH>妊娠期特异性参考值的上限(97.5[th]),但血清FT_4水平处于妊娠期特异性参考范围以内(2.5[th]~97.5[th])。③妊娠期低甲状腺素血症:血清FT_4水平低于妊娠期特异性参考范围下限且血清TSH正常,甲状腺自身抗体阴性。

2)育龄、甲减女性与妊娠患有甲状腺机能减退症的育龄女性应予左旋甲状腺素(LT_4)治疗,如果正在备孕,孕前应先评估TSH水平,并随之调整L-T_4的剂量,使TSH值处于参考值范围下限与2.5mIU/L之间;一旦确认妊娠,应将L-T_4剂量增加20%~30%,即在原有基础上,每周额外增加2d的剂量,并尽快就医以进行TSH测试和进一步评估。

妊娠期临床甲减可对母胎造成不利影响,因此应予积极治疗。妊娠期亚临床甲减,TSH轻度上升伴TPOAb阳性与妊娠不良结局相关。TSH>妊娠期特异性参考范围上限(或4.0mIU/L),无论TPOAb是否阳性,均推荐L-T_4治疗。TSH>2.5mIU/L且低于妊娠期特异性参考范围上限(或4.0mIU/L),伴TPOAb阳性,考虑L-T_4治疗。如不治疗,需监测甲状腺功能。不推荐对妊娠期单纯低甲状腺素血症进行常规治疗。

3)妊娠期甲减的监测对于临床和亚临床甲减女性或者有甲减高风险的女性,例如甲状腺功能正常但 TPOAb 或甲状腺球蛋白抗体阳性、甲状腺切除术后及放射性碘治疗后的妇女,应在妊娠中期之前每 2~4 周检测 1 次 TSH,妊娠 26~32 周时至少检测 1 次。对于甲减得到充分治疗的孕妇,除测定孕妇甲状腺功能外,不推荐做孕妇或胎儿的其他相关检测,如连续胎儿超声、产前检查和/或脐带血抽样检测。对于接受碘消融或者手术治疗的弥漫性毒性甲状腺肿(Graves 病)女性,需要监测 TSH 受体抗体。对于分娩后的甲减女性,L-T$_4$ 应降至妊娠前剂量,产后 6 周需再次进行甲状腺功能检测,指导调整 L-T$_4$ 剂量。

(3)妊娠期甲状腺自身抗体阳性

1)甲状腺自身抗体阳性是指 TPOAb 或 TGAb 的滴度超过试剂盒提供的参考范围上限。单纯甲状腺自身抗体阳性不伴有血清 TSH 异常,也称为甲状腺功能正常的甲状腺自身抗体阳性。

2)孕期甲状腺自身抗体阳性的甲状腺功能监测:妊娠前甲状腺功能正常、TPOAb 或 TGAb 阳性的妇女明确妊娠后,应在妊娠期监测血清 TSH,每 4 周检测 1 次至妊娠中期末。在妊娠 26~32 周应至少检测 1 次。如果发现 TSH 超过了妊娠特异的参考值范围上限,应给予 L-T$_4$ 治疗。

3)孕期甲状腺自身抗体阳性的干预:甲状腺自身抗体阳性增加流产、早产等妊娠并发症的风险。应用 L-T$_4$ 治疗甲状腺功能正常、TPOAb 阳性、有不明原因流产史的妊娠妇女,可能有益,且风险小。可起始给予 25~50μg/d 的 L-T$_4$ 治疗。

综上所述,母亲甲状腺功能正常对于母婴健康都非常重要。甲状腺功能在母亲妊娠后会产生明显的变化,如果妊娠前和妊娠期甲状腺功能未得到正确的评估、甲状腺疾病未进行正确的诊断、治疗,就可能对母体和胎儿造成不同程度的危害,导致不孕不育,甚至造成流产、早产、妊娠期高血压等多种不良后果,在妊娠期间发生的甲状腺疾病对母胎有何风险,如何正确应对及监护,怎样做好孕期甲状腺功能监测,是医患双方都要认真对待的问题。

三、案例 12-2

【病史摘要】

患者,女,27 岁。

主诉:孕 3 个月,恶心、呕吐 1 个月,加重 1 周。

现病史:3 个月前因停经查妊娠试验阳性,诊断为早孕。3 周前开始出现恶心、呕吐,近 1 周恶心加重,呕吐频繁,以孕 3 个月、早孕反应收住院。

自诉精神、睡眠尚可,食欲欠佳,无心悸、胸闷,无尿频、尿急、大小便正常。

既往史:既往体健。无肝炎、结核等传染病史。预防接种史不详。

家族史:患者母亲患有甲亢,家族中无传染病史。

个人史:否认有流行病疫源地及疫水接触史,否认放射性物质及毒物接触史,无烟酒等不良嗜好。月经规则,末次月经 86 天前。25 岁结婚,丈夫体健,孕 0 产 0。

既往用药史:入院前无药物治疗。

过敏史:无药物及食物过敏史。

体格检查:身高 164cm,体重 56kg,发育正常,体型适中,神清,反应敏捷,查体配合。

生命体征:T(36.4℃),P(86 次/min),R(22 次/min),BP(116/76mmHg)。

全身检查:皮肤黏膜无黄染、出血点、瘀斑,全身浅表淋巴结未及肿大。头颅无畸形,眼睑无水肿,结膜无充血,巩膜无黄染,双侧瞳孔正大等圆,直径约 3mm,对光反应存在。口唇无发绀,咽无充血,扁桃体无肿大。颈软,气管居中,甲状腺Ⅰ度肿大,质地韧,无触痛,未触及结节,未触及肿大淋巴结。胸廓对称,双侧呼吸动度对称,双肺呼吸音清。心前区无隆起,心率 79 次/min,心律齐,未闻及杂音。腹平软,无压痛、反跳痛,未触及包块,肝脾肋下未及,肝区无叩痛,Murphy 征阴性,无移动性浊音,肠鸣音正常。脊柱、四肢无畸形,肌张力正常。双下肢无水肿。

妇科检查:外阴、阴道外观正常,子宫后位,如孕 3 个月大小,双附件无压痛。

辅助检查:甲状腺功能 T_3 2.6nmol/L,T_4 116.3nmol/L,FT_3 4.3pmol/L,FT_4 15.9pmol/L,TSH 5.63mIU/L,TPOAb 261.2U/ml。血常规 RBC 4.19×10^{12}/L,WBC 6.3×10^9/L,Hb 109g/L,PLT 170×10^9/L。血生化 TBil 13.1μmol/L,ALT 37U/L,AST 28U/L,TP 69.7g/L,ALB 42.3g/L,GLU 5.19mmol/L,TG 1.58mmol/L,Tch 4.11mmol/L。

甲状腺超声检查:甲状腺弥漫性病变,回声不均匀。妇科超声:宫内孕单活胎。

【问题 1】通过上述问诊、查体和辅助检查结果,该患者可能的诊断是什么?

(1)患者诊断早孕反应明确,因为患者呕吐剧烈,首先考虑为宫内孕 3 个月早孕反应。

(2)患者有甲状腺疾病家族史,查体甲状腺肿大、质地韧,虽然甲状腺激素水平正常,但 TSH 水平升高达 5.63mIU/L,TSH 超出所采用的 Roche 仪器和试剂对应的 T1 期参考范围上限 5.17mIU/L,可以诊断为妊娠期甲状腺功能减退症,亚临床型。

(3)该病例特点与诊断要点总结如下:①病史孕 3 个月,恶心、呕吐 3 周,加重 1 周;②有甲亢家族史;③甲状腺弥漫性肿大,质地韧;④甲状腺功能血清甲状腺激素水平正常,但 TSH(5.63mIU/L)高于 T1 期参考值范围上限(5.17mIU/L),TPOAb 阳性(261.2U/ml);⑤甲状腺超声显示甲状腺弥漫性病变,回声不均匀。

【问题 2】妊娠期甲状腺相关激素和甲状腺自身抗体有哪些变化? 孕期女性甲状腺功能指标参考范围与普通人群有何不同?

(1)妊娠期女性在雌激素的刺激下,肝脏甲状腺素结合球蛋白产生增加,清除减少。TBG 从妊娠 6~8 周开始增加,妊娠第 20 周达到顶峰,一直持续到分娩。一般较基础值增加 2~3 倍。TBG 增加势必带来 TT_4 浓度增加,所以 TT_4 在妊娠期不能反映循环甲状腺激素的确切水平;妊娠初期胎盘分泌人绒毛膜促性腺激素(hCG)增加,通常在 8~10 周达到高峰,浓度为 30 000~100 000 IU/L。hCG 因其 α 亚单位与 TSH 相似,具有刺激甲状腺作用。增多的甲状腺激素部分抑制 TSH 分泌,使血 TSH 水平降低 20%~30%。使 TSH 水平下限较非妊娠妇女平均降低 0.4mU/L,20% 孕妇可以降至 0.1mU/L 以下。一般 hCG 每增高 10 000IU/L,TSH 降低 0.1mU/L。血清 hCG 水平持续增加,TSH 水平降低发生在妊娠 8~14 周,10~12 周是下降的最低点。妊娠早期血清 FT_4 水平较非妊娠时升高约 10%~15%。因为母体对胎儿的免疫耐受作用,甲状腺自身抗体在妊娠后滴度逐渐下降,妊娠 20~30 周下降至最低滴度,降低幅度可达 50% 左右。分娩后,甲状腺抗体滴度回升,产后 6 个月恢复到妊娠前水平。

(2)妊娠期甲状腺激素代谢的改变势必带来血清甲状腺参考值的变化,所以需要建立妊娠期特异的血清甲状腺指标参考范围。妊娠期甲状腺指标参考范围分为 2 类,一类由本地区或者医疗机构建立,另一类来自指南推荐,依据本单位采用的仪器、试剂和测定方法选用。影响正常人群 TSH 测定值的因素包括所在地区的碘营养状态和检测方法。在未建立地区、孕龄和方法特异性甲状腺激素参考值范围时,TSH 可采用 4.0mIU/L 作为参考范围上限。

【问题 3】该孕早期患者需给予治疗吗? 如需要治疗,治疗方案和治疗目标是什么? 如何进行该孕妇治疗期间的甲状腺功能监测和治疗方案调整?

(1)营养支持治疗,患者因为呕吐进食量少,每日需要的液体和能量均不足,所以应考虑静脉补充生理需要量的液体和足够的能量。

(2)甲状腺激素对胚胎和胎儿的形成、生长发育都十分重要。妊娠期甲状腺功能减退可导致胚胎停育、畸形和各种生长发育异常,也导致妊娠期母体并发症发生的危险性增加,应予积极治疗。妊娠期临床甲减选择左旋甲状腺素(L-T_4)治疗,不给予三碘甲状腺原氨酸(T_3)或者干甲状腺片治疗。对于 TPOAb 阳性的亚临床甲减妊娠妇女,给予 L-T_4 治疗。亚临床甲减的治疗药物、治疗目标和治疗监测都与临床甲减相同。L-T_4 起始剂量可以根据 TSH 升高程度选择,TSH 水平越高需要量越大。本例患者 TSH(5.63mIU/L),可给予起始剂量 50μg/d。妊娠期 L-T$_4$ 剂量的调整方式,只要患者自身状态允许,应采用一步到位法,使患者 TSH 水平尽快达标。

(3)妊娠期甲减的治疗目标是妊娠期血清 TSH 水平,T$_1$ 期 0.1~2.5mIU/L,T$_2$ 期 0.2~3.0mIU/L,T$_3$ 期 0.3~3.0mIU/L。

(4)妊娠期甲减妇女的甲状腺功能监测频度,前半期(1~20 周)是 4 周一次,在妊娠 26~32 周至少应当检测一次。产后应调整左甲状腺素钠剂量。总之,保证妊娠全程期间甲状腺功能正常是妊娠期甲状腺功能减退症防治的核心。只有这样,才能将甲减对妊娠的危害降至最低。

(童华诚　李　洁　王爱春)

第七节　妊娠合并感染性疾病(TORCH)

一、妊娠期 TORCH 综合征概述

妊娠期感染,病毒可直接通过胎盘屏障,而细菌、原虫、螺旋体则先在胎盘部位形成病灶后再感染胚胎或胎儿;也可通过胎儿在分娩时通过已有病原微生物感染的软产道,引起新生儿感染;或通过母乳、母唾液及母血感染新生儿,引起胚胎、胎儿或新生儿不良后果。

本节重点介绍妊娠期 TORCH 综合征(TORCH syndrome)。

TORCH 综合征也称 TORCH 感染。TORCH 是 5 种病原微生物英文名称的首字母组合而成。其中 T 指弓形虫(Toxoplasma),R 指风疹病毒(rubella virus,RV),C 指巨细胞病毒(cytomegalovirus,CMV),H 指单纯疱疹病毒(herpes simplex virus,HSV),O 指其他(others),如微小病毒 B19,EB 病毒和梅毒螺旋体等。

(一) 感染途径

1. 孕妇感染　孕妇为易感人群,其感染途径与普通人群相似。弓形虫感染者多为食用含有包囊的生肉或未煮熟的肉类、蛋类、未洗涤的蔬菜、水果;风疹病毒可直接传播或经呼吸道飞沫传播;巨细胞病毒主要通过口和性交感染,以性交感染为主;单纯疱疹病毒主要通过性行为传播;微小病毒 B19通过呼吸道分泌物及手口接触传播。

涉及妊娠期孕妇及胎儿感染的几个概念:①初次感染(primary infection)又称原发感染,即妊娠妇女血清第 1 次出现病毒特异性抗体 IgG 阳性,而先前血清学试验是阴性,称为初次感染。②既往感染(past infection),即曾经感染过该病毒,机体产生了抗体或病毒休眠以潜伏状态存在。③复发感染(recurrent infections/secondary infection),即宿主免疫功能存在下的病毒间歇性排泄,是潜伏状态下内源性病毒再激活。④再感染(reinfections),即已经被免疫的个体接触到一个外源性新病毒,发生再感染。目前不能通过血清学方法区分复发感染和再感染,只能通过病毒分离和分子生物学方法。⑤先天性感染(congenital infections),即病毒经胎盘传播的结果。母亲的初次或复发感染都可将病毒传播给胎儿,造成胎儿先天性感染。

2. 胎儿及新生儿感染孕妇感染　TORCH 中任何一种病原微生物后均可导致胎儿感染,垂直传播最主要的途径有 3 种。

(1)宫内感染:①经胎盘感染,孕妇血中的病毒可直接通过胎盘屏障感染胚胎或胎儿,而细菌、原虫、螺旋体等需在胎盘部位形成病灶后,始能感染胚胎或胎儿;②上行感染宫腔,临产后宫颈管扩张,病原微生物通过前羊膜囊进入羊膜腔内;③病原体上行沿胎膜外再经胎盘感染胎儿。

(2)产道感染:若软产道内存在内源性病原微生物和外来的病原微生物,胎儿在分娩时通过软产道引起感染。最常见的病原微生物有巨细胞病毒和单纯疱疹病毒Ⅱ型等。

(3)出生后感染通过母乳、母唾液及母血感染新生儿。最常见的病原微生物有巨细胞病毒,不多见。

（二）TORCH 感染对母儿的影响

1. 对孕妇的影响　不同微生物感染对孕妇的影响不相同。

（1）弓形虫感染孕妇感染后约 90% 发生淋巴结炎,全身或局部淋巴结肿大,无粘连、触痛。

（2）风疹病毒感染孕妇感染后可出现低热、咳嗽、咽痛等上呼吸道感染症状,随后面颊部及全身相继出现浅红色斑丘疹,耳后及枕部淋巴结肿大,数日后消退,在临床上易被忽视。

（3）巨细胞病毒感染妊娠期间多为隐性感染,无明显症状和体征。可长时间呈带病毒状态。少数出现低热、无力、头痛、肌肉关节痛、白带增多、颈部淋巴结肿大等。

（4）生殖器疱疹感染单纯疱疹病毒感染后,外阴部出现多发性、左右对称的表浅溃疡,周围表皮形成疱疹。初感染的急性型病情重,复发病情轻。

2. 对胚胎、胎儿、新生儿的影响　TORCH 感染对胎儿或新生儿的影响取决于病原微生物的种类、数量及胚胎发育的时期。

（1）弓形虫感染:孕早期感染可引起胎儿死亡、流产或发育缺陷,多不能生存,幸存者智力低下;孕中期感染胎儿可发生广泛性病变,引起死胎、早产或胎儿脑内钙化、脑积水、小眼球等严重损害;孕晚期感染可致胎儿肝脾肿大、黄疸、心肌炎,或在生后数年甚至数十年出现智力发育不全、听力障碍、白内障及视网膜脉络膜炎。

（2）风疹病毒感染:孕期感染风疹病毒可致胚胎和胎儿严重损害,发生流产、死胎及先天性风疹综合征(con-genital rubella syndrome,CRS),约 90% 胎儿感染在孕早期,孕中晚期感染率下降。CRS 可表现一过性异常(紫癜、脾肿大、黄疸、脑膜炎及血小板减少等)或表现为永久性障碍(白内障、青光眼、心脏病、耳聋、小头畸形及神经发育迟滞)。远期后遗症还包括糖尿病、甲状腺异常、青春期性早熟及进行性风疹性脑炎。

（3）巨细胞病毒感染:孕期初次感染可侵犯胎儿神经系统、心血管系统,肝、脾等器官,造成流产、早产、死胎及各种先天畸形,危害严重。存活的新生儿有肝脾肿大、黄疸、肝炎、血小板减少性紫癜、溶血性贫血及各种先天畸形,死亡率高。出生时无症者常有远期后遗症,如智力低下、听力丧失和迟发性中枢神经系统损害等。

（4）生殖器疱疹病毒感染:孕期原发性生殖器疱疹常致自然流产、胎儿生长受限、早产及新生儿 HSV 感染。孕 12 周内感染可致胎儿畸形,主要为小头、小眼、视网膜脉络膜炎、脑钙化、智力低下。孕晚期感染 HSV 的孕妇经产道分娩,其新生儿 HSV 发生率可达 50%。妊娠期复发性生殖器疱疹引起新生儿 HSV 的危险性,明显低于原发性生殖器疱疹,且与早产无关。

（三）诊断

病史及体征有以下情况应考虑和警惕孕妇 TORCH 感染。

1. 病史

（1）曾有 TORCH 感染史,反复自然流产史,死胎、死产史及无法解释的新生儿缺陷或死亡史。

（2）孕期接触猫,有摄食生肉或未熟肉、蛋及未洗涤的瓜果、蔬菜史,孕期淋巴结肿大者,有弓形虫感染的可能。

（3）孕妇患类单核细胞增多症,曾行器官移植或有多次输血史,有巨细胞病毒感染的可能。

2. 体征

（1）孕妇出现耳后或枕部淋巴结肿大,皮肤出现浅红色斑丘疹,有风疹病毒感染的可能。

（2）孕期出现生殖器、肛门及腰以下皮肤疱疹,有单纯疱疹病毒感染的可能。

3. 实验室检查

可采集母血、尿、乳汁、疱疹液、宫颈分泌物、胎盘、绒毛、羊膜、羊水及胎儿之血、尿、脑脊液、病理切片等进行病原学检查,也可通过血清检查病原体及特异性 IgG,IgM 测定。特异性 IgG 的存在,表明既往感染已获得免疫。IgM 阳性表明在几个月内的急性感染,但确切感染时间难以把握。

4. 预防

(1)提高对 TORCH 危害性的认识,避免接触感染者;指导高危人群坚持正确使用避孕套。

(2)凡产道病原体检测阳性者,均应在产前积极治疗。产时选择合适的分娩方式,以减少新生儿感染的机会。

(3)妊娠前预防接种可以防止某些病毒感染,例如风疹疫苗接种。

二、临床检验指标与评估

(一)临床检验指标

1. 血清学检查　检测血清中特异性抗体 IgG、IgM,结合 IgG 亲和力指数确定孕妇感染状况。①IgM 阳性、IgG 阳性或血清学转换,若 IgG 亲和力指数低,应考虑原发感染;若 IgG 亲和力指数高,则为复发感染;②IgG 抗体滴度持续升高,提示再次感染;③IgG 阳性、1M 阴性为既往感染;④由于 IgM 分子量大,不能通过胎盘,故脐血中检测到 IgM 抗体,可考虑为宫内感染;⑤ToxoIgA 和 IgE 也可用于急性感染的诊断。

2. 病原学检查采集母血、尿、乳汁、羊水、脐血、胎盘和胎儿的血、尿等进行病原学检查方法有循环抗原检测(弓形虫)、细胞学检查(CMV 包涵体)、CMV pp65 抗原检测、病毒分离培养(RV、CMV)以及核酸扩增试验,如 PCR、RT-PCR 检测 Toxo DNA,RV RNA 和 CMV DNA 或晚期 mRNA。

3. 特殊试验(sabin feldman test,SFT)是弓形体检测的参考方法,但技术操作复杂,通常只在参考实验室开展。

TORCH 血清学检测方法包括酶联免疫法、胶体金层析法和全自动化学发光分析法等,其中以酶联免疫法和化学发光检测法较常用。与传统的酶联免疫法相比,采用重组抗原技术进行 TORCH 检测特异性更好。

4. TORCH 检测注意事项

不同 TORCH 病原体感染后,病毒血清学变化各有不同,抗体变化也不同,通常需要定量检测抗体的变化程度才能做出正确的判断。TORCH 感染检测的直接指标如病毒抗原、病毒 DNA、病毒 RNA、病毒培养等检测的是病毒本身,与病毒的复制规律和潜伏位置等特性有关,适合于诊断;间接指标如血清 IgG/IgM 以及抗体亲和力是病毒刺激机体后,机体产生的免疫反应,与个体的免疫功能有关,适合于筛查和免疫状态评估。

TORCH 感染血清学抗体筛查应将 IgG/IgM 同时测定,单查 IgM 往往给出错误的结果。如以风疹非急性感染的 IgM 为例,究其原因可分为以下两种情况:

(1)IgM 真阳性这是由于有部分人发生感染后体内持续多年 IgM 表达,往往 IgM 水平保持较低的稳定水平,常伴有 IgG 阳性且亦保持稳定水平。此时检测得到的 IgM 结果是正确的,但并不表示个体正发生急性感染,只检测 IgM 则会造成误判。

(2)IgM 假阳性这主要是由于类风湿因子(rheumatoid factor,RF)、交叉反应或者多克隆刺激等因素的影响导致检测结果的错误,是由于免疫学检测手段本身的局限性所导致的,难以完全避免。以上两种情况导致的非急性感染 IgM 阳性结果,会给临床诊断带来困惑,可通过同时检测 IgG 且采用定量检测而得到纠正。

定量分析是 TORCH 筛查方法学的进步和更好选择。妊娠期发生初次感染或复发感染,体内产生 IgG 或 IgM 是一个急剧变化的过程,只有通过定量分析浓度变化才能检测到。定量分析有助于发现假阳性或假阴性结果。对于那些孕前未做过基础免疫状况评估的孕妇,选择两个时间点(T1,T2)检测 IgG 或 IgM 浓度(C1,C2),计算单位时间内浓度变化梯度,能有效地发现机体受到病毒攻击而发生的特异性免疫反应,但目前还没有参考值,通常是以 C2/C1>4 倍为判定标准。抗体筛查没有绝对的参考值,人体对病毒感染免疫反应不同,抗体水平存在很大个体差异。TORCH 病毒感染是一个母-胎动态过程,每个时间段没有截然标准,IgG/IgM 浓度 cut off 值是感染指标,但有局限性,个体浓度梯度变化才更具临床意义,例如当 IgG 上升 4 倍时常作为病毒复发或再感染的指标。

机体感染病原体后,初次免疫应答后产生的抗体,通常为低亲和力抗体,经过数周或数月之后,其与抗原的互补性更好,而成为高亲和力抗体。因此,通过 IgG 抗体亲和力的测定,有助于排除患者前 4~5 个月内发生的感染,当 IgM 和 IgG 同时阳性且 IgG 亲和力高,孕期 >20 周患者就需要回顾检测前 3 个月血液。一旦通过上述 IgM、IgG 和亲和力检测认为感染具有高度传染性时,最终需再进一步采取超声和 / 或 MRI 检查、羊水病毒 PCR 检测等决定是否终止妊娠。

(二)临床检验指标的临床应用

1. 弓形体感染　弓形体传染给胎儿常发生于孕妇在妊娠期间,无任何病史、未吃过未煮熟的肉食、未接触过猫的情况。因此,确定是否对孕妇进行血清学检测不能仅依靠临床(如出现或未出现症状)或流行病学情况(如是否与弓形体有接触)。孕妇宜尽早(妊娠前 3 个月最为理想)进行血清弓形体 Toxo-IgG/IgM 抗体检查。孕前和妊娠期弓形体 IgG 和 IgM 检测结果均阴性者,为发生妊娠期初次感染的高风险群体,在妊娠期间有获得初次感染和传染给胎儿的危险。对于孕前血清学检查阴性的妇女,最好在孕早期每个月检查一次,以后每 3 个月检查一次。值得注意的是,高滴度的 IgG/IgM 抗体可能在血清中持续数年。因此,IgM 抗体阳性不一定是近期感染,而且,孕妇感染不能代表胎儿存在感染,故不能仅仅依靠孕妇血清学抗体结果来决定是否终止妊娠。

(1)孕妇弓形体感染的筛查:特异性 IgG 和 IgM 抗体的检测主要应用于孕妇可疑弓形虫感染的初步筛查。如果临床怀疑急性感染,则应 2~3 周后重复血清学检测,以检测抗体滴度的增加是否符合近期感染。初次和重复的血清学检测需在同一实验室进行确证。高亲和力的 IgG 抗体至少在感染 3~4 个月以后才出现,如果为低亲和力 IgG 抗体,则提示是过去 5 个月内的初次感染,但是不能单独使用弓形虫 IgG 抗体亲和力来确定是否是近期感染,需要结合 IgM 抗体试验的结果。

(2)先天性弓形虫感染的诊断:羊水的弓形体 DNA 的 PCR 检测是首选的诊断方法,具有较高的灵敏度和特异度。羊水 PCR 检测应在妊娠 18 周后进行,并且在孕妇疑似感染 4 周后实施,以降低妊娠早期羊水检查的风险和检测结果的假阴性率。超声检查亦可发现严重的先天性弓形体病,其征象包括脑室扩大、颅内钙化、小头畸形、腹水、肝脾肿大和胎儿生长受限。

2. 风疹病毒(RV)感染　未妊娠时风疹病毒感染通常表现为轻微自限性疾病,而孕期感染风疹病毒对发育胎儿可能有破坏性影响,与不可预知的流产和严重先天畸形有关。RV 感染胎盘后,通过正在发育胎儿的血管系统扩散,引起血管细胞病变和发育器官局部缺血。胎儿感染率和出生缺陷率与母体感染时孕周有关。当母体感染 / 暴露发生在孕早期,胎儿感染率约 80%,晚中期降至 25%,后期又增加,从孕 27~30 周感染率为 35%,至孕 36 周后感染率几乎 100%。孕 11 周前感染而致先天缺陷率为 90%,孕 11~12 周为 33%,孕 13~14 周为 11%,孕 15~16 周为 24%,孕 16 周后为 0。所以,母体感染后发生先天缺陷风险局限在妊娠 16 周前,孕 20 周后感染引起 CRS 的风险很小,孕后期感染唯一的后遗症可能是胎儿发育迟缓(fetal growth retardation,FGR)。

(1)母体 RV 感染的筛查

因为很多病例是亚临床表现。通过血清学方法测定 RV 特异性 IgG、IgM 是一种简便、敏感、准确的方法,诊断如下:①急性和恢复期血清样本 RV IgG 抗体滴度增加 4 倍。②RV 特异性 IgM 抗体阳性。孕妇血 IgM 阳性同时还要有血清学转换指标,即出现 IgG 由阴性转变成阳性。或者孕妇血 IgM 阳性同时还要出现 IgG 抗体连续双份血清出现 4 倍增高(15 天 ~1 个月)。③RV 培养阳性(患者临床样本的病毒分离培养)或定量 PCR 测定 RV RNA 结果阳性。血清学试验最好在皮疹出现的 7~15d 内检测,2~3 周后重复检测一次。

(2)胎儿 RV 感染的的诊断

目前还没有成熟稳定的可以诊断胎儿 RV 感染的技术方法。有少量报道 RV 特异性 PCR 检测 CVS 样本用于宫内 RV 的产前诊断。该报道证实绒毛样本优于羊水样本,因为绒毛可在孕早期 10~12 周取材,而羊水需要在孕 18~20 周取材,脐血需要在孕 28 周取材,此时检测胎儿感染意义有限。超声诊断 CRS 极其困难,生物测量有助于诊断 FGR,但不是诊断 CRS 的好工具,因为 RV 引起的畸形性质不同,表现出生长迟缓的胎儿应该考虑是否有先天性病毒感染,包括 RV 孕妇出现风疹样疾病的迹象或症状。孕妇 RV 暴露时必须依据暴露时孕周、免疫状态进行个体化处理。

3. 巨细胞病毒(CMV)感染 先天性 CMV 感染是最常见的新生儿先天性感染,发病率为0.2%~2.2%。CMV 母婴间的传播途径主要包括妊娠期经胎盘传播的宫内感染(称为先天性 CMV 感染)和阴道分娩时经过生殖道分泌物传播或者产后经乳汁传播给新生儿(称为围产期感染)。宫内 CMV感染导致新生儿出现后遗症的风险最大,而后两种方式的新生儿感染多无症状,也不合并严重后遗症。孕妇发生 CMV 原发性感染后,宫内胎儿感染率高达 30%~40%。尽管妊娠期垂直传播可能发生在妊娠期的任何阶段,但发生在妊娠晚期的 CMV 感染母婴间传播的风险最大。在妊娠早、中、晚期,孕妇原发性 CMV 感染宫内传播发生率分别为 30%、34%~38% 和 40%~70%。但是,妊娠早期一旦发生 CMV 感染,容易导致胎儿严重并发症。孕妇复发性 CMV 感染宫内垂直传播率仅为 0.15%~2%,导致胎儿受累的情况极为少见。

(1)母体原发性 CMV 感染的筛查:大多数成人原发性 CMV 感染是无症状的,因此,识别妊娠期母体原发性 CMV 感染十分困难。如果妊娠前的免疫状态未知,孕妇原发性 CMV 感染的诊断应基于特异性 IgG/IgM 抗体的检查。然而,特异性 IgM 抗体阳性的孕妇只有 10%~30% 为原发性感染,复发性感染孕妇中也可检出 IgM 抗体,并且原发性感染数月后血清中还可检出 IgM 抗体,IgM 抗体阳性可能还包括 IgM 抗体假阳性者。

母体原发性 CMV 感染检测可通过测定孕妇血清抗体水平,间隔 3~4 周后重复测定。诊断依据包括血清转化现象(初次血清抗体阴性的孕妇出现特异性 IgG 抗体),或者 IgG 抗体滴度增加 4 倍。也可以通过 IgG 抗体亲和力测定,如亲和力指数 <30%,提示孕妇 CMV 感染为近 2~4 个月内的原发性感染。

除了上述血清学诊断方法外,CMV 亦可以通过病毒的分离培养、PCR 或 RT-PCR 检测孕妇血液、尿液、唾液、宫颈分泌物或母乳乳汁中 CMV DNA。

(2)胎儿先天性 CMV 感染的产前诊断:妊娠期母体原发性 CMV 感染者,或者胎儿超声检查可疑胎儿 CMV 感染者需要经过产前诊断确诊。当孕妇被诊断为初次 CMV 感染时,应该在母体感染 7 周后、妊娠 20~21 周后进行羊膜腔穿刺术采集羊水进行实时定量 PCR 检测病毒 DNA 载量,因为只有胎儿感染 5~7 周后,经过肾脏病毒复制,分泌到羊水中的病毒量才可以达到检测限。羊水培养检测CMV 感染的敏感性为 70%~80%,低于羊水 PCR 测定的敏感性(78%~98%)。羊水培养阳性或 PCR检测能够准确预测先天性 CMV 感染,但是并不能够预测先天性 CMV 感染的严重程度。不推荐通过检测胎儿脐血 IgM 抗体或病毒 DNA 作为常规诊断胎儿感染的方法,因为脐血检测 CMV 感染的敏感性低于羊水检测,且经腹脐静脉穿刺有较高风险。

4. 单纯疱疹病毒感染 根据 HSV 感染阶段的不同,可分为原发性感染首次发作和复发感染。母体在孕晚期首次感染时,新生儿感染率高,此时孕妇体内 IgG 抗体量不足,新生儿来自母体的保护性抗体少。孕妇在孕前已经感染过,体内含有 IgG 抗体,可以通过胎盘使胎儿具有免疫力,因此复发感染的孕妇造成新生儿 HSV 感染不常见。但是如果在分娩前感染且有病灶,则新生儿感染的几率为 2%~5%。如果仅是复发感染没有病灶,孕妇可能会无症状排毒,新生儿感染的几率约0.02%~0.05%。

复发感染的孕妇在分娩时如果有症状或疑似疱疹症状,需要进行剖腹产。

单纯疱疹病毒 IgM 抗体检测结果无明显临床相关性,在新发感染与再发感染中均可升高,也可能均表现为阴性。急性感染的患者也可能 IgM 抗体阴性,IgM 抗体阳性并不一定意味着新的感染。单纯疱疹病毒分为 1 型和 2 型两种类型,单纯疱疹病毒 1 型多引发口咽感染,单纯疱疹病毒 2 型可致生殖器疱疹。晚期妊娠妇女患有原发性生殖器疱疹时,新生儿获得单纯疱疹病毒 2 型传染的几率高,应建议孕妇采取剖宫产减低感染风险。如果患有口腔感染,一般不采取临床措施。单纯疱疹病毒 2 型抗体阳性约占人群的18.6%,大部分是单纯疱疹病毒1型抗体阳性。单纯疱疹病毒抗体不做分型检测,会导致阳性率过高,分型为1型和2型两种IgG抗体检测,大幅度降低假阳性,帮助评估应采取的临床措施,减少干扰。

活动期HSV感染的确诊依据是病毒培养或HSV DNA检测,两种方法都能区分HSV-1和HSV-2,后者更快速和敏感。标本采样应从新鲜的水泡和脓疱中收集。

(三)病理检查指标与评估

1. 标本类型及送检要求　常见标本为胎盘组织,送检要求:新鲜、未固定状态下送检。胎盘送检具体要求详见本章第二节。

2. 大体标本检查及取材　妊娠合并感染性疾病之胎盘往往较为污秽,甚或有臭味,胎膜略增厚,失去光泽,呈灰黄色或黄绿色,状如胎粪染色,胎膜较糟脆,胎盘绒毛苍白而水肿。大体检查步骤详见本章第二节。

3. 组织学检查　微生物若经生殖道上行性感染至宫腔,常引起胎膜的感染,表现为急性或亚急性绒毛膜羊膜炎。若感染因子通过母体血液循环系统到达胎盘,病变主要累及胎盘实质,炎症病变位于绒毛内,称为绒毛炎。感染进展时也可以累及胎膜,但胎膜炎症程度不如胎盘实质重。

TORCH主要通过血行感染至胎盘。弓形虫感染胎盘时常表现为轻度慢性绒毛炎,累及单个或多组绒毛,间质纤维化,胎盘绒毛膜板内或羊膜层可见弓形虫包囊或游离虫体。风疹病毒感染胎盘早期表现为绒毛血管内皮细胞变性坏死,伴坏死性动脉炎和血管周围炎,绒毛灶状坏死,滋养细胞或内皮细胞内偶见嗜酸性包涵体,霍夫包细胞数量增加。晚期出现间质纤维化。巨细胞病毒感染胎盘组织学特征为淋巴浆细胞性慢性绒毛炎,绒毛间质纤维化,可见特征性病毒包涵体,呈枭眼状,常位于胎儿血管的内皮细胞中,偶见于间质细胞或滋养细胞中(见图12-5/文末彩图12-5)。单纯疱疹病毒可通过上行性或血行性感染胎盘,组织学表现一般为慢性绒毛炎,累及单个或多个绒毛,有时可见特征性的包涵体和"毛玻璃核"。

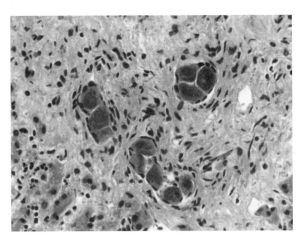

图12-5　胎儿肝脏组织,血管内皮细胞中见病毒包涵体,呈枭眼状(HE染色)

综上所述,不是所有的TORCH病原体都需要孕前或孕期筛查,仅需要对高风险人群进行TORCH筛查和诊断。对围孕期妇女不需要进行单纯疱疹病毒抗体分型检测,若无临床症状,不需要等待其IgM抗体转阴再妊娠。应重视对巨细胞病毒再次感染的孕期监测。TORCH血清学抗体检测宜采用定量分析技术,参照相关指南在孕前以及在合适的孕周检查,如有条件可加做IgG抗体的亲和力测定。建议保存受检者剩余血清样本,这对可能的后续诊断有不可替代的参考价值。

不能仅仅依据血清学筛查阳性结果而做出终止妊娠的决定。建议在能够进一步做诊断的机构做筛查,如果开展筛查的机构没有进一步做诊断的能力,必须和能够做诊断的机构建立合理的转诊机制。诊断中心应有条件作羊膜腔穿刺并能够运用分子诊断技术对病原微生物进行确认,有能力对胎儿结构进行有针对性、详细的超声/MRI检查,能够提供多学科会诊,有能力对高危新生儿进行系统的长时间随访。应慎重使用介入性产前诊断技术,在确认孕期TORCH感染的5~7周并可见胎儿影像学异常后,孕18周或18周后采取羊水标本进行病原体DNA或RNA的检测,可结合脐血样本的IgM抗体检测进行产前诊断。超声及MRI检查有助于评估宫内感染的胎儿预后。

三、案例 12-3

【病史摘要】

女,28 岁,汉族

主诉:停经 31+4 周,发现胎儿异常 8+ 周。

现病史:患者平素月经规律 6/31d,末次月经 2014 年 08 月 23 日,停经 4 周出现轻微恶心等早孕反应,查尿 hCG(+)。孕 18 周感胎动至今,故核对预产期无误。孕 12+ 周起开始定期产检,唐氏筛查低风险。停经 23+ 周到本院检查 B 超提示:如孕 20+6 周,胎儿 HC、AC、FL 及 HL 均低于 M-2SD 线,羊水较少,建议上级医院会诊。孕 25+ 周行 OGTT 正常,上级医院复查 B 超,提示:如孕 22+3 周,羊水 3.9cm。孕 27+ 周 B 超:超声孕周 24+5 周,小于临床孕周。患者血清巨细胞病毒 IgG 抗体阳性,孕 28+ 周行脐血巨细胞病毒 IgM 抗体检测可疑阳性,脐血染色体检查未见明显异常。现停经 31+4 周,上级医院 B 超:宫内孕 26+6 周,胎儿颅内多发钙化灶,胎儿心脏,肝脏增大,上级医院诊断意见考虑胎儿预后差,建议引产。无腹痛无阴道流血、流水及其他不适,门诊收入院。否认接触放射线、接触化学性毒物(汞 / 铅 / 油漆 / 同位素)、宠物接触史。

月经婚育史:初潮 15 岁,周期 30d,经期 5~7d,月经量中痛经(-),25 岁结婚,配偶体健,孕 1 产 0。

既往史:(包括慢性病史药敏史及家族史)平素体质一般,否认"肝炎"、"结核"等传染病史,无过敏史,无输血史,无手术史。

家族史:无家族性疾病史。

体格检查:T:36.9℃,P:125 次 /min,R:30 次 /min,BP:120/80mmHg。晚孕体态,神清语利,查体合作。肝脾触及不满意,双下肢轻度水肿。

产科检查:宫底高度 27cm,腹围 88cm,估计胎儿体重 1 100g,羊水量中,胎头位,胎心:140 次 /min,先露部浮,无宫缩,坐骨结节间径 8.0cm,耻骨弓:90 度,肛查:宫颈消 50%,宫颈位置中,宫口未开,胎膜未破先露 S-3 Bishop 评 3 分。

【问题 1】通过上述问诊与查体,该患者可能的诊断是什么?

思路:23+ 周开始出现胎儿宫内生长受限,伴羊水减少,结合患者巨细胞 IgG 抗体阳性,孕 28+ 周行脐血巨细胞病毒 IgM 抗体检测可疑阳性,高度怀疑胎儿宫内感染(怀疑是巨细胞病毒感染)。

【问题 2】临床下一步处理方案?

思路 1:患者自孕 23+ 周 B 超提示胎儿异常,孕期多次超声提示胎儿小,现孕 31+ 周,脐血巨细胞病毒抗体可疑,患者巨细胞 IgG 抗体阳性。上级医院 B 超:宫内孕 26+6 周,胎儿颅内多发钙化灶,胎儿心脏,肝脏增大。考虑胎儿预后差,具备终止妊娠指征,建议引产。故完善血常规、血凝、尿常规、生化 A 等化验检查,适时终止妊娠。

思路 2:终止妊娠指征及方式的选择

终止妊娠指征:胎儿宫内感染(怀疑是巨细胞病毒感染)

终止妊娠方式:①利凡诺引产术,适用于孕 27 周后产前诊断发现胎儿具有致死性畸形者,严格掌握禁忌证。② Foley 导管或水囊引产,经宫颈内应用 Foley 导管或水囊促宫颈成熟导致子宫破裂的风险与自然临产者相同,是可接受的引产方法。③米索前列醇,予以米索前列醇阴道上药及口服促宫颈成熟。现考虑患者体温正常,化验回报:血常规结果白细胞 12.8×10^9/L;血红蛋白 117g/L;血小板计数 285×10^9/L;中性粒细胞百分比 78%;生化结果肝肾功正常;凝血正常,羊水正常。无心功能不全等,无利凡诺应用禁忌,可行利凡诺引产终止妊娠。

【问题 3】为进一步明确诊断,应进行哪些检查?

思路:本例主要因胎儿宫内感染(怀疑为巨细胞病毒感染)终止妊娠,下一步对重点对胎儿尸体进行病理解剖及相关检查,以验证胎儿宫内是否感染了巨细胞病毒。

【问题4】根据胎儿尸体解剖及相关检查结果,应如何诊断?

胎儿尸解结果:胎儿双侧肺脏、心脏、胸腺、脾脏、胰腺等脏器内均查见较多病毒包涵体。

PCR检测结果:巨细胞病毒(+)

最终诊断:胎儿宫内巨细胞病毒感染。

(童华诚　李洁　王爱春)

第八节　妊娠合并血液系统疾病

血液系统疾病可导致胎儿生长发育的异常及孕产妇异常出血,影响母儿的安危。

一、贫血概述

贫血是妊娠期最常见的合并症。WHO资料表明,50%以上孕妇合并贫血,以缺铁性贫血最常见,巨幼细胞性贫血较少见,再生障碍性贫血更少见。

(一) 缺铁性贫血

妊娠期血容量的增加及胎儿生长发育的需要,使母体对铁的需要量增加,尤其在妊娠后半期。孕妇对铁摄取不足或吸收不良均可导致贫血。

1. 缺铁性贫血(iron deficiency anemia,IDA)对母儿的影响　对孕妇的影响:轻度贫血影响不大,重度贫血时可产生一些不良改变。

(1)心肌缺氧导致贫血性心脏病;

(2)胎盘缺氧易发生妊娠期高血压疾病或其所致心脏病;严重贫血对失血耐受性降低,易发生失血性休克;

(3)贫血降低产妇抵抗力,易并发产褥感染危及生命。

2. 对胎儿的影响　一般情况下,胎儿缺铁程度不太严重。当孕妇患重症贫血(Hb<60g/L)时,胎盘的氧分和营养物质不足以补充胎儿生长所需,可造成胎儿宫内生长受限、胎儿窘迫、早产或死胎。

3. 诊断

(1)病史:既往有月经过多等慢性失血性疾病史;或长期偏食、孕早期呕吐、胃肠功能紊乱导致的营养不良等病史。

(2)临床表现:轻者无明显症状。重者可有乏力、头晕、心悸、气短、食欲缺乏、腹胀、腹泻。皮肤黏膜苍白、皮肤毛发干燥、指甲脆薄以及口腔炎、舌炎等。

(3)实验室检查

1)外周血象:血红蛋白<100g/L即为贫血。

2)铁代谢检查:血清铁(serum iron,SI)<5.37umol/L(8.95~26.9umol/L),总铁结合力(total iron-binding capacity,TIBC)>64.44umol/L(54.1±5.4umol/L),转铁蛋白饱和度(transferrin saturation,TS)<15%。

3)骨髓检查:诊断困难时可作骨髓检查,骨髓象为红细胞系统增生活跃,中、晚幼红细胞增多。

4. 预防

(1)孕前积极治疗失血性疾病如月经过多等,以增加铁的贮备。

(2)孕期加强营养,鼓励进食含铁丰富的食物,如猪肝、鸡血、豆类等。

(3)孕妇孕期保健时检查血常规和血清铁蛋白,做到早期诊断,及时治疗。

(二) 巨幼细胞性贫血

巨幼细胞性贫血是由叶酸和/或维生素 B_{12} 缺乏引起的贫血。外周血呈大细胞高血红蛋白性贫血。其发病率国外报道为0.5%~2.6%,国内报道为0.7%~0.95%。为叶酸缺乏所致,少数为缺乏维生素 B_{12} 而发病。

1. 巨幼细胞性贫血对母儿的影响

(1)对孕妇的影响：严重贫血时，贫血性心脏病、妊娠期高血压疾病、胎盘早剥、早产、产褥感染等的发病率明显增多。

(2)对胎儿的影响：叶酸缺乏可导致胎儿神经管缺陷等多种畸形。胎儿生长受限、死胎等的发病率也明显增加。

2. 诊断

(1)病史：长期偏食、营养不良，可引起本病。孕妇有慢性消化道疾病，可影响吸收，加重叶酸和维生素 B_{12} 缺乏。双胎妊娠、感染、或应用影响叶酸吸收的药物造成叶酸缺乏有关。

(2)临床表现

1)血液系统症状：贫血起病较急，多为中、重度。表现为乏力、头晕、心悸、气短、皮肤黏膜苍白等。

2)消化系统症状：食欲缺乏、恶心、呕吐、腹泻、腹胀、舌炎、舌乳头萎缩等。

3)神经系统症状：为维生素 B_{12} 缺乏常有的表现，末梢神经炎常见，出现手足麻木、针刺、冰冷等感觉异常，少数病例可出现锥体束征、共济失调以及行走困难等。精神症状有健忘、易怒、表情淡漠、迟钝、嗜睡甚至精神失常等。

4)其他症状：低热、水肿、脾肿大等，严重者可出现腹腔积液或多浆膜腔积液。

(3)实验室检查

1)外周血象：为大细胞性贫血，平均红细胞体积(mean corpuscular volume,MCV)>100fv，平均红细胞血红蛋白含量(mean corpuscular hemoglobin,MCH)>32pg。

2)骨髓象：红细胞系统呈巨幼细胞增多，核染色质疏松，可见核分裂。

3)叶酸和维生素 B_{12} 的测定：血清叶酸值<6.8mmol/L、红细胞叶酸值<227nmol/L(100ng/ml)提示叶酸缺乏。若叶酸值正常，应测孕妇血清维生素 B_{12}，若<74pmol/L 提示维生素 B_{12} 缺乏。

3. 预防

(1)加强孕期营养指导改变不良饮食习惯，多食新鲜蔬菜、水果、瓜豆类、肉类、动物肝脏及肾脏等食物。

(2)对高危孕妇，从妊娠前 3 个月开始每日口服叶酸 0.4~4mg，连续 8~12 周。

(三) 再生障碍性贫血

再生障碍性贫血(aplastic anemia,AA)，是由多种原因引起骨髓造血干细胞增殖与分化障碍，导致全血细胞(红细胞、白细胞、血小板)减少为主要表现的一组综合征。国内报道，妊娠合并再障的发生率为 3‰~8‰。

1. 再生障碍性贫血对母儿的影响

(1)对孕妇影响：妊娠可使再障病情加剧。因孕期母体血液稀释，贫血加重，易发生贫血性心脏病，甚至造成心力衰竭。再障孕妇妊娠期高血压疾病、感染、出血的几率增加，是孕产妇的重要死因。

(2)对胎儿影响：增加流产、早产、胎儿生长受限、死胎及死产等的风险。

2. 诊断

(1)临床表现：妊娠合并再障以慢性型居多，起病缓慢，主要表现为进行性贫血，少数患者以皮肤及内脏出血或反复感染就诊。

(2)实验室检查：贫血呈正常细胞型，全血细胞减少。骨髓相见多部位增生减低或重度减低，有核细胞甚少，幼粒细胞、幼红细胞、巨核细胞均减少，淋巴细胞相对增高。

根据临床表现、血象 3 系减少、网织红细胞降低、骨髓增生低下，结合骨髓检查结果，再障的诊断基本可以确立。

二、特发性血小板减少性紫癜

特发性血小板减少性紫癜(idiopathic thrombocytopenic purpura,ITP)又称免疫性血小板减少性紫癜,是产科较常见的血液系统合并症之一。

（一）ITP 与妊娠的相互影响

1. 妊娠对 ITP 病情的影响妊娠可使稳定型 ITP 患者复发及活动型 ITP 妇女病情加重的倾向,使 ITP 患者出血的机会增多,但妊娠本身一般不影响本病的病程及预后,因此合并 ITP 不是终止妊娠的指征。

2. ITP 对孕产妇的影响　ITP 对孕产妇的影响主要是出血问题,尤其是血小板低于 $50 \times 10^9/L$ 的产妇。在分娩过程中因用力屏气可诱发颅内出血、产道裂伤出血及血肿形成。如产后子宫收缩良好,产后大出血并不多见。ITP 患者妊娠时,自然流产率较正常妊娠高两倍,主要取决于周围血中血小板数目和是否有出血倾向,血小板计数明显减少（$<30 \times 10^9/L$）或临床出血严重,则自然流产或治疗性人工流产的比例增高,且母婴死亡率均高于正常孕妇。

3. 对胎儿及新生儿的影响

因部分抗血小板抗体可以通过胎盘进母体 - 胎儿血循环,从而引起胎儿血小板破坏,导致胎儿、新生儿血小板减少。新生儿脱离母体后体内的抗体多数于一个月内逐渐消失,偶可持续 4~6 个月。

（二）诊断

1. 临床主要表现为皮肤黏膜出血和贫血。轻者仅有四肢及躯干皮肤的出血点、紫斑、牙眼出血,严重者可出现消化道、生殖道、视网膜及颅内出血。脾脏不大或轻度增大。

2. 实验室检查血象检查:血小板 $\leq 100 \times 10^9/L$。骨髓检查为巨核细胞正常或增多,至少不减少,而成熟型血小板减少。血小板抗体测定多为阳性。

3. 鉴别诊断应与其他引起血小板减少的疾病鉴别,如再生障碍性贫血,药物性血小板减少,妊娠合并 HELLP 综合征,遗传性血小板减少等。

三、临床检验指标与评估

（一）临床检验指标

1. 贫血诊断指标　根据世界卫生组织的标准,在怀孕期间,孕妇外周血 Hb 妊娠早期 <110g/L,妊娠中期 <105g/L,妊娠晚期 <110g/L 及血细胞比容 <0.3 即可诊断妊娠期贫血。

2. 判断血液系统疾病类型的指标　外周血血象和骨髓象检验是诊断血液系统疾病、观察疗效及病情的重要手段之一。造血系统等疾病会导致外周血中血细胞的数量、形态、功能等发生变化,因此血象和骨髓象检验两者密切相关。妊娠期血液系统疾病的实验室诊断思路首先选择血液学一般检查,必要时行骨髓细胞形态学检查及病理组织学检查,以确定疾病的程度和类型。其次按照最初检查提示的线索,选择疾病敏感性高的试验进行筛查,再进一步选择特异性强的试验进行确诊试验,最后结合临床资料综合分析,查明疾病病因或原发病。

（1）外周血血象:观察血涂片细胞形态对妊娠期血液系统疾病的诊断很重要,血象在疾病发展不同阶段表现不一样,联合平均红细胞体积（mean corpuscular volume,MCV）、平均红细胞血红蛋白含量（mean corpuscular hemoglobin,MCH）和平均红细胞血红蛋白浓度（mean corpuscular hemoglobin concentration,MCHC）、红细胞体积分布宽度（red blood cell volume distribution width,RDW）等指标可对妊娠期贫血进行诊断和鉴别诊断。贫血可依据 MCV、MCH、MCHC 进行分类,也可依据 MCV、RDW 进行分类。

1）缺铁性贫血:早期缺铁性贫血可为正常细胞不均一性贫血,典型缺铁性贫血患者为小细胞低色素性贫血或小细胞不均一性贫血。钩虫病引起的缺铁性贫血可有嗜酸性粒细胞增多。网织红细胞检测:网织红细胞是反映骨髓红细胞造血功能的重要指标,进行相关检测可用于缺铁性贫血与慢性炎症性疾病和血红蛋白病引起的溶血性贫血的鉴别诊断。目前一些血细胞分析仪可以通过直接测定或公式推算检测外周血网织红细胞血红蛋白含量（reticulocyte hemoglobin content）,其降低对铁缺乏的诊断的灵敏度和特异度均较高,对铁缺乏的筛检和缺铁性贫血的诊断的作用均优于传统的血细胞分析检测指标。

2）巨幼细胞性贫血：血象是巨幼细胞性贫血最重要的筛选实验。巨幼细胞性贫血是大细胞正色素性贫血（MCV 增高、MCHC 正常）。红细胞形态明显大小不等（RDW 增高），形态不规整，以椭圆形大红细胞多见，着色较深。异形红细胞增多，可见巨红细胞、点彩红细胞、Howell-Jolly 小体及有核细胞。网织红细胞绝对计数降低。中性粒细胞胞体偏大，出现分叶过多的中性粒细胞是巨幼细胞性贫血的早期征象。

3）再生障碍性贫血：AA 的特征是造血干细胞和 / 或造血微环境功能障碍，造血红髓被脂肪替代，导致外周血象全血细胞减少，网织红细胞绝对值降低，三系减少程度各病例不同。贫血多为正常细胞性，少数为轻、中度大细胞性。各类白细胞都减少，中性粒细胞减少尤为明显，淋巴细胞比例相对增多。血小板不仅数量减少，而且体积小颗粒减少。急性再障时，网织红细胞 <1%，绝对值 $<15 \times 10^9$/L；中性粒细胞绝对值常 $<0.5 \times 10^9$/L；血小板 $<20 \times 10^9$/L；各指标达不到急性再障的程度为慢性再障。发生 AA 时网织红细胞绝对值降低。

4）特发性血小板减少性紫癜：血小板计数明显减少，慢性者一般较急性为高。由于血小板减少，故出血时间延长，血块退缩不良，束臂试验（阳性）。除重度出血外，一般无明显贫血及白细胞减少。在 ITP 检查中血涂片检查与血细胞计数同样重要，有助于排除假性血小板异常、遗传性血小板病、弥漫性血管内凝血（DIC）、骨髓增生异常综合征（myelodysplastic syndromes，MDS）及急性白血病或恶性肿瘤相关的血小板减少。外周血小板形态可有改变，如体积增大、形态特殊、颗粒减少、染色过深等。

（2）骨髓象

1）缺铁性贫血：为增生性贫血骨髓象，骨髓有核细胞增生活跃或明显活跃，个别患者减低。表现为"核老浆幼"的核质发育不平衡改变。骨髓象检查在对于缺铁性贫血诊断是非必须的，但当与其他疾病鉴别困难时需进行。

2）巨幼细胞性贫血：骨髓象三系均出现巨幼变，红系明显增生伴显著巨幼变，粒红比例降低或倒置。红细胞核可见核畸形、碎裂和多核巨幼红细胞。胞核形态和"核幼质老"的核质发育不平衡改变是识别巨幼细胞性贫血的两大特点。骨髓形态学检查对巨幼细胞性贫血的诊断起决定性作用，特别是发现粒系细胞巨幼变对疾病的早期诊断和疑难病例的诊断具有重要价值。

3）再生障碍性贫血：红髓脂肪变是再障的特征性病理改变，骨髓涂片可见脂肪滴明显增多。多部位穿刺结果均显示有核细胞增生减低。慢性再障骨髓呈向心性损害，骨髓拥有代偿能力可仍有残存的散在增生灶，常因不同的穿刺部位，骨髓象表现不一致，需多部位穿刺或进行骨髓活检，才能获得较明确的诊断。

4）特发性血小板减少性紫癜：骨髓巨噬细胞正常或增多，产生血小板的巨核细胞明显减少或缺乏，胞质中出现空泡变性。在少数病程较长的难治性 ITP 患者，骨髓中巨核细胞数可减少。

（3）铁代谢指标的检验：铁代谢检查在 IDA 的诊断和鉴别诊断中起重要作用，IDA 时可进行的检查主要包括以下 7 个方面。

1）血清铁蛋白：血清铁蛋白的含量能准确反映体内储存铁的情况，与骨髓铁染色的结果有良好的相关性。SF 的减少只发生于铁缺乏症，且在铁缺乏早期就出现异常，是诊断缺铁性贫血敏感的方法。采用免疫测定方法检测铁蛋白值。成年女性 12μg/L~150μg/L。女性缺铁性贫血时 SF<10μg/L。SF 为急性时相反应蛋白，在急性炎症、肝病时可反应性增高影响检测结果的判断。

2）红细胞碱性铁蛋白（erythrocyte alkaline ferritin，EF）：EF 是幼红细胞合成血红蛋白后残留的微量铁蛋白，与铁粒幼红细胞呈良好的平行关系，其测定能较好地反映体内铁的状态，对缺铁性贫血的敏感性低于 SF，但较少受某些疾病因素的影响。主要用于慢性疾病合并 IDA 时的检测，缺铁性贫血时 EF 降低。

3）血清铁、总铁结合力及转铁蛋白饱和度：血清（浆）铁以 Fe^{3+} 与转铁蛋白（transferrin，Tf）结合成复合物的形式存在，女性 9.0μmol/L~30.4μmol/L，缺铁性贫血患者 SI 明显减少。血清总铁结合力是指血清中转铁蛋白能与铁结合的总量,反映血浆转铁蛋白的水平,通常情况下,仅有 1/3 的转铁蛋白与铁结合。血浆中铁要结合到转铁蛋白的蛋白质上才被运输,每个转铁蛋白分子最多可结合 2 个 Fe^{3+},TS 是血清或血浆中铁和转铁蛋白的比值,以百分比表示。缺铁性贫血时 TIBC 增高(>64.44μmol/L),TS 降低(<15%)。

4)血清转铁蛋白(serum transferrin,sTf):健康者体内约 62% 铁为血红蛋白铁、31% 为储存铁(包括铁蛋白和含铁血黄素),转运铁仅占 0.1%。进入体内的铁主要在十二指肠和空肠上段的黏膜与转铁蛋白结合,再与黏膜上的受体结合而进入细胞内。在缺铁性贫血时机体 sTf 明显升高。测定方法有免疫散射比浊法、放射免疫法、电泳免疫扩散法。

5)血清可溶性转铁蛋白受体(soluble transferring receptor,sTfR):sTfR 是细胞膜上转铁蛋白受体的一个片段,sTfR 的浓度大致与机体总的转铁蛋白受体的量成比例,机体铁缺乏时 sTfR 浓度升高,是一种可靠的反映红细胞内缺铁的指标。

6)红细胞游离原卟啉(free erythrocyte protoporphyrin,FEP)和血清锌原卟啉(zinc protoporphyrin,ZPP):因铁缺乏致血红蛋白合成减少,造成红细胞内 FEP 蓄积,因此 FEP 量的增加可以间接反映铁的缺乏。

7)铁染色:健康人骨髓中的铁主要存在于骨髓小粒和幼红细胞中。骨髓中的铁分为细胞外铁和细胞内铁。细胞外铁反映体内储存铁,主要存在于骨髓小粒的巨噬细胞中,细胞内铁是指存在于中幼红细胞、晚幼红细胞及红细胞中的铁,包括铁粒幼红细胞、铁粒红细胞。

(4)IDA 相关的其他检验:红细胞寿命检查可见 IDA 患者红细胞的寿命缩短;铁动力学检查显示,缺铁性贫血患者对铁的利用加快,利用率增高。IDA 的彻底治疗有赖于去除导致缺铁的原因,查清病因及原发病极为重要,为此还需进行多方面的检查,如粪便的潜血检查、虫卵检查,尿液的检查,肝肾功能的检查及相应的生化、免疫学检查,胃肠道的 X 线、胃肠镜检查等。

(5)叶酸和维生素 B_{12} 的检验

1)叶酸缺乏的检验

①血清和红细胞叶酸的测定:叶酸减少有助于诊断由于叶酸缺乏引起的巨幼细胞性贫血,因红细胞叶酸不受当时叶酸摄入情况的影响,能反映机体叶酸的总体水平及组织的叶酸水平。②血清高半胱氨酸测定:血清高半胱氨酸水平在叶酸缺乏和维生素 B_{12} 缺乏时升高。

2)维生素 B_{12} 缺乏的检验

①血清维生素 B_{12} 测定:血清维生素 B_{12} 减低对巨幼细胞贫血诊断及病因分析有重要价值。②甲基丙二酸测定:维生素 B_{12} 缺乏患者血清和尿中该物质增高。尿和血清中甲基丙二酸水平升高可早期诊断维生素 B_{12} 缺乏。③维生素 B_{12} 吸收实验:尿中维生素 B_{12} 排出量减少,巨幼细胞贫血 <7%,恶性贫血 <5%。本试验主要是对维生素 B_{12} 缺乏的病因诊断,而不是诊断是否存在维生素 B_{12} 缺乏。④血清内因子阻断抗体测定:内因子阻断抗体能阻断维生素 B_{12} 与内因子的结合而影响维生素 B_{12} 的吸收。由维生素 B_{12} 引起的巨幼细胞贫血、恶性贫血等可出现内因子阻断抗体阳性。

(6)巨幼细胞贫血的诊断性治疗试验:巨幼细胞贫血对治疗药物的反应很敏感,用药 48h 左右网织红细胞即开始增多,于 5~10d 达高峰。据此设计的试验简便易行,准确性较高,对不具有进行叶酸和维生素 B_{12} 测定的单位可用以判断叶酸缺乏还是维生素 B_{12} 缺乏。方法是给患者小剂量叶酸(0.1~0.2mg/d)或维生素 B_{12}(每日肌注 1~5μg 或一次性肌注 100μg)7 至 10d。若 4~6d 后网织红细胞上升,应考虑相应物质缺乏。

(7)巨幼细胞贫血相关的其他检查 ①胆红素测定:巨幼细胞贫血因无效造血伴溶血,血清未结合胆红素轻度增高;②胃液检查:在恶性贫血患者胃液中游离胃酸消失,对组胺反应下降;③糖原染色:巨幼细胞性贫血时发现原、幼红细胞阴性,偶见弱阳性。

(8)再障相关的其他检查:骨髓铁染色可见细胞内、外铁均增加;中性粒细胞碱性磷酸酶活性增高;体外造血祖细胞培养出现细胞集落明显减少或缺如;外周血红细胞生成素水平增加;骨髓核素扫描可判断整体造血功能。这些检查主要用于不典型病例的诊断,有利于了解患者的发病机制和选择治疗方案。

(9)血小板功能检验:发生 ITP 时,血小板对 ADP、胶原、凝血酶或肾上腺素的聚集反应增强或减弱。血小板第 3 因子的活性减低,血小板的黏附性减低。

(10)血小板膜抗原特异性自身抗体检测:目前推荐应用单克隆抗体特异性俘获血小板抗原试验(monoclonal antibody immobilization of platelet antigen assay,MAIPA),其对 ITP 诊断的敏感性和特异性均较高,直接用于检测抗血小板 GP Ⅱb/ Ⅲa、GP Ⅰb/ Ⅸ的特异性抗体,并能区分免疫和非免疫性血小板减少,有助于 ITP 诊断。血小板表面相关抗体检测,敏感性虽高,但特异性较低。

(11)ITP 相关的其他检查:包括网织血小板(reticulated platelet,RP)、血小板生成素(thrombopoietin,TPO)、血小板微颗粒(platelet microparticle,PMP)等检查。RP 代表新生血小板,同时检测 RP 和 TPO 有助于鉴别血小板减少的原因。ITP 患者因 RP 血小板破坏增多,巨核细胞代偿性增多,TPO 水平无明显升高,而 RP 百分率明显增高。研究发现,血清 TPO 水平高的 ITP 患者治疗反应不佳。因为 TPO 水平升高,提示该患者巨核细胞也存在受抑制现象,PMP 增高伴有大血小板的患者,止血功能较好,出血倾向减少。自身免疫性系列抗体检测(风湿病抗体、抗磷脂抗体、抗甲状腺抗体等)应作为与自身免疫性疾病鉴别的项目。

(二)临床检验指标评估

1. 血清铁蛋白　SF 含量稳定,日间波动较小,在排除肝脏疾病感染炎症,恶性肿瘤等情况之外,是判断体内铁储存和铁营养状况最可靠敏感的指标。SF 检测与骨髓铁染色结果有良好的相关性,比细胞外铁更准确,是诊断缺铁性贫血敏感方法和重要依据之一。

2. 血清铁、总铁结合力及转铁蛋白饱和度　SI 对缺铁的诊断并不灵敏,受生理、病理因素影响较大,因此不单独引用作为缺铁的诊断指标。TIBC 较稳定,可反映机体 Tf 水平。TIBC>80.6μmol/L 即有诊断价值,但反映储铁变化时敏感性低于 SF。TS 对缺铁的诊断准确性次于 SF 和 EF,可作为缺铁性红细胞生成的指标之一应用于临床,但不宜用于缺铁的早期诊断。TIBC 与 SF、SI 及 TS 呈负相关,进行上述指标的实验室检测和综合分析,对缺铁性贫血的诊断和慢性疾病、其他储铁增多所致贫血的鉴别诊断具有临床价值。

3. 铁染色　缺铁性贫血患者骨髓单核 - 吞噬系统的储存铁缺乏,即细胞外铁阴性,铁粒幼细胞(细胞内铁)阳性率明显下降(<15% 或为零)。经铁剂治疗后,其细胞内、外铁增加。因此铁染色可作为诊断缺铁性贫血及指导铁剂治疗的重要且可靠的方法。铁染色的结果一般情况下是可信的(尤其是细胞外铁),虽然该指标不如血清铁蛋白敏感,但不受多种病理因素影响。铁染色是反映机体储存铁的金标准。但有时也存在假阳性和假阴性。例如骨髓涂片受试剂、玻片清洁度及操作过程等因素的影响,涂片易被外界的铁污染,导致细胞外铁细胞内铁增加或使阴性患者呈"阳性";临床上导致细胞外铁假阴性的原因较少,通常是由于将标本凝块误认为是骨髓小粒所致。

4. 血清转铁蛋白　肝脏合成 Tf 的速度与细胞内铁含量呈负相关,Tf 测定在反映铁代谢方面的意义同 TIBC。因肝细胞损伤时合成 Tf 降低,故 Tf 也可作为肝细胞损伤的指标,异质 Tf 还可作为肝癌标记物。此外,尿微量 Tf 测定在反映肾小球滤过膜损伤方面比清蛋白更敏感,可作为肾小球损伤的早期诊断指标。

5. 血清可溶性转铁蛋白受体与铁蛋白测定相比较 sTfR 测定更简便、可靠。在 IDA 早期时 sTfR 增加。sTfR 检测无性别和年龄差异,也不受妊娠、炎症、感染、肝病和其他慢性疾病的影响,sTfR 浓度升高与红细胞生成所需铁缺乏一致,被认为是一种可靠的反映红细胞内铁缺乏的指标。铁蛋白测定主要用于评价体内储存铁的减少或消耗。sTfR 则作为评价组织水平铁供应减少的一项指标。

6. 红细胞游离原卟啉(FEP)　铁缺乏致血红蛋白合成减少时,FEP 未被利用而蓄积,故 FEP 增高可以间接反应铁的缺乏。敏感性仅次于 SF 和 EF,可辅助诊断缺铁性贫血。但因其他疾病也可增高,故应结合临床和其他检查综合分析结果。

7. 维生素 B_{12}　血清维生素 B_{12} 含量减低,对巨幼细胞贫血诊断有重要价值。但维生素 B_{12} 和叶酸在代谢上关系密切,在血液学上相互影响。因此临床上进行病因分析时常常需同时测定维生素 B_{12} 和叶酸。

8. 血清维生素 B_{12} 吸收实验　为了确定维生素 B_{12} 不足的原因可以做本实验。

9. 血清内因子阻断抗体　有助于查找维生素 B_{12} 缺乏的原因。内因子阻断抗体在恶性贫血患者血清中的检出率约为 50% 以上,可作为恶性贫血的筛查方法之一。

综上所述,铁代谢的检验指标有:血清铁、血清铁蛋白、血清总铁结合力和转铁蛋白饱和度、血清转铁蛋白、血清转铁蛋白受体和红细胞游离原卟啉测定,主要用于缺铁性贫血的诊断及与小细胞低色素性贫血的鉴别诊断。叶酸和维生素 B_{12} 代谢的检测指标有:血清和红细胞叶酸测定、血清维生素 B_{12}、血清维生素 B_{12} 吸收试验和血清内因子阻断抗体试验,主要用于巨幼细胞贫血的诊断及其与其他类巨幼红细胞贫血的鉴别诊断。AA 的特征是造血干细胞和 / 或造血微环境功能障碍,造血红髓被脂肪替代,导致外周血象全血细胞减少,网织红细胞绝对值降低。特发性血小板减少性紫癜主要临床表现是皮肤和黏膜出血,实验室检查低于 $100 \times 10^9/L$。

对于血液系统疾病的检验,首先考虑筛检试验,而后考虑确诊实验。对于疑难病例应进行多项试验并综合分析实验结果,从而为临床的正确诊断提供有价值的实验依据。

(张　葵　李　洁　王爱春)

第九节　妊娠合并泌尿系统疾病

一、概述

妊娠期间肾脏负担加重,原有的泌尿系统疾病也会加重。如果肾脏功能代偿不全,增加子痫前期、早产、胎儿宫内生长受限的风险。

(一) 泌尿系统感染

泌尿系统感染(urinary system infection,UTI)是妊娠期常见的一种合并症,可造成早产、败血症,甚至诱发急性肾功能衰竭。其中以急性肾盂肾炎最常见。诊断依据临床表现和实验室检查。

1. 临床表现

(1)无症状菌尿症(asymptomatic bacteriuria)细菌在泌尿系统持续性滋生、繁殖,临床却无泌尿系统感染症状。

(2)急性膀胱炎(acute cystitis)表现为膀胱刺激征(尿频、尿急及尿痛),尤以排尿终末时明显。下腹部不适,偶有血尿。多数不伴有明显的全身症状。

(3)肾盂肾炎(pyelonephritis)

①急性肾盂肾炎:起病急骤,突然出现寒战、高热可达40℃以上,也可低热。伴头痛、周身酸痛、恶心、呕吐等全身症状和腰痛、尿频、尿急、尿痛、排尿未尽感等膀胱刺激征。排尿时常有下腹疼痛,肋腰点(腰大肌外缘与第 12 肋骨交叉处)有压痛,肾区叩痛阳性。

②慢性肾盂肾炎往往无明显泌尿系统症状,常表现为反复发作的泌尿道刺激症状或仅出现菌尿症,少数患者有长期低热或高血压。可有慢性肾功能不全的表现。

2. 实验室检查

(1)无症状菌尿症确诊依据清洁中段尿细菌培养菌计数,革兰氏阴性杆菌菌数大于 $10^5/ml$ 及球菌细菌数多于 $10^3/ml$ 有诊断意义。若低于上述标准应重复检测。

(2)急性膀胱炎清洁中段尿白细胞增多,亦可有红细胞。尿培养细菌超过正常值。培养阴性者应行衣原体检查,衣原体也是引起泌尿生殖道感染的常见病原体。

(3)肾盂肾炎血白细胞增多,尿沉渣见成堆白细胞或脓细胞。尿培养细菌阳性和血培养可能阳性。

（二）慢性肾小球肾炎

慢性肾小球肾炎,简称慢性肾炎,是原发于肾小球的一组免疫性疾病。

1. 妊娠与慢性肾炎的相互影响

妊娠期可以加重肾脏缺血性病变和肾功能障碍,使病情进一步恶化,尤其是合并高血压者,严重时可发生肾衰竭或肾皮质坏死。

慢性肾炎对妊娠影响的大小,取决于肾脏病变损害程度。若病情轻,则预后较好。若妊娠前或妊娠早期出现高血压及氮质血症,并发重度子痫前期及子痫的危险性大大增加,流产、死胎、死产发生率随之增加。

2. 诊断

（1）病史既往有慢性肾炎病史。

（2）临床表现程度不等的蛋白尿、血尿、水肿、高血压。随着病情进展,后期出现贫血及肾功能损害。

3. 实验室检查尿中有蛋白,但多无细胞管型及颗粒管型,不伴发 DIC 时,多无血尿。

4. 鉴别诊断

在妊娠前或妊娠 20 周前有持续性蛋白尿、血尿或管型尿、水肿、贫血、血压高和肾功能不全者,均应考虑本病。但未行系统产前检查,以往又无明确的肾炎史者,在妊娠晚期出现上述表现者,与妊娠期高血压疾病不易鉴别。

二、临床检验指标与评估

（一）泌尿系统感染检验指标与评估

1. 尿常规及尿干化学　尿色一般无变化,如为脓尿则可呈浑浊状;尿沉渣可见白细胞满视野、白细胞管型,红细胞亦可升至每高倍视野超过 10 个。若能够排除阴道分泌物的干扰,尿干化学检查出现亚硝酸盐、白细胞、红细胞及蛋白阳性,往往提示存在 UTI 可能。尿沉渣检查尿液有形成分,若发现大量白细胞则可能合并急性肾盂肾炎,大量红细胞则可能为链球菌感染的肾小球肾炎,大量蛋白要考虑肾病综合征或子痫前期,大量脂肪颗粒则提示膜性肾小球肾炎可能。尿常规检查肾盂肾炎以白细胞为主,有时有白细胞管型,而肾小球肾炎红细胞较多,有时有红细胞管型。

2. 血常规　白细胞计数及中性粒细胞升高,白细胞计数变动范围较大。

3. 清洁中段尿细菌培养　妊娠合并泌尿系统感染的诊断需行尿培养检查,尤其对于住院的急性肾盂肾炎患者、初次治疗不敏感和感染复发者。取清晨、清洁中段尿检查,标本应尽量避免被阴道分泌物污染,导尿检查需要谨慎,有增加细菌侵袭的风险。为尽量减少培养结果假阳性,标本留取后应尽快送检。通过尿培养可以发现可能的病原菌,同时还可作抗生素敏感试验。孕妇尿路感染常见之病原菌为大肠杆菌,占 70% 以上。如尿细菌培养结果为阴性,应考虑患者是否已使用过抗生素,许多肾盂肾炎患者曾有过泌尿道感染。多数情况下急性肾盂肾炎是由未经治疗的无症状细菌尿上行感染所致。诊断明确后应及时予以经验性抗感染治疗,待尿培养出报告后根据药物敏感试验结果调整用药。本病可并发败血症,故治疗效果不佳时要做血培养以明确诊断,调整治疗。

4. 血培养　对体温超过 38℃或外周血白细胞计数增高（计数 $>10 \times 10^9$/L）或减少（$<4.0 \times 10^9$/L）、C- 反应蛋白、降钙素原等炎症指标显著增高者须做血培养,如阳性应进一步作药敏试验。对血培养阳性者应注意可能发生败血症休克及 DIC。

5. 肾功能　20~59 岁健康女性血清肌酐参考范围为 41~73μmol/L。SCr 在约 20% 急性肾盂肾炎孕妇中可升高,且可同时有 24h 尿肌酐清除率下降。

（二）慢性肾小球肾炎检验指标与评估

1. 尿常规及尿干化学　常在孕前或妊娠 20 周前持续有蛋白尿而发现本病,以肾病型患者的尿蛋白最多。慢性肾炎晚期,肾小球多数受损,蛋白漏出反而逐渐减少,因而尿蛋白较少不一定说明疾病的好转,也不能以尿蛋白的多少作引产的标准。健康肾脏应能浓缩使尿比重达 1.020 以上,而慢性肾炎晚期时因浓缩及稀释能力减退,常使尿比重固定于 1.010 左右。尿沉渣中常见红细胞增多,通常为 3~5 个 / 高倍视野,有时没有,但在急性发作期可有明显的血尿,甚至肉眼血尿。尿红细胞位相以畸形为主,比例达 80% 以上。尿中红细胞增多反映疾病处于活动期。尿沉渣中还常见白细胞、多数颗粒和透明管型。视病变轻重程度不同,尿中可出现多少不等的红、白细胞管型。

2. 血常规　慢性肾炎因蛋白质大量丧失和肾脏实质的损伤,使肾脏促红细胞生成素减少,所以常伴有贫血,属于正常血红蛋白及红细胞型贫血。慢性肾功能不全伴有贫血者很难治疗,宜少量多次输血。

3. 肾功能测定　出现尿浓缩稀释功能减退,内生肌酐清除率(cretinine clearance,Ccr)下降,肾小球滤过率(glomerular filtration rate,GFR)发生不同程度的损害。

(1)内生肌酐清除率是单位时间内把多少毫升血浆中的内生肌酐全部清除而由尿排出。CCr= 尿肌酐浓度 × 每分钟尿量(ml/min) / 血肌酐浓度,校正 $CCr=CCr \times 1.73m^2/$ 受试者体表面积(m^2)。标本类型为 24h 尿,同时采集血液标本。成人参考范围:80~120ml/($min \cdot 1.73m^2$),40 岁以后随年龄增加,CCr 逐年下降。

(2)肾小球滤过率(GFR)是指单位时间内两肾生成的原尿量。GFR 多用某些内源性或外源性物质的肾小球血浆清除率反映,肾清除率表示肾脏在单位时间内(min)将多少量(ml)血浆中的某物质全部清除并由尿排出,临床常用内生肌酐清除率来反映。2002 年肾脏病患者生存质量指南(Kidney Disease Outcomes Quality Initiative,KDOQI)推荐肾小球滤过率(GFR)预测公式 Cockroft-Gault 公式:$GFRml/(min \cdot 1.73m^2)=186 \times Scr-1.154 \times$ 年龄 $-0.203 \times (0.742 \times$ 女性$)$ 或 $c-aGFRml/(min \cdot 1.73m^2)=186 \times Scr-1.154 \times$ 年龄 $-0.203 \times (0.742 \times$ 女性 $\times$ (中国人 $\times 1.233$)。正常成人 GFR 应大于 90ml/min,如低于 60ml/min 则表示肾功能受损严重。

4. 血清胱抑素 C(cystatin C,CysC)　CysC 是一小分子蛋白质,分子量 13 359D,是一个包含 120 个氨基酸残基的非糖基化多肽链,等电点(isoelectric point,PI)9.3,能自由通透肾小球基底膜,被近曲小管全部重吸收并完全代谢,并且无肾小管的分泌,在所有的组织中产生的速率是恒定的,CysC 排出只受肾小球滤过率的影响,性别、年龄、饮食、炎症、感染、血脂、肝脏疾病等因素均不产生干扰。因此,血清 CysC 逐渐被用来为肾小球滤过率的评估参数。血清 CysC 与 GFR 较血清肌酐与 GFR 有更显著相关性,判定肾功能减退的敏感性优于血肌酐,CysC 可能成为较血肌酐更好的评价肾小球滤过率的指标。

5. 肝功能　严重蛋白尿持续较久的患者,可见白蛋白下降,白蛋白 / 球蛋白比例倒置。

6. 24h 尿蛋白检查　24h 尿蛋白比定性试验更准确地反映每日排泄的尿蛋白量。常用的方法为邻苯三酚红钼络合显色法,该法灵敏度高、显色稳定,对白蛋白、球蛋白反应基本一致,但易受表面活性剂及染料质量的影响。正常人参考范围 <0.15g/24h。肾盂肾炎患者的尿蛋白量一般 1.0~2.0g/24h,若 >3.0g/24h,则多属肾小球病变。

7. 尿白蛋白 / 肌酐　白蛋白是血浆、脑脊液、尿液中最重要的蛋白质。白蛋白占尿总蛋白的 30%,是判定肾小球渗透率的有效标志物。白蛋白分子量 66 000D,主要存在于血浆中,血浆蛋白对于肾小球的渗透率不仅取决于蛋白分子量大小,还与大分子蛋白通过肾小球基底膜时的电荷及形状有关。肾病早期首先表现为间歇性尿微量白蛋白,继而出现持续的尿微量白蛋白,再变成持续的白蛋白尿。尿白蛋白可应用免疫透射比浊法在生化分析仪上测定。正常人尿白蛋白参考范围:尿白蛋白排泄率 <20μg/min 或 30mg/24h 或尿微量白蛋白与肌酐比值 <30mg/g。微量白蛋白尿是指白蛋白浓度(晨尿)为 30~300mg/L,尿白蛋白排泄率为 20~200μg/min 或尿白蛋白 / 肌酐比率处于 30~300mg/g。微量白蛋白尿意味着尿蛋白水平增高,是全身血管系统改变的信号,是预测糖尿病、高血压、心血管疾病等多种疾病血管损伤的敏感指标,对判断疾病的发生、发展和预后有重要意义。

8. 尿圆盘电泳　也称为尿蛋白 SDS- 聚丙烯酰胺凝胶电泳(SDS-PAGE),呈现高分子蛋白尿者多见于膜增殖性肾炎、系膜增殖性肾炎及局灶节段性肾小球硬化。

三、影像学及其他辅助检查指标与评估

(一)影像学检查指标与评估

妊娠期泌尿道感染者不建议常规行影像学检查,但对于不能排除泌尿系结石及复发性 UTI 时,建议做超声影像学检查。在临床表现上,泌尿系结石的孕妇可能存在血尿、肋部疼痛、寒战、恶心、呕吐等症状,往往与急性肾盂肾炎的症状相似,但急性肾盂肾炎患者常有发热,两者可通过超声检查鉴别。是否进一步进行静脉肾盂造影(intravenous pyelography,IVP)检查,需与患者充分沟通后谨慎实施。

(二)其他辅助检查指标与评估

肾小球肾炎患者妊娠期可能会有需要做其他辅助检查。

1. 眼底检查　眼底检查可见出血、渗出及典型符合肾炎之网膜炎。轻度慢性肾炎,眼底检查可以正常。

2. 肾脏活组织检查　肾脏活组织检查对于明确诊断、了解病变程度有很大帮助,但妊娠期做此检查,学术界意见不一,主要顾虑活检可能发生出血等风险。

综上所述,泌尿系统感染是妊娠期常见合并症,以急性肾盂肾炎最为常见,可造成早产、败血症及诱发急性肾功能衰竭等严重后果,须引起重视。妊娠期女性无症状细菌尿系病原菌上行感染所致,诊断明确后应予及时经验性抗感染治疗,随后应根据尿培养和药物敏感试验结果调整用药。

慢性肾小球肾炎患者妊娠应作为高危妊娠对待,须加强孕期管理。通常应缩短产检间隔,妊娠32周前每2周1次,32周以后每周1次。检查内容包括:①24h尿蛋白定量和肌酐清除率;②监测血压,尽早发现高血压和子痫前期;③评估胎儿大小和发育情况;④常规尿检,必要时行清洁中段尿培养,以尽早发现和治疗泌尿道感染。

(童华诚　李　洁　王爱春)

第十节　妊娠合并免疫系统疾病

自身免疫疾病好发于生育年龄妇女。妊娠期孕妇性激素水平波动将改变疾病的严重程度,而疾病的严重程度又直接影响妊娠结局和胎儿预后。与产科关系较为密切的妊娠合并免疫性疾病有系统性红斑狼疮和抗磷脂综合征。

一、系统性红斑狼疮

系统性红斑狼疮(systemic lupus erythematosus,SLE)是一种累及多脏器的自身免疫性结缔组织病,多发于青年女性。约有 1/3 的 SLE 患者妊娠后病情加重。

(一) SLE 与妊娠的相互影响

1. 妊娠对 SLE 的影响　一般认为妊娠并不改变 SLE 患者的长期预后。但妊娠后母体处于高雌激素环境,可诱发 SLE 活动,10%~30%SLE 患者在妊娠期和产后数月内病情复发或加重。活动期患者不适宜妊娠,至少待病情控制 6 个月以上再考虑妊娠问题。

2. SLE 对妊娠的影响

(1)对孕妇的影响:易发生妊娠高血压子痫前期。

(2)对胎儿影响:

1)SLE 患者体内狼疮抗凝物质(lupus anticoagulant,LA)及抗磷脂抗体(antiphospholipid antibody,APLA)可导致子宫及胎盘血管内皮损伤,促进血栓形成,从而造成妊娠不良结局。SLE 患者妊娠发生反复流产、胚胎或胎儿死亡、胎儿生长受限、早产及围产儿缺血缺氧性脑病的风险均较高。

2)某些自身免疫抗体可以通过胎盘屏障对胎儿产生影响,如沉积在胎儿心肌及心脏传导系统处,

引起炎症反应,病理上见传导系统钙化、房室结、房间隔、心内膜纤维化,临床表现为胎死宫内或出生后持久性先天性心脏传导阻滞、心肌病、心力衰竭等。

3)SLE 患者可引起胎儿先天性 SLE,表现为新生儿出生时头面部、上胸部红色斑片状皮肤损害,这些改变通常在 1 岁以内消失。

(二)诊断

1. 病史产科病史中有习惯性流产、反复死胎、胎儿生长受限、早产等不良妊娠史可供参考。

2. 临床表现　SLE 常侵犯多系统的器官与组织,包括皮肤、关节、肾脏、心脏、肝脏、血液及神经系统。各个器官的病变可同时发生或先后发生,所表现的主诉及症状各不相同。主要有发热、面部皮肤蝶形红斑、对称性关节痛、水肿、肾损害、心包炎、肝损害、消化道症状及精神神经症状等。产科的临床表现是反复流产、胎儿生长受限、胎死宫内、早产、胎儿窘迫和新生儿窒息等。

3. 诊断标准　1997 年美国风湿协会修订的 11 项诊断标准,具有其中任何 4 项,即可诊断 SLE:①面部蝶形红斑;②盘状红斑;③日光过敏;④口腔溃疡;⑤非侵蚀性关节炎;⑥浆膜炎(胸膜炎或心包炎);⑦肾病变,24h 尿蛋白 >0.5g 或单次尿蛋白 +++,尿镜检有细胞管型;⑧神经异常(抽搐或精神心理障碍);⑨血液异常(溶血性贫血,白细胞减少,淋巴细胞减少,血小板减少);⑩免疫学检查异常(红斑狼疮细胞阳性,抗 DNA 抗体阳性,抗 Sm 抗体阳性,梅毒血清反应假阳性);⑪ 抗核抗体(antinuclear antibody,ANA)阳性。

二、抗磷脂抗体综合征

抗磷脂抗体综合征(antiphospholipid antibody syndrome,APS)是由抗磷脂抗体引起,主要表现为血栓形成、血小板减少、习惯性流产、早发型重度子痫前期等一组临床综合征。

(一)APS 对妊娠的影响

APS 可引起子宫蜕膜血管内皮受损,促进血栓形成,造成胎盘缺血,最终导致一些并发症发生率增加或病情加重,例如动静脉血栓栓塞、早发型子痫前期、妊娠期高血压、自身免疫性血小板减少、肝素诱导的血小板减少症等;APS 是习惯性流产的常见免疫因素。孕妇抗磷脂抗体(antiphospholipid antibody,APLA)阳性与胎儿体重呈负相关,早产、死胎发生率明显增高。

(二)诊断

1. 病史

(1)血管内血栓形成史:指任何器官或组织中发生不明原因的静脉、动脉或小血管内血栓形成。

(2)产科不良结局史:①孕 10 周后的 1 次原因不明的胎儿流失;②孕 10 周后的 3 次复发性流产;③孕 34 周前因重度子痫前期或胎盘功能低下而引起的早产。

2. 临床表现　主要临床表现为血栓形成、习惯性流产、血小板减少和精神神经症状。血栓可发生在动脉或静脉,以深部静脉血栓最为常见。蜕膜螺旋小动脉血栓形成,造成胎盘缺血,在孕早期胚胎停止发育死亡,妊娠中期常表现为胎儿生长受限、胎死宫内等。中枢神经系统血栓形成或 APA 直接与脑内磷脂发生交叉反应,可出现脑血栓、脑出血、精神行为异常和癫痫等症状。

3. 实验室检查检测见 LA;中等强度的抗心磷脂抗体。目前,国内外多数学者共识的诊断标准为:血管内血栓形成和产科不良结局中具有任何一项和实验检测见狼疮抗凝物质及中到强滴度的抗心脂抗体 IgG 或 IgM。

三、临床检验指标与评估

(一)临床检验指标与评估

妊娠期 SLE 的诊断患者血清中可以查到多种自身抗体,其中有些是 SLE 的特异性抗体,有些与 SLE 疾病活动性相关,主要包括以下 5 方面。

1. 抗核抗体(ANA)　ANA 自身免疫病患者血清中最常出现的自身抗体,ANA 传统上是抗细胞核抗原成分(包括 DNA、RNA、蛋白质或这些物质的分子复合物)的自身抗体的总称。近年来 ANA 的概念有所扩大,是指抗真核细胞所有抗原成分(包括核酸、核蛋白、细胞骨架及胞质成分等)的自身抗体,抗体主要为 IgG,也包括 IgA、IgM、IgD 和 IgE,它们可与不同种属来源细胞的相应抗原成分发生反应。ANA 主要存在于血液中,也可存在于胸水、关节滑膜液和尿液等体液中。

按细胞内分子理化特性与抗原分布部位将 ANA 分为四大类,即抗 DNA 抗体、抗组蛋白抗体、抗非组蛋白抗体和抗核仁抗体。各种 ANA 在不同自身免疫性疾病中出现不同组合。可形成各种疾病或疾病亚群的特征性抗体谱。因此总的 ANA 检测在临床诊断与鉴别诊断中是一个极为重要的筛查试验,ANA 阳性者进一步检测各亚类 ANA 抗体,对明确诊断、临床分型、病情观察、预后及治疗评价都具有重要意义。

ANA 在未治疗的 SLE 患者中滴度较高,在大多数自身免疫性疾病中均可呈阳性如 SLE、类风湿关节炎、混合性结缔组织病(mixed connective tissue disease,MCTD)、干燥综合征(sjogren syndrome,SS)、硬皮病、慢性活动性肝炎,但 ANA 阳性并不一定患者有自身免疫性疾病。正常老年人也可以有低滴度的 ANA。未经治疗的 SLE 患者几乎 95% 以上都有抗核抗体,且滴度较高,一般 1:100 以上可怀疑临床疾病。抗核抗体阴性对排除 SLE 的阴性预测值较高,所以抗核抗体检测是 SLE 的最佳筛查试验。抗核抗体在其他自身免疫性疾病中也可出现,但滴度较低。值得注意的是,ANA 滴度仅用于 SLE 的诊断,其高低与 SLE 活动性无平行关系。ANA 特异性低,它的阳性不能作为 SLE 与其他结缔组织病的鉴别。

(1)抗 DNA 抗体:包括天然的抗 dsDNA 抗体和变性的抗单链 DNA(ssDNA)抗体两类。其中天然的抗 dsDNA 抗体是 SLE 患者的特征性标记抗体,是 SLE 的重要诊断标准之一。抗 dsDNA 抗体是参与 SLE 发病机制的主要自身抗体,该抗体可形成多种冷沉淀而致血管炎,SLE 肾炎及典型的蝶形红斑均与该抗体有关。抗 dsDNA 抗体的滴度与疾病活动性,特别是活动性肾炎和中枢神经系统受累相关,抗体滴度的动态测定可监控治疗。抗 ssDNA 抗体通常可在 SLE 和药物诱导性狼疮中被检测出。通常认为抗 ssDNA 抗体可在不同结缔组织病中出现,其滴度在 SLE 随疾病活动而改变,但是缺乏疾病特异性。30%~50% 的 SLE 患者可在其病程中检测到抗 dsDNA 抗体,多出现在 SLE 活动期,该抗体对 SLE 的特异性可达 95%~100%。因此抗 dsDNA 抗体阴性不能排除 SLE 的诊断。

(2)抗核小体抗体(anti-nucleosome antibody,AnuA):AnuA 对 SLE 具有同抗 dsDNA 抗体相同的诊断特异性,可达 95%,AnuA 的表达与 SLE 病情活动度有关。AnuA 比抗 dsDNA 抗体、抗组蛋白抗体更早出现,在 SLE 的发生发展中有重要作用。临床资料显示,有 15%~19% 的抗 dsDNA 抗体阴性的 SLE 患者中 AnuA 阳性,因此联合检测抗 dsDNA 及 AnuA 可提高 SLE 检出率。

2. 抗可提取核抗原(extractable nuclear antigens,ENA)抗体　抗 ENA 抗体是针对细胞核内可提取核抗原的自身抗体,由于这些抗体可溶于等渗盐水中,又称为盐水可提取核抗原。ENA 属组蛋白的核蛋白,为酸性蛋白抗原,是由许多小分子 RNA(约 100~215 个核苷酸)与各自对应的特定蛋白质组成的核糖核蛋白颗粒,该组成使其各自的抗原性得以增强,分子中不含 DNA。不同的自身免疫性疾病可产生不同的抗 ENA 抗体,利用免疫印迹法法可依据分子量大小,将常见的抗 ENA 谱包括以下几种:

(1)抗 SM 抗体:SM 抗原属小核糖蛋白组,参与 mRNA 前体(pre-mRNA)的剪切。组分包含有富含尿嘧啶的 RNA(URNA)及各种蛋白,分子量为 9~70kD。抗 SM 抗体仅发现于 SLE 患者中,抗 Sm 抗体和抗 dsDNA 一样是 SLE 的标志性抗体,已列入 SLE 的诊断标准,约 30%~40% 的 SLE 患者抗 SM 抗体阳性,其对 SLE 特异性高达 99%,但由于抗 Sm 抗体仅在 20%~40% 的 SLE 患者呈阳性,其阴性不能排除 SLE 诊断,相对抗 dsDNA 抗体而言,抗 SM 抗体水平不与 SLE 疾病活动度相关,亦不与临床表现相关,治疗后的 SLE 患者也可存在。抗 SM 抗体的检测对早期、不典型的 SLE 诊断及回顾性诊断具有很大帮助。

(2)抗核糖核蛋白(nuclear ribonucleoprotein,nRNP)抗体:该抗体无疾病特异性。抗 nRNP 抗体中

最常见的是抗 U1snRNP,常与抗 Sm 抗体同时存在,其在 SLE 中的阳性率为 30%~50%。

(3)抗 SSA/Ro 抗体和抗 SSB/La 抗体:部分 SLE 患者也有抗 SSA/Ro 抗体和抗 SSB/La 抗体的检出,其阳性率分别为 35% 和 15% 左右,无疾病特异性。此外亚急性皮肤型红斑狼疮(subacute cutaneous lupus erythematosus,SCLE)、补体缺陷的 SLE 和新生儿狼疮患者亦可出现抗 SSA 抗体阳性。抗 SSA 抗体可通过胎盘进入胎儿,引起新生儿狼疮综合征,出现典型的 SLE 皮损和不完全性心脏传导阻滞,且新生儿抗 SSA/Ro 抗体阳性率高达 95%~100%。另外,单独出现抗 SSA/Ro 抗体阳性的 SLE 患者,其肾炎或血管炎的发生率较单独出现的抗 SSB/La 抗体阳性的 SLE 患者高。因抗 SSA/Ro 抗体与其抗原形成的免疫复合物,更易沉积于肾脏和血管壁,造成肾脏损伤及血管炎。抗 SSB/La 抗体很少单独出现在 SLE 患者中,但其阳性一般与继发干燥综合征和低狼疮性肾炎相关。一般认为只有当抗 SSA/Ro 抗体阳性时,检测抗 SSB/La 抗体才有意义;如果抗 SSA/Ro 抗体阴性时,抗 SSB/La 体为阳性,检测结果通常不可靠。新生儿 SLE 虽有多系统侵犯,如贫血、血小板减少、肺炎等,但很少累及肾。在妊娠前或妊娠中无症状的 SLE 孕妇,在分娩了患有 SLE 综合征的新生儿后,多在 4 年内发展为结缔组织病。

(4)抗增殖性细胞核抗原(antiproliferating cell nuclear antigen,PCNA)抗体 CNA 是 DNA 多聚酶 δ 的一种辅助蛋白。抗 PCNA 抗体为 SLE 特异性抗体,可在 5%~10% 的 SLE 患者可检出,其特异性很高,在其他结缔组织病中尚未发现此抗体。另据文献报道抗 PCNA 抗体可能与 SLE 患者发生弥漫性增殖性肾小球肾炎相关。

(5)抗核小体抗体:抗核小体抗体主要见于 SLE 患者血清中。最近研究发现,抗核小体抗体在 SLE 患者中的诊断敏感性和特异性分别为 69%~74% 和 94.6%~100%,如果该抗体分别联合抗 DNP 抗体或抗 dsDNA 抗体对 SLE 的诊断灵敏度可提高到 75% 或 70% 以上。

(6)抗组蛋白抗体:抗组蛋白抗体识别所有 5 种组蛋白亚型,最常见的为抗 H1 和抗 H2B 抗体,通常见于药物(普鲁卡因胺、肼苯哒嗪、异烟肼以及其他药物)诱导的红斑狼疮(95%)。约 50%~75% 的普鲁卡因胺及 25%~30% 的肼苯哒嗪治疗的患者会出现抗核抗体。但经长期药物治疗后患者并不出现 SLE 症状,1/3 的患者表现为抗组蛋白抗体阳性,出现药物诱导的红斑狼疮的临床症状,即多发性关节痛、胸膜炎、心包炎。停药后症状可消退,但该抗体可持续两年。抗组蛋白抗体,可见于 50% 非药物诱导的红斑狼疮及的 5%~50% 的类风湿关节炎患者。

(7)抗核糖体 p 蛋白抗体:该抗体为 SLE 特异性自身抗体,常在 SLE 活动期存在,在诊断 SLE 时有较高的特异性,但敏感性低于抗 dsDNA 抗体或抗 sm 抗体,在患有脑炎和神经病变的 SLE 患者中,抗 rRNP 抗体敏感性可达 56%~90%

3. 抗磷脂抗体 APLA 是一组针对磷脂结构抗原物质的自身抗体总称,包括抗心磷脂抗体(anti-cardiolipin antibody,ACLA)、抗磷脂酸抗体(anti-phosphatidic acid antibody,APAA)、抗 β_2 糖蛋白 1(β_2-glycoprotein 1,β_2-GP1)抗体、抗磷脂酰丝氨酸抗体(anti-phosphatidyl serine antibody)和 LA 等。APLA 可分为 IgG、IgA、IgM 型,以 IgG 型最为常见,IgM 型次之,IgA 型与自身免疫性疾病关系较小。

(1)抗心磷脂抗体:目前检测 ACLA 主要的方法是 ELISA,是 APLA 中最具代表性的一种,结合其特异性的临床表现可诊断是否合并有继发性 APS。APS 患者可出现 IgG、IgM 和 IgA 三型 ACLA,与血栓相关的是中到高滴度的 IgG 或 IgM 型 ACLA。IgG 型 ACLA 主要与中晚期流产相关。ACLA 的 ELISA 测试标准化程度很低,在实验室之间的一致性差。ACLA 可报告为同种型特异性滴度(IgG、IgM 或 IgA 磷脂抗体滴度),但由于检测的准确性和可靠性有限,共识指南建议半定量报告结果(低、中或高滴度)。研究发现,β_2-GP1 可作为辅助因子参与抗心磷脂抗体和狼疮抗凝物与带负电的磷脂结合,根据 ACLA 对 β_2-GP1 的依赖情况可分为非 β_2-GP1 依赖性抗体和 β_2-GP1 依赖性抗体,前者多见于感染性疾病,后者多见于自身免疫病。

ACLA 在 SLE 患者中阳性检出率很高,总阳性率可达 70%~80%。IgG 型可达 50%~60%,IgM 型可达 40%~50%。ACLA 阳性与患者发生血管炎、溶血性贫血、心脏及中枢神经系统损害的几率明显高于阴性者,IgG 型抗体主要与血栓形成、习惯性流产和血小板减少有关,而 IgM 型则与溶血性贫血和中性粒细胞减少有关。ACLA 阳性的女性患者更易形成血栓,妊娠时易发生流产、血清及脑脊液中 ACLA 的检测有助于神经精神性狼疮患者的临床诊断。

(2)抗 β_2-GP1 抗体:β_2-GP1 为天然抗凝物质,在体外有明显的抗凝血作用,可与细胞膜表面磷脂稳定结合从而干扰依赖磷脂的抗凝途径。目前主要采用 ELISA 的方法检测抗 β_2-GP1 抗体,在 APS 患者中,抗 β_2-GP1 抗体 IgG 和 / 或 IgM 型阳性率为 30%~60%,对 APS 诊断敏感性约为 54%,特异性约为 98%。该抗体水平与动静脉血栓形成具有相关性(在 SLE 患者中,抗 β_2-GP1 抗体水平与血栓严重程度呈高度正相关),但未发现其与 APS、反复自然流产有相关性。因此,抗 β_2-GP1 抗体作为自身免疫血栓形成的标志性抗体,对于区分自身免疫性与感染性疾病具有鉴别诊断意义,同时检测抗 β_2-GP1 抗体和 ACLA,可使 APS 的诊断率达 95%。那些患有 SLE 同时抗磷脂抗体阳性的患者估计在 10 年内有 52% 的 APS 发病风险。

(3)狼疮抗凝物质:狼疮抗凝物质是由 IgG 和 / 或 IgM 免疫球蛋白组成的混合型抗磷脂抗体,可见于 SLE 等自身免疫性疾病、肿瘤、动静脉血栓形成和习惯性流产的患者。值得注意的是,LA 除了"抗凝"作用外,也具有在临床上更重要的"促凝"作用,在体内可促进血栓形成。APS 患者可检出 LA 的存在,两次或两次检测间隔 6 周后出现阳性,可作为 APS 的诊断标准之一。检测 LA 要注意排除其他可能影响凝血的情况如:F Ⅷ抑制物、先天性 F Ⅹ/F Ⅴ/F Ⅱ缺乏症、口服抗凝药或使用肝素等。

(4)梅毒血清假阳性试验:指梅毒非特异性实验阳性而螺旋体特异性抗体试验阴性,由于磷脂抗原与梅毒血清抗原都有磷脂成分,抗磷脂抗体也可导致梅毒试验假阳性反应。SLE 患者血清中存在抗磷脂抗体,可在 10%~15%SLE 的患者中出现梅毒血清假阳性反应。该试验也属于 SLE 分类标准之一,但是其阳性率明显低于抗磷脂抗体。

4. 其他相关自身抗体　抗淋巴细胞(T 细胞及其亚群、B 细胞)抗体;大脑特异性抗体,如抗神经膜抗体、抗核糖体 P 抗体以及抗神经纤维抗体等,与 SLE 患者中枢神经系统损害密切相关;抗红细胞抗体,现以 Coombs 试验测得;抗血小板相关抗体可导致血小板减少;抗中性粒细胞胞浆抗体;类风湿因子;冷球蛋白。

5. 其他检验指标

(1)血常规:SLE 患者可能出现白细胞、血小板、血红蛋白低于正常水平的情况,特别是在疾病活动期,约 5% 的 SLE 患者血小板可低于 50×10^9/L,当血小板低于 20×10^9/L 时,易发生出血和紫癜,其中颅内出血最危险。

(2)红细胞沉降率:SLE 患者的 ESR 可随疾病活动而升高,但是由于 SLE 患者体内持续存在高丙种球蛋白血症可导致 ESR 一直较高。

(3)尿常规:SLE 常累及肾脏,尿常规可有尿蛋白、红细胞及管型出现,也可出现白细胞,SLE 患者应定期检查尿常规,监测肾脏功能。

(4)血清蛋白分析:SLE 患者的疾病活动性与血浆白蛋白的消耗呈正相关,活动性 SLE 会导致血浆白蛋白降低而球蛋白升高,在血清蛋白电泳中表现为 γ 球蛋白升高,SLE 活动或有蛋白尿者可出现 α2 球蛋白升高。

(5)血清免疫球蛋白:SLE 患者血浆 IgG 的合成率是正常人的 4~5 倍,因此血浆中平均 IgG 水平升高;部分 SLE 患者 IgM 平均值也增加;一部分的 SLE 患者可表现为血浆 IgA 降低。

(6)补体目前常用的有总补体(CH50)、C3 和 C4 的检测。补体低下,尤其是 C3 低下提示有 SLE 活动。C4 低下除表示 SLE 活动外,还可能是 SLE 易感性(C4 缺乏)的表现。

(7)血清肌酐(creatinine,Cr):血液中的肌酐来源包括从食物中摄取的外源性 Cr 和机体内生成的内源性 Cr 两部分,血 Cr 几乎全部经肾小球滤过进入原尿,并且不被肾小管重吸收。机体内 Cr 每日生成量几乎保持恒定。因此血中 Cr 浓度稳定,测定血中肌酐浓度可以反映肾小球的滤过功能,肌酐测定方法有化学方法和酶法。

(二）临床检验指标的临床应用

1. 妊娠期 SLE 的孕前及孕期管理

SLE 患者妊娠时机的选择：SLE 女性患者可以妊娠，但选择合适的怀孕时机一般需要参考以下几点，①SLE 患者经正规治疗后 SLE 病情缓解至少 6 个月，泼尼松维持量 ≤ 10mg/d；②SLE 无重要脏器受累；③未使用或停用免疫抑制剂 6 个月以上；④狼疮肾炎伴中度肾功能不全（血清肌酐 1.5~2mg/dL）为妊娠相对禁忌证，当血清肌酐 >2mg/dL，为妊娠绝对禁忌证。尿蛋白 <3g/24h，无高血压；⑤无糖皮质激素所致的严重不良反应。

SLE 患者怀孕应注意以下几点：①SLE 患者在疾病非稳定期或稳定期不足半年以上者不能怀孕，特别是狼疮肾炎患者最好避孕；②计划怀孕的 SLE 患者最好不要使用免疫抑制剂；③选择合适的怀孕时机；④孕前检测。

SLE 患者孕前 3 个月容易发生流产，主要原因有以下几点：①孕妇体内存在抗心磷脂抗体，血液处于高凝状态，容易形成胎盘血栓，引发流产；②狼疮肾炎和妊娠期高血压的 SLE 患者胎盘血管易发生痉挛；③免疫复合物、C3 和纤维蛋白可沉淀于胎盘滋养层基底膜；④可能存在抗淋巴细胞抗体。此外，SLE 孕妇的胎儿属高度危险儿，妊娠晚期应定期对胎儿监护，如生物物理评分、血尿雌二醇、血胎盘催乳素测定联合监测。妊娠后 3 个月和分娩后，由于母体负担加重和激素水平突然的下降容易使 SLE 病情加重。应综合考虑各种因素，考虑合适的生产方式或适时终止妊娠。在分娩前后及时对胎儿进行检测，通过自测胎动、B 超检查、动态观察血或尿雌三醇含量来了解胎儿大小、羊水量、胎盘功能和成熟度，判断胎儿的健康状况，及时处理。

2. 监测 SLE 活动性

SLE 孕妇发生严重的妊娠并发症的发生率和病死率分别为 10% 和 2%~3%，在国内 SLE 妊娠期恶化率约为 16.7%~54.3%，特别是恶化累及肾脏者高达 43%~46%。因此 SLE 孕妇应主动由风湿科医生定期进行产前检查，在妊娠各阶段评估母体的疾病活动性，如果已存在活动性 SLE，那么评估应更频繁。以便及时发现和治疗狼疮及相关妊娠并发症。首次就诊妊娠确定后，推荐下列检查：体格检查（包含血压）、肾功能（肌酐、尿液分析、随机尿蛋白 / 肌酐比）、全血细胞计数、肝功能检查、抗 SSA/Ro 和抗 SSB/La 抗体、LA 和 ACLA 测定、抗 dsDNA 抗体、补体（CH50 或 C3 和 C4）、血清尿酸等。然而，妊娠的某些生理变化可能与活动性 SLE 的特征重叠。例如，正常妊娠期间可出现轻度贫血、轻度血小板减少、ESR 升高和蛋白尿。正常妊娠过程中尿蛋白排泄量虽有增加，但应保持在低于 300mg/24h 水平。另外，补体水平在正常妊娠期间可能升高 10%~50%，而活动性 SLE 的补体水平也可能保持正常。因此，补体水平的变化趋势比实测值更有价值。

3. 妊娠期　APS 的孕前及孕期管理

妊娠期并发症在 APS 中很常见，包括母体血栓形成，妊娠 10 周前复发性自然流产，以及晚期不良妊娠结局，如胎儿死亡，先兆子痫，胎儿生长受限和早产。即使采用最佳管理方法，APS 女性的活产率仍然在 80% 左右，并且在 20~30% 的"难治性"病例中出现不良后果。APS 的孕前和产前保健对于最大限度地降低发病率至关重要。怀孕前，应完成抗磷脂抗体的检测。妊娠前咨询也很重要，因为患有 APS 的妇女怀孕和相关的治疗方案都会对母亲和胎儿造成重大风险。应告知妇女这些风险和活产率。此外，如果在过去六个月内发生血栓形成事件，或存在未控制的高血压，应建议女性推迟妊娠。如果存在肺动脉高压，则孕妇死亡的风险很高，估计超过 35%，在这种情况下，应积极劝阻怀孕。

在怀孕期间，女性应该在专门从事 APS 的医生和产科医生的双重护理下进行。随着妊娠的进展，应该更频繁地进行监测，每两周进行一次产前检查，直至妊娠中期，之后每周进行一次。血压、尿蛋白和超声以检查胎儿的生长和健康状况。妊娠第 20 周和第 24 周的子宫动脉多普勒血流研究可用于预测 APS 中的先兆子痫和胎盘功能不全。

综上所述，SLE 是育龄期女性最常见的严重自身免疫性疾病。受孕时 SLE 疾病活动度影响妊娠期间 SLE 病情。SLE 患者应在进入疾病稳定期 6 个月后考虑妊娠。狼疮肾炎伴中度肾功能不全（血清肌酐 1.5~2mg/dL）为妊娠相对禁忌证,当血清肌酐 >2mg/dL,为妊娠绝对禁忌证。抗 dsDNA 抗体、抗 Sm 抗体、抗核小体抗体是 SLE 患者的特征性标志抗体。而 dsDNA 抗体滴度还与疾病的活动度有相关性;抗体滴度的动态测定为监控治疗提供了有效的实验室手段。ENA 抗原中主要包括 SM、RNP、SSA、SSB。抗 Sm 抗体是 SLE 的血清标志性抗体,抗 ENA 抗体谱是自身免疫性疾病实验室诊断的确诊试验。诊断 APS 符合临床和实验室标准:①有动静脉血栓史或者不良妊娠结局史;②狼疮抗凝物抗体、中高滴度抗心磷脂抗体或者抗 β2-GP1 抗体持续阳性。

（张　葵　李　洁　王爱春）

第十一节　前置胎盘

胎盘附着于子宫下段、下缘达到或覆盖宫颈内口,位置低于胎先露部,称为前置胎盘(placenta previa)。前置胎盘是妊娠晚期严重并发症之一,也是妊娠晚期阴道流血最常见的原因。

一、前置胎盘概述

(一) 高危因素

1. 子宫内膜病变或损伤　多次流产及刮宫、产褥感染、剖宫产、子宫手术史、盆腔炎等为子宫内膜损伤引发前置胎盘的常见因素。上述情况可引起子宫内膜炎或萎缩性病变,再次受孕时子宫蜕膜血管形成不良、胎盘血供不足,为摄取足够营养而增大胎盘面积,延伸到子宫下段。前次剖宫产手术瘢痕可妨碍胎盘在妊娠晚期向上迁移,增加前置胎盘可能性。辅助生殖技术,促排卵药物改变体内性激素水平,使子宫内膜与胚胎发育不同步等,导致前置胎盘的发生。

2. 胎盘异常　胎盘大小和形态异常,均可发生前置胎盘。胎盘面积过大而延伸至子宫下段,前置胎盘发生率较双胎妊娠高 1 倍;胎盘位置正常而副胎盘位于子宫下段接近宫颈内口;膜状胎盘大而薄扩展到子宫下段。

3. 受精卵滋养层发育迟缓　受精卵到达子宫腔后,滋养层尚未发育到可以着床的节段,继续向下移,着床于子宫下段而发育成前置胎盘。

(二) 分类

1. 根据胎盘下缘与宫颈内口的关系,将前置胎盘分为三类:①完全性前置胎盘或称中央性前置胎盘,胎盘组织完全覆盖宫颈内口;②部分性前置胎盘胎盘组织部分覆盖宫颈内口;③边缘性前置胎盘胎盘下缘附着于子宫下段,下缘到达宫颈内口,但未超越宫颈内口;④低置胎盘胎盘位于子宫下段,胎盘边缘极为接近但未达到宫颈内口。

前置胎盘类型可因诊断时期不同而各异,通常按处理前最后一次检查结果决定分类。

2. 根据疾病的凶险程度,前置胎盘又可分为凶险性和非凶险性。凶险性前置胎盘至前次有剖宫产史,此次妊娠为前置胎盘,发生胎盘植入的危险约为 50%。

(三) 对母儿影响

1. 对孕产妇影响

(1)产前、产时、产后出血:附着于子宫下段的胎盘容易导致产前和产时出血;胎儿娩出后,子宫下段肌组织菲薄,收缩力差,附着于此处的胎盘不易完全剥离,且开放的血窦不易关闭,故常发生产后出血,且多难以控制。

(2)植入性胎盘:子宫下段蜕膜发育不良,胎盘绒毛穿透底蜕膜,侵入子宫肌层,形成植入性胎盘,使胎盘剥离不全而发生产后出血。

(3)产褥感染:前置胎盘剥离面接近宫颈外口,细菌易经阴道上行侵入胎盘剥离面,加之多数产妇因反复失血而致贫血、体质虚弱,容易发生产褥期感染。

2. 对胎儿影响　前置胎盘者若出血量多可致胎儿窘迫,甚至缺氧死亡。为挽救孕妇或胎儿生命而提前终止妊娠,早产率增加,新生儿死亡率高。

（四）诊断

1. 病史既往有多次刮宫、分娩史,子宫手术史,孕妇不良生活习惯,辅助生殖技术或高龄孕妇、双胎等病史。

2. 临床表现

（1）症状:典型症状为孕期发生无诱的无痛性反复阴道流血。阴道流血发生孕周、反复发生次数、出血量多少与前置胎盘类型有关。完全性前置胎盘初次出血时间多在 28 周后,出血量较多;边缘性前置胎盘出血多发生在妊娠晚期或临产后,出血量较少;部分性前置胎盘的初次出血时间、出血量及反复出血次数,介于两者之间。

（2）体征:患者一般情况与出血量有关,大量出血呈现面色苍白、脉搏增快微弱、血压下降等休克表现。腹部检查子宫软,无压痛,大小与妊娠周数相符。反复出血或一次出血量过多可使胎儿宫内缺氧,严重者胎死宫内。

（3）辅助检查:①超声检查,B 型超声检查可清楚显示子宫壁、胎盘、胎先露部及宫颈的位置,并根据胎盘下缘与宫颈内口的关系,确定前置胎盘类型。阴道 B 型超声能更准确地确定胎盘边缘和宫颈内口的关系,但在已有阴道流血时应谨慎使用。②磁共振（magnetic resonance imaging,MRI）检查:MRI 因对软组织分辨率高有优越性,可全面、立体观察、全方位显示解剖结构,而且不依赖操作者的技巧,也不需要充盈膀胱,对胎盘位于子宫后壁及羊水较少者也能很好成像。在评价胎盘与附着处子宫肌层的关系,评估是否存在胎盘植入更有优势。③产后检查胎盘和胎膜:对产前出血患者,产后应仔细检查胎盘胎儿面边缘有无血管断裂,可提示有无副胎盘。若前置部位的胎盘母体面有陈旧性黑紫色血块附着,或胎膜破口距胎盘边缘距离 <7cm,则为前置胎盘。

3. 鉴别诊断:前置胎盘应与 I 型胎盘早剥、脐带帆状附着、前置血管破裂、胎盘边缘血窦破裂、宫颈病变等产前出血相鉴别。结合病史、通过辅助检查及分娩后检查胎盘,一般不难鉴别。

二、病理检查指标与评估

（一）标本类型及送检要求

常见标本为胎盘组织,送检要求:新鲜、未固定状态下送检。胎盘送检具体要求详见本章第二节。

（二）大体标本检查及取材

前置胎盘往往形态异常,表现为面积较大,较薄,呈膜状胎盘改变,有时可见胎盘副叶。大体检查应仔细查看边缘是否有血管断裂,母体面是否有陈旧性出血,测量胎膜破口具胎盘边缘的距离,若<7cm,则诊断前置胎盘。

大体检查步骤详见本章第二节。

（三）组织学检查

前置胎盘组织学检查一般无特异性改变,常在胎盘边缘性及母体面见血肿形成,血肿周围绒毛组织呈梗死前期或梗死改变。

综上所述,前置胎盘面积较大,较薄,呈膜状胎盘改变,有时可见胎盘副叶。常在胎盘边缘性及母体面见血肿形成,血肿周围绒毛组织呈梗死前期或梗死改变。

（李　洁　王爱春　张　葵）

第十二节　胎盘早剥

妊娠 20 周后或分娩期,正常位置的胎盘在胎儿娩出前,部分或全部从子宫壁剥离,成为胎盘早剥（placental abruption）。属于妊娠晚期严重并发症,起病急、发展快,若处理不及时可危及母儿生命。

一、胎盘早剥概述

(一) 高危因素

1. **孕妇血管病变** 妊娠期高血压疾病,尤其是重度子痫前期、慢性高血压、慢性肾脏疾病或全身血管病变的孕妇,主要由于底蜕膜螺旋小动脉痉挛或硬化,引起远端毛细血管变性坏死甚至破裂出血,血液在底蜕膜层与胎盘之间形成胎盘后血肿,致使胎盘与子宫壁分离。妊娠晚期或临产后,孕妇长时间仰卧位,妊娠子宫压迫下腔静脉,回心血量减少,血压下降,子宫静脉淤血,静脉压突然升高,蜕膜静脉床淤血或破裂,形成胎盘后血肿,导致部分或全部胎盘剥离。

2. **宫腔内压力骤减** 胎膜早破(妊娠足月前)、双胎妊娠分娩时,第一胎儿娩出快、羊水过多时,人工破膜后羊水流出过快,均可导致宫腔内压力骤减,子宫骤然收缩,胎盘与子宫壁发生错位而剥离。

3. **机械性因素** 外伤尤其是腹部直接受到撞击或挤压;脐带过短(<30cm)或因脐带绕颈、绕体相对过短时,分娩过程中胎儿下降牵拉脐带;羊膜腔穿刺时,刺破前壁胎盘附着处血管,胎盘后血肿形成引起胎盘剥离。

4. **其他高危因素** 如高龄孕妇、经产妇、吸烟、可卡因滥用、孕妇代谢异常、孕妇有血栓形成倾向、子宫肌瘤(尤其是胎盘附着部位肌瘤)等。有胎盘早剥史的孕妇再次发生胎盘早剥的风险比无胎盘早剥史者高 10 倍。

(二) 病理及病理生理改变

主要病理改变是底蜕膜出血并形成血肿,使胎盘从附着处分离。按病理分为三种类型。

1. **显性剥离或外出血** 为底蜕膜出血,量少,出血很快停止,多无明显的临床表现,仅在产后检查胎盘时发现胎盘母体面有凝血块及压迹。若底蜕膜继续出血,形成胎盘后血肿,胎盘剥离面随之扩大,血液经胎盘边缘沿胎膜与子宫壁之间自宫颈管向外流出,有阴道流血。

2. **隐性剥离或内出血** 若胎盘边缘仍附着于子宫壁或由于胎先露部固定于骨盆入口,使血液存聚于胎盘与子宫壁之间,无阴道流血。

3. **混合型出血** 隐性剥离的胎盘后血肿越积越大,子宫底随之升高。当出血达到一定程度时,会由胎盘边缘及胎膜向外流。出血穿破胎膜溢入羊水中可有血性羊水。

胎盘早剥内出血急剧增多,可发生子宫胎盘卒中。此时血液积聚于胎盘与子宫壁之间,胎盘后血肿压力增加,血液浸入子宫肌层,引起肌纤维分离、断裂甚至变形,当血液渗透至子宫浆膜层时,子宫表面呈现紫蓝色瘀斑。子宫肌层由于血液浸润,收缩力减弱,造成产后出血。

严重的胎盘早剥可引发弥散性血管内凝血(disseminated intravascular coagulation,DIC)等一系列病理生理改变。从剥离处的胎盘绒毛和蜕膜中释放大量组织凝血活酶,进入母体血循环,激活凝血系统,肺、肾等脏器的毛细血管内微血栓形成,造成脏器缺血和功能障碍。胎盘早剥持续时间越长,促凝物质不断进入母血,激活纤维蛋白溶解系统,产生大量纤维蛋白原降解产物(fibrinogen degradation product,FDP),引起继发性纤溶亢进,大量凝血因子消耗,最终导致凝血功能障碍。

(三) 对母儿的影响

1. **对孕产妇影响** ①因产前出血,剖宫产率上升。②弥散性血管内凝血(DIC),胎盘早剥是妊娠期发生凝血功能障碍最常见的原因。③产后出血,发生子宫胎盘卒中时,子宫肌层收缩受影响致产后出血,经治疗多可好转。若并发 DIC,产后出血难以纠正。④急性肾衰竭,大量出血使肾脏灌注严重受损,导致肾皮质或肾小管缺血坏死,出现急性肾衰竭。⑤羊水栓塞:胎盘早剥时羊水可经剥离面开放的子宫血管,进入母血循环,羊水中的有形成分栓塞肺血管,引起肺动脉高压。

2. **对胎儿影响** ①胎儿:如胎盘早剥面积大,出血多,胎儿可因缺血缺氧而死亡。②新生儿:胎盘早剥出血引起胎儿畸形窘迫,新生儿窒息率明显升高;胎盘早剥的新生儿还可遗留显著神经系统发育缺陷、脑性麻痹等严重后遗症。

（四）诊断

1. 病史　有引发胎盘早剥的高危因素的病史，如妊娠高血压（重度子痫前期）、羊水增多、腹部外伤史等。

2. 临床表现及分类　①Ⅰ度：以外出血为主，多见于分娩期，胎盘剥离面积小，常无腹痛或腹痛轻微，贫血体征不明显。腹部检查见子宫软，大小与妊娠周数相符，胎位清楚，胎心率正常，产后检查见胎盘母体面有凝血块及压迹即可诊断。②Ⅱ度：胎盘剥离面1/3左右，常有突然发生的持续性腹痛、腰酸或腰背痛，疼痛的程度与胎盘后积血多少成正比。无阴道流血或流血量不多，贫血程度与阴道流血量不相符。腹部检查见子宫大于妊娠孕周，宫底随胎盘后血肿增大而升高。胎盘附着处压痛明显（胎盘位于后壁则不明显），宫缩有间歇，胎位可扪及，胎儿存活。③Ⅲ度：胎盘剥离面超过胎盘面积1/2，临床表现较Ⅱ度加重。可出现恶心、呕吐、面色苍白、四肢湿冷、脉搏细数、血压下降等休克症状，且休克程度大多与母血丢失成比例。腹部检查见子宫硬如板状，宫缩间歇时不能松弛，胎位扪不清，胎心消失。如无凝血功能障碍属Ⅲa，如有凝血功能障碍者属Ⅲb。

3. 辅助检查　①B型超声检查：可协助了解胎盘的部位及胎盘早剥的类型，并可明确胎儿大小及存活情况。典型声像图显示胎盘与子宫壁之间出现边缘不清楚的液性低回声区即为胎盘后血肿，胎盘异常增厚或胎盘边缘"圆形"裂开。同时可排除前置胎盘。需要注意的是，B型超声检查阴性结果不能完全排除胎盘早剥，尤其是子宫后壁的胎盘。②胎心监护：可见持续低张宫缩，监护为Ⅱ或Ⅲ类图形，提示胎儿窘迫。③实验室检查：详见本节"二、临床检验指标与评估"。

4. 鉴别诊断　主要与前置胎盘、先兆子宫破裂相鉴别。

二、临床检验指标与评估

实验室检查主要目的是了解患者贫血程度与凝血功能。常规检查包括：血常规、尿常规、凝血功能、二氧化碳结合力及肝、肾功能检查，有条件应做血气分析。

Ⅱ度及Ⅲ度患者应做以下试验，包括①DIC筛选试验，即血小板计数、血浆凝血酶原时间、血浆纤维蛋白原定量、纤维蛋白原/纤维蛋白降产物（FDP）、D-二聚体等测定；②纤溶确诊试验，即凝血酶时间、纤维蛋白原降产物（FDP）、D-二聚体等测定。各检测项目的临床意义详见第十三章第一节。

情况紧急时，可抽取肘静脉血2ml放入干燥试管中，7min后若无血块形成或形成易碎的软凝血块，说明凝血功能障碍。

三、病理检查指标与评估

（一）标本类型及送检要求

常见标本为胎盘组织，送检要求：新鲜、未固定状态下送检。胎盘送检具体要求详见本章第二节标本类型及送检要求。

（二）大体标本检查及取材

胎盘早剥大体检查常见胎盘后血肿形成，母体面有较多的凝血块及压迹。大体检查要特有注意血肿的颜色及周围胎盘绒毛的改变，测量压迹面积。新鲜的血肿呈深红色，质地较软，易与胎盘分离，2h以内新鲜的胎盘后血肿，与疏松附着的血块可能分辨不出；几小时后，胎盘后血肿黏附于胎盘母体面，大体检查可辨认，周围胎盘有不同程度压迹。陈旧性血肿呈实性，灰色，质地较硬，周围胎盘呈梗死。

大体检查步骤详见本章第二节。

（三）组织学检查

胎盘早剥的组织学改变因剥离的时间不同而表现不同，早期仅表现为底板新鲜血肿，主要由红细胞组成，仅有少量纤维蛋白条索，随时间延长，红细胞变形，纤维蛋白增加，纤维蛋白条索与底板平行，周围胎盘绒毛受压呈不同程度梗死。

综上所述,胎盘早剥常见胎盘后血肿形成,母体面有较多的凝血块及压迹。胎盘早剥的组织学改变因剥离的时间不同而表现不同,早期为新鲜血肿,随时间延长,形成陈旧性血肿。

(王爱春　李洁　张葵)

第十三节　胎　膜　早　破

临产前发生胎膜破裂,称为胎盘早破(premature rupture of membrane,PROM)。未足月胎膜早破(preterm premature rupture of membranes,PPROM)指在妊娠 20 周以后,未满 37 周胎膜在临产前发生的破裂。发生胎膜早破的孕周越小,围产儿预后越差。

一、胎膜早破概述

(一)高危因素

1. 生殖道感染病原　微生物上行性感染,可引起胎膜炎,细菌可以产生蛋白酶、胶质酶和弹性蛋白酶,这些酶可以直接降解胎膜的基质和胶质,使胎膜局部抗张能力下降而破裂。

2. 羊膜腔压力增高　双胎妊娠、羊水过多、巨大儿宫内压力增加,覆盖于宫颈内口处的胎膜自然成为薄弱环节而容易发生破裂。

3. 胎膜受力不均　头盆不称、胎位异常使胎先露不能衔接,前羊膜囊所受压力不均,导致胎膜破裂。因手术创伤或先天性宫颈组织结构薄弱,宫颈内口松弛,前羊膜囊楔入,受压不均;宫颈过短(<25mm)或宫颈功能不全,宫颈锥形切除,胎膜接近阴道,缺乏宫颈黏液保护,易受病原微生物感染,导致胎膜早破。

4. 营养因素　缺乏维生素 C、锌及铜,可使胎膜抗张能力下降,易引起胎膜早破。

5. 其他　细胞因子 IL-6、IL-8、TNF-α 升高,可激活溶酶体酶,破坏羊膜组织导致胎膜早破;羊膜穿刺不当、人工剥膜、妊娠晚期性生活频繁等均有可能导致胎膜早破。

(二)对母儿影响

1. 对母体影响　破膜后,阴道内的病原微生物易上行感染,感染程度与破膜时间有关,超过 24h 感染率增加 5~10 倍。若突然破膜,有时可引起胎盘早剥。羊膜腔感染易发生产后出血。破膜时间长易发生绒毛膜羊膜炎。

2. 对胎儿影响　围产儿死亡率为 2.5%~11%。常诱发早产,早产儿易发生呼吸窘迫综合征;并发绒毛膜羊膜炎时,易引起新生儿吸入性肺炎,严重者发生败血症、颅内感染等危及新生儿生命。脐带受压、脐带脱垂可致胎儿窘迫。破膜时孕周越小,胎肺发育不良发生率越高。

(三)诊断

1. 病史有可致胎膜早破的高危因素。

2. 临床表现　90% 患者突感有较多液体从阴道流出,有时可混有胎脂及胎粪,无腹痛等其他产兆。有间断的少量的阴道流液或外阴湿润的孕妇,也需排查有无胎膜早破。

3. 辅助检查　①阴道检查:阴道窥器检查见阴道后穹窿有羊水积聚或有羊水自宫口流出,即可确诊胎膜早破。②羊膜镜检查:可直视胎先露部,看见头发或其他胎儿部分,看不见前羊膜囊,即可诊断为胎膜早破。③B 型超声检查:羊水量减少可协助诊断。④实验室检查:详见本节"二、临床检验指标与评估"。

(四)绒毛膜羊膜炎的诊断

绒毛膜羊膜炎是 PROM 的主要并发症,其诊断依据包括:母体心动过速 ≥ 100 次 /min、胎儿心动过速 ≥ 160 次 /min、母体发热 ≥ 38℃、子宫激惹、羊水恶臭、母体白细胞计数 ≥ 15 × 10⁹/L、中性粒细胞 ≥ 90%。出现上述任何一项表现应考虑有绒毛膜羊膜炎。

二、临床检验指标与评估

1. 阴道液 pH 测定　正常阴道液 pH 为 4.5~5.5，羊水 pH 为 7.0~7.5。若 pH ≥ 6.5，提示胎膜早破，准确率 90%。血液、尿液宫颈黏液、精液及细菌污染可出现假阳性。

2. 阴道液涂片检查　取阴道后穹窿积液置于载玻片上，干燥后镜检可见羊齿植物叶状结晶，用 0.5% 硫酸尼罗蓝染色，显微镜下见橘黄色胎儿上皮细胞，用苏丹 Ⅲ 染色见黄色脂肪小粒，均可确定为羊水，准确率达 95%。宫颈黏液也可导致羊齿状结晶假阳性，宫颈黏液结晶更像花一样。被血液污染的样本内羊齿状结晶不典型。

3. 胰岛素样生长因子结合蛋白 -1(insulin like growth factor binding protein-1, IGFBP-1)检测　IGFBP-1 主要存在羊水中，由蜕膜细胞合成，临产时蜕膜与绒毛膜分离，蜕膜细胞碎片漏到宫颈黏液中。IGFBP-1 在羊水中的比母亲血液中高 100 倍~1 000 倍，其他体液中含量较少。检测人羊水中 IGFBP-1 检测试纸，特异性强，血液、精液、尿液和宫颈黏液对实验均无影响。

4. 羊膜腔感染检测　羊水细菌培养；羊水涂片革兰氏染色检查细菌；羊水 IL-6 ≥ 7.9ng/ml，提示羊膜腔感染；降钙素原轻度升高表示感染存在。

三、病理检查指标与评估

(一) 标本类型及送检要求

常见标本为胎盘组织，送检要求：新鲜、未固定状态下送检。胎盘送检具体要求详见本章第二节。

(二) 大体标本检查及取材

感染是造成胎膜早破的主要原因，感染途径一般为上行性感染。大体检查胎膜变化较为明显，表现为胎膜增厚，失去光泽，外观较污秽，呈灰黄色或黄绿色，质地较糟脆。

大体检查步骤详见本章第二节。

(三) 组织学检查

胎膜早破的组织学改变主要为胎膜的急性炎症，一般表现为急性绒毛膜羊膜炎，严重时可累及绒毛膜板及板下绒毛间隙。根据感染发生的时间及累及的范围，炎症发展的历程总结为：胎膜蜕膜层最先受累，继而中性粒细胞渗入到绒毛膜出现急性蜕膜绒毛膜炎，炎症然后渗入到羊膜层，引起绒毛膜羊膜炎。炎症再进一步发展达胎盘边缘的绒毛膜板下绒毛间隙的纤维素层，引起绒毛膜板下绒毛间隙炎，随后上延引发绒毛膜板炎。炎症突破胎膜及绒毛膜板浸润羊膜腔后，可感染胎儿。

综上所述，胎膜早破表现为胎膜增厚，外观较污秽，呈灰黄色或黄绿色，质地较糟脆。组织学改变主要为胎膜的急性炎症。

（王爱春　李　洁　张　葵）

小　结

产科并发疾病与合并疾病复杂多样，应视不同情况做好预防、筛查与早诊、早治，这对于保护孕产妇的健康和促进优生优育都具有重要意义。随着我国经济、社会和计划生育政策的发展变化，做好妇女孕期和分娩过程各类并发症的预防及治疗，愈加具有现实需求。临床实验室应做好各类检查指标的合理应用与正确解读，了解孕产妇上述疾病的临床与实验室检查特征有助于实施精准医疗，提高医疗工作效率，提升技术水平，取得更好的社会、经济效益。

第十三章

分娩期并发症

在分娩过程中可出现一些严重威胁母婴生命安全的并发症,如羊水栓塞、产后出血等,是导致孕产妇死亡的主要原因。

第一节 羊水栓塞

一、羊水栓塞概述

羊水栓塞(amniotic fluid embolism,AFE)是指在分娩过程中羊水进入母体血循环引起急性肺栓塞、休克和弥散性血管内凝血(DIC)等一系列病理改变的严重的分娩并发症。产妇死亡率高达60%以上,是孕产妇死亡的主要原因之一。

(一)羊水栓塞的病因

胎粪污染的羊水中包括胎儿毳毛、角化上皮、胎脂、胎粪等有形物质。羊水主要经宫颈内膜静脉、病理性开放的血窦进入母体血循环。

胎膜破裂后,胎膜与宫颈壁分离使血管损伤,或当宫口扩张时引起宫颈壁损伤,均可使宫颈黏膜静脉开放,强烈宫缩使羊膜腔内压过高使胎膜破裂时羊水更易进入母体。羊水也易在宫颈撕裂、子宫破裂、前置胎盘、胎盘早剥或剖宫产术中,通过病理性开放的子宫血窦进入母体血循环。羊水还能在胎膜早破或破膜后进入子宫壁与胎膜之间,宫缩时宫腔内压增高。羊水通过子宫壁静脉进入母体血循环。此外,羊膜腔穿刺、大月份钳刮术也可使羊水进入母体血循环。综上所述,过强的子宫收缩、胎膜破裂和宫颈或宫体损伤处静脉或血窦开放,是羊水栓塞发生的基本条件,高龄初产妇、多产妇、急产、胎膜早破、前置胎盘、胎盘早剥、子宫破裂、剖宫产术中是发生羊水栓塞的诱因。

(二)羊水栓塞的病理生理

羊水进入母体血液循环,可通过阻塞肺小血管,引起机体的变态反应和凝血机制异常而引起机体的一系列病理生理变化。

1. 肺动脉高压　肺动脉高压可引起急性右心衰竭,继而呼吸循环功能衰竭。

2. 过敏性休克　羊水中的有形成分作为致敏原作用于母体,引起休克。

3. 弥散性血管内凝血　羊水中某些成分可激发外源性凝血系统,使血管内产生广泛微血栓,消耗大量凝血因子。羊水也存在激括纤溶系统的物质,使纤溶活动增强以至于发生纤溶亢进,最终导致全身性出血。

4. 急性肾衰竭　因为急性肾缺血导致肾功能障碍以至衰竭,由于休克及DIC可使母体多脏器受累。

(三)羊水栓塞的临床表现

羊水栓塞的典型临床经过可分三个阶段。

1. 心肺功能衰竭及休克　由肺动脉高压引起的心力衰竭、急性循环呼吸衰竭及变态反应引起的休克。产妇突感烦躁不安、寒战、恶心、呕吐、气急等先兆症状,继而出现呛咳、呼吸困难、紫绀,肺底部出现湿罗音,心率加快,面色苍白、四肢厥冷,血压下降等。严重者发病急骤,甚至没有先兆症状,仅惊叫一声或打一哈欠,血压迅速下降或消失,产妇多于数分钟内迅速死亡。

2. DIC 主要表现为出血,产妇渡过心肺功能衰竭及休克第一阶段后,进入凝血障碍,继之发生难以控制的全身广泛性出血,大量阴道流血、切口渗血、全身皮肤黏膜出血、甚至出现消化道大出血。

3. 急性肾功能衰竭 羊水栓塞后期患者出现少尿或无尿和尿毒症的表现。这主要由于循环功能衰竭引起的肾缺血,及 DIC 前期形成的血栓堵塞肾内小血管,引起肾脏缺血、缺氧,导致肾脏器质性损害。本病全身脏器受累,心脏及肾脏为最常受损的器官。

典型病例按顺序出现以上临床表现,但有时并不全部依序出现,分娩期常以肺动脉高压为主,而产后以凝血功能障碍为主。有些进展缓慢、症状隐匿,不典型者缺乏呼吸循环系统症状,仅有阴道流血和休克,也有休克和出血的同时合并少尿、无尿者。

(四)羊水栓塞的诊断

诱发子宫收缩、宫颈扩张、分娩、产后分娩或刮宫时出现不能用其他原因解释的情况:血压骤降、心脏骤停、急性缺氧、凝血机制障碍可初步诊断,应立即进行抢救。在抢救时,做辅助检查。羊水栓塞的诊断主要依靠临床表现,不建议忙于寻找诊断依据。

目前国际上常用诊断标准包括:国际 AFE 登记诊断标准(美国诊断标准)及英国产科监督部门(UK Obstetric Surveillance System,UKOSS)2010 年标准。

二、临床检验指标与评估

(一)临床检验指标

1. 血常规 大出血可带来血液成分的丢失并引起机体的应激反应,外周血白细胞和中性粒细胞占比可出现不同程度的升高,血红蛋白根据出血情况可有不同程度的下降,但存在滞后现象。血小板计数可用来评估止血和凝血功能,并作为 DIC 诊断的指标。

2. 凝血功能检查 任何原因导致的凝血功能异常,都可造成产后出血。各种疾病导致的凝血功能障碍可以是产后出血的原因,同时也可以是各种产科并发症所引起的弥漫性血管内凝血(DIC)的结果,最终导致子宫大量出血。

凝血功能检查包括两方面:一是反映止血功能的变化和凝血因子消耗的程度,包括凝血酶原时间(PT)、活化部分凝血活酶时间(APTT)、纤维蛋白原浓度及血小板计数;二是反映纤溶系统活化的情况,包括纤维蛋白原/纤维蛋白降解产物(FDP)、D-二聚体、血浆鱼精蛋白副凝固试验(3P 试验)。此外,国内外近年来也开展了关于内皮细胞损伤、血小板激活、凝血系统激活和纤溶系统激活等分子标志物的研究用于 DIC 诊断和评价,例如凝血酶-抗凝血酶复合物(thrombin-antithrombin complex,TAT)、纤溶酶-α2 纤溶酶抑制物复合物、血栓调节蛋白(thrombomodulin,TM)、组织纤溶酶原激活物/纤溶酶原激活物抑制剂-1 复合物(tissue plasminogen activation inhibition complex,t-PAIC)等,在临床上对于 DIC 的分型和早期诊断也有一定的应用,《弥散性血管内凝血诊断中国专家共识(2017 年版)》中指出 TAT 在临床上具有诊断价值,但更多的效果还有待于进一步观察和评价。

3. 血气分析 血氧饱和度的突然下降往往提示有肺栓塞的可能。血气分析结果可用来综合评价酸碱代谢平衡和肺通气状况。

4. 床边血栓弹力图 可用来显示出血患者血液凝固的动态变化,帮助评价凝血功能状态以及治疗效果。

5. 由于羊水栓塞的发生主要是由于羊水及羊水中的有形成分进入母体血液中,引起肺血管栓塞和痉挛所致,因此在临床上把在母体血液中找到胎儿的成分如胎儿鳞状上皮细胞、毳毛作为诊断标准。但由于这种方法检出率较低,同时还有不少学者对此持不同意见,因此,单纯发现鳞状上皮细胞用于诊断羊水栓塞仅有参考作用。

(二)临床检验指标评估

1. 凝血功能检查 患者生存的时间和临床上出血程度的不同,可使 PT 和 APTT 出现不同程度的延长,结果差异范围较大。纤维蛋白原浓度可呈持续下降,甚至无法检出。同时伴有纤溶系统激活标志物 FDP、D- 二聚体的持续升高和 3P 试验的阳性。

2. DIC 的实验室检查

(1)血小板计数迅速下降至 $<100 \times 10^9/L$ 或随病情加重呈进行性下降,是诊断 DIC 敏感而非特异性指标;

(2)纤维蛋白原测定结果一般 $<1.5g/L$,或进行性下降,或大于 4.0g/L;

(3)PT 缩短或延长 3s 以上,或 APTT 延长 10s 以上;

(4)FDP 可 >20mg/L,或 D- 二聚体水平升高或阳性,或 3P 试验阳性;但当纤溶亢进时 3P 试验可为阴性,因此可用来辅助判断 DIC 的不同阶段。

以上检查中同时有 3 项阳性即可实验诊断 DIC。对上述指标进行动态观察,则更有临床意义。

中华医学会血液学分会血栓与止血学组在 2017 年修订的《弥散性血管内凝血诊断中国专家共识》中指出,从 2014 年起通过多中心、大样本的回顾性与前瞻性研究,建立了中国弥散性血管内凝血诊断积分系统(Chinese DIC scoring system,CDSS)(表 13-1),该系统突出了基础疾病和临床表现在诊断中的重要性,强化动态监测原则,简单易行,使有关 DIC 的诊断标准更加符合我国国情。由于检测结果只是反映 DIC 病理过程的某一瞬间,因此利用该积分系统进行动态评分将更有利于 DIC 的诊断。

表 13-1　中国弥散性血管内凝血诊断积分系统(CDSS)

积分项	分值
存在导致 DIC 的原发病	2
临床表现	
不能用原发病解释的严重或多发出血倾向	1
不能用原发病解释的微循环障碍或休克	1
广泛性皮肤、黏膜栓塞,灶性缺血性坏死、脱落及溃疡形成,不明原因的肺、肾、脑等脏器功能衰竭	1
实验室指标	
血小板计数	
非恶性血液病	
$\geqslant 100 \times 10^9/L$	0
$80 \times 10^9/L \sim <100 \times 10^9/L$	1
$<80 \times 10^9/L$	2
24h 内下降 $\geqslant 50\%$	1
恶性血液病	
$<50 \times 10^9/L$	1
24h 内下降 $\geqslant 50\%$	1
D- 二聚体	
$<5mg/L$	0
$5mg/L \sim <9mg/L$	2
$\geqslant 9mg/L$	3
PT 及 APTT 延长	
PT 延长 $<3s$ 且 APTT 延长 $<10s$	0
PT 延长 $\geqslant 3s$ 或 APTT 延长 $\geqslant 10s$	1
PT 延长 $\geqslant 6s$	2

续表

积分项	分值
纤维蛋白原	
≥ 1.0g/L	0
<1.0g/L	1

注:非恶性血液病,每日计分 1 次,>7 分时可诊断为 DIC;恶性血液病,临床表现第一项不参与评分,每日计分 1 次,>6 分时可诊断为 DIC。PT:凝血酶原时间;APTT:部分激活的凝血活酶时间。

3. 目前没有特定的实验室检查方法可明确、快速诊断羊水栓塞。如果出现典型的临床表现,应立即进行下述实验室指标的检测以帮助诊断羊水栓塞,并了解病情的严重程度,如血常规、凝血功能、动脉血气分析、血压和心率的监测等。一旦发生产后出血不止或大量阴道流血,应尽早检测凝血功能;血压、血氧饱和度下降则提示肺动脉高压、心肺循环障碍可能;胸部 X 线检查可以帮助诊断肺水肿;经食管超声心动图(transesophageal echocardiography,TEE)检查可以显示重度肺动脉高压和心功能衰竭等。

三、病理检查指标与评估

在抢救同时应抽取下腔静脉血,镜检有无羊水成分。尸检可见肺水肿、出血肺组织切片检查可在微动脉及毛细血管内发现羊水内容物。如不能进行尸检,死后立即抽取右心血液,如能找到羊水内容物或用苏丹Ⅲ染色见红色脂肪球也可确诊。有时抢救成功的患者,切除的子宫肌层血管内查见角化上皮(图 13-1/ 文末彩图 13-1),也是羊水栓塞的形态学证据。

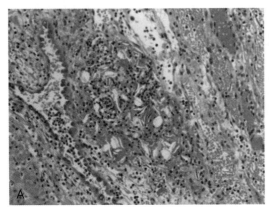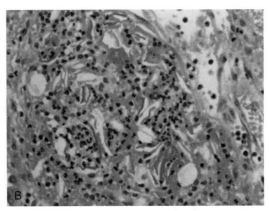

图 13-1 羊水栓塞 子宫肌层血管内可见角化上皮
A. 低倍;B. 高倍(HE 染色)。

综上所述,羊水栓塞是指在分娩过程中发生的,由于羊水突然进入母体血液循环引起的,以急性肺栓塞、过敏性休克、DIC 和肾功能衰竭为主要病理改变的严重的分娩并发症,是孕产妇死亡的主要原因之一。一般认为羊膜腔内压力增高(子宫收缩过强)、胎膜破裂和子宫损伤处有开放的静脉或血窦是导致羊水栓塞发生的基本条件。

羊水栓塞起病急、临床表现复杂,死亡率可达 60% 以上,因此早诊断早治疗非常重要。主要根据诱发因素、临床症状和体征进行诊断,一旦怀疑要立刻进行抢救,抗过敏、抗休克、纠正呼吸循环衰竭、防止 DIC 和肾衰竭的发生,并根据产程尽快进行产科处理。由于该情况在分娩前也常常不能预计,所以在分娩的过程中要严密的观察产妇,尤其是在有胎死宫内、巨大儿、前置胎盘、胎盘早剥、子宫收缩过强等情况存在时更要倍加小心。

(戎奇吉 李洁 王文杰)

第二节　产 后 出 血

一、产后出血概述

胎儿娩出后 24h 内出血量顺产超过 500ml 者,剖腹产出血量超过 1 000ml,称为产后出血。

（一）产后出血的病因

产后出血的发病原因依次为子宫收缩乏力、软产道裂伤、胎盘因素及凝血功能障碍。

（二）产后出血的发病机制

1. 宫缩乏力

（1）临床表现:胎盘娩出后阴道出血阵发性增多,子宫轮廓不清、软,按压宫底有大量血块排出;有时阴道出血不多,但血块大量积存于宫腔内,当产妇出现休克时已为时过晚。

（2）影响子宫收缩的因素:①双胎、羊水过多、巨大儿;②产程延长、滞产致孕妇衰竭;③产程中过多使用镇静剂、麻醉剂;④全身急慢性疾病;⑤严重贫血、妊高征、子宫胎盘卒中;⑥子宫发育不良、感染、畸形、肌瘤;⑦膀胱过度充盈。

2. 胎盘因素

（1）胎盘滞留:胎儿娩出后 30min,已剥离的胎盘尚未娩出者(宫缩乏力、膀胱过度充盈)。

（2）胎盘嵌顿:宫腔操作或宫缩剂使用不当,子宫局部形成狭窄环或宫颈口收缩,剥离的胎盘不能娩出。

（3）胎盘剥离不全:由于宫缩乏力、或胎儿娩出后过早过度挤压子宫、粗暴牵拉脐带。

（4）胎盘部分粘连:胎盘部分已剥离,部分粘连于宫壁上不能自行剥离出血。常见于多次人流刮宫后、多产妇。

（5）胎盘部分植入:胎盘部分植入,另外部分已与宫壁分离引起大出血。

（6）胎盘残留:胎盘娩出后多量流血,持续不止,检查胎盘有残缺,或副胎盘残留宫腔而致出血。

3. 软产道损伤　胎儿娩出后持续性阴道流鲜红血,子宫收缩好,胎盘胎膜完整。会阴、阴道或宫颈处有裂伤,并有活动性出血。

（1）产程进展过快,胎儿过大,有的在胎儿未娩出前已有裂伤出血。

（2）宫口未开全,过早使用腹压致裂伤。

（3）保护会阴不当或助产手术操作不当。

（4）会阴切开过早致切口流血过多,会阴切口过小裂伤而出血。

（5）子宫破裂未及时发现而逐渐休克。

4. 凝血功能障碍　产后出血,血不凝固。应结合病史、体征和实验室检查以确诊。

二、临床检验指标与评估

检验部分同第十三章第一节。

三、病理检查指标与评估

产后出血的诊断主要依据临床症状及体征。如果施行子宫切除术进行抢救,切除的子宫应送病理检查,由于不同原因导致的产后出血,镜下有对应的病理变化。

由于胎盘因素导致的产后出血在显微镜下可找到相应的改变:多种因素导致的子宫基层蜕膜发生病变缺失,胎盘绒毛在种植过程中可能穿透底蜕膜,出现胎盘粘连(placenta accreta),如果绒毛深入子宫肌层则形成胎盘植入(placenta increta),如果绒毛穿透子宫肌层全层,甚至侵入子宫周围器官如膀胱、直肠及阴道等,则形成胎盘穿透(placenta percreta)。对于产前通过彩超等影像检查诊断以上胎盘植入异常尤其是胎盘穿透的产妇,必须提前做好产后出血可能性的准备工作。胎盘部位超常反应(exaggerated placental site,EPS)指种植部位中间型滋养细胞(implantation-site intermediate trophoblast)侵入子宫肌层,当孕产妇分娩后容易引发宫缩乏力,进而产生大出血。EPS须与胎盘部位滋养细胞肿瘤(placental site trophoblastic tumor,PSTT)鉴别。

综上所述,产后出血是我国目前孕产妇死亡的首位原因,病因包括子宫收缩乏力、胎盘因素、软产道损伤和凝血功能障碍等,四大原因常合并存在,互为因果。诊断产后出血的关键是正确测量和估计出血量,处理原则为针对病因迅速止血,依据患者血红蛋白和红细胞压积计算所需补充的血容量,纠正休克,依据感染指标的监测预防感染或控制感染。胎盘因素的出血(如胎盘植入)应行胎盘病理检查,因治疗需要切除的子宫也需行病理检查,以指导治疗。

(李　洁　戎奇吉　王文杰)

小　结

羊水栓塞、产后出血均为产科严重并发症,往往发病凶险、来势迅猛,是导致孕产妇死亡的主要原因。临床上需要严密观察、准确评估病情,相关实验室检查应为临床决策提供准确、快速的结果报告,以降低死亡率、改善预后。

第十四章

乳 腺 疾 病

乳房疾病是女性常见病。乳腺癌发病率呈上升趋势,是中国女性最常见的恶性肿瘤,已成为重大的社会公共卫生问题。一些乳腺炎性疾病、非肿瘤性疾病和良性肿瘤的临床表现和影像学可能很像乳腺癌,需要通过适当的检查方法加以鉴别。近 20 年来,乳腺癌防治取得了许多重大进展,乳腺癌生存率不断提高。只有加强科普宣传,加强预防、筛查和监测,争取早发现早诊断早治疗,才能获得最佳治疗效果,而癌前病变和早期癌都是完全可以治愈的。

第一节 乳腺炎性疾病

乳腺炎性疾病是育龄期妇女的常见疾病,哺乳期妇女多见,尤其是初产妇,发病率占乳腺疾病的1/4。近年来,发生在非哺乳期的乳腺炎性疾病逐年上升。

乳腺炎性疾病种类繁多,根据临床症状、病程时间以及实验室和影像学检查,可分为急性炎症、慢性炎症和浆细胞性乳腺炎(又称为导管扩张症)。又可以根据乳腺状态大致分为哺乳期乳腺炎、非哺乳期乳腺炎以及非特异性乳腺炎。其中哺乳期乳腺炎包括急性乳腺炎、乳腺脓肿、积乳脓肿。非哺乳期乳腺炎常常为浆细胞性乳腺炎。非特异性乳腺炎包括脂肪坏死、乳腺结核、特发性肉芽肿性乳腺炎等。

一、急性乳腺炎

(一) 概述

急性乳腺炎(acute mastitis)是发生在乳腺的急性化脓性感染。常见于哺乳期妇女,尤其是初产妇,且常发生在哺乳初期。发病率占哺乳期妇女的 10%~18%。非哺乳期的乳腺炎相对少见,近年来发病率有上升趋势。

(二) 病因

1. 乳汁淤积　由于乳汁淤积,会引起入侵细菌的生长繁殖,继发细菌感染。

乳汁淤积的原因有:①乳头先天发育不良(乳头过小或凹陷),产前未能及时矫正,哺乳时婴儿吮吸困难或无法哺乳;②乳汁过多,未能及时排空或排空不完全,致使多余乳汁无法排出而保留在乳房内;③乳管不通,包括乳管自身的病变(如炎症)或外周压迫所致(如肿瘤)。

2. 细菌入侵　乳头发育不良,尤其乳头内陷时,婴儿吸乳困难,导致奶汁无法排空,长时间停留会继发细菌感染。由于没有良好的哺乳习惯,婴儿经常口含乳头而睡,易造成乳头周围的破损,细菌会沿淋巴管入侵造成感染。另外,婴儿口腔的炎症也可直接侵入并蔓延至乳管,引起乳腺间质的化脓性感染。最常见的致病菌为金黄色葡萄球菌。

3. 非哺乳期乳腺炎　病因尚不明确,可能与乳头先天发育异常或凹陷有关,也可见于吸烟、类风湿性关节炎、糖尿病、应用激素、外伤及手术、免疫力低下的患者。

(三) 临床表现

1. 急性单纯性乳腺炎　初期表现为乳腺局限性胀痛,皮肤表面呈淡粉色,皮温增高,病变多累及乳腺的某个象限,呈楔形分布。

2. 急性化脓性乳腺炎　局部皮肤出现红、肿、热、痛,可扪及肿块,触痛明显。同时可伴有全身症状,如寒战、高热、乏力等。实验室检查可见白细胞计数增加、血沉增高。

3. 脓肿形成　疾病未能及时治疗进一步加重,局部组织发生液化、坏死,形成大小不等的脓肿。局部除表现为红肿热痛外,皮肤因水肿出现橘皮样改变。常可扪及肿块,不易推动。并伴有腋部淋巴结肿大伴疼痛。

4. 非哺乳期乳腺炎　可表现为乳房无痛性肿块,常位于乳头、乳晕周边。也可表现为乳腺局部红肿热痛,但全身症状不明显。

(四) 诊断与鉴别诊断

1. 急性乳腺炎的诊断　根据临床病史和查体可以做出急性乳腺炎的诊断,一般不必要取活检送病理。哺乳期女性出现乳房局部的红肿、胀痛,甚至出现寒战、高热、乏力等全身症状,实验室检查出现白细胞计数增多时,急性乳腺炎的诊断应是较容易的。

2. 急性乳腺炎的鉴别

(1) 炎性乳腺癌:表现无痛性肿块,触诊活动度欠佳,或因水肿出现橘皮样改变时,要特别注意与炎性乳腺癌相鉴别。炎性乳腺癌又称急性乳腺癌或癌性乳腺炎。临床少见,但常发生于年轻女性。这种乳腺癌发展迅速、侵袭性强、恶性程度高及预后差。由于淋巴管内充满癌栓,引起乳腺淋巴回流受障,因此累及范围广,70%波及全乳。皮肤常呈深红色,伴有水肿时呈橘皮样改变。寒战、发热、白细胞升高等全身症状少见。

(2) 囊肿撕裂:乳腺囊肿在短时间内迅速增大容易出现撕裂,撕裂的囊肿周边可伴有炎症反应,临床表现为突发的肿块,疼痛明显,部分伴有局部皮肤红肿改变。可扪及肿块,触痛明显,且活动度好。超声或磁共振成像可帮助诊断。

(五) 影像学诊断

1. 全数字化乳腺摄影(full-field digital mammography,FFDM)　哺乳期乳腺炎常累及乳腺某个象限,呈楔形分布,典型表现为非对称影,边界欠清,可伴有局部结构紊乱,邻近血管增粗。皮下结构紊乱呈网格状改变,常提示皮下水肿。脓肿形成时,在非对称中可见类肿块影,由于周边炎症反应,肿块边界常模糊。非哺乳期炎症病变较局限,病变常位于乳头后方或外周区域,可见局灶性非对称影,边界欠清。

2. 磁共振成像(magnetic resonance imaging,MRI)　急性乳腺炎常表现为片状异常信号,T1WI呈低信号,T2WI及压脂序列呈高信号,局部腺体组织结构紊乱,邻近血管增粗。磁共振成像较全数字化乳腺摄影的优势在于可以了解有无脓肿形成。脓肿形成时,可见清晰的类圆形异常信号,部分肿块内部呈分层状。炎性渗出常为轻到中度强化,时间信号曲线呈流入型。脓肿壁可见不规则环形强化。

3. 超声　急性乳腺炎表现为不均匀低回声区,病变边界模糊不清,可向乳头方向延伸。当脓肿形成时,可见一个或数个不规则的脓腔。超声对于小脓肿显示不及。

(六) 临床检验指标与评估

1. 临床检验指标

(1) 常规感染性指标:外周血白细胞总数及分类计数、红细胞沉降率、C-反应蛋白。

(2) 降钙素原(procalcitonin,PCT):是无激素活性的降钙素的前体物质,由116个氨基酸组成的糖蛋白,结构上包括降钙蛋白、降钙素和N端残基片段。生理情况下,PCT主要由甲状腺C细胞合成分泌。

(3) 病原学培养:如已有脓肿形成,应在无菌条件下抽取脓液标本进行病原学培养。

2. 临床检验指标评估

(1) 常规感染性指标:急性炎症期白细胞总数和中性粒细胞比例、红细胞沉降率、C-反应蛋白均明显升高。

（2）降钙素原：在细菌感染时，肝脏的巨噬细胞和单核细胞、肺及肠道组织的淋巴细胞及内分泌细胞，在内毒素、肿瘤坏死因子-α(TNF-α)及IL-6等作用下合成分泌大量的PCT，导致血清PCT水平显著升高。目前PCT主要用于全身重症细菌感染的诊断，也可根据其动态变化判断感染的严重程度、治疗效果、评估预后并指导抗菌药物治疗的启动及停用。PCT在局灶性感染中往往正常或仅有轻度增高，因此不能作为细菌感染的唯一判断标准。但PCT在一些非细菌感染引起的发热中往往不会增高，因此可以作为发热的病原学诊断的辅助指标。急性化脓性乳腺炎患者伴有明显的全身症状时，应检测降钙素原。

3. 病原学培养：哺乳期乳腺炎造成感染的细菌主要是金黄色葡萄球菌，临床应根据病原微生物和药敏试验结果选择使用敏感的抗生素。避免抗菌药物的乱用和滥用。非哺乳期乳腺炎的患者应积极留取病原学标本，通过镜检或细菌培养的方法寻找病原微生物，有条件者可行核酸测序鉴定未知原菌。

二、特发性肉芽肿性乳腺炎

（一）概述

特发性肉芽肿性乳腺炎(idiopathic granulomatous mastitis, IGM)又称小叶性肉芽肿性乳腺炎(lobular granulomatous mastitis)，是一种特殊的乳腺慢性炎症，临床与X线表现酷似乳腺癌。1972年由Kessler和Wolloch首先提出，1986年国内才有报道。该病好发于生育期妇女，尤其是口服避孕药的女性。

（二）病因

病因不明，可能由细菌感染引起。也可能因为延长哺乳期导致腺泡和导管长期扩张，容易引起结构撕裂，形成肉芽肿反应。还有可能因为使用雌激素诱发或加重本病的发生。但多数学者认为是自身免疫性疾病，有一定种族倾向，多见于地中海及亚洲。

（三）临床表现

多为生育期的年轻女性，常发生在产后6年内，平均发病年龄为33~34岁。未婚育的患者多与药物或垂体泌乳素瘤有关。临床表现为突发的乳腺肿块，常在短时间内出现巨大肿块或较小的肿块迅速增大。发病部位为乳晕以外的乳腺区域，若治疗不及时，很快累及乳晕。多数伴有疼痛或触痛。有部分患者仅以疼痛就诊，数天或1月后才发现肿块。肿块常单发，质地较硬，活动，边界清晰。急性发作时可伴有乳腺局部红肿、皮肤增厚及腋窝淋巴结肿大，触诊活动度差，与乳腺癌很难区别。病情呈间歇性或阶段性进展，持续时间为2天~12个月不等，平均4.5个月。可能有数月的缓解期，常在月经前、生气或劳累后突然加重。对抗生素治疗无效。

（四）诊断与鉴别诊断

1. 诊断　临床上误认为恶性肿瘤，超声和X线检查缺乏特异性，MR显示多发微脓肿对本病诊断价值较高。必要时借助细针穿刺细胞学检查或粗针穿刺活检进一步明确。病理表现为小叶中心性肉芽肿，其中常有中性粒细胞浸润并可形成微脓肿。肉芽肿内可见局灶性坏死，但无干酪样坏死。应注意排除其他原因引起的肉芽肿，如感染、结节病和异物反应等。

2. 鉴别诊断　主要鉴别其他病因导致的肉芽肿性炎症，如感染（结核分枝杆菌、真菌和寄生虫等）、异物、结节病和导管扩张症。

（1）乳腺结核或结核性乳腺炎。乳腺间质显示肉芽肿性炎伴干酪样坏死，病变中查到抗酸杆菌。

（2）乳腺结节病的临床表现很像肿瘤，病理学表现为非坏死性肉芽肿，伴小叶内和小叶外间质不同数量的巨细胞组成。注意结节病是排除性诊断，必须在排除其他原因（如感染和异物反应引起的肉芽肿性炎）后才能诊断。

（3）囊性中性粒细胞性肉芽肿性乳腺炎(cystic neutrophilic granulomatous mastitis, CNGM)的临床和组织学特征与特发性肉芽肿性乳腺炎具有相当大的重叠，与IGM的区分特征是：①肉芽肿内出现围绕中性粒细胞的小囊腔,②部分病例囊腔内检出革兰氏阳性菌,通常是棒状杆菌。

(4)乳腺导管扩张症:见下文。

(5)狼疮性乳腺炎是皮下脂肪的一种少见的慢性炎症,单侧或双侧均可受累,大多有系统性红斑狼疮的病史。临床常表现为乳腺肿块伴疼痛,局部皮肤常红肿。X线可见多形性微钙化或粗糙钙化。病理可见坏死性血管炎及多灶性脂肪坏死。血管周围可见淋巴细胞浸润。

(6)肉芽肿性乳腺炎酷似乳腺癌,影像学检查及穿刺活检有助于鉴别。

(五)影像学诊断

1. 全数字化乳腺摄影　表现复杂多变,容易误诊为乳腺癌。常单发,外周象限多见。多数表现为非对称影,少数表现为不规则肿块,边界清晰或模糊,多不伴钙化,与乳腺癌相似,可伴有淋巴结肿大。

2. 磁共振成像　相比X线及超声更具诊断价值。常呈段样或区域分布的非肿块样强化,其内可见多发环状强化,提示多发微脓肿形成,为该病的特征性改变。

3. 超声　多发或互相融合的不均匀低回声区伴有血流信号。沿小叶可见迂曲的管状结构。超声造影可见脓肿壁呈环形强化。

(六)病理学诊断

病理学基本表现为小叶中心性肉芽肿,其中常有中性粒细胞浸润。中性粒细胞数量可以很多,并可形成微脓肿。肉芽肿内可见局灶性坏死,但无干酪样坏死。病变范围较广泛的病例,肉芽肿融合,可能掩盖小叶结构。

虽然小叶中心性肉芽肿和中性粒细胞浸润应想到特发性肉芽肿性乳腺炎的诊断,但也应排除其他原因引起的肉芽肿(如感染、结节病和异物反应)。

(七)临床检验指标与评估

1. 临床检验指标

(1)病原学检查:留取病原学标本,进行涂片镜检或病原微生物培养寻找病原体。

(2)其他实验室指标:炎症指标有白细胞总数和分类计数、C-反应蛋白、红细胞沉降率等指标。有学者认为IGM是一种自身免疫性疾病,应检测免疫指标IgG、IgM、IgA、抗核抗体谱、风湿系列等指标。

2. 临床检验指标评估

(1)病原学检查:如乳腺结核,应进行抗酸染色和结核分枝杆菌培养,也可以通过PCR分子技术检测结核分枝杆菌。囊性中性粒细胞性肉芽肿性乳腺炎囊腔分泌物样本,涂片镜检可检出革兰氏阳性菌,培养通常是棒状杆菌。

(2)其他实验室指标:急性炎症期白细胞总数和中性粒细胞比例、红细胞沉降率、C-反应蛋白均明显升高;免疫指标IgG、IgM、IgA、抗核抗体谱、风湿系列等检测结果,有助于明确IGM的病因,找出更经济、更合理有效的诊治方法。

根据临床病史和查体可以做出急性乳腺炎的诊断,一般不必取活检送病理。

三、乳腺其他慢性炎性疾病

(一)脂肪坏死

脂肪坏死常见于乳腺的物理性损伤(手术、穿刺、放射和创伤),但大约一半病例没有明确的损伤史。脂肪坏死的难点在于临床与影像学表现非常类似乳腺癌,需要做病理检查以明确诊断。病理学检查,病变早期表现为囊腔形成,周围为含有脂质的组织细胞和伴泡沫状胞质的异物巨细胞。

(二)异物反应

乳腺假体植入,包括石蜡和硅胶在内的各种物质被注入乳房后均可导致异物肉芽肿性炎。临床上,这些病变常表现为有触痛的质硬结节,有时为了诊断目的而行切除活检。

(三)乳腺导管扩张症

乳腺导管扩张症(mammary duct ectasia)又称导管周围乳腺炎或浆细胞性乳腺炎,主要发生于更年期和绝经后女性,临床表现为疼痛、乳头溢液、乳头内陷和/或包块,与癌非常相似。乳腺影像学检查可见管状钙化,类似导管原位癌(ductal carcinoma in situ,DCIS)的影像学钙化特点。病理表现为腺管周围不同程度炎症细胞浸润、腺管周围纤维化和导管扩张。

(四)淋巴细胞性乳腺病/糖尿病性乳腺病

主要发生于年轻到中年女性,最常与1型(胰岛素依赖性)糖尿病有关,临床表现为可触及肿块或乳腺影像学可检出的乳腺肿块,可多发或双侧发生。病理学检查显示多种特征,包括致密的、瘢痕纤维化,导管周围、小叶周围和血管周围淋巴细胞浸润(主要为B淋巴细胞),以及间质内可见上皮样肌成纤维细胞。

(五)IgG4相关硬化性乳腺炎

IgG4相关硬化性乳腺炎属于IgG4相关疾病的家族之一。临床特征为乳腺内散在的无痛性肿块,可单侧或双侧发生。病理学表现为致密的、弥漫性或结节性淋巴浆细胞浸润伴淋巴滤泡形成,大量IgG4阳性浆细胞,席纹状间质纤维化,闭塞性静脉炎和小叶萎缩。患者也可有血清IgG4升高及其他器官的相似改变。

(六)嗜酸粒细胞性乳腺炎

本病临床表现为可触及乳腺肿块,并报道与外周血嗜酸粒细胞增多、高嗜酸粒细胞综合征、嗜酸性肉芽肿伴多血管炎和过敏性疾病有关。病理学表现为导管和小叶周围有大量嗜酸粒细胞浸润,可混杂淋巴细胞和浆细胞。炎性浸润区域内的导管和小叶上皮可显示反应性改变。

综上所述,急性乳腺炎一般指急性哺乳期乳腺炎,是乳腺的急性化脓性感染,多见于产后哺乳的妇女,尤其是初产妇,通常发生在产后3~4周。患者早期感觉乳房肿胀疼痛、局部红肿、发热。起初一般呈蜂窝织炎样表现,数天后可形成脓肿。治疗原则是消除感染、排空乳汁。呈蜂窝织炎样表现而未形成脓肿时,应用抗生素可获得良好效果。脓肿形成后,主要治疗措施是及时做脓肿切开引流。

特发性肉芽肿性乳腺炎是一种特殊的乳腺慢性炎症,临床与影像学表现很像乳腺癌,并且糖皮质激素治疗有效。乳腺导管扩张症的临床表现和影像学检查也可能类似乳腺癌,临床对这些乳腺慢性炎症应予以足够重视。

四、案例 14-1

【病史摘要】

患者,女性,31岁。

主诉:发现左乳肿块1周。

现病史:患者1周前无意发现左乳肿块1枚,位于左乳内后方,大小约1.5cm×1.5cm,有压痛,左乳晕周围发红、发热,无乳头溢液,无破溃、出血。

体格检查:左乳乳晕周围皮肤发红、发热,内后方可触及大小约1.5cm×1.5cm肿块,质稍软,边界部分清,活动度差。

【问题1】根据以上病例资料及初步检查,该患者的可能诊断是什么?需要与哪些疾病进行鉴别诊断?

思路1:患者女性,31岁,发现左乳内后肿块,大小约1.5cm×1.5cm,肿块质稍软,边界部分清,活动度差。左乳晕周围发红、发热。高度怀疑乳腺炎性病变。

思路2:需要与炎性乳腺癌鉴别。表现无痛性肿块,触诊活动度欠佳,或因水肿出现橘皮样改变。这种乳腺癌发展迅速、侵袭性强、恶性程度高及预后差。由于淋巴管内充满癌栓,引起乳腺淋巴回流受障,因此累及范围广,70%波全乳。皮肤常呈深红色,伴有水肿时呈橘皮样改变。寒战、发热、白细胞升高等全身及症状少见。

【问题2】为明确诊断,还需要进行哪些辅助检查?

思路1:常规感染性指标:外周血白细胞总数及分类、红细胞沉降率、C-反应蛋白。

思路 2：乳腺影像学检查是诊断乳腺炎症的重要手段,也是临床上的常规检查。

影像学检查:

(1) FFDM:由图 14-1 可见,左乳内后见局灶性非对称伴肿块影,境界部分清,大小约为 1.62cm×1.64cm,左乳乳晕及邻近皮肤增厚,邻近导管扩张。左腋部淋巴结密度增高。结论:左乳内后局灶性非对称伴肿块影及邻近改变,考虑炎症伴脓肿形成可能,建议行 MR 平扫及增强扫描除外其他并了解是否手术(BI-RADS 4B)。

(2) MRI:由图 14-2 可见,左乳头后方可见片状异常信号伴局部乳晕及周围皮肤增厚,呈长 T1 长 T2 信号,压脂呈不均匀高信号,增强内见多发分隔样环状强化,最大者约 3.5cm×1.9cm,动态增强曲线呈平台型,周边伴片状强化,并延及乳头,左腋部多发淋巴结肿大。结论:左乳后多发环状强化伴周围片状强化,考虑炎症伴多发脓肿形成可能,建议结合临床处理(BI-RADS 4A)。

(3) 超声:由图 14-3 可见(图 14-3/文末彩图 14-3),左侧腺体结构紊乱,乳头及乳晕后方见一不规则低回声团,大小约 3.29cm×1.85cm×1.69cm,边缘欠光整,不清晰,内部回声欠均匀,CDFI 见较丰富血流信号。左腋下见一肿大淋巴结回声,皮髓质分界清,皮质增厚,厚度约 0.52cm。

思路 3：乳腺肿块可以进行粗针穿刺活检,区分乳腺炎症还是炎性乳腺癌。

病理学检查:

(左乳肿块粗针穿刺活检标本)结合临床和影像学,符合乳腺急性化脓性炎伴脓肿形成。

【问题 3】明确诊断后,如何确定治疗方案?

思路 1：哺乳期乳腺炎症初期应采取保守治疗,尽量持续喂奶,增加喂奶频率,尽快解除乳汁淤积。同时哺乳前将乳头、婴儿口腔进行清洗。也可使用抗生素或局部冷、热敷治疗。

思路 2：非哺乳期乳腺炎在急性期,应使用广谱抗生素联合甲硝唑控制炎症反应,无明显炎症表现时,行肿块或区段切除术。手术原则是必须完整充分切除病灶,否则容易复发。

思路 3：当脓肿形成时,应尽快行切开引流,减少炎症进一步扩散。

由图 14-4(图 14-4/文末彩图 14-4)A 图(低倍)可见,示脓肿形成,脓肿腔内为脓液,脓肿壁纤维化,周围小血管扩张充血。由图 14-4 B 图(高倍)可见,示大量中性粒细胞伴坏死。

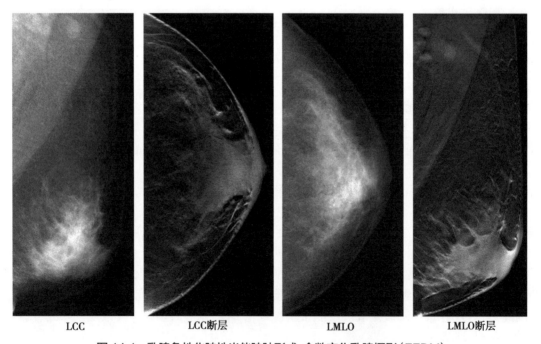

| LCC | LCC断层 | LMLO | LMLO断层 |

图 14-1　乳腺急性化脓性炎伴脓肿形成,全数字化乳腺摄影(FFDM)

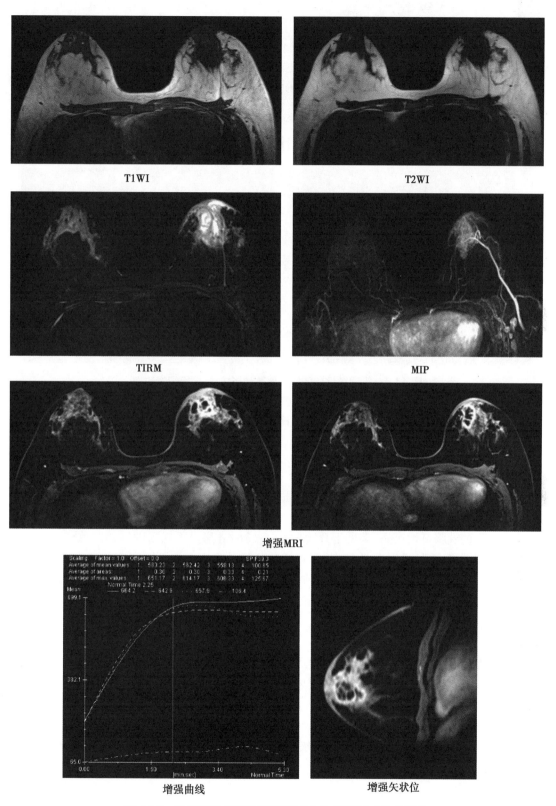

T1WI

T2WI

TIRM

MIP

增强MRI

增强曲线

增强矢状位

图 14-2　乳腺急性化脓性炎伴脓肿形成，磁共振成像（MRI）

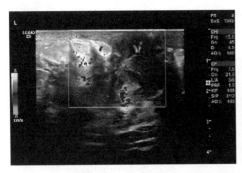
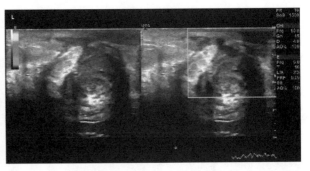

图 14-3　乳腺急性化脓性炎伴脓肿形成,超声检查

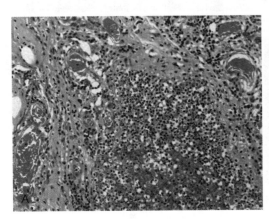
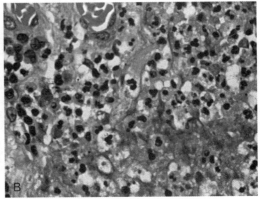

图 14-4　乳腺急性化脓性炎伴脓肿形成,病理组织学改变

A. 低倍,示脓肿形成,脓肿腔内为脓液,脓肿壁纤维化,周围小血管扩张充血;

B. 高倍,示大量中性粒细胞伴坏死(HE 染色)。

(芦慧霞　叶媛媛　薛德彬)

第二节　乳腺非肿瘤性增生

本病为常见的乳腺良性疾病,常见于育龄妇女,触诊时乳房呈不规则增厚,触及结节,或弥漫性增厚。其本质属于非炎症性、非肿瘤性病变,病理学特征是乳腺组织内不同程度的纤维囊性改变,主要病理学表现有三种类型:腺体增生(腺病)、囊肿形成和间质纤维化。本病虽为良性,但可能合并各种类型的增生,原位癌、甚至浸润性癌也可能累及本病。

一、命名

乳腺非肿瘤性增生包括多种杂类疾病,历史上曾有多种命名,如乳腺囊性增生病(breast cystic hyperplasia)、乳腺病(mastopathy)、乳腺小叶增生症、乳腺结构不良、乳腺纤维囊性变等。医学主题词表(MeSH)中称为纤维囊性乳腺病(fibrocystic breast disease),而第 10 版国际疾病编码(ICD-10)中称为弥漫囊性乳腺病(diffuse cystic mastopathy)。本书按国内习惯称为乳腺囊性增生病。在我国,囊性改变少见,多以腺体增生为主,故又称为乳腺增生症。

二、临床表现

本病常见于 30~50 岁妇女,文献中终身发病率数据差异较大(30%~75%)。临床表现为乳房胀痛和发现肿块,病程较长,发展缓慢。多数患者呈周期性发病,与月经周期有关,一般在月经前加重,月经后缓解。肿块多位于外上象限,也可分散于整个乳房。肿块大小和质地不一,呈颗粒状、结石状、鹅卵石样或乳房组织弥漫性增厚,触诊边界光滑,可推动。乳房和乳头可有触痛和瘙痒,少数患者有乳头溢液。

三、病因和病理生理学

本病的明确病因尚无定论,一般认为与内分泌功能紊乱有关。性激素代谢障碍,尤其是雌激素和孕激素比例失调,可导致乳腺增生过度和复旧不全。乳腺组织内性激素受体的质和量发生异常,也可导致乳房内不同部位呈现不一致的增生。碘缺乏可通过增强乳腺组织对雌激素的敏感性而致病。

本病是长期积累的过程,部分原因是由于月经周期中性激素水平的正常波动所致,尤其是雌激素、孕激素和催乳素。长年累月的波动导致小囊肿形成、部分区域致密或纤维化,30多岁妇女常有多发性小囊肿和乳房疼痛加重,一般在35岁之后才会形成大囊肿。随着时间的推移,这些病变可能积累表观遗传学、遗传学和核型改变,如激素受体表达的改变和杂合性丢失。

四、诊断和鉴别诊断

主要根据临床表现进行诊断,重要的是注意排除乳腺癌。应收集完整和准确的病史,体格检查应注意乳房的不正常区域,包括视诊和触诊。如果病史和查体的情况符合乳房的正常变化,则无需其他检查,否则需要每隔2~3月到医院复查,以排除早期乳腺癌。女性自查乳房也会发现乳房中的肿块。

五、影像学

(一) 全数字化乳腺摄影

乳腺纤维囊性乳腺病随病理类型和发展程度不同表现不同。可表现为弥漫性密度增高,呈不均匀致密影,边界模糊,以乳腺中央区和外上最常见。或为双侧乳腺内大小不等的非对称影或结节影,边界部分清或模糊,部分呈串珠样改变。也可表现为乳管扩张,并可见单发或多发边界清楚或不清楚的肿块影。Copper悬韧带增厚,局部呈尖角样凸起。发生在囊泡里的钙化常为钙奶样钙化,侧位时可见钙化沉积于底部,似茶杯征。约5%~25%患者出现乳头溢液,导管造影可见导管呈串珠状扩张。

(二) 磁共振成像

增生的导管及腺体组织T1WI呈低或中等信号,与正常乳腺组织信号相似。可见单发或多发囊肿,少数囊肿因液体内蛋白含量较高或出血等原因,T1WI呈高信号,囊壁一般无强化,或由于上皮增生,囊壁也可出现环壁强化或周围片状强化。动态曲线多呈流入型。

(三) 超声

乳腺组织增厚,回声增粗、增强,结构紊乱,回声不均匀,内见单个或多个大小不等的无回声区,呈类圆形,后方回声增强,CDFI示无回声区的内部和周边无彩色血流信号。

六、病理学

非肿瘤性增生主要病理学表现包括腺病、囊肿形成和间质纤维化,也可能合并各种类型的导管和/或小叶增生,甚至浸润性癌也可能累及本病或与本病并存。

(一) 腺病

腺病包括多种良性病变,共同特点是小叶数量增多和小叶内腺泡数量增多。仅有小叶腺泡数量的增加而无小叶结构扭曲的腺病称为单纯性腺病(simple adenosis);合并间质增生、纤维化而使腺体挤压变形的腺病称为硬化性腺病(sclerosing adenosis),一些旺炽性硬化性腺病又称为结节性腺病(nodular adenosis)或腺病瘤(adenosis tumor);腺体无肌上皮并呈浸润性生长的少见特殊腺病称为微腺型腺病(microglandular adenosis);腺上皮呈现大汗腺细胞学特征时称为大汗腺腺病(apocrine adenosis)。

1. 硬化性腺病是腺病中最常见的一种类型,约占良性乳腺活检病例的28%。本病通常是一种偶然的显微镜下发现,但在某些病例可表现为乳腺影像学异常(微小钙化最常见)。少见情况下,该病变可表现为致密影或可触及异常。临床医生认识本病的重要性在于本病的临床表现和影像学检查都可能类似乳腺癌,并且本病偶尔合并原位癌。

原位癌累及硬化性腺病时,与浸润癌的鉴别极为困难,需借助肌上皮标记物的免疫染色。

临床随访研究表明,硬化性腺病的患癌风险仅有轻度增高 1.5~2 倍。粗针穿刺活检(core needle biopsy,CNB)标本中发现的硬化性腺病不需要手术切除。

2. 微腺型腺病(microglandular adenosis,MGA)是腺病的一种少见特殊类型,表现为乳腺间质和脂肪组织内相对一致的小腺体呈浸润性、非小叶中心性增生,小腺体周围无肌上皮细胞。该病变主要表现为可触及肿块,但也可表现为乳腺影像学中的致密影或镜下偶然发现。MGA 最重要的鉴别诊断为乳腺癌,特别是小管癌(表 14-1)。

表 14-1　微腺型腺病和小管癌的鉴别要点

	微腺型腺病	小管癌
腺体分布	随机分布	星状辐射
腺体形状	圆形	成角,一端尖细
胞质顶突	无	有
腺腔内分泌物	有	无
围绕腺体的基底膜	有	无
间质促结缔组织反应	无	有
伴发导管原位癌	无	有
S-100 蛋白	阳性	阴性
雌激素受体 / 孕激素受体	阴性	阳性

(二)囊肿

乳腺囊肿(breast cyst)是充满液体的圆形或卵圆形病变,大小不等,小者仅镜下可见,大者肉眼即可见到。它们起源于终末导管小叶单位(terminal duct lobular unit,TDLU),经过小叶腺泡的膨胀、扩张及融合而形成。

(三)纤维化

多种腺病具有间质纤维化,腺病中的良性腺体被卷入其中而扭曲变形,形成复杂的病理学表现,这些腺病统称为硬化性病变,以放射状瘢痕为代表。

放射状瘢痕(radial scar)可见于因其他异常而切除的乳腺组织,也可较大以至乳腺影像学检查能够发现。影像学检查,典型的放射状瘢痕为毛刺状肿块,可能误诊为乳腺癌。病理学检查,放射状瘢痕具有分区特征:存在一个中心硬化病灶(中央区),导管和小叶由此向周围放射状分布(周围区)。周围区的导管和小叶呈放射状排列,表现为不同程度的腺病、上皮增生(普通型导管增生、非典型导管增生、非典型小叶增生、导管原位癌或小叶原位癌)、乳头状瘤和囊肿改变。可见大汗腺化生,病变内常见钙化。原位癌累及放射状瘢痕时,纤维化间质中出现肿瘤性上皮细胞,与浸润癌的鉴别极为困难,需借助肌上皮细胞标记物免疫染色才能明确诊断。

(四)化生

腺上皮呈现大汗腺细胞学特征的腺病称为大汗腺腺病。当硬化性腺病中出现大汗腺上皮时,上皮细胞核增大、核仁明显,加上腺体扭曲,这些特征很像浸润癌,特别是非典型大汗腺腺病。这些病例需要做肌上皮细胞标记物免疫染色协助诊断。

(五)其他伴随病变

本病虽为良性,但可能合并各种类型的增生,包括普通型导管增生、非典型导管增生、非典型小叶增生、导管原位癌或小叶原位癌,其中部分为癌前病变或伴有患癌风险升高。

1. 普通型导管增生　是一种良性上皮增生,其组织学特征为增生的上皮细胞有桥接趋势,或充满管腔并使管腔扩张。免疫组化特点:雌激素受体(estrogen receptor,ER)呈异质性表达,CK5/6 呈镶嵌状表达。普通型导管增生发生乳腺癌的风险增加 1.5~2 倍,有乳腺癌家族史的患者,其患癌风险轻微增加。

2. 非典型导管增生 是一种局限于乳腺导管 - 小叶系统的上皮增生性病变,肿瘤细胞群类似于低级别导管原位癌,但病变范围局限,不足以明确诊断为导管原位癌。非典型导管增生的患癌风险增加 3~5 倍。同侧乳腺患癌率为对侧乳腺的 2 倍。一般认为粗针穿刺活检发现非典型导管增生是手术切除的指征。即使使用较大口径穿刺针或真空辅助装置并将影像学钙化灶全部清除,仍有高达 10%~15% 患者在随后手术切除标本中发现导管原位癌,有时甚至发现浸润癌。

3. 导管原位癌 是一组异质性病变,其临床表现、组织学特征、生物学标记物、遗传学改变以及生物学行为各有不同。它们的共同特征是肿瘤性上皮细胞局限于乳腺导管 - 小叶系统内,未突破基底膜。非典型导管增生和低级别导管原位癌的免疫组化特点:ER 呈弥漫性强阳性,CK5/6 呈阴性,有助于鉴别普通型导管增生。

4. 小叶原位癌和非典型小叶增生 是两种相关的病变,共同特征是终末导管小叶单位内小而松散的肿瘤性上皮细胞增生,区别仅在于肿瘤细胞累及终末导管小叶单位的程度。免疫组化特点:ER 呈弥漫性强阳性,CK5/6 呈阴性,有助于鉴别普通型导管增生。

（六）病理报告建议

病理医生在实际工作中尽量不要笼统地使用“乳腺纤维囊性病”和“乳腺增生症”之类的没有临床意义的术语,因为它们包含多种杂类病变,部分为生理性,部分为病理性,患癌风险变化很大。如果活检全是良性改变而没有特异性病种(如纤维腺瘤或乳头状瘤)时,就把这些良性改变按发生乳腺癌风险的递减顺序,依次在病理报告中列出。如果活检指征是影像学微小钙化,就注明伴有微小钙化的特殊病变或正常组织学结构。如:硬化性腺病,伴大汗腺化生及微小钙化。

七、预后和乳腺癌风险

根据有无上皮增生及其性质,本病分为非增生性、不伴非典型增生、伴非典型增生。这三种类型的形态学变化可以单独发生也可以不同程度上同时存在。如果没有上皮非典型增生,其形态学变化仍在正常乳腺组织学的范围内。相反,若有上皮非典型增生(非典型导管增生、非典型小叶增生),则乳腺癌风险升高,而导管原位癌和小叶原位癌至少一部分是直接的癌前病变;但乳腺囊性增生病本身并不是发生乳腺癌的危险因素。因此,乳腺囊性增生病的预后和乳腺癌风险取决于是否合并其他更严重病变或其他乳腺癌风险因素(见下一节),而不是乳腺囊性增生病本身。

综上所述,乳腺囊性增生病属于非炎症性非肿瘤性良性疾病,国内外曾有多种命名。该病为高发病,常见于育龄妇女,临床表现为乳房胀痛和肿块,与月经周期有关,其发病机制与雌、孕激素失调有关。基本病理改变包括囊肿、腺病和纤维化,有几种特殊亚型可能类似乳腺癌,如硬化性腺病、微腺型腺病、放射状瘢痕等。该病本身并不是发生乳腺癌的危险因素,但可能合并其他更严重病变或其他乳腺癌风险因素。大多数患者不需要手术治疗,仅对症治疗和随访即可。少数患者形成局限性病变,应定期复查,必要时进行粗针穿刺活检或局部切除活检以排除早期癌。

八、案例 14-2

【病史摘要】

患者,47 岁,女性。

主诉:体检发现双乳结节伴钙化 1 月

现病史:患者 1 月前体检发现双乳结节及散在钙化,最大两枚结节位于左乳外下。无疼痛、无乳头溢液,无局部皮肤红肿、破溃。

体检检查:双乳晕下缘可见陈旧性手术瘢痕,色淡。左乳外下 4 点方向距离乳头 3~4cm 处各可及约 2.8×1.2cm 及 1.5cm×1.5cm 大小肿块,质韧,表面光滑,边界清,活动度好。右乳未扪及明显肿块。

【问题 1】根据以上病例资料及初步检查,该患者的可能诊断是什么? 需要与哪些疾病进行鉴别诊断？

思路1：患者47岁，发现双乳结节1月，触诊肿块质韧，表面光滑，边界清，活动度好。高度怀疑乳腺良性病变，最多见的为纤维腺瘤或囊肿。

思路2：纤维腺瘤和囊肿是最多见的良性肿瘤。纤维腺瘤好发于年轻女性，特别是30岁以下，常呈孤立的、可触及的、质硬的、活动性肿块。乳腺囊肿是充满液体的圆形或卵圆形病变，大小不等，起源于终末导管小叶单位，经过小叶腺泡的膨胀、扩张及融合而形成。质软，边界清，活动度好。

【问题2】为明确诊断，还需要进行哪些辅助检查？

思路1：乳腺影像学检查是诊断的重要手段。

影像学检查：

（1）FFDM：如图14-5可见，右乳内后及左乳外下分别见一肿块影，边界清晰，右侧大小约为1.40cm×2.13cm，左侧为2.14cm×2.17cm，右乳后方可见非对称影，边界欠清。结论：右乳内后及左乳外下肿块影，考虑良性肿块，纤维腺瘤或囊肿可能，建议手术（BI-RADS 4A）。右乳后方非对称影，考虑炎症引流后伴局部增生所致可能，建议行MR平扫及增强扫描了解是否需要手术切除。

（2）MRI：如图14-6可见，双乳内可见多发大小不等的结节状影，边界清，呈长T1信号，压脂及DWI呈均匀高信号，右乳较大者位于外下，大小约为1.9cm×1.0cm，左乳较大者位于外下，大小约2.3cm×2.3cm，增强扫描未见明显强化。结论：双乳多发结节状异常信号影，为多发囊肿，建议结合临床处理（BI-RADS 3）。

（3）超声：如图14-7/文末彩图14-7可见，双乳回声不均匀，内见数十个大小不等的囊性无回声区，壁薄，内透声好，右侧大者大小1.1cm×0.9cm，位于12点钟处；左侧大者约2.7cm×2.5cm×1.8cm，位于6点钟。结论：双乳多发囊性包块。

思路2：乳腺肿块如影像学无法明确诊断时，可进行粗针穿刺活检。

病理学检查（图14-8/文末彩图14-8）：

（左乳肿块粗针穿刺活检标本）乳腺腺病伴囊肿形成。

（右乳肿块粗针穿刺活检标本）乳腺腺病伴局灶性不典型大汗腺导管增生，病变紧靠切缘。免疫组化：CK5/6（肌上皮+），Calponin（肌上皮+），P63（肌上皮+），PR（−），ER（−）。

【问题3】明确诊断后，如何确定治疗方案？

思路：主要是对症治疗，绝大多数患者不需要手术治疗，建议密切随访。但当囊肿体积过大，囊壁增生明显或是囊壁撕裂伴有周边的感染时需手术切除。

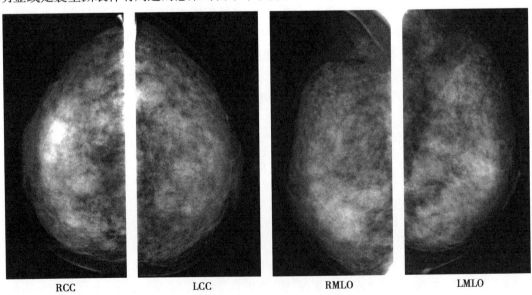

RCC　　　　LCC　　　　RMLO　　　　LMLO

图14-5　乳腺腺病伴囊肿形成，全数字化乳腺摄影（FFDM）

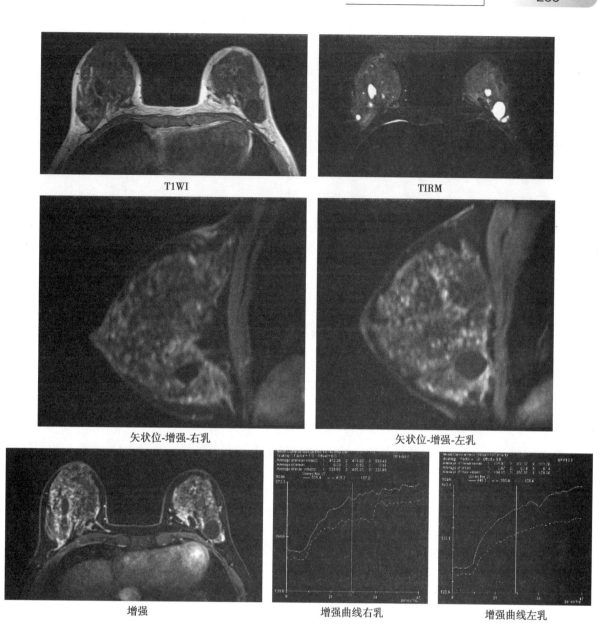

T1WI

TIRM

矢状位-增强-右乳

矢状位-增强-左乳

增强

增强曲线右乳

增强曲线左乳

图 14-6 乳腺腺病伴囊肿形成,磁共振成像(MRI)

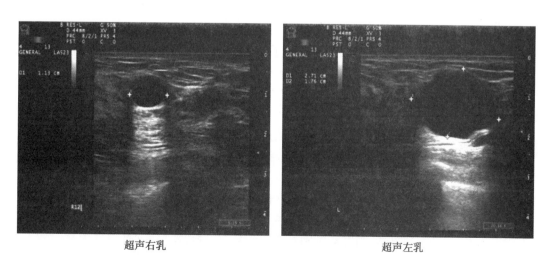

超声右乳

超声左乳

图 14-7 乳腺腺病伴囊肿形成,超声检查

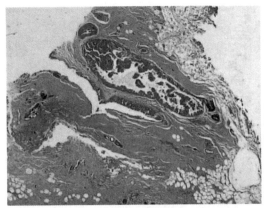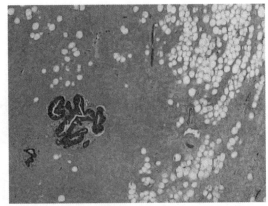

图 14-8　乳腺腺病伴囊肿形成,病理组织学改变

(叶媛媛　芦慧霞　薛德彬)

第三节　乳腺良性肿瘤

乳腺肿瘤很常见,大部分乳腺肿瘤按生物学行为分类为良性和恶性,少数肿瘤分为良性、交界性和恶性。乳腺良性肿瘤中,纤维腺瘤最常见,约占 75%;其次为导管内乳头状瘤,约占 20%。

一、纤维腺瘤

纤维腺瘤(fibroadenoma)是常见的良性双相性肿瘤,起源于终末导管小叶单位,表现为界限清楚的乳腺肿块,兼有上皮和间质成分的增生。

（一）定义

由间质和上皮共同组成的乳腺肿瘤称为纤维上皮性肿瘤(fibroepithelial tumor)或双相性肿瘤(biphasic tumor),包括纤维腺瘤和叶状肿瘤。

（二）临床表现

纤维腺瘤是女性乳腺最常见的良性肿瘤,好发于年轻女性,特别是 30 岁以下,也可见于任何年龄。最常见发病部位是乳房外上象限,约 75% 的病例为单发,少数为多发。纤维腺瘤常呈孤立的、可触及的、质硬的、活动性肿块,大小常 <3cm。少数情况下,纤维腺瘤可多发,可同时或不同时发生,可单侧也可双侧。不可触及的纤维腺瘤可表现为影像学检出的肿块和 / 或微小钙化。

（三）影像学

1. 全数字化乳腺摄影　纤维腺瘤由于内部成分、病灶大小、发生部位,所处背景及伴随钙化不同而表现各异。发生在脂肪型或散在纤维腺体型乳腺内,肿块常边界清晰,表现较为典型;发生在青春期或致密型乳腺中,由于纤维腺瘤密度和周边腺体密度接近,肿块的形态难以清晰显示。此时超声和 MRI 有助于病灶的检出及定性。典型纤维腺瘤常表现为圆形或椭圆形肿块影,边界清晰,密度均匀,常可见分叶状。直径多在 1~3cm。少数肿瘤可巨大,尤其发生在青春期,肿块边缘呈分叶状,但边缘仍然表现为良性肿块。肿块周边常可见约 1mm 的透亮环,称为晕征,是肿块压迫周边脂肪组织形成的。当肿块内部发生血运障碍,可导致梗死、组织坏死常可见钙化。钙化多为粗大的不规则钙化,部分在肿瘤周边可见环形强化。

2. 磁共振成像　纤维腺瘤表现常与组织成分相关。常呈圆形或卵圆形肿块影,边界清晰,部分可见分叶。在 T1WI 常呈均匀低或等信号,根据病变内细胞、纤维成分及水含量的不同,纤维腺瘤在 T2WI 上表现出不同的信号强度。当肿瘤细胞及含水量增多,或黏液性变时,表现为高信号。当肿瘤退化、细胞少、胶原纤维增多或瘤内伴有钙化,表现为低信号。64% 的纤维腺瘤内可见分隔,T2WI 及压脂上呈低或中等信号,增强不强化。动态增强扫描表现各异,可以表现为早期强化或晚期强化,也可以表现为不强化。典型表现为缓慢渐进性的均匀强化或由中心向外围扩散的离心性强化。时间信号曲线常为流入型,少数呈流出型。

3. 超声 典型表现为圆形、卵圆形低回声肿块,轮廓整齐,有光滑清晰的包膜,后方回声正常或轻度增强。可见侧方声影,彩色多普勒可见肿块内无或少许血流信号。纵横比常小于1。如有钙化,后方可见声影。

(四)病理学

大体检查,纤维腺瘤表现为质硬的、界限清楚的卵圆形结节,表面光滑、圆凸状、切面灰褐色、膨出、分叶状,常有肉眼可见的裂隙样腔隙。

组织学检查,纤维腺瘤界限清楚,但无包膜,特征性表现为间质和上皮成分均增生,两种成分的比例和分布相对一致。上皮成分可发生增生性改变,包括普通型导管增生、非典型导管增生、非典型小叶增生、小叶原位癌和导管原位癌;浸润癌也可累及纤维腺瘤,尽管病理检查时癌可能局限于纤维腺瘤内,但往往是邻近组织的癌扩展到纤维腺瘤内所致。

幼年性纤维腺瘤(juvenile fibroadenoma)发生于青少年和年轻女性,可生长迅速,体积巨大,甚至导致乳房明显变形。体积巨大的纤维腺瘤又称为巨大纤维腺瘤(giant fibroadenoma)。含有大于3mm的囊肿、硬化性腺病、上皮钙化或乳头状大汗腺改变的纤维腺瘤称为复杂型纤维腺瘤(complex fibroadenoma)。

(五)诊断和鉴别诊断

诊断主要依靠病理学检查。手术中肿瘤易剥离,大体表现为边界清楚的结节,由间质和上皮成分组成,且两种成分的比例和分布相对一致,一般不难诊断。

主要鉴别诊断为叶状肿瘤。相比之下,叶状肿瘤通常发生于更年期患者,肿瘤体积更大,肿瘤中间质增生更明显,间质和上皮两种成分的比例和分布相对一致,恶性叶状肿瘤还有浸润性边界、间质细胞异型性、间质细胞核分裂象活跃、间质过生长、异源性成分等特征。因标本量有限,粗针穿刺活检标本中纤维腺瘤与叶状肿瘤可能很难区分,病理医生如果不能明确诊断,可谨慎地签发描述性病理报告,例如"纤维上皮性肿瘤伴间质细胞密度增加",并建议切除活检以进一步明确诊断。

二、叶状肿瘤

(一)定义

叶状肿瘤(phyllodes tumor)旧称为叶状囊肉瘤(cystosarcoma phyllodes),属于双相性肿瘤,组织学与纤维腺瘤相似,但间质更丰富,并形成复杂的叶状结构。根据间质细胞的丰富程度、核分裂象、细胞异型性、间质过度生长、肿瘤边界情况等组织学特征,将叶状肿瘤分为良性、交界性和恶性(恶性叶状肿瘤见第十四章第四节"恶性叶状肿瘤"部分)。

(二)临床表现

叶状肿瘤是少见的乳腺双相性肿瘤,发病年龄比纤维腺瘤大,多见于中年或老年女性。患者常有肿块快速增大的病史,肿瘤体积往往比纤维腺瘤大(最大径平均4~5cm)。临床表现为质硬的、可触及肿块,较小者乳腺影像学检查中表现为界限清楚的或分叶状的致密影。尽管恶性叶状肿瘤的体积一般大于良性叶状肿瘤,但肿瘤大小与组织学恶性之间没有一致关系。

(三)影像学

1. 全数字化乳腺摄影 肿块较小时常表现为圆形、卵圆形,边界清晰的结节影。密度均匀。当肿块较大时,常表现为高密度肿块,边缘呈分叶状,病变周边可见透亮晕征。肿瘤1~13cm不等,平均3~5cm。肿块边缘呈分叶状是叶状肿瘤的特征性表现。肿块内钙化少见,如有钙化也多为粗大不规则的颗粒状钙化。

2. 全数字化乳腺摄影 表现为圆形或分叶状肿块影,边界清晰,常表现为 T1WI 呈低信号,T2WI

呈高信号。但当肿块内部发生出血、坏死及囊变时,信号欠均匀。当肿块巨大占据整个乳腺时,皮下脂肪层却仍然完整。肿块边缘是否清晰及肿块内部囊变程度是鉴别良、恶性叶状肿瘤的重要依据。与 X 线相比,MRI 对于鉴别良恶性叶状肿瘤更有明显优势。增强后肿块多呈明显强化,时间信号曲线多呈流入型,部分呈平台型。

3. 超声　表现为边界清晰的中等或低回声,肿瘤呈圆形或分叶状。瘤体内回声不均匀,常可见条状高回声分隔。肿瘤内出现大小不等的小液性暗区是叶状肿瘤的特征性表现。常在肿瘤边缘或内部探及血流,以 0~1 级多见。

（四）病理学

大体检查,肿瘤界限尚清楚,可为多结节状。切面膨隆,褐色至灰色,可呈漩涡状外观。可见裂隙、囊腔或菜花样。也可有局灶性坏死和出血,常提示恶性。

组织学检查,叶状肿瘤特征性表现为间质高度富于细胞,间质突入囊腔内形成分叶样结构。上皮成分偶见导管原位癌、小叶原位癌或浸润癌。

叶状肿瘤通常分为良性、交界性和恶性(表 14-2),分类指标包括肿瘤边缘情况、间质细胞丰富程度、间质细胞异型性、间质细胞核分裂活性、间质过度生长和恶性异源性成分。恶性叶状肿瘤详见第十四章第四节"恶性叶状肿瘤"部分。

表 14-2　区分良性、交界性和恶性叶状肿瘤的 WHO 标准

	良性	交界性	恶性 [a]
肿瘤边界	边界清楚	边界清楚,可局灶浸润	浸润性
间质细胞密度	常轻度富于细胞 分布不均匀或弥漫	常中度富于细胞 分布不均匀或弥漫	常高度富于细胞 且弥漫
间质细胞异型性	无到轻度	轻到中度	重度
核分裂活性	通常少见 (<5/10HPF)	通常常见 (5~9/10HPF)	通常多见 (≥10/10HPF)
间质过度生长	无	无或非常局灶	常见
恶性异源性成分	无	无	可有
占叶状肿瘤的相对比例	60%~75%	15%~20%	10%~20%

a:恶性特征并不总是同时存在。即使未见其他恶性特征,出现恶性异源性成分足以诊断恶性叶状肿瘤。

（五）诊断和鉴别诊断

诊断主要依靠病理学检查,同时需要结合临床表现和影像学。肿瘤边界相对清楚,由间质和上皮成分组成,间质成分明显多于上皮成分,两种成分的比例和分布不一致,结构复杂,并形成分叶状结构,恶性者还有浸润性边缘、间质细胞高度丰富、间质细胞异型性、间质细胞核分裂活性、间质过度生长和恶性异源性成分等特征,一般不难诊断。主要鉴别诊断问题是良性肿瘤与纤维腺瘤,见上文"纤维腺瘤"部分。

三、导管内乳头状瘤

（一）定义

乳腺的乳头状病变包含一组异质性病变,其共同特征为乳头状结构,即被覆上皮细胞的纤维血管轴心。其中,导管内乳头状瘤(intraductal papilloma)是一种良性病变,以上皮和肌上皮细胞层被覆于纤维血管轴心表面并形成乳头状结构为特征。

导管内乳头状瘤可分为两类:①中央型导管内乳头状瘤(central intraductal papilloma)通常位于乳晕下,累及大导管,不累及终末导管小叶单位,通常单发,又称为孤立性导管内乳头状瘤(solitary intraductal papilloma);②周围型导管内乳头状瘤(peripheral intraductal papilloma)累及终末导管小叶单位,通常多发。多发性周围型导管内乳头状瘤有时称为乳头状瘤病(papillomatosis)。

（二）临床表现

中央型导管内乳头状瘤好发于 30~50 岁的妇女。患者常表现为血性或浆液性乳头溢液,偶尔病变可长得很大而形成乳晕下可触及肿块。通常直径 <1cm,但偶尔也可达 4~5cm。周围型导管内乳头状瘤发病年龄较轻,较少表现为乳头溢液和乳晕下肿块,偶尔可见乳腺影像学异常(微小钙化或多个高密度影)。

（三）影像学

1. 全数字化乳腺摄影　近半数的中心型乳头状瘤由于体积小、密度低,或被致密腺体遮挡,表现为阴性。少数乳后可见扩张的导管呈条状低密度影,或表现为乳后小结节影。中心型乳头状瘤常伴有乳头溢液。导管造影是最准确、最有效的检查方法。造影表现为导管内充盈缺损,可单发也可多发。单发肿块常沿导管壁生长,当肿块完全堵塞导管时,呈杯口状,近端导管明显扩张,远端导管中断。多发肿块可见多支导管内充盈缺损,病灶不连续。

周围型乳头状瘤常表现为圆形或卵圆形肿块,其次为非对称影伴或不伴钙化,结构扭曲等。常因周边腺体遮挡,肿块边界部分清晰,部分模糊。当边缘毛刺形成时,与乳腺癌很难鉴别。

2. 磁共振成像　不伴溢液的乳头状瘤常表现为卵圆形或不规则肿块,T2WI 呈稍高信号,增强结节强化明显,呈早期均匀或不均匀强化。伴乳头溢液的乳头状瘤常表现为高信号扩张的导管内可见低信号的结节,在 T2WI 非压脂更容易显示。增强可见乳头后方条状或结节状强化,有时仅以导管扩张为唯一征象。

（四）病理学

大体检查,中央型导管内乳头状瘤大体检查呈黄褐色至粉红色、界限清楚的结节,位于扩张的导管或囊腔内。可见明显的乳头状结构,但更典型者表面呈圆凸状。肿瘤可有蒂连接于受累导管内壁,也可无蒂附着。周围型导管内乳头状瘤大体检查通常难以辨认。

组织学检查,中央型导管内乳头状瘤由树枝状分布的乳头状结构组成,乳头含有明显的纤维血管轴心。乳头表面有两层细胞,即内层的肌上皮细胞和外层的上皮细胞。有时上皮增生非常明显,掩盖乳头结构。少数病例并存非典型导管增生或导管原位癌改变。部分病例可见不同程度的肌上皮增生。周围型导管内乳头状瘤具有类似的组织学特征,但更易出现灶性非典型导管增生和导管原位癌。

伴有非典型导管增生或导管原位癌的导管内乳头状瘤称为乳头状瘤伴非典型增生(非典型乳头状瘤)或乳头状瘤伴导管原位癌。发生非典型导管增生或导管原位癌的区域不同程度地累及导管内乳头状瘤,但其他区域仍保留良性导管内乳头状瘤的特征。非典型导管增生或导管原位癌区域缺失肌上皮细胞,但在残存的良性导管内乳头状瘤区域和受累管腔的周围仍存在肌上皮细胞。

（五）诊断和鉴别诊断

中央型导管内乳头状瘤由于具有特殊发生部位(乳头乳晕区大导管内)和特殊组织学结构(含有明显的纤维血管轴心),并且乳头表面存在上皮和肌上皮两种细胞,大多数病例不难诊断,但病变中并存非典型导管增生或导管原位癌时可能成为诊断难点。此时可借助免疫组化。非典型导管增生或导管原位癌区域不表达肌上皮标记物和 CK5/6,而 ER 通常呈弥漫强阳性。主要鉴别诊断是乳头状导管原位癌(见下一节)。周围型导管内乳头状瘤需要鉴别浸润性乳头状癌,前者管腔周围仍存在肌上皮细胞,后者管腔周围缺失肌上皮细胞,提示浸润。

四、其他良性肿瘤

（一）纤维瘤病

乳腺纤维瘤病(fibromatosis)是一种成纤维细胞和肌成纤维细胞增生性病变,具有浸润性和局部侵袭性,通常表现为质硬肿块,临床或乳腺影像学可能误诊为癌。

1. 影像学检查

(1)全数字化乳腺摄影:可见大小不一、形态欠规整、边界模糊的高密度肿块影,肿块边缘可见毛刺,或表现为结构扭曲。

(2)超声:表现为低回声结节,边界模糊,形态欠规整,内部回声不均匀,部分结节可见毛刺呈伪足一样改变,后方回声衰减,血流多呈 0 级、1 级。

2. 病理学检查 乳腺纤维瘤病最重要的鉴别诊断是纤维瘤病样化生性癌,后者残存局灶上皮样细胞,梭形细胞免疫组化表达 CK 和 / 或 p63。其他鉴别诊断包括结节性筋膜炎(nodular fascitis)和梭形细胞肉瘤(nodular fascitis)。结节性筋膜炎表现为组织培养样成纤维细胞,间质通常疏松、黏液样,可有囊性变。红细胞外渗和斑片状淋巴细胞浸润是常见特征,梭形细胞免疫组化不表达 CK。梭形细胞肉瘤常常比纤维瘤病细胞丰富,且肿瘤细胞显示核多形性和核分裂活性,包括非典型核分裂象。

20%~30% 的病例发生局部复发,通常发生于诊断后 3 年内。过去认为纤维瘤病的适当治疗方式是局部广泛切除。然而,最近研究提示,与切缘状态相比,复发更可能与生物学因素有关,如 *CTNNB1* 基因(编码 β-catenin 的基因)突变及其类型,肿瘤微环境,或存在田野效应;因此局部广泛切除的必要性受到质疑。

(二)错构瘤

乳腺错构瘤(hamartoma)的临床表现类似于纤维腺瘤,影像学检查呈界限清楚的致密影,周围具有透亮空晕而更容易诊断。该病变在手术时容易剜出,大体上表面光滑、界限清楚、常呈卵圆形或扁圆形肿块。切面的质地取决于不同组成成分的相对比例。当病变含有较多纤维间质时与正常乳腺组织难以区分,而病变内含有大量脂肪时则类似于脂肪瘤。该病变的影像学检查主要包含以下 3 个方面。

1. 全数字化乳腺摄影 混杂密度肿块影为错构瘤典型表现,低密度的脂肪和高密度的腺体混杂在一起,有"乳腺中乳腺"之称。可以表现致密背景中分布多发透光区,也可以为低密度区内散在致密影。肿块常呈圆形、卵圆形或分叶状,边界清晰。巨大肿块可占据全乳,很难和正常腺体分界清楚,需两侧对称观察,防止漏诊。肿块内可伴有钙化,钙化常呈不定形、圆形或粗糙钙化。

2. 磁共振成像 根据肿块内成分不同,MRI 表现不同,如以脂肪为主,则呈高信号,其中可见低或中等信号区;如以腺体和纤维组织为主,信号强度低,其中可见高信号区。脂肪成分在压脂序列信号减低。增强后一般无明显强化,曲线呈流入型。

3. 超声 圆形或卵圆形,边界清晰,可见包膜。内部回声欠均匀,呈高、低或混合回声,内部伴有不规则高回声带。肿块多无血流信号。

(三)腺瘤

腺瘤(adenoma)或管状腺瘤(tubular adenoma)是密集的小导管增生而周围间质不增生形成的良性肿瘤。发生于妊娠期和产后期的腺瘤可伴有泌乳改变,称为泌乳性腺瘤。伴有明显乳头状大汗腺改变和大汗腺囊肿的腺瘤称为大汗腺腺瘤(apocrine adenoma)。一般认为导管腺瘤(ductal adenoma)和多形性腺瘤(pleomorphic adenoma)为导管内乳头状瘤的亚型。

(四)血管瘤

许多种良性血管病变可以累及乳腺皮下组织,而乳腺实质内发生的良性血管病变很少见。乳腺血管瘤(hemangioma)包括数种亚型:小叶周围型血管瘤、血管瘤(毛细血管型、海绵型的和复合型)、静脉性血管瘤和血管瘤病。这些病变的重要临床意义是必需与血管肉瘤(见下一节)区别,因为乳腺原发性良性血管瘤非常少见。该病变的影像学检查主要包含以下 3 个方面。

1. 全数字化乳腺摄影 肿块可位于乳腺内或腋下多见,多呈分叶状、圆形或卵圆形,边缘光整,毛刺少见。肿块多位于皮下,位置较表浅。肿块内可见点状钙化,常为静脉石所致。弥漫血管瘤可累及乳腺大部,呈大片高密度致密影或分叶状肿块影,边界欠清。发生腋部的弥漫血管瘤需要与多发淋巴结肿大鉴别。

2. **磁共振成像** 常表现为T1WI呈中等信号,T2WI由于血液瘀滞,常呈高信号,有时可见液-液平。结节内有钙化时,常伴有低信号影。增强呈早期缓慢强化,造影剂逐渐填充。弥漫型多呈不均匀强化,内可见细线样分隔强化。

3. **超声** 常显示低回声或囊实性混合回声肿块,后方回声增强,肿块内伴强回声光点。彩色多普勒可见迂曲的管状血流信号。

综上所述,乳腺纤维腺瘤是最常见的乳腺良性肿瘤,属于纤维上皮性肿瘤,通常需要与另一种纤维上皮性肿瘤——叶状肿瘤相鉴别。后者分为良性、交界性和恶性,均有复发可能,恶性叶状肿瘤还可能远处转移并致死。乳腺第二常见良性肿瘤为导管内乳头状瘤,该病本身为良性肿瘤,但可能伴有非典型导管增生或导管原位癌,分别称为乳头状瘤伴非典型增生(非典型乳头状瘤)或乳头状瘤伴导管原位癌;后二者患癌风险升高。需要重视的是,临床和病理均应知晓,乳头状病变不宜做术中快速冰冻切片检查。纤维瘤病需要与乳腺癌鉴别,术后有复发可能。乳腺良性血管瘤非常少见,需要排除血管肉瘤。因篇幅有限,本节仅介绍数种常见的临床上比较重要的肿瘤,其他肿瘤可查阅附录(见表14-8乳腺肿瘤WHO分类),实际工作中遇到少见病变时,临床-影像-病理专业之间应保持良好沟通。

五、案例 14-3

【病史摘要】

患者,31岁,女性。

主诉:发现双乳肿块4年。

现病史:患者4年前无意中发现右乳一枚肿块,位于右乳上方,约1cm×1cm大小。左乳一枚肿块,位于左乳外侧,约3cm×2cm大小。无疼痛、无乳头溢液,无局部皮肤红肿、破溃。

体格检查:右乳上方12点方向距乳头1cm处可触及1cm×1cm大小肿块,质韧,表面光滑,边界清,活动度尚可。左乳外侧3点钟方向距乳头1cm处可触及3cm×2cm大小肿块,质韧,表面光滑,活动度尚可。双腋下锁骨上淋巴结未触及明显肿大。

【问题1】 根据以上病例资料及初步检查,该患者的可能诊断是什么?需要与哪些疾病进行鉴别诊断?

思路1:患者女性,31岁,发现双乳肿块4年。右乳上方12点方向距乳头1cm处可触及1cm×1cm大小肿块,质韧,表面光滑,边界清,活动度尚可。左乳外侧3点钟方向距乳头1cm处可触及3cm×2cm大小肿块,质韧,表面光滑,活动度尚可。根据年龄、病史以及肿块的触诊高度提示为良性肿块,纤维腺瘤可能大。

思路2:需要与叶状肿瘤相鉴别。叶状肿瘤通常发生于更年期患者,肿瘤体积往往比纤维腺瘤大(最大径平均4~5cm)。患者常有肿块近期快速增大的病史。临床表现为质硬的、可触及肿块。

【问题2】 为明确诊断,还需要进行哪些辅助检查?

思路1:影像学检查是最好的手段。

影像学检查:

(1)FFDM:如图14-9可见,右乳内上及左乳后方偏上见肿块影,边界清,边缘呈浅分叶,大小分别约为1.15cm×1.44cm、3.08cm×3.6cm。结论:右乳内上及左乳后方偏上肿块,考虑良性肿块,纤维腺瘤或囊肿可能,生长活跃,建议手术以防恶变并行MR平扫及增强扫描(BI-RADS 4A)。

(2)MRI:如图14-10可见,双乳多发结节强化,最大者位于左乳头后方,境界部分清,大小约为3.3cm×2.9cm,T1WI呈低信号,T2WI信号欠均匀,压脂呈高-低混杂信号影,增强呈不均匀强化,增强曲线部分呈流入型,部分呈平台型。结论:双乳多发结节影,考虑纤维腺瘤可能,注意随访或大者手术以防恶变(BI-RADS 3)。

(3)超声:如图14-11可见(图14-11/文末彩图14-11),右乳腺体回声紊乱,内见多个低回声结节,大者位于12~1点钟方向,距离乳头1.3cm,大小约为1.73cm×0.99cm×1.35cm,界清,形态规则,内部回声均匀,CDFI 未见明显血流。左乳腺体回声紊乱,内见多个低回声结节,大者位于 1 点钟方向,距离乳头 1cm,大小约为 3.42cm × 2.12cm × 3.00cm,界清,形态规则,内部回声均匀,CDFI 内部少量血流信号。

思路 2:对肿块进行病理学检查是诊断的金标准。

病理学检查(图 14-12/ 文末彩图 14-12):

(左乳肿块切除标本)乳腺纤维腺瘤伴局灶导管上皮增生活跃。

(右乳肿块切除标本)乳腺纤维腺瘤。

【问题 3】明确诊断后,如何确定治疗方案?

思路:纤维腺瘤是良性病变,一般采用局部切除;如果粗针穿刺活检能明确诊断并且符合影像学检查结果,也可进行观察随访。

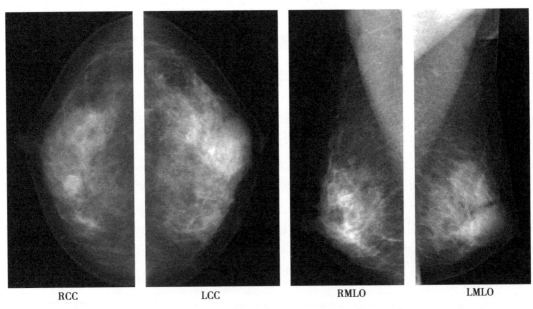

RCC　　　　　　LCC　　　　　　RMLO　　　　　　LMLO

图 14-9　乳腺纤维腺瘤,全数字化乳腺摄影(FFDM)

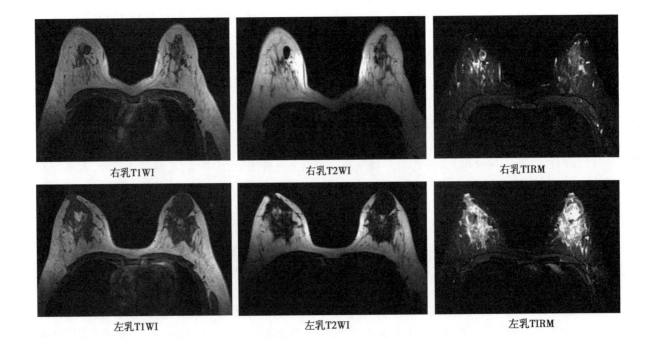

右乳T1WI　　　　　　右乳T2WI　　　　　　右乳TIRM

左乳T1WI　　　　　　左乳T2WI　　　　　　左乳TIRM

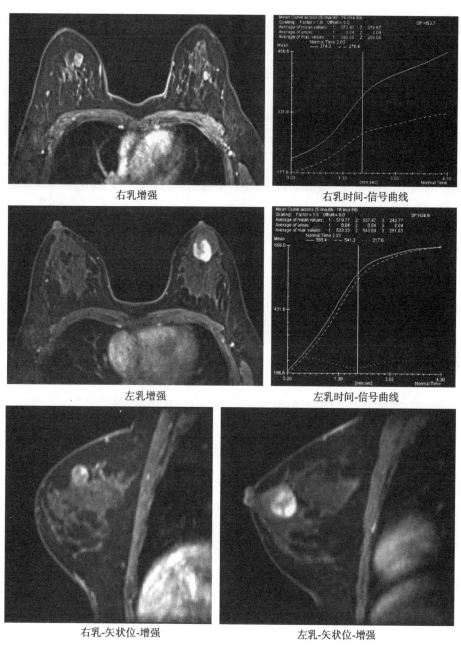

右乳增强

右乳时间-信号曲线

左乳增强

左乳时间-信号曲线

右乳-矢状位-增强

左乳-矢状位-增强

图 14-10 乳腺纤维腺瘤,磁共振成像(MRI)

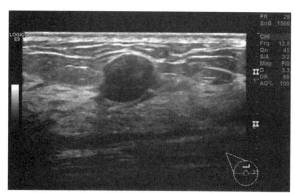

右乳结节超声

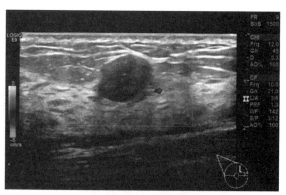

右乳结节超声多普勒

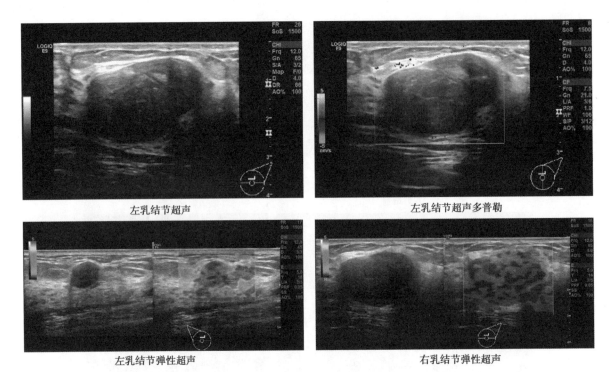

左乳结节超声

左乳结节超声多普勒

左乳结节弹性超声

右乳结节弹性超声

图 14-11 乳腺纤维腺瘤,超声检查

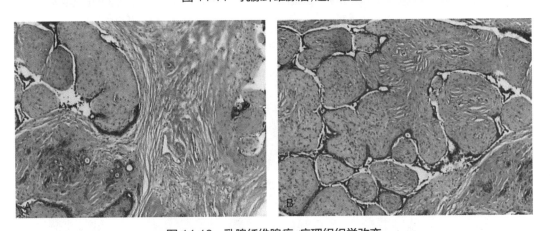

图 14-12 乳腺纤维腺瘤,病理组织学改变

A. 上皮和间质混合性乳腺结节状病灶,边界清楚,间质纤维化;

B. 结节由多个小结节组织,间质增生为主,上皮未见明显增生(HE 染色)。

(叶媛媛 芦慧霞 薛德彬)

第四节 乳腺恶性肿瘤

根据组织病理学特点,乳腺原发性恶性肿瘤的主要分为三大类:上皮起源者称为癌,间叶起源者称为肉瘤,兼有上皮和间叶成分者称为恶性分叶状肿瘤。乳腺癌(breast carcinoma)是女性最常见的恶性肿瘤,约占乳腺恶性肿瘤的 98%。

一、乳腺癌

(一)流行病学、病因和风险因素

1. 流行病学　根据 2017 年公布的数据,乳腺癌是中国女性最常见的恶性肿瘤,发病率高达 43/10

万,死亡率近 10/10 万。每年新增病例约 21 万,最高发病年龄为 42 岁。发病平均年龄比西方国家早 10 年,发病率每年递增 4%,是全球平均增速的 2 倍,高居全球第一。早期发现的乳腺癌 5 年治愈率高达 95%,因此重视预防、早发现、早诊断、早治疗仍然是适合我国国情的最基本的乳腺癌防治措施。

在美国,自 1999 年至今,乳腺癌发病率每年约下降 2%,主要归功于广泛普及的乳腺癌影像学筛查。生存率不断提高,主要归功于影像学筛查、早期发现和早期诊断,其次是术后综合辅助治疗的不断进步,特别是分子病理学检查指导的靶向治疗。

2. 病因和风险因素 在普通人群中发现乳腺癌发病率升高的因素非常重要。乳腺癌风险因素分为 8 类:年龄、乳腺癌家族史和遗传因素、乳腺癌个人史、生育史、激素、放射、病理学风险因素和生活方式。

(1)年龄:随着年龄增长,乳腺癌发病率上升。来自美国的数据,20 岁前乳腺癌罕见,不到总病例的 2%。30~39 岁发病率为 1/233,40~49 岁发病率为 1/69,50~59 岁发病率为 1/42,60~69 岁发病率为 1/29,70~79 岁发病率为 1/8。女性一生中乳腺癌平均风险为 12.2%。

(2)乳腺癌家族史和遗传因素:乳腺癌比其他肿瘤更容易出现家族聚集性,乳腺癌一级亲属的患癌风险增加 2~3 倍。遗传因素约占所有乳腺癌病例的 5%~10%,家族性乳腺癌中 BRCA1 基因突变率高达 40%。BRCA1 和 BRCA2 基因突变除了显著增加乳腺癌风险外,卵巢癌风险也增加。

(3)乳腺癌个人史:一侧乳房患癌后,另一侧乳腺癌风险升高。

(4)生育史:雌激素暴露相关性生育因素与乳腺癌风险呈正相关,包括初潮年龄早(12 岁前)、晚生育(30 岁后生育第一胎)、未生育、少生育、绝经年龄晚(55 岁后)。相反,哺乳和 30 岁前生育可能具有保护作用,而人工流产与乳腺癌风险的关系具有争议。

(5)激素

1)内源性激素:流行病学研究发现性激素(雄激素、雌激素、孕激素)和催乳素与乳腺癌风险呈正相关性。

2)外源性激素包括口服避孕药和绝经后激素替代治疗。①口服避孕药:既往认为口服避孕药会增加乳腺癌的发病风险,国际癌症研究署(International Agency for Research on Cancer,IARC)认为口服雌 - 孕激素避孕药是 1 类致癌物。来自 50 多项研究(53 000 例)的综合数据显示,口服避孕药与乳腺癌风险的增高基本没有关系。然而,目前或近期使用(距最后使用小于 10 年)者比从未使用者的发病风险略有增高(风险增加 24%)。美国的近期研究发现,目前的使用者发病风险未升高,可能与避孕药的配方变化有关。②绝经后激素替代治疗:过去 30 年间,有多项流行病学研究探讨了绝经后雌激素的使用与乳腺癌的发病风险相关性。风险升高者主要见于两组人群:长期使用者和正在使用者。单独使用雌激素者与雌激素加黄体酮共用者对发病风险的影响程度不同。③无拮抗雌激素治疗:目前或近期使用无拮抗雌激素者,乳腺癌的发病风险显著升高,长期使用者的风险最高。低体重、低雌激素水平的瘦弱妇女,风险的增高最显著。④雌激素加黄体酮:在雌激素治疗中加入黄体酮主要是为了避免单用雌激素造成的子宫内膜增生和子宫内膜癌发病风险。然而,正规研究提示常规治疗的黄体酮剂量没有对抗乳腺癌的保护作用。使用雌激素加黄体酮的妇女,乳腺癌的发病风险显著升高,并且与使用时间长短存在正向相关。

(6)放射:既往胸壁或乳房接受放射治疗或辐射暴露与乳腺癌风险呈正相关。

(7)病理学风险因素:组织学活检发现的几种乳腺病变是重要的乳腺癌风险因素,包括小叶原位癌、非典型导管增生和非典型小叶增生。

(8)生活方式

1)肥胖:肥胖与绝经前乳腺癌发病率存在微弱的负相关性,与绝经后妇女乳腺癌的发病率存在微弱正相关性。

2)运动:经常运动会降低乳腺癌的发病风险。

3)营养:健康饮食习惯的个体,其乳腺癌风险较低。脂肪摄入总量(包括动物饱和脂肪)和大量摄取肉类(尤其是红肉或烤肉)增加乳腺癌风险。相反,大量摄入叶酸或血液中叶酸水平增高,会降低乳腺癌风险。

4)饮酒:酒精摄入能增加乳腺癌风险。

(二)临床检查

1. 病史和主诉　包括年龄、生育史(初潮年龄、绝经年龄、妊娠史、生育史、哺乳史)、是否服用口服避孕药、是否使用激素替代治疗、家族史(特别是亲属乳腺癌史和卵巢癌史)、既往史(特别是既往乳腺和卵巢手术史和病理检查史)。要特别注意询问乳房相关性主诉,包括乳房肿块、乳房疼痛、乳头溢液、乳房皮肤改变。

2. 乳房检查

(1)视诊:观察两侧乳房的大小、形状是否对称,有无局部隆起或凹陷(酒窝征),乳房皮肤有无发红、水肿及“橘皮征”,乳房浅表静脉是否扩张。两侧乳头是否在同一水平,有无乳头牵拉、内陷,乳头乳晕有无糜烂。

(2)触诊:患者端坐,检查者手指掌面作触诊,依次检查乳房外上(包括腋尾部)、外下、内下、内上各象限及中央区(乳头乳晕)做全面检查。先查健侧,再查患侧。发现乳房肿块后,应注意肿块大小、硬度、表面是否光滑、边界是否清楚及活动度等情况。轻轻捻起肿块表面皮肤,观察肿块是否与皮肤粘连。腋窝淋巴结分4组,应依次检查。

(三)影像学检查

1. 全数字化乳腺摄影　可以清晰地显示病变的直接及间接征象,包括肿块、钙化、结构扭曲以及非对称影,其中对于早期乳腺癌的表现,比如钙化或结构扭曲的显示更能够清晰显示。往往这些病变为亚临床性病变,能够快速准确地进行病灶术前定位及穿刺活检,大大增加了临床对于早期乳腺癌行保乳手术的可能性。

2. 乳腺 X 线断层检查(digital breast tomography,DBT)　可以多层次地显示乳腺病变,减少了乳腺组织的重叠对病灶的遮挡,提高了病变的检出率。尤其是对于肿块边缘以及结构扭曲的显示优于 X 线检查。增加了诊断医生对于病变诊断的信心。

3. 对比增强数字乳腺摄影(contrast-enhanced digital mammography,CEDM)　通过静脉注入造影剂约 2min 后,摄取高低能量的 mLO 位及 CC 位,通过减影技术,获得双能减影图像。CEDM 对于乳腺癌的检出率高于 X 线检查,其敏感性等于或高于磁共振成像。通过减影后,可以去除正常腺体组织,消除了腺体对病灶的遮挡。对于不能行磁共振成像检查的患者,该检查更具有临床意义。

4. 超声　可动态观察病变的形态、弹性、活动度以及血流情况。对于囊实性成分的界定有显著意义。能够清晰准确地进行超声引导下穿刺活检,得到更精确的病理结果。可以显示微小钙化,但敏感性不及 X 线检查,超声结合 X 线检查应为最佳组合。

5. 磁共振成像　磁共振成像具有高分辨率,无损伤、无辐射的优点。能够多角度多层面地观察病灶特点,对于多中心、多灶的检出、手术范围的界定、远处转移以及新辅助化疗疗效的评估明显高于其他检查。但该检查对于微小钙化型早期乳腺癌的显示不及 X 线检查,且检测费用较高。

6. 乳腺 X 线报告和数据系统　乳腺 X 线报告和数据系统(BI-RADS)第二版评估分类和处理意见如下:

(1)BI-RADS 0:评估未完成,需要其他影像检查进一步评估或和前片比较。通常在普查情况下应用。

(2)BI-RADS 1:阴性,没有需要特别说明的。此类恶性几率基本为 0%。

(3)BI-RADS 2:良性表现,此类恶性几率基本为 0%,不建议行磁共振成像检查

(4)BI-RADS 3:可能为良性,此类评估恶性几率 ≤ 2%,但不是恶性几率为 0% 的典型良性病灶,此类建议短期(6 个月)或继续随访。

(5)BI-RADS 4:可疑恶性,恶性几率 >2%,但 <95%。此类病灶没有典型恶性表现,但有足够的

怀疑征象判定需要活检。细分为三类,即 4A、4B、4C。恶性几率分别为 4A:>2% 至 ≤ 10%;4B:>10% 至 ≤ 50%;4C:>50% 至 <95%。

(6)BI-RADS 5 :高度提示恶性,恶性几率 ≥ 95%。此类病变建议组织学诊断。

(7)BI-RADS 6 :已活检证实为恶性。对未完全切除的恶性病变及行新辅助化疗检测疗效的患者判为 6 类。

(四)病理学检查

乳腺肿瘤的最终诊断必须依据病理检查结果,包括细胞学检查、组织学检查和辅助检查等。免疫组织化学和分子病理检查对乳腺癌治疗具有重要的临床意义。

1. 细胞学检查

(1)乳头溢液细胞学:乳头溢液又称乳头分泌物,其脱落细胞学诊断具有经济、快速、简便、无痛苦等优点,但其阳性率较低,仅适用于有乳头分泌物的患者。

(2)细针穿刺细胞学:又称细针吸取细胞学诊断(fine needle aspiration,FNA),具有经济、快速、微创等优点,但其假阴性率达 10%~20%,主要适用于囊性病变,既有治疗作用,又能获取细胞学标本用于初步诊断。当临床怀疑恶性但细胞学检查阴性时,应进一步选择粗针穿刺活检等组织学检查。

(3)印片细胞学:一般用于冰冻切片前的辅助诊断,或在没有冰冻切片的条件可代替一部分冰冻切片诊断。

(4)刮片细胞学:用于有乳头糜烂、溃疡或有结痂的患者,如 Paget 病。

2. 组织学检查

(1)粗针穿刺活检:又称空芯针穿刺活检。通过影像学引导的粗针穿刺活检对不可触及病变进行初始诊断,已经成为诊断标准,值得大力推广。采用真空辅助装置的粗针穿刺活检称为真空辅助活检(vacuum assisted biopsy,VAB),可以重复连续切割,一次性获取较多量组织,国内较常用麦默通(Mammotome)系统。粗针穿刺活检获取的组织可用于免疫组织化学和分子病理检查,以指导临床治疗,特别是新兴的靶向治疗和新辅助治疗。

(2)切除活检(excisional biopsy):是确定乳腺肿物性质的最常用方法,适用于较小的肿物,良性肿瘤可以活检的同时达到治疗的目的。切除活检组织用手术缝线标记方位有助于病理检查时规范取材,识别切缘。

(3)切取活检(incisional biopsy):当肿瘤体积大,无法切除活检时可采用切取活检,一般不宜采用,仅适用于少数特殊情况。

(4)术中快速冷冻切片(intraoperative frozen section):其优点是能在短时间内获得诊断结果,缺点是具有严格的检查指征、制片质量不如石蜡切片、因时间限制而取材有限、对病理医生的要求高等。由于存在多种局限性,部分病例无法获得冰冻切片诊断,只能延迟诊断,等待石蜡切片最终诊断。实际工作中应严格掌握送检指征,尽量获得术前诊断。在美国,因粗针穿刺活检成为标准化初始诊断,冰冻切片的应用日益减少。

3. 辅助检查

(1)免疫组织化学:应当在形态学基础上选择适当的免疫组织化学抗体组合。免疫组织化学的用途包括辅助诊断和伴随诊断。

1)辅助诊断:免疫组织化学有助于正确诊断和鉴别诊断。例如,肌上皮细胞染色有助于鉴别浸润或非浸润性癌;上皮标记物染色阳性有助于诊断梭形细胞癌;乳腺特异性标记物有助于判断转移性肿瘤的组织学起源。

2)伴随诊断:有助于临床预测治疗效果,选择恰当的治疗方案判断预后。例如激素受体(ER 和 PR 等),癌基因及抑癌基因蛋白(HER2 等),细胞增殖指数(Ki-67 等)。使用一组免疫组织化学抗体还可以替代分子学检测,进行分子分型。所有浸润性乳腺癌都应当检测 ER、PR 和 HER2,并按照专业指南来操作和判读。乳腺癌中激素受体状态是内分泌治疗反应的最强预测因素,所有的浸润性乳腺癌都应检测 ER 和 PR,所有的导管原位癌病例都应当检测 ER。ER 和 PR 检测报告应当包括肿瘤细胞核显色的百分数和染色强度(强、中等、弱)。

(2)分子病理学:当免疫组织化学检测 HER2 蛋白为可疑阳性(2+)时,需要使用荧光原位杂交(FISH)等分子学检测评价 HER2 基因扩增,这是当今临床实践中最常使用的方法。HER2 既是预后因素又是某些化疗和抗内分泌药物治疗反应的预测因素,然而检测 HER2 的主要临床原因是帮助筛选适合 HER2 靶向治疗的患者,HER2 靶向治疗药物包括曲妥珠单抗、拉帕替尼和帕妥珠单抗等。

BRCA1 和 *BRCA2* 基因突变检测主要适用于遗传性乳腺癌筛查。

OncotypeDX(Genomic Health,Inc.)是一种能用石蜡包埋切片进行 RT-PCR 检测的方法。它根据 21 种基因表达的分析,得到一个"复发评分",后者是与预后相关的连续参数。

MammaPrint(Agendia)是一种分子学预后检测技术,它利用 70 个基因的表达阵列分析来确定患者的预后,包括预后好和预后差的特征。

4. 乳腺癌分类和分子分型

(1)分类

根据癌组织是否浸润和浸润范围,乳腺癌分为:①非浸润癌(癌前病变),包括导管原位癌和小叶原位癌;②微小浸润癌;③浸润癌,包括非特殊型浸润性乳腺癌和特殊型浸润性乳腺癌,后者进一步分类,如浸润性小叶癌、小管癌、黏液癌、髓样癌,以及其他少见特殊型浸润性乳腺癌。

(2)乳腺癌分子分型(molecular subtyping of breast cancer)

乳腺癌的常见分子亚型包括管腔 A 型、管腔 B 型、HER2 型和基底样型,它们在基因表达谱、临床特征、治疗反应和临床结局等方面均有差异(表 14-3)。

表 14-3　基因表达谱检出的乳腺癌主要分子亚型

	分子学亚型		
基因表达谱	管腔型	HER2 型	基底样型
	高表达激素受体和相关基因(管腔 A 型 > 管腔 B 型)	高表达 HER2 及其他扩增基因; 低表达 ER 和相关基因	高表达基底样上皮基因和基底样 CK; 低表达 ER 和相关基因; 低表达 HER2
临床特征	大约 70% 浸润性乳腺癌; ER/PR 阳性; 管腔 B 型的组织学级别和增殖指数高于比管腔 A 型; 部分病例过表达 HER2(管腔 B 型的亚组)	大约 15% 浸润性乳腺癌; ER/PR 阴性; 绝大多数过表达 HER2; 很可能为高级别、淋巴结阳性	大约 15% 浸润性乳腺癌; 大多数 ER/PR/HER2 阴性(三阴); 常见 BRCA1 基因功能异常(胚系突变,体系变化); 非洲裔美国妇女特别常见
治疗反应和结局	对内分泌治疗有反应(管腔 A 型和管腔 B 型的反应不同); 化疗反应不一(管腔 B 型 > 管腔 A 型); 管腔 A 型的预后优于管腔 B 型	HER2 靶向治疗有反应; 基于蒽环的化疗有反应; 预后差	内分泌治疗和 HER2 靶向治疗无反应 研究中对基于铂类的化疗和 PARP 抑制剂敏感; 预后差,特别是前 5 年,但本组有些肿瘤预后很好,如腰酸背痛和分泌性癌

在 *ER* 和 *HER2* 基础上加用其他几种标记物(Ki-67,CK5/6,EGFR)和半定量分析 PR 和 Ki-67 之后,可用一组免疫组织化学标记物来替代分子分型(表 14-4)。

表 14-4 六种生物学标记物用于替代的分子学分型

生物学标记物表达谱	
管腔 A 型	ER^+、$HER2^-$、Ki-67<14%（或 Ki-67 中间状态 * 且 PR>20%）
管腔 B 型	ER^+、$HER2^-$、Ki-67>20%（或 Ki-67 中间状态 * 且 PR^- 或 PR 低表达 <20%） 或 ER^+、$HER2^+$
HER2 丰富型	ER^-、PR^-、$HER2^+$
基底样型	ER^-、PR^-、$HER2^-$、$CK5/6^+$ 和 / 或 $EGFR^+$

注:*Ki-67 中间状态的定义不统一:或 14%~19%，或 20%~29%。

（五）临床检验指标与评估

1. 临床检验指标

（1）糖类抗原 15-3 :糖类抗原 l5-3（carbohydrate antigen 15-3,CA15-3）为多形上皮黏蛋白,相对分子质量 400kD。妊娠 3 个月的妇女可见中等程度升高,主要存在于多种腺癌内。CAl5-3 水平在反映乳腺癌转移方面有相当高的敏感性与特异性,且转移灶越多,范围越广,CAl5-3 水平越高。

（2）癌胚抗原:癌胚抗原（carcino-embryonic antigen,CEA）是一种酸性糖蛋白,CEA 是结肠直肠黏膜的正常组份,同时也存在其他上皮如阴道上皮和腺体组织如胃小弯。

（3）组织多肽特异性抗原:组织多肽特异性抗原（tissue polypeptide specific antigen,TPS）是细胞角蛋白 18C- 末端的可溶性片段,是一种上皮类肿瘤分子标志。

（4）人表皮生长因子受体 2 蛋白:人表皮生长因子受体 2 蛋白（human epidermal growth factor receptor 2,HER2/neu）,是一种跨膜糖蛋白,其胞外段（extracellular-domain,ECD）易受蛋白酶裂解从细胞表面脱离而形成血清 HER-2ECD,其可以作为一种血清学标志物,通过免疫测定法进行定量检测。

2. 临床检验指标评估

（1）糖类抗原 CA15-3 :早期乳腺癌患者血清 CAl5-3 水平很少异常,乳腺癌不同分期 CAl5-3 阳性率,即 Ⅰ 期为 4%~16%、Ⅱ 期为 13%~54%、Ⅲ 期为 65%、Ⅳ 期为 54%~91%,故乳腺癌的早期诊断 CAl5-3 无临床价值。乳腺癌在进展期,当肿瘤大到一定程度或伴有淋巴结转移时 CAl5-3 明显增高。美国国家临床生化学院（the National Academy of Clinical Biochemistry,NACB）乳腺癌专家组建议,CA15-3 用于晚期乳腺癌的术后监测和治疗监测,对确诊为乳腺癌的无症状患者早期检测是否发生复发 / 转移,CA15-3 不应作为常规检测。故 CAl5-3 主要用于监测乳腺癌的进程及疗效。

（2）癌胚抗原:CEA 增高主要见于原发性结直肠癌及其肝脏转移灶中,CEA 其他在腺癌中表达有不同程度升高,例如乳腺癌、胃癌和肺癌。在非转移的乳腺癌,血清 CEA 浓度仅有 10% 的病例增高,而且不超过参考范围上限值的 5 倍。转移的乳腺癌,临床灵敏度为 50%~60%,25% 的患者 CEA 浓度超过参考范围上限值的 5 倍。

NACB 乳腺癌专家组建议,CEA 用于晚期乳腺癌的术后监测和治疗监测,对确诊为乳腺癌的患者早期检测是否发生复发 / 转移,CEA 不应作为常规检测。CEA 与影像学及临床检查相结合,可用于监测晚期乳腺癌患者的化疗。对无法评估的患者来说,CEA 浓度的持续升高意味着渐进性疾病。

（3）组织多肽特异性抗原:TPS 对于乳腺癌早期诊断的灵敏度较高,但器官组织特异性并不强,其广泛地表达于各种上皮细胞来源的肿瘤中,因此对乳腺癌的独立诊断优势并不突出,更多的是将其与 CA-125、CA-153 等肿瘤标志物联合检测,TPS 和 CAl5-3 联合应用可使灵敏度提高到 96%。为乳腺癌的诊断鉴别提供更为可靠的参考指标。血清 TPS 对乳腺癌诊断的总灵敏度和总特异度分别为 0.59（95% CI:0.56~0.61）、0.88（95% CI:0.86~0.89）,提示 TPS 对诊断乳腺癌有一定的价值,但因灵敏度较低,不足以确诊乳腺癌。

（4）HER-2 :HER-2neu ECD 血清学检测方法与组织学检测方法一致性较好,且能对乳腺癌患者实施实时动态监测,可以作为组织学检测的一种补充,可对乳腺癌患者的治疗、疗效观察和预后判断提供客观的参考信息,具有一定的临床应用价值。据文献报道,乳腺癌组织中 HER-2 和血清 HER-2 ECD 阳性符合率为 45.0%,阴性符合率为 96.7%,两种方法一致性较好。

目前乳腺癌最佳标志物均为组织性的,临床上尚无乳腺癌高特异性和高敏感性的血液肿瘤标志物,因此常联合检测几种血液肿瘤标志物来提高早期乳腺癌诊断,既保证了检测高特异性,又增加了敏感性。

(六) 预防、预后

1. 预防

(1)高危人群的监测:如有乳腺癌和卵巢癌综合征家族史,则从 18 至 20 岁开始每月自查乳腺,从 25 岁开始每半年临床检查乳腺,从 25 岁开始每年乳房 X 线检查,或从家庭成员的最早发病年龄提前 10 年开始。已知 *BRCA1* 或 *BRCA2* 突变的妇女,还可每年磁共振成像进行加强筛查,并接受遗传学咨询,包括 *BRCA1* 和 *BRCA2* 基因突变的检测。

(2)乳腺癌的化学预防:有乳腺癌个人史和病理学风险因素的患者,可使用选择性 ER 调节剂(如他莫昔芬和雷洛昔芬)进行预防,可以有效地降低乳腺癌风险。但要注意,化学预防仅对 ER 阳性乳腺癌效果较好,并有增加子宫内膜癌风险和发生静脉血栓的风险。

(3)预防性乳房切除术:乳腺癌高危妇女接受预防性乳房切除后,患癌风险降低了 90%。适用于携带 *BRCA1* 和 *BRCA2* 基因突变的妇女,以及一侧已诊断为乳腺癌而行乳房切除术的妇女。但要注意进行充分的医患沟通,避免不必要的手术,使患者得到正确治疗。

2. 预后和预测因素

预后因素用于评价患者的临床结局,而预测因素可用于预测患者对某种治疗方法是否可能有反应。传统的病理学因素(如腋窝淋巴结状态、肿瘤大小、组织学类型、组织学级别和淋巴血管侵犯)结合激素受体(ER/PR)和 HER2 表达状态是评估预后和决定治疗方案的主要指标。分子学检测的应用日益广泛,有助于评估预后和指导治疗。

目前美国癌症联合会(American Association of Cancer,AJCC 关于肿瘤大小(T)和淋巴结状态(N)的分期系统见表 14-5,组织学分级系统见下文。有些组织学类型肿瘤的组织学级别已有定义,如小管癌定义为 1 级,髓样癌为 3 级。

表 14-5　乳腺癌 TNM 分类系统(病理学分期和分期组)

乳腺癌 TNM 分类系统	
原发性肿瘤(T)	
Tx	原发肿瘤不能评估
T0	无原发肿瘤的证据
Tis	原位癌
Tis(DCIS)	导管原位癌
Tis(LCIS)	小叶原位癌
Tis(Paget)	乳头 Paget 病,下方的乳腺实质内无浸润癌和 / 或导管原位癌。乳腺实质内癌伴有 Paget 病,按乳腺实质内癌的大小和特征分期,但要注明存在 Paget 病
T1	肿瘤最大直径 ≤ 20mm
T1mi	微小浸润癌,最大径 ≤ 1mm
T1a	肿瘤最大径 >1mm 但 ≤ 5mm(测量值 1.0mm~1.9mm 都按 2mm 处理)
T1b	肿瘤最大径 >5mm 但 ≤ 10mm
T1c	肿瘤最大径 >10mm 但 ≤ 20mm

续表

乳腺癌 TNM 分类系统	
T2	肿瘤最大径 >20mm 但 ≤ 50mm
T3	肿瘤最大径 >50mm
T4	无论肿瘤大小,直接侵犯胸壁和 / 或皮肤(形成溃疡或肉眼可见的结节);仅仅浸润至真皮者不是 T4
T4a	侵犯胸壁;不侵犯胸壁结构、仅与胸大肌粘连 / 浸润者不是 T4
T4b	溃疡和 / 或同侧肉眼可见的卫星结节和 / 或皮肤水肿(包括橘皮征,但不符合炎性癌的标准)
T4c	兼有 T4a 和 T4b
T4d	炎性癌

区域淋巴结(N)

pNX	区域淋巴结无法评估,如未切除供病理研究,或先前已切除
pN0	区域淋巴结未见转移,或仅有 ITC
pN0(i+)	区域淋巴结仅有 ITC(恶性细胞团 ≤ 0.2mm)
pN0(mol+)	分子学检测(RT-PCR)阳性;未见 ITC
pN1	微小转移;或腋窝淋巴结 1~3 枚转移;和 / 或内乳淋巴结临床阴性且前哨淋巴结活检微小转移或明显转移
pN1mi	微小转移(大约 200 个细胞,>0.2mm 但 ≤ 2.0mm)
pN1a	腋窝淋巴结 1~3 枚转移,至少一个转移灶 >2.0mm
pN1b	同侧内乳淋巴结转移,不包括 ITC
pN1c	pN1a 和 pN1b 组合
pN2	腋窝淋巴结 4~9 枚转移;或同侧内乳淋巴结影像学阳性但腋窝淋巴结无转移
pN2a	腋窝淋巴结 4~9 枚转移(至少一个转移灶 >2.0mm)
pN2b	内乳淋巴结临床阳性,有或无显微镜下证据;腋窝淋巴结病理学阴性
pN3	腋窝淋巴结 ≥ 10 枚转移;或锁骨下(Ⅲ级腋窝)淋巴结转移;或同侧内乳淋巴结影像学阳性且 Ⅰ、Ⅱ级腋窝淋巴结 ≥ 1 枚阳性;或腋窝淋巴结 >3 枚转移且前哨淋巴结活检微小转移或明显转移和内乳淋巴结临床阴性;或同侧锁骨上淋巴结转移
pN3a	腋窝淋巴结 ≥ 10 枚转移(至少一个转移灶 >2.0mm);或锁骨下(Ⅲ级腋窝)淋巴结转移
pN3b	pN1a 或 pN2a 且 cN2b(内乳淋巴结影像学阳性);或 pN2a 且 pN1b
pN3c	同侧锁骨上淋巴结转移

远处转移(M)

M0	临床和影像学无远处转移的证据
cM0(i+)	临床和影像学无远处转移的证据,但分子学或显微镜下检测到外周血、骨髓或其他区域淋巴结外小于 0.2mm 的肿瘤细胞,患者无转移的症状或体征
M1	经典的临床和影像学手段和 / 或组织学证实,可检测到远处转移大于 0.2mm

分期组

0 期	Tis	N0	M0
Ⅰ A 期	T1	N0	M0
Ⅰ B 期	T0	N1mi	M0

乳腺癌 TNM 分类系统			
	T1	N1mi	M0
ⅡA 期	T0	N1	M0
	T1	N1	M0
	T2	N0	M0
ⅡB 期	T2	N1	M0
	T3	N0	M0
ⅢA 期	T0	N2	M0
	T1	N2	M0
	T2	N2	M0
	T3	N1	M0
	T3	N2	M0
ⅢB 期	T4	N0	M0
	T4	N1	M0
	T4	N2	M0
ⅢC 期	任何 T	N3	M0
Ⅳ 期	任何 T	任何 N	M1

二、癌前病变

(一) 导管原位癌

导管原位癌的癌细胞局限于乳腺导管 - 小叶内,未突破基底膜而形成浸润,特点是"导管型"上皮细胞增生。本病有发展为浸润性乳腺癌的倾向,但不是一定会进展为浸润性乳腺癌。

1. 临床表现　导管原位癌一般无明显症状,在乳腺影像学检查中最常表现为微小钙化。多达30% 的导管原位癌病变可出现其他影像学表现,如伴或不伴微小钙化的软组织致密影或结构扭曲区域。少数情况下,导管原位癌表现为可触及包块、病理性乳头溢液、乳头 Paget 病,或为其他病变而切除的乳腺组织内的显微镜下偶然发现。

2. 影像学

(1)全数字化乳腺摄影:多表现为细小多形性钙化,且呈簇状、段样或区域性分布。除钙化外,局部纤维腺体常密度增高。钙化以点状为主,部分呈短杆或短线样钙化。也可以表现为高密度肿块,圆形或卵圆形,部分呈略不规则,边缘部分清晰、部分模糊。局部可见增粗的血管,但邻近皮肤增厚、淋巴结肿大不常见。还可以表现为结构扭曲,从一点发出的条索影。

(2)磁共振成像和超声:对于钙化型不典型增生显示不如全数字化乳腺摄影敏感,磁共振成像常表现为点状或小结节状不均匀强化,超声常表现为低回声小结节,与乳腺增生很难区分。

3. 病理学　建议在病理报告中包括核级别(低、中和高级别),结构特征或生长方式(粉刺型、筛状型、微乳头型、乳头型和实体型)和有无坏死(粉刺样或点状坏死),以及生物学标记物表达情况。免疫组化,肿瘤细胞膜表达 E-cadherin 和 p120 是其特征,可鉴别小叶原位癌。免疫组织化学检测 ER 状态具有重要临床意义,他莫昔芬可明显降低 ER 阳性导管原位癌患者的局部复发风险。

4. 预后　导管原位癌并不是浸润性乳腺癌必有的前驱病变。导管原位癌的治疗目的是完全去除病变,防止局部复发,尤其是防止进展为浸润癌。可选的治疗方案包括乳房切除术和保乳治疗,即局部切除加放疗或单纯局部切除。虽然乳房切除术的治愈率接近100%,但对许多患者来说是过度治疗,尤其是那些通过乳腺影像学检查发现的小灶病变。接受保乳治疗的导管原位癌患者存在乳房内复发的风险。大约一半复发病例是导管原位癌,另一半是浸润癌。导管原位癌患者理论上没有淋巴结受累或远处转移的风险,但少数诊断为导管原位癌的患者出现了腋窝淋巴结转移或远处转移,究其原因可能是实际上存在浸润癌,但未被取材或未能识别。切除活检标本中的导管原位癌需要评估手术切缘情况,粗针穿刺活检标本中的导管原位癌需要手术切除。

(二) 小叶原位癌

小叶原位癌(lobular carcinoma in situ,LCIS)的病变仅限于小叶内,不发生间质浸润,特点是终末导管内"小叶型"上皮细胞增生。

1. 临床表现 在开展乳腺影像学筛查之前,小叶原位癌几乎总是因其他异常而切除的乳腺组织中的偶然发现。因乳腺影像学微小钙化而活检发现的小叶原位癌,多数也是偶然发现。

2. 影像学 各种检查均无特异性改变,X线上主要呈簇状分布的微小钙化或线状分支状钙化,这些钙化的直径通常小于0.5mm,常单发。肿块较小,呈圆形或卵圆形,边界模糊,密度较淡,常被周边腺体组织遮挡无法显示。以上征象并非小叶原位癌所独有的征象,小叶原位癌需结合临床、影像及病理才能提高检出率。

3. 病理学 经典型小叶原位癌的主要特征是无黏附性小细胞充满腺泡,并使腺泡膨胀。一个小叶中至少一半腺泡受累,才能诊断为小叶原位癌;如低于这种程度则诊断为非典型小叶增生。多形性小叶原位癌的主要特征是细胞增大并有核多形性。免疫组织化学,小叶原位癌细胞最大特征是细胞黏附分子E-cadherin的表达缺失和p120呈胞质分布而不是膜分布。

4. 预后 小叶原位癌是双侧乳腺癌风险增加的标志,至少部分病例是直接的乳腺癌前驱病变。小叶原位癌进展为乳腺癌的风险是女性对照人群的7~10倍。切除活检标本中遇到的经典型小叶原位癌病例,无需评估或报告镜下手术切缘情况。临床处理主要是主动监测,用或不用化学预防(选择性ER调节剂如三苯氧胺或雷洛昔芬,或芳香酶抑制剂依西美坦)。与经典型小叶原位癌相比,多形性小叶原位癌更常见同时发生浸润癌,病理报告需要评估切缘情况,临床需要积极治疗。粗针穿刺活检标本中的经典型小叶原位癌,若与影像学一致,可观察随访,而多形性小叶原位癌患者需要手术切除。

三、微小浸润癌

癌细胞突破导管-小叶系统的基底膜而浸润到周围邻近组织,但浸润灶最大径≤1mm,分期为T1mi。多与高级别导管原位癌并存。当有多个微小浸灶时,病理医生应该努力确定病灶的数量和大小,包括最大病灶,但不能将所有病灶相加而作为肿瘤大小写进病理报告中,也不能相加后作为病理学分期的依据。

临床和影像学上,具有微小浸润癌的导管原位癌与同样大小和级别的纯粹导管原位癌无法区分。病理学检查,多层面HE染色切片可能有助于确定有无微小浸润癌,必要时应用免疫染色标记肿瘤周围肌上皮,观察肌上皮层是否存在,对区分真正的微小浸润癌或其疑似病变非常有价值。常用的肌上皮标记为calponin、SMMHC和p63。免疫组织化学双重染色标记CK和肌上皮(如p63)也非常有帮助。

四、非特殊型浸润性乳腺癌

又称浸润性导管癌(invasive ductal carcinoma),是浸润性乳腺癌中最常见的类型,约占浸润性乳腺癌的70%~75%,新版WHO分类中又称为非特殊类型浸润癌。免疫组织化学,ER、PR和HER2在浸润性导管癌中的表达差异很大。大约70%~80%的浸润性导管癌呈ER阳性,10%~15%呈HER2蛋白高表达和基因扩增。浸润性导管癌细胞膜表达E-cadherin和p120是其特征,可鉴别小叶癌。

(一)临床表现

浸润性导管癌常表现为可触及肿块和/或乳腺影像学异常,后者常显示肿块边缘毛刺状,伴或不伴微小钙化。

（二）影像学

1. 全数字化乳腺摄影　乳腺 X 线检查是筛查早期乳腺癌的首选检查。主要表现分为直接征象和间接征象两种。直接征象包括肿块、钙化、结构扭曲及非对称影。

（1）肿块：约 70% 的乳腺癌表现为肿块，是乳腺癌最常见、最基本的征象。在 X 线片上测量的肿块大小绝大多数小于临床测量。触诊时常将癌肿周边的浸润、纤维增生等包含在内，因此为恶性征象之一。肿块密度通常高于周边正常的腺体组织，可能因为癌细胞密集度高，排列紧密，周边有不同程度的纤维组织增生、癌肿内可能伴有出血、含铁血黄素沉积等因素。由于生长速度的不均一，癌肿常呈现不规则形。但也有少数癌肿呈圆形或椭圆形。典型的乳腺癌肿块边缘表现为模糊、分叶状或星芒状，也就是边缘可见毛刺。毛刺是肿块边缘向周围呈放射状分布的条索影，长度不一。约有 30%~40% 的肿块内可见钙化。

（2）钙化：钙化在乳腺癌的诊断中占有非常重要的位置，绝大多数临床触及不到的乳腺癌仅在 X 线上表现为微钙化。钙化的形成可能与坏死细胞矿物学说和细胞活跃分泌学说有关。典型的钙化表现段样或线样分布的细小线样或分支样钙化。

（3）结构扭曲：以病灶为中心，向周围呈放射状分布的粗细不均的条索影。

（4）非对称影：乳腺癌的非对称比良性增生所致的非对称更致密，从中央到边缘逐渐变淡，其内很少有脂肪组织。间接征象包括皮肤增厚及局部凹陷、乳头凹陷、局部血管增粗、大导管征、漏斗征、悬韧带增粗（牛角征）、淋巴管癌栓（塔尖征）、彗星尾征及瘤周水肿等。

2. 磁共振成像　磁共振成像平扫对乳腺癌诊断价值有限，只有增强后才能清晰显示病灶特点。肿块型乳腺癌常可见不规则肿块、边缘模糊，边缘可见毛刺或小分叶。T1WI 呈低或等信号，T2WI 部分呈等、低信号影，部分呈混杂略高信号影。磁共振扩散加权成像常表现为弥散受限。增强后呈不均匀或环形强化，多呈早期明显强化动态增强曲线呈流出型或平台型。非肿块型乳腺癌 T1WI、T2WI 常呈等信号，压脂多表现为略高信号影，与周边组织分界欠清，增强后呈线样或段样分布的集簇状或不均匀强化，增强曲线以平台为主。

3. 超声　肿块型乳腺癌常表现为肿块形态不规则、边界模糊，可见毛刺，或呈蟹足样向周边浸润生长。病灶中心呈低回声，周边可见强回声环绕，称为"回声边界征"。当癌肿发生液化坏死，肿块中心可见不规则无回声或更低回声。肿块大多数纵径大于横径，纵横比大于 1。肿块后方回声衰减，少数回声增强。超声对于微钙化敏感性较低，可表现为点状强回声，后方伴或不伴有声影。非肿块型乳腺癌常表现为不均匀低回声区，与周边组织分界欠清。彩色多普勒提示病变内部或周边可探及丰富血流信号。阻力指数 RI 大于 0.7。超声造影表现为早期向心性不均匀强化。弹性超声多为 4~5 分。

4. 病理学　浸润性导管癌的镜下表现具有高度的异质性，根据腺腔形成、核异型性和核分裂象进行联合的组织学分级（表 14-6），是重要的预后因素。免疫组织化学，ER、PR 和 HER2 是必须检测项目，70%~80% 的浸润性导管癌呈 ER 阳性，10%~15% 呈 HER2 蛋白高表达和基因扩增。浸润性导管癌细胞膜特征性地表达 E-cadherin 和 p120。由于浸润癌具有组织学异质性，因此也有广泛的遗传学 / 基因学改变，以及根据基因表达谱定义的分子亚型同样表现的异质性。

表 14-6　浸润性乳腺癌的组合组织学分级（诺丁汉分级系统）

	各项评分值		
	1	2	3
小管结构	>75%	10%~75%	<10%
核级别	低	中	高
核分裂计数*	0~5	5~10	>10

注：*阈值根据显微镜视野的面积而变化。1 级：总分 3、4 或 5。2 级：总分 6 或 7。3 级：总分 8 或 9。

五、特殊型浸润性乳腺癌

(一)浸润性小叶癌

浸润性小叶癌(invasive lobular carcinoma)约占浸润性乳腺癌的5%~15%,是第2常见的组织学类型。最近研究发现浸润性小叶癌发病率呈上升趋势,可能与绝经后激素替代治疗有关。

1. **临床表现**　浸润性小叶癌临床表现为可触及肿块或乳腺影像学异常,其特征类似于浸润性导管癌。然而,浸润性小叶癌在体格检查或乳腺影像学检测中的表现可能非常隐匿。

2. **影像学**

(1)全数字化乳腺摄影:X线假阴性较多,可达19%~66%,可能由于病灶密度较低、结节较小且呈多灶性改变,或周边腺体较致密遮挡病灶显示有关。表现多样性,以不规则肿块和结构扭曲多见。边缘呈星芒状肿块较浸润性导管癌多见,边界模糊,形态不规则,部分肿块可表现为边界清晰。结构扭曲的发生率为10%~25%,但表现不及浸润性导管癌典型,仅表现为局部结构紊乱,需仔细观察才能发现。微钙化较少见。也可表现为非对称影,两个投照位置均可见,无明显边界的局部密度增高影。浸润性小叶癌常双侧发病,或呈多中心生长。

(2)磁共振成像:双乳同时发生或呈多中心、多灶性生长是小叶癌的重要特点。磁共振成像对多灶及多中心的显示最为敏感。表现为不规则毛刺样肿块或结构扭曲,增强后呈不均匀强化。

(3)超声:对于浸润性小叶癌的敏感性为81%~83%。常表现为不规则的低回声肿块,边缘模糊,肿块后方回声衰减,伴或不伴后方声影。也可表现为结构紊乱,无明显肿块显示。肿块内部可见不同程度的血流信号。

3. **病理学**　浸润性小叶癌特征表现为同侧乳腺内多灶性病变,与其他类型的浸润性乳腺癌相比,双侧乳腺发生率较高。70%~80%病例中可见小叶原位癌与浸润性小叶癌共存。按组织学特征分为两大类,即经典型和变异型,后者又细分为实体型、腺泡型、梁状型、多形性型、印戒细胞型、组织细胞样型等。免疫组织化学特征是E-cadherin膜表达缺失而p120呈胞质阳性。经典型浸润性小叶癌常表达ER和PR,罕见HER2过表达或基因扩增。多形性小叶癌也常表达ER和PR,但可有HER2蛋白过表达和基因扩增;然而,具有大汗腺特征的小叶癌通常呈ER和PR阴性而AR阳性。

4. **预后**　浸润性小叶癌与浸润性导管癌的总体预后无甚差别。与变异型小叶癌和浸润性导管癌相比,经典型小叶癌的预后较好。多形性型和印戒细胞型的预后较差。

浸润性小叶癌似乎比导管癌更少转移到肺、肝和脑实质,易转移至软脑膜、腹膜表面、后腹膜、胃肠道、生殖器官和骨。腹膜转移可表现为腹膜表面多个突起的小结节,与卵巢癌转移相似。转移到胃可类似于原发性浸润性胃癌(皮革胃)。子宫累及者可引起阴道出血,而卵巢的转移性肿瘤可致卵巢增大和克鲁肯伯格(Krukenberg)瘤样表现。

(二)小管癌

小管癌(tubular carcinoma)是一种高分化乳腺癌,很少转移,预后非常好。在广泛开展乳腺影像学筛查之前,小管癌在所有乳腺癌中不到4%;而在乳腺影像学筛查的人群中占有较高比例,发病率上升到7.7%~27%。

1. **临床表现**　过去小管癌因发现可触及肿块而被检出,而现在大多数(60%~70%)表现为不可触及乳腺影像学异常。因其他无关病变而行乳腺活检中偶然发现小管癌也不少见。

2. **影像学**

(1)全数字化乳腺摄影:肿块较小,不易发现。典型表现为体积较小的肿块,边缘呈星芒状,伴有较长的毛刺。毛刺的长度往往大于结节的直径。或仅表现为非对称影伴结构扭曲。微钙化较少见。

(2)磁共振成像:常表现为不规则强化的小结节或局灶性点、片状强化灶。T1WI呈等或稍低信号,T2WI呈高或等信号,也可表现为等或稍低信号。动态增强曲线多呈平台型。

(3)超声:由于肿块较小,超声有时会无法显示病灶。多数浸润性小管癌可表现为不规则低回声肿块,边缘欠清,后方回声衰减,肿块内可探及血流信号。

3. 病理学　肿瘤体积小,多数病例最大径小于 1cm,仅有 4% 的病例大于 2cm。组织学特征为分化良好的增生腺体或小管,多数病例含有导管原位癌成分。免疫组织化学,小管癌几乎总是 ER 阳性,多数病例 PR 阳性,罕见 HER2 蛋白过表达或基因扩增。

4. 预后　小管癌预后非常好,即使发生淋巴结转移也不影响无疾病生存期和总生存期。

（三）黏液癌

黏液癌（mucinous carcinoma）也称胶样癌（colloid carcinoma）,预后较好。该肿瘤不常见,在大多数系列研究中约占浸润性乳腺癌的 2%。

1. 临床表现　黏液癌患者表现为可触及肿块,或表现为非触及的乳腺影像学异常。影像学通常表现为界限清楚或分叶状肿块,钙化罕见,可能误诊为纤维腺瘤。

2. 影像学

（1）全数字化乳腺摄影:常表现为边界大部分清晰的圆形或卵圆形肿块,近似良性肿瘤的表现。边缘清晰为黏液腺癌比较特殊的征象。部分可表现为边缘模糊,常发生于混合型黏液腺癌。肿块内含有黏液,多呈高密度。黏液腺癌内的黏液间质可以发生钙化,颗粒较粗大,形态不规则。少数呈散在或簇状分布的钙化,多以点状为主,个别呈线样。

（2）磁共振成像:常表现为边界清晰的肿块,根据黏液中所含成分不同,T1WI 表现不同,大部分 T1WI 呈低或中等信号,部分由于癌肿分泌黏蛋白或出血,T1WI 呈高信号。T2WI 及压脂均呈高信号。磁共振扩散加权成像对黏液诊断具有重要诊断价值,其表观扩散系数（apparent diffusion coefficient, ADC）值明显高于良性肿瘤。动态强化后呈明显不均匀强化,呈向心样强化。

（3）超声:超声对黏液腺癌的诊断敏感性较高。单纯性黏液腺癌常表现为圆形肿块影,类似良性肿块,呈低或中等回声,肿瘤后方无衰减,部分可增强。混合型黏液腺癌类似恶性乳腺癌表现,可表现为不规则低回声,内部回声不均匀,后方回声无改变或衰减。超声造影呈不均匀低到中等强化。

3. 病理学　黏液癌的标志是产生细胞外黏液,肿瘤内癌细胞密度不一,有些病例肿瘤细胞稀少（A 型黏液癌）,另一些却高度丰富（B 型黏液癌）。免疫组织化学,黏液癌通常 ER 阳性,大约 70% 病例表达 PR,通常没有 HER2 蛋白过表达或基因扩增。

4. 预后　单纯性黏液癌总体预后较好,淋巴结转移是最重要的不利预后因素。

（四）髓样癌

髓样癌（medullary carcinoma）罕见,在所有浸润性乳腺癌中小于 1%。由于髓样癌的诊断标准重复性差,因此最新版 WHO 分类建议将髓样癌、不典型髓样癌、浸润性导管癌伴髓样特征合并为一组,统称为具有髓样特征的癌。

1. 临床表现　发病年龄比其他类型乳腺癌小,部分原因是由于有些患者携带有 *BRCA1* 基因的突变。通常表现为可触及肿块或影像学发现的病变。有些患者就诊时发现腋窝淋巴结肿大,但淋巴结组织学检查通常显示良性反应性改变而不是转移癌。

2. 影像学

（1）全数字化乳腺摄影:常表现为边界清晰的圆形、卵圆形肿块,或部分边界清晰部分稍模糊,常伴有分叶。肿块周边由于存在假包膜而形成晕征,当肿块较小时,容易误诊为良性肿瘤。肿块常呈高密度,当肿块较大时,瘤内易发生出血或坏死,使内部密度不均匀,中央密度低,周边密度高。肿块内钙化少见,如有钙化,则密度较淡,一般呈点状,散在或簇状分布。

（2）磁共振成像:多呈圆形或类圆形,T1WI 呈低信号,T2WI 呈明显高信号,内部信号比较均匀。肿块边缘清晰或呈分叶状。增强呈均匀明显强化,当癌肿中心坏死时呈环形强化。强化曲线呈平台或流出型。

（3）超声表现:典型表现为低回声肿块,边界清晰,内部回声不均,无后方回声衰减。CDFI 可见明显血流信号。

3. 病理学 髓样癌的组织学定义包括以下特征:①超过75%的肿瘤细胞呈合体细胞样生长;②混合淋巴浆细胞浸润;③镜下界限清楚;④2或3级核;⑤缺乏腺样分化。具有部分特征而不是所有特征的肿瘤称为"不典型髓样癌"或浸润性导管癌伴髓样特征。免疫组织化学通常呈"三阴"(缺乏 ER 和 PR 表达及 HER2 过表达),不同程度地表达基底样 CK(CK5/6、14 和 17)和表皮生长因子受体(EGFR),分子分型为基底样型。

4. 预后 由于诊断标准不一致,髓样癌的预后资料混乱。有些研究显示髓样癌比非特殊类型浸润性导管癌的预后好。大多数患者在诊断后5年内死亡。来自于一项有长期随访的大宗临床研究表明,髓样癌的预后与伴有明显淋巴浆细胞的3级浸润性导管癌相似,但稍好于不伴有明显淋巴浆细胞浸润的3级浸润性导管癌。

(五)其他少见特殊型浸润性乳腺癌

浸润性筛状癌,浸润性微乳头状癌,化生性癌,腺样囊性癌,伴神经内分泌特征的浸润癌,伴大汗腺分化的癌,浸润性乳头状癌,炎性癌,分泌性癌,腺泡细胞癌,伴破骨细胞样巨细胞的浸润癌,富含脂质的癌和富含糖原的癌,多形性癌,伴绒癌特征的浸润癌,黏液性囊腺癌。

六、乳头状癌

乳腺的乳头状病变包含一组异质性病变,其共同特征为乳头状结构(即,被覆上皮细胞的纤维血管轴心)。乳头状病变的分类和诊断标准主要取决于肌上皮细胞是否存在及其分布情况(表14-7)。如果怀疑乳头状病变,就不应当做冷冻切片,这项原则很重要,临床医生和病理医生都必需知晓。因为在冷冻切片中良性、非典型或恶性乳头状病变的区分极其困难。此外,冷冻会造成组织扭曲和人为假象,可能会影响在常规切片中对该病变明确分类。冰冻切片还会浪费组织,如果病变本身较小,做完冰冻切片无法获得最终诊断。

表 14-7 乳头状病变中肌上皮细胞的分布

	乳头结构内肌上皮细胞	受累管腔周围肌上皮细胞
乳头状瘤	存在	存在
乳头状瘤伴非典型增生/导管原位癌	非典型区域缺失;残存的良性乳头状瘤存在	存在
乳头状导管原位癌	极少至缺失	存在
包裹性乳头状癌	缺失	缺失
实性乳头状癌	缺失	可能存在或缺失

(一)乳头状导管原位癌

部分导管原位癌呈乳头状生长方式,其特征为纤维血管轴心被覆肿瘤上皮。这些病变不存在残留的良性乳头状瘤,因此不同于乳头状瘤伴导管原位癌。

(二)包裹性乳头状癌

包裹性乳头状癌(encapsulated papillary carcinoma)过去称为囊内乳头状癌(intracapsular papillary carcinoma),其本质是一种变异型导管原位癌,主要特征是纤维性囊壁包裹着界限清楚的乳头状癌结节。有些病变似乎位于囊性扩张的导管内。

(三)实性乳头状癌

实性乳头状癌(solid papillary carcinoma)常见于老年妇女(60~80岁)。肿瘤边界清楚,呈实性结节状。肿瘤内没有明显的乳头结构,而是表现为实性增生细胞群内的纤维血管轴心网。

(四)浸润性乳头状癌

浸润性乳头状癌(invasive papillary carcinoma)非常罕见,预后较好。病理学特征表现为浸润性细胞巢含有乳头结构,乳头的纤维血管轴心上被覆恶性上皮细胞。

七、乳头 Paget 病

乳头 Paget 病(Paget disease of the nipple)是乳头乳晕部位特发的乳腺癌,临床表现为乳头乳晕部位的皮肤呈湿疹样改变,又称湿疹样癌(eczematoid carcinoma)。本病少见,约占所有恶性肿瘤的1%~4%。

超过 95% 的 Paget 病与癌伴发。主要鉴别诊断为恶性黑色素瘤和鳞状细胞原位癌(鲍温病)。

八、炎性乳腺癌

炎性乳腺癌(inflammatory breast carcinoma)罕见,约占全部乳腺癌的 2.0%。其临床特点酷似急性炎症改变,乳腺弥漫性增大,乳腺皮肤红、肿、热、痛和硬结,易误诊为急性乳腺炎。可形成"橘皮样"表现,其本质是皮肤淋巴管血管内存在肿瘤栓子。多数患者在诊断时就发现腋窝和/或锁骨上淋巴结转移。病程进展快、预后差,转移发生率高达 30%~40%,5 年生存率仅为 25%~48%。

九、恶性叶状肿瘤

1. **临床表现**　恶性叶状肿瘤(malignant phyllodes tumor)罕见,不到所有乳腺原发性肿瘤的 1%,多见于中年或老年女性。较大叶状肿瘤临床上表现为质硬的、可触及肿块,较小者乳腺影像学检查中表现为界限清楚的或分叶状的致密影。尽管恶性叶状肿瘤一般大于良性,但肿瘤大小与组织学恶性之间没有一致关系。

2. **影像学**

(1)全数字化乳腺摄影:交界性或恶性叶状肿瘤局部或大部分边缘呈浸润生长,肿块呈分叶状,高密度,边缘模糊,但局部皮下脂肪清晰,很少出现周边结构扭曲、邻近皮肤增厚、乳头凹陷等类似乳腺癌的恶性征象。钙化在恶性叶状肿瘤中罕见,微小钙化更为少见。如果出现细小点、线状钙化,应注意与乳腺癌鉴别。

(2)磁共振成像:叶状肿瘤内部信号多混杂不均匀,T1WI 呈低信号,T2WI 及压脂呈高信号,恶性程度越高,弥散受限明显,DWI 信号越高,ACD 值越小。裂隙征及多结节融合为叶状肿瘤的重要特征。交界性或恶性叶状肿瘤常表现为边缘部分模糊,肿瘤内由于出血、囊变以及分隔等原因,T2WI 及 T2压脂信号明显不均。增强呈明显不均匀强化,动态增强曲线呈平台型或流出型。在 DWI 上,叶状肿瘤的 ADC 值明显偏低,恶性叶状肿瘤较良性叶状肿瘤更低。

(3)超声:表现多样性,多呈不同程度的分叶,瘤体内部回声不均,可见条状高回声分隔。交界性和恶性叶状肿瘤向周围浸润性生长,肿块边界模糊,内部多见囊性无回声区,血流丰富。

3. **病理学**　肿瘤含有上皮和间质两种成分,呈浸润性边界,间质细胞高度丰富,中~重度细胞多形性和明显的核分裂活性(≥ 10/10HPF),常见灶性间质过度生长。通常出现类似纤维肉瘤的间质改变,但也可见到脂肪肉瘤、骨肉瘤、软骨肉瘤和横纹肌肉瘤等异源性分化。恶性叶状肿瘤必需与肉瘤样癌和乳腺原发性肉瘤鉴别。存在良性上皮成分有助于诊断叶状肿瘤。病理组织广泛取材,必要时做上皮标记物免疫组织化学,寻找并证实肿瘤中残存的上皮成分,有助于诊断恶性叶状肿瘤。

4. **预后**　良性、交界性或恶性叶状肿瘤均可发生局部复发,因此将病变完全切除是首要的治疗目标。远处转移少见,即使是组织学恶性叶状肿瘤,大约只有 20%~25% 的病例发生转移。存在恶性异源性成分似乎是预后特别差的指征。转移常发生于胸壁复发后,一般仅由间质组成,通常经血源性转移。最常见的转移部位是肺和骨,腋窝淋巴结转移罕见。

十、血管肉瘤

乳腺血管肉瘤(breast angiosarcoma)可分为两种:①原发性,即原发于乳腺实质;②继发性,即原发于皮肤、胸壁或乳腺癌手术及术后放疗后的乳腺实质。

十一、淋巴瘤

乳腺淋巴瘤(breast lymphoma)可能是继发性病变,也可以为原发。原发性乳腺淋巴瘤罕见,不到原发性乳腺肿瘤的 0.5%。诊断乳腺原发性淋巴瘤之前,必需排除淋巴瘤累及乳腺。

十二、转移性肿瘤

乳腺转移癌(metastatic breast carcinoma)约占乳腺恶性肿瘤的 0.2%~1.3%,其起源部位包括肺、卵巢、肾和胃等。其他可转移至乳腺的恶性肿瘤包括造血系统恶性肿瘤、黑色素瘤等,儿童最常见的是横纹肌肉瘤和淋巴瘤。

许多转移性肿瘤的组织学特征在不同程度上类似原发性乳腺癌。因此,当遇到临床、影像学或病理学特征少见的肿瘤时,病理医生应想到转移性肿瘤的可能性。临床医生必需把所有的相关信息(如先前恶性肿瘤病史或其他部位同时存在无法解释的肿块)告知病理医师。病理医生怀疑转移性肿瘤时,使用免疫组织化学检查可能有助于明确诊断。所选择的抗体组合根据不同的鉴别诊断而变化。最有助于确定乳腺来源肿瘤的标记物是 ER、CK7、GCDFP、乳腺球蛋白和 GATA3。

综上所述,乳腺癌是危害较大的高发疾病,加强科普宣传,帮助民众了解患癌风险,加强预防和监测,争取早发现早诊断早治疗,有望获得最佳治疗效果,因为癌前病变和早期癌都是完全可以治愈的。乳腺癌又是全身性疾病,特别是中晚期乳腺癌的治疗,需要影像学、病理学、外科学、肿瘤学等多学科紧密合作,充分考虑患者病情的个体化特点和个人意愿,与时俱进,掌握先进的治疗理念和专业进展,特别是生物靶向治疗、免疫治疗等个体化精准治疗的新观念、新知识、新进展,制定合理的综合治疗策略,才能不断提升国内乳腺癌防治水平,缩小国际差距。

采取手术治疗之前,获得明确的病理诊断,无疑是极为重要的。强烈呼吁大力推广粗针穿刺活检,可获得术前诊断和 ER/PR/HER2 状态等重要数据,从而指导临床治疗。尽量避免通过术中快速冰冻切片来获得初始诊断,其成本效益比高,风险大,并且多数情况下都是不必要的。

附录 乳腺肿瘤分类

女性乳腺肿瘤很常见,2012 年第 4 版乳腺肿瘤 WHO 分类将女性乳腺原发性肿瘤分为三大类:上皮性肿瘤、间叶性肿瘤和纤维上皮性肿瘤(表 14-8)。其他乳腺肿瘤包括乳头肿瘤、恶性淋巴瘤、转移性肿瘤等。

本表疾病名称之后为肿瘤国际分类形态学编码(ICD-O)。其中,/0 为良性肿瘤;/1 为低度恶性、恶性潜能不确定或交界恶性肿瘤;/2 为原位癌、上皮内瘤变 3 级;/3 为恶性肿瘤。

表 14-8 乳腺肿瘤 WHO 分类

1. 上皮性肿瘤	经典型小叶癌
微小浸润癌	实性型小叶癌
(1)浸润性乳腺癌	腺泡型小叶癌
非特殊型浸润性乳腺癌(NST)8500/3	多形性小叶癌
多形性癌 8022/3	小管小叶癌
伴破骨细胞样间质巨细胞的癌 8035/3	混合型小叶癌
伴绒癌特征的癌	小管癌 8211/3
伴黑色素细胞特征的癌	筛状癌 8201/3
浸润性小叶癌 8520/3	黏液癌 8480/3

伴髓样特征的癌

髓样癌 8510/3

不典型髓样癌 8513/3

伴髓样特征的非特殊型浸润性癌 8500/3

伴大汗腺分化的癌

伴印戒细胞分化的癌

浸润性微乳头状癌 8507/3*

非特殊型化生性癌 8575/3

低级别腺鳞癌 8570/3

纤维瘤病样化生性癌 8572/3

鳞状细胞癌 8070/3

梭形细胞癌 8032/3

伴间叶分化的化生性癌

　　软骨分化 8571/3

　　骨分化 8571/3

　　其他间叶分化 8575/3

混合性化生性癌 8575/3

肌上皮癌 8982/3

少见类型

伴神经内分泌特征的癌

高分化神经内分泌肿瘤 8246/3

低分化神经内分泌癌（小细胞癌）8041/3

伴神经内分泌分化的癌 8574/3

分泌型癌 8502/3

浸润性乳头状癌 8503/3

腺泡细胞癌 8550/3

黏液表皮样癌 8430/3

多形态癌 8525/3

嗜酸细胞癌 8290/3

富脂癌 8314/3

富于糖原透明细胞癌 8315/3

皮脂腺癌 8410/3

涎腺 / 皮肤附属器型肿瘤

圆柱瘤 8200/3

透明细胞汗腺瘤 8402/0*

（2）上皮 - 肌上皮肿瘤

多形性腺瘤 8940/0

腺肌上皮瘤 8983/0

伴有癌的腺肌上皮瘤 8983/3*

腺样囊性癌 8200/3

（3）癌前病变

导管原位癌 8500/2

小叶瘤变

小叶原位癌

　　经典型小叶原位癌 8520/2

　　多形性小叶原位癌 8519/2*

非典型小叶增生

（4）导管内增生性病变

普通型导管增生

柱状细胞病变，含扁平上皮非典型增生

非典型导管增生

（5）乳头状病变

导管内乳头状瘤 8503/0

伴非典型增生的导管内乳头状瘤 8503/0

伴导管原位癌的导管内乳头状瘤 8503/2*

伴小叶原位癌的导管内乳头状瘤 8520/2

导管内乳头状癌 8503/2

包裹性乳头状癌 8504/2

伴有浸润的包裹性乳头状癌 8504/3

实性乳头状癌

原位 8509/2

浸润性 8509/3

（6）良性上皮增生

硬化性腺病

大汗腺腺病

微腺性腺病

放射状瘢痕 / 复杂性硬化性病变

腺瘤

小管腺瘤 8211/0

泌乳腺瘤 8204/0

大汗腺腺瘤 8401/0

导管腺瘤 8503/0

2. 间叶性肿瘤

结节性筋膜炎 8828/0

肌纤维母细胞瘤 8825/0

韧带样纤维瘤病 8821/1

续表

炎性肌纤维母细胞肿瘤 8825/1	恶性 9020/3
良性血管病变	低级别导管周间质肿瘤 9020/3
血管瘤 9120/0	错构瘤
血管瘤病	4. 乳头肿瘤
非典型血管病变	乳头腺瘤 8506/0
假血管瘤样间质增生	汗管瘤样肿瘤 8407/0
颗粒细胞瘤 9580/0	乳头派杰病 8540/3
良性外周神经鞘肿瘤	5. 恶性淋巴瘤
神经纤维瘤 9540/0	弥漫性大 B 细胞淋巴瘤 9680/3
施万细胞瘤 9560/0	伯基特淋巴瘤 9687/3
脂肪瘤 8850/0	T 细胞淋巴瘤
血管脂肪瘤 8861/0	ALK 阴性的间变大细胞淋巴瘤 9702/3
脂肪肉瘤 8850/3	MALT 型结外边缘区 B 细胞淋巴瘤 9699/3
血管肉瘤 9120/3	滤泡性淋巴瘤 9690/3
横纹肌肉瘤 8900/3	6. 转移性肿瘤
骨肉瘤 9180/3	7. 男性乳腺肿瘤
平滑肌瘤 8890/0	男性乳腺发育
平滑肌肉瘤 8890/3	癌
3. 纤维上皮性肿瘤	浸润性癌 8500/3
纤维腺瘤 9010/0	原位癌 8500/2
叶状肿瘤 9020/1	8. 临床类型
良性 9020/0	炎性乳腺癌 8530/3
交界性 9020/1	双侧乳腺癌

注:肿瘤国际分类形态学编码(ICD-O)中,/0 为良性肿瘤;/1 为低度恶性、恶性潜能不确定或交界恶性肿瘤;/2 为原位癌、上皮内瘤变 3 级;/3/ 为恶性肿瘤。

十三、案例 14-4

【病史摘要】

患者,59 岁,女性。

主诉:发现右乳肿块一块

现病史:患者 1 天前无意发现右乳一枚肿块,位于右乳外上象限,大小约 3cm×2cm。无疼痛、无乳头溢液,无局部皮肤红肿、破溃。

既往史及个人史:否认"高血压病、糖尿病、冠心病"等慢性病史,无烟酒嗜好,无药物过敏史,无肿瘤家族史和乳腺良性疾病病史。

体格检查:体温37.1℃,脉搏76 次/min,心率18 次/min,血压115/78mmHg,发育正常,营养一般,神清合作,全身皮肤、巩膜无黄染。右乳外上 11 点方向距乳晕4cm处可及约3cm×3cm大小肿块,质硬,表面粗糙,形态欠规则,边界欠清,活动度差。右腋下触及肿大淋巴结 1 枚,质硬,直径约 1cm,左侧腋下淋巴结及双侧锁骨上淋巴结均未扪及。心肺听诊阴性。腹平软,无压痛、反跳痛,未触及包块,肝脾肋下未及,肝区无叩痛,Murphy 征阴性,无移动性浊音,肠鸣音正常。双下肢无水肿,病理征未引出。

实验室检查:血常规检查示:WBC:6.4×10^9/L,RBC:3.74×10^{12}/L,Hb:90g/L,PLT:182×10^9/L,CA125:47.04(0~35U/ml),CA211:4.04(0.00~3.30ng/m),CA15-3:正常范围。

【问题1】根据以上病例资料及初步检查,该患者的可能诊断是什么? 需要与哪些疾病进行鉴别诊断?

思路1:患者女性,59 岁,绝经 5 年,发现右乳外上象限肿块,3cm×2cm,触诊质硬,表面粗糙,形态欠规则,边界欠清,活动度差。高度怀疑诊断为左侧乳腺癌。右腋下触及肿大淋巴结,可能为转移性乳腺癌。

思路2:需要与乳腺纤维腺瘤等良性乳腺肿瘤相鉴别。乳腺纤维腺瘤常见于青年妇女,肿瘤大多为圆形或椭圆形,边界清楚,活动度大,发展缓慢,40 岁以后的妇女不要轻易诊断为纤维腺瘤,必须要排除恶性肿瘤的可能。

【问题2】为明确诊断,还需要进行哪些辅助检查?

思路1:血清中乳腺癌相关肿瘤标志物如 CEA、CA15-3 有助于协助诊断乳腺癌,其中 CA15-3 是乳腺癌最重要的特异性标志物,但对乳腺癌的早期诊断无临床价值。

思路2:乳腺影像学检查是乳腺癌辅助诊断的重要手段,也是临床上的常规检查,因此,可进一步进行乳腺彩超和胸腹部 CT 检查。

影像学检查:

(1)FFDM:如图 14-13 可见,右乳外上可见一肿块影,边界模糊,可见毛刺及分叶,大小约为 3.1cm×2.17cm,其内可见点状钙化,邻近皮肤增厚、凹陷。结论:右乳外上肿块伴钙化,考虑乳腺癌可能大,建议手术(BI-RADS 5)。

(2)MRI:如图 14-14 可见,右乳外上可见不规则强化肿块影,边界模糊,边缘可见分叶及毛刺,大小约为 3.0cm×2.5cm,压脂序列呈高信号,T1WI 呈低信号,弥散受限,动态增强曲线呈流出型。局部皮肤凹陷。右腋部多发淋巴结肿大。结论:右乳外上肿块影伴右腋部淋巴结肿大,考虑乳腺癌伴右腋部淋巴结转移可能,建议手术(BI-RADS 5)。

(3)超声:如图 14-15 可见(图 14-15/ 文末彩图 14-15),右乳腺体回声紊乱,于 10~11 点,距乳头 5cm,可见 3.02cm×2.61cm 结节状低回声,外形不规则,境界不清晰,平行位,边缘不光整(模糊、成角、毛刺),内部回声不均匀,周围结构扭曲,CDFI 可见分支状血流信号。

思路3:乳腺肿物和腋下淋巴结分别行粗针穿刺活检,是确诊乳腺癌和转移癌的最可靠方法,可获得明确的术前诊断和 ER/PR/HER2 状态等重要数据,从而指导临床治疗,因此必需进行此项检查。

病理学检查(图 14-16/ 文末彩图 14-16):

(右乳肿块粗针穿刺活检标本)乳腺浸润性癌,部分为化生性癌,组织学分级 3 级(分腺管形成 =3,核级别 =3,核分裂象 =2,共 8 分)。ER 阴性,PR 阴性,HER2(1+),Ki-67(约 50%),CK5/6(局灶 +),E-cad(膜 +),P120(膜 +)。

(右腋下淋巴结粗针穿刺活检标本)淋巴结转移性乳腺癌。

【问题3】明确诊断后,如何确定治疗方案?

思路1:现在主张采用以手术治疗为主的综合治疗方法,对早期乳腺癌患者,手术治疗是首选,全身情况差、主要脏器有严重疾病、年老体弱不能耐受手术者属手术禁忌。手术方式有多种,手术方式的选择应结合患者本人意愿,根据病理分型、疾病分期及辅助治疗的条件而定。

思路2:乳腺癌是实体瘤中应用化疗最有效的肿瘤之一,化疗在整个治疗中占有重要地位。浸润性乳腺癌伴腋窝淋巴结转移者是应用辅助化疗的指征。对腋窝淋巴结阴性者是否应用辅助化疗尚有不同意见。一般认为腋部淋巴结阴性而有高危复发因素者,如原发肿瘤直径大于 2cm,组织学分类差,雌、孕激素受体阴性,HER2 过度表达者,适宜应用术后辅助化疗。因此要结合患者肿瘤分期、分级和受体表达情况制定化疗方案。

思路 3：乳腺癌细胞中 ER 含量高者，称激素依赖性肿瘤，这些病例对内分泌治疗有效，ER 含量低者，称为激素非依赖性肿瘤，这些病例对内分泌治疗反应差。因此，对手术切除标本做病理检查外，还应做免疫组化检测 ER 和 PR 表达，可帮助选择辅助治疗方案，激素受体阳性的病例优先应用内分泌治疗，受体阴性者优先应用化疗。

思路 4：放射治疗是乳腺癌局部治疗的手段之一，在保留乳房的乳腺癌手术后，放射治疗是一重要组成部分，应于肿块局部广泛切除后给予较高剂量放射治疗。单纯乳房切除术后可根据患者年龄、疾病分期分类等情况，决定是否应用放疗。根治术后是否应用放疗，多数认为对 I 期患者无益，对 II 期以后病例可能降低局部复发率。

思路 5：针对 HER2 过度表达的乳腺癌患者应用靶向治疗药物如曲妥珠单抗可降低乳腺癌复发率，特别是对其他化疗药无效的乳腺癌患者也能有部分的疗效。因此可对患者进行原位免疫荧光检测 HER2 基因是否扩增而决定是否应用生物治疗。

因此，该患者可选择手术治疗结合化疗的治疗方案。

【问题 4】该患者在治疗过程中，应该如何进行疗效监测和预后判断？

思路 1：定期进行胸部 CT 检查，监测肿瘤是否复发及转移，乳腺癌易发生骨转移，因此也需要定期进行骨扫描检查。

思路 2：每隔 3 个月动态监测 CEA、CA15-3 等血清肿瘤标志物水平的变化，血清标志物的升高往往提示肿瘤的复发或转移。

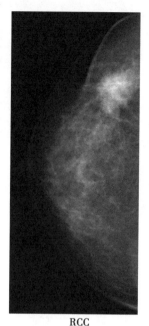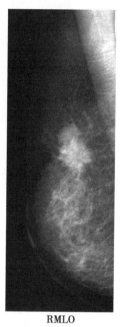

RCC　　　　　　RMLO

图 14-13　乳腺浸润性癌，全数字化乳腺摄影（FFDM）

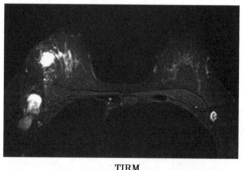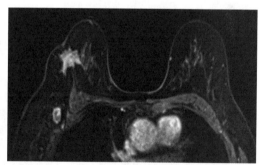

TIRM　　　　　　　　　增强

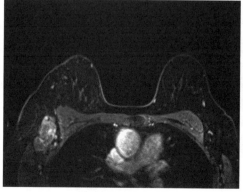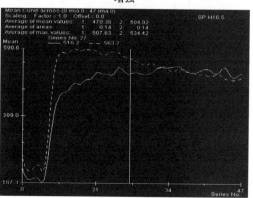

增强肿大淋巴结　　　　　　时间-信号曲线

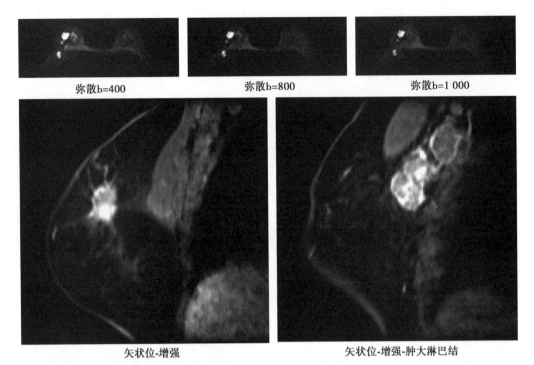

弥散b=400   弥散b=800   弥散b=1 000

矢状位-增强   矢状位-增强-肿大淋巴结

图 14-14 乳腺浸润性癌,磁共振成像(MRI)

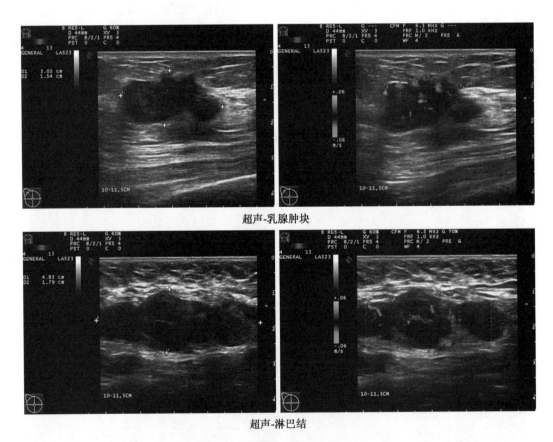

超声-乳腺肿块

超声-淋巴结

图 14-15 乳腺浸润性癌,超声检查

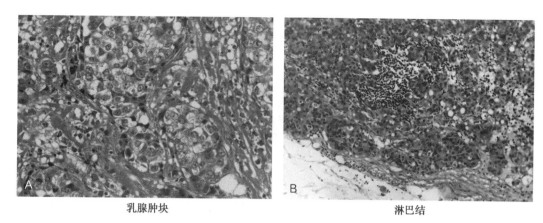

乳腺肿块　　　　　　　　　　　　　　　　　淋巴结

图 14-16　乳腺浸润性癌,病理组织学改变

A.(右乳肿块粗针穿刺活检)示不规则细胞巢,浸润性生长,细胞异型性明显。病理诊断:乳腺浸润性癌,部分为化生性癌,组织学分级 3 级(腺管形成 =3,核级别 =3,核分裂像 =2,累计共 8 分);B.(右腋下淋巴结粗针穿刺活检)见转移性乳腺癌,淋巴结结构破坏,残留少量淋巴组织(图中央),癌组织形态学与乳腺肿块相同(HE 染色)。

(薛德彬　叶媛媛　芦慧霞)

小　结

　　乳腺疾病是一种常见病、多发病,是危害妇女身心健康的主要疾病,主要包括乳腺炎性疾病、乳腺非肿瘤性增生、乳腺良性肿瘤以及乳腺恶性肿瘤,其致病因素比较复杂,如治疗不及时或治疗不当,就可能发生病变,随时导致生命危险。乳腺疾病发病可能与遗传因素、婚育、电离辐射、不健康的饮食习惯和生活方式有关。患者的临床表现主要为乳腺疼痛、乳腺肿块、乳头溢液和乳腺腺体的局限性增厚。不同的乳腺疾病需要加以区分和鉴别。计算机 X 线成像(computed radiography,CR)应用于乳腺钼靶 X 线检查,是目前诊断乳腺疾病的首选和最简便、最可靠的无创性检测手段,痛苦相对较小,简便易行,且分辨率高,重复性好,留取的图像可供前后对比,不受年龄、体形的限制。早发现早治疗对于乳腺疾病至关重要。

参 考 文 献

［1］尚红，王毓三，申子瑜.全国临床检验操作规程 [M].北京：人民卫生出版社，2015.

［2］陈杰.病理标本的检查及取材规范 [M].北京：中国协和医科大学出版社，2013.

［3］刘爱军.常见病理标本规范取材 (视频教材)[M].北京：清华大学出版社，2017.

［4］《肿瘤病理诊断规范》项目组.肿瘤病理诊断规范(卵巢癌及交界性上皮性肿瘤)[J].中华病理学杂志，2018, 47 (5): 324-327.

［5］张静，沈丹华，刘爱军.宫颈癌及癌前病变病理诊断规范专家共识 [J].中华病理学杂志，2019, 48 (4): 265-269

［6］中华医学会儿科学分会内分泌遗传代谢组.中枢性性早熟诊断与治疗共识(2015)[J].中华儿科杂志.2015, 53 (6): 412-418.

［7］郑铁生，倪培华.临床检验医学 [M].北京：人民卫生出版社，2017.

［8］KURMAN R J, ELLENSON L H, RONNETT B M. Blaustein's Pathology of the Female Genital Tract.[M]. 7th ed New York: Springer, 2019.

［9］中华人民共和国卫生部.胎儿常见染色体异常与开放性神经管缺陷的产前筛查与诊断技术标准：WS322. 1-2010 [S].北京：中国标准出版社，2010.

［10］JAMES H J, MICHAEL A P. Manual of Clinical Microbiology: 11th edition [M]. Washington DC: ASM press, 2014.

［11］王辉，任健康，王明贵.临床微生物学检验 [M].北京：人民卫生出版社，2015.

［12］FUCHS W, BROCKMEYER N H. Sexually transmitted infections [J]. J Dtsch Dermatol Ges, 2014, 12 (6): 451-463.

［13］O' CONNELL C M, FERONE M E. Chlamydia trachomatis genital infections [J]. Microb Cell, 2016, 3 (9): 390-403.

［14］MEYER T. Diagnostic procedures to detect chlamydia trachomatis infections [J]. Microorganisms, 2016, 4 (3): 25.

［15］DAY T, OTTON G, JAABACK K, et al. Is Vulvovaginal Lichen Planus Associated With Squamous Cell Carcinoma？[J]. J Low Genit Tract Dis, 2018, 159: 165.

［16］ROBERT J K, MARIA L C, Herrington C S, et al. WHO Classification of Tumours of Female Reproductive Organs [M]. [S. l.]：WHO, 2014.

［17］车雅敏.外阴疾病鉴别诊断学 [M].北京：人民军医出版社，2015.

［18］吴尚为，黄彬，陈茶，余楠.诊断微生物学新技术 [M].北京：科学出版社，2015.

［19］郎景和，沈铿，向阳译.临床妇科肿瘤学 [M]. 6 版.北京：人民卫生出版社，2003.

［20］ALI R H, ROUZBAHMAN M. Endometrial stromal tumours revisited: and update base on the 2014 WHO classification [J]. J Clin Pathol, 2015, 68: 325-332.

［21］林荣春，黄妙玲，林仲秋.《FIGO 2015 妇癌报告》解读连载七—妊娠滋养细胞疾病诊治指南解读 [J].中国实用妇科与产科杂志，2016, 32 (1): 57-60.

［22］中华医学会妇产科分会子宫内膜异位症协作组.子宫内膜异位症的诊治指南 [J].中华妇产科杂志，2015, 50 (3): 161-169.

［23］谷翊群.世界卫生组织人类精液检查与处理实验室手册 [M]. 5 版.北京：人民卫生出版社，2010.

［24］左伋.医学遗传学 [M].北京：人民卫生出版社，2018.

［25］王兰兰，许化溪.临床免疫学检验 [M].北京：人民卫生出版社，2012.

［26］中华医学会妇产科学分会产科学组.妊娠期肝内胆汁淤积症诊疗指南(2015) [J].中华妇产科杂志，2015, 50: 481-485.

［27］中华医学会糖尿病学分会.中国 2 型糖尿病防治指南 (2017)[J].中华糖尿病杂志，2018, 10 (1): 4-66.

［28］中华医学会内分泌学分会，中华医学会围产医学分会.妊娠和产后甲状腺疾病诊治指南 [J].中华围产医学杂志，2012, 15 (7): 385-393.

［29］《妊娠和产后甲状腺疾病诊治指南》(第 2 版)编撰委员会，中华医学会内分泌学分会，中华医学会围产医学分会.妊娠和产后甲状腺疾病诊治指南 [J]. 2 版.中华围产医学杂志，2019, 22 (8): 505-539.

［30］CASEY B M, THOM E A, PEACEMAN A M, et al. Treatment of subclinical hypothyroidism or hypothyroxinemia in pregnancy [J]. N Engl J Med, 2017, 376: 815-825.

［31］ALEXANDER E K, PEARCE E N, BRENT G A, et al. 2017 Guidelines of the American thyroid Association for the diagnosis and management of thyroid disease during pregnancy and postpartum [J]. Thyroid, 2017, 27 (3): 315-389.

［32］STAGNARO G A. Clinical Guidelines: thyroid and pregnancy time for universal sceening ？ [J]. Nat Rev endocrinol, 2017, 13 (4): 192-194.

［33］AKARSU S, AKBIYIK F, KARAISMAILOGLU E, et al. Gestation specific reference intervals for thyroid function tests in pregnancy [J]. clin Chem Lab med, 2016, 54 (8): 1377-1383.

［34］LAZARUS J, BROWN R S, DAUMERIE C, et al. 2014 European Thyroid Association Guidelines for the management of subclinical hypothyroidism in pregrancy and in children [J]. Eur Thyroid J, 2014, 3 (2): 76-94.

［35］LI C Y, SHAN Z Y, TENG W P, et al. Assessment of thyroid function during first-trimester pregnancy: what is the rational upper limit of serum TSH during first-trimester in Chinese pregnant women ？ [J]. J Clin Endocrinol Metab, 2014, 99 (1): 73-79.

［36］肖长纪，杨慧霞.《妊娠期巨细胞病毒感染的临床实践指南》解读 [J]. 中华围产医学杂志，2015, 18 (11): 805-807.

［37］章锦曼，阮强，张宁，等. TORCH 感染筛查、诊断与干预原则和工作流程专家共识 [J]. 中国实用妇科与产科杂志，2016, 32 (6): 536-540.

［38］张宁，于月新，封志纯，等. 孕前 TORCH 筛查专家共识 [J]. 发育医学电子杂志，2019, 7 (2): 81-85.

［39］MONEY D M, STEBEN M. No. 208-guidelines for the management of herpes simplex virus in pregnancy [J]. J Obstet Gynaecol Can, 2017, 39 (8): e199-e205.

［40］中华医学会围产医学分会. 妊娠期铁缺乏和缺铁性贫血诊治指南 [J]. 中华围产医学杂志，2015, 35 (2): 451-454.

［41］MARSH J C, BALL S E, CAVENAGH J, et al. Guidelines for the diagnosis and management of aplastic anaemia [J]. British Journal of Haematology, 2010, 147 (1): 43-70.

［42］付蓉. 再生障碍性贫血诊断与治疗中国专家共识 (2017)[J]. 中华血液学杂志，2017, 38 (1): 1-5.

［43］蔺莉. 妊娠合并肾脏疾病的分类及诊治特点 [J]. 实用妇产科杂志，2015, 31 (10): 723-725.

［44］王兰兰. 医学检验项目选择与临床应用 [M]. 2 版. 北京：人民卫生出版社，2014.

［45］GABBLE, NIEBLY, SIMPSON, 等. 产科学：正常和异常妊娠 [M]. 7 版. 北京：人民卫生出版社，2018.

［46］时春艳. 羊水栓塞的早期识别和团队流程化抢救 [J]. 中华妇产科杂志，2016, 51 (5): 397-400.

［47］GABBE S G, NIEBYL J R, SIMPSON J L, et al. Obstetrics: Normal and Problem Pregnancies [M]. 7th ed. PA: Elsevier, 2017.

［48］中华医学会妇产科学分会产科学组. 产后出血预防与处理指南 (2014) [J]. 中华妇产科杂志，2014, 49 (9): 641-646.

［49］中华医学会血液学分会血栓与止血学组. 弥散性血管内凝血诊断中国专家共识 (2017)[J]. 中华血液学杂志，2017, 38 (5): 361-363.

［50］刘万花. 乳腺比较影像学 [M]. 南京：东南大学出版社，2017.

［51］郭启勇，周纯武. 中华临床医学影像学 [M]. 北京：北京大学医学出版社，2016.

［52］罗娅红. 乳腺影像诊断学 [M]. 沈阳：辽宁科学技术出版社，2016.

［53］董守义，耿翠芝. 乳腺疾病诊治 [M]. 北京：人民卫生出版社，2017.

［54］吴凯南. 实用乳腺肿瘤学 [M]. 北京：科学出版社，2016.

中英文名词对照索引

S

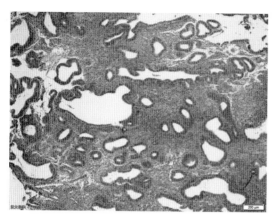

彩图 2-1 子宫内膜增生症(1)
腺体与间质比明显增加,腺腔大小不一(低倍视野)
(HE 染色)。

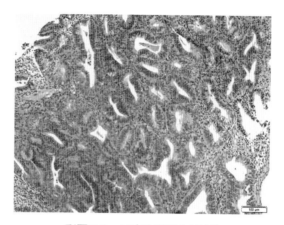

彩图 2-2 子宫内膜增生症(2)
部分区域腺体密集,呈复杂性增生,但细胞极向好,
无异型性(高倍视野)(HE 染色)。

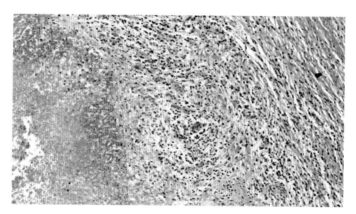

彩图 3-1 输卵管结核
输卵管壁查见干酪样坏死、慢性炎症细胞浸润(HE 染色)。

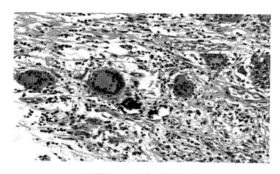

彩图 3-2 输卵管结核
输卵管壁查见典型的郎罕巨细胞,背景为慢性炎症和钙化(HE 染色)。

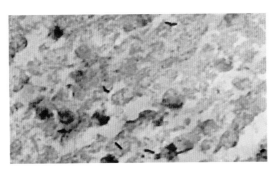

彩图 3-3　输卵管结核
抗酸染色查见阳性杆菌。

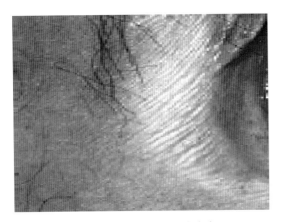

彩图 5-1　硬化性苔藓的临床表现

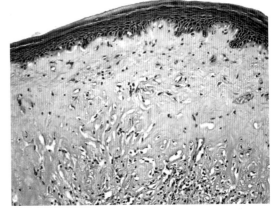

彩图 5-2　硬化性苔藓
表皮下可见均质胶原带,下方的淋巴细胞浸润(HE 染色)。

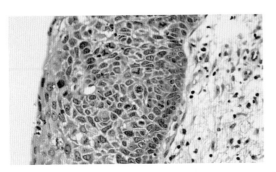

彩图 6-1　宫颈高级别鳞状上皮内病变(HSIL/CIN Ⅲ级)
鳞状上皮全层排列紊乱,可见核分裂象(HE 染色)。

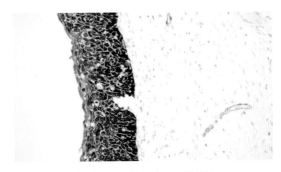

彩图 6-2　宫颈 HSIL/CIN3
鳞状上皮全层可见 p16 呈胞核及胞质强阳性表达
(免疫组化染色)。

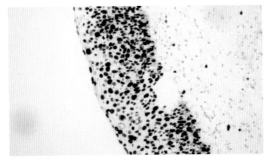

彩图 6-3　宫颈 HSIL/CIN3
鳞状上皮全层 Ki-67 弥漫性胞核强阳性
(免疫组化染色)。

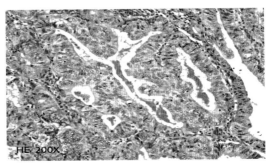

彩图 7-1　子宫内膜腺癌
可见明确的腺管状结构及假复层排列的细胞核
(HE 染色)。

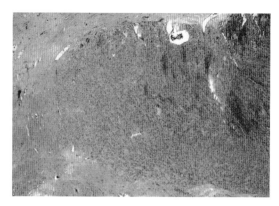

彩图 7-3　子宫平滑肌瘤
低倍镜显示肿瘤与子宫肌壁界限清楚（HE 染色）。

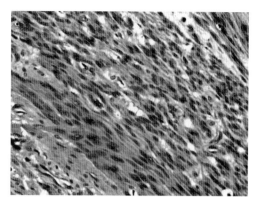

彩图 7-4　子宫平滑肌瘤
高倍镜显示瘤细胞呈梭形，细胞核呈雪茄烟样，
缺乏细胞非典型性及核分裂象（HE 染色）。

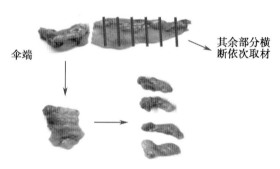

彩图 7-5　SEE-FIM 取材示意图
自壶腹部切断伞端，纵向剖开伞端管腔，
依次全部切取，同向包埋。

伞端

其余部分横
断依次取材

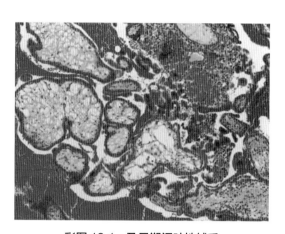

彩图 12-1　孕早期间叶性绒毛
绒毛间充质丰富，周围有两层连续的滋养层
细胞包绕（HE 染色）。

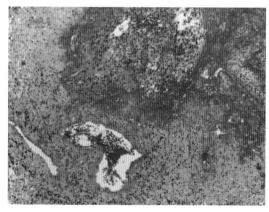

彩图 12-2　胎盘床部位
蜕膜组织中滋养叶细胞浸润血管，周围见较多纤维
蛋白样物（HE 染色）。

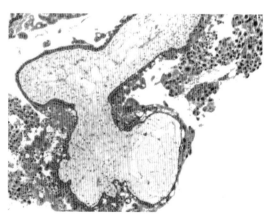

彩图 12-3　完全性水泡状胎块（完全性葡萄胎）
绒毛形状不规则，间质水肿伴滋养叶细胞明显增生
（HE 染色）。

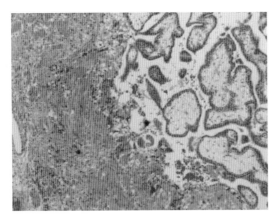

彩图 12-4　输卵管妊娠
早期胎盘绒毛及滋养叶细胞浸润输卵管肌层
（HE 染色）。

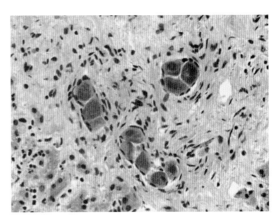

彩图 12-5　胎儿肝脏组织，血管内皮细胞中
见病毒包涵体，呈枭眼状（HE 染色）

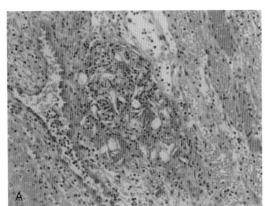

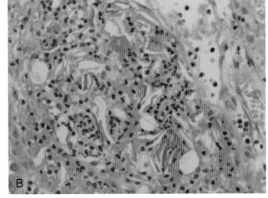

彩图 13-1　羊水栓塞　子宫肌层血管内可见角化上皮
A. 低倍；B. 高倍（HE 染色）。

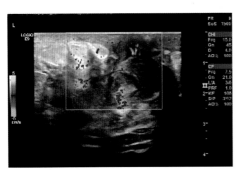

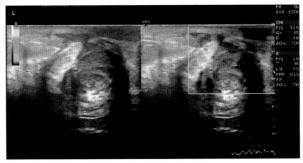

彩图 14-3　乳腺急性化脓性炎伴脓肿形成，超声检查

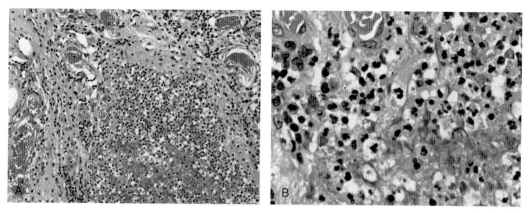

彩图 14-4　乳腺急性化脓性炎伴脓肿形成,病理组织学改变
A. 低倍,示脓肿形成,脓肿腔内为脓液,脓肿壁纤维化,周围小血管
扩张充血;B. 高倍,示大量中性粒细胞伴坏死(HE 染色)。

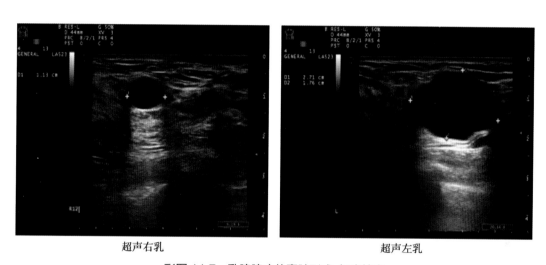

超声右乳　　　　　　　　　　　超声左乳

彩图 14-7　乳腺腺病伴囊肿形成,超声检查

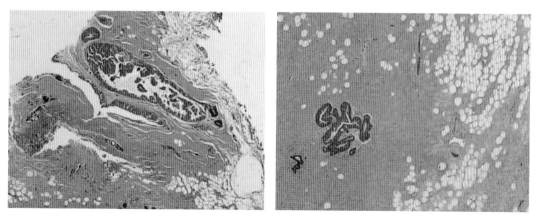

彩图 14-8　乳腺腺病伴囊肿形成,病理组织学改变

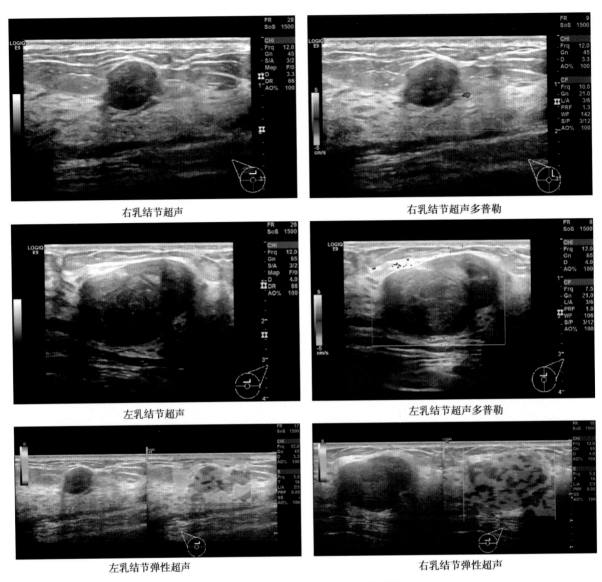

右乳结节超声

右乳结节超声多普勒

左乳结节超声

左乳结节超声多普勒

左乳结节弹性超声

右乳结节弹性超声

彩图 14-11　乳腺纤维腺瘤,超声检查

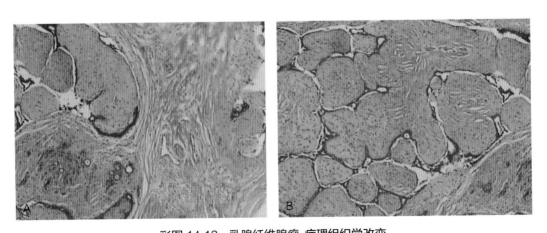

彩图 14-12　乳腺纤维腺瘤,病理组织学改变

A. 上皮和间质混合性乳腺结节状病灶,边界清楚,间质纤维化;

B. 结节由多个小结节组织,间质增生为主,上皮未见明显增生(HE 染色)。

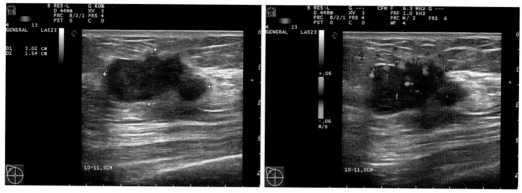

超声-乳腺肿块

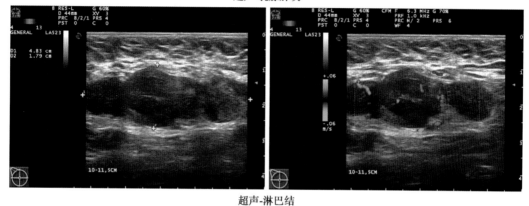

超声-淋巴结

彩图 14-15　乳腺浸润性癌,超声检查

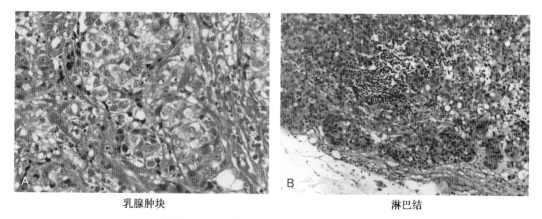

乳腺肿块　　　　　　　　　　　　　　　　　淋巴结

彩图 14-16　乳腺浸润性癌,病理组织学改变

A.(右乳肿块粗针穿刺活检)示不规则细胞巢,浸润性生长,细胞异型性明显。病理诊断:乳腺浸润性癌,部分为化生性癌,组织学分级 3 级(腺管形成 =3,核级别 =3,核分裂像 =2,累计共 8 分);B.(右腋下淋巴结粗针穿刺活检)见转移性乳腺癌,淋巴结结构破坏,残留少量淋巴组织(图中央),癌组织形态学与乳腺肿块相同(HE 染色)。